抗悪性腫瘍薬
コンサルトブック

薬理学的特性に基づく治療

改訂第3版

編集 南 博信

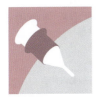
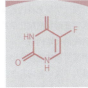
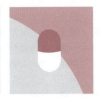
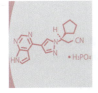

Anticancer Drug
Reference Book
3rd Edition

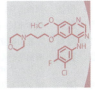
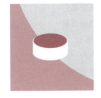

南江堂

● 編　集

南　　博信　神戸大学大学院医学研究科内科学講座腫瘍・血液内科学分野

● 執　筆 （執筆順）

南　　博信　神戸大学大学院医学研究科内科学講座腫瘍・血液内科学分野
田村　研治　島根大学医学部附属病院腫瘍内科
河田　健司　藤田医科大学臨床腫瘍科
後藤　悌　　国立がん研究センター中央病院呼吸器内科
金原　史朗　神戸大学大学院医学研究科内科学講座腫瘍・血液内科学分野
藤田　健一　昭和大学薬学部臨床薬学講座がんゲノム医療薬学部門
土井　俊彦　国立がん研究センター東病院先端医療科
南　　陽介　国立がん研究センター東病院血液腫瘍科
倉田　啓史　神戸大学大学院医学研究科内科学講座腫瘍・血液内科学分野
満間　綾子　名古屋大学医学部附属病院化学療法部
原田　一顕　北海道大学病院消化器内科
清田　尚臣　神戸大学医学部附属病院腫瘍センター
藤阪　保仁　大阪医科薬科大学医学部内科学講座腫瘍内科学
古武　剛　　天理よろづ相談所病院腫瘍内科
清水　俊雄　関西医科大学附属病院新薬開発科
高倉　敏彰　橋本市民病院呼吸器内科
永井　隆寛　和歌山県立医科大学呼吸器内科・腫瘍内科
衣斐　寛倫　愛知県がんセンター研究所がん標的治療トランスレーショナル
　　　　　　リサーチ分野
内藤　陽一　国立がん研究センター東病院総合内科
一瀬　友希　埼玉医科大学国際医療センター乳腺腫瘍科
石黒　洋　　埼玉医科大学国際医療センター乳腺腫瘍科
温泉川真由　がん研究会有明病院婦人科/総合腫瘍科
向原　徹　　国立がん研究センター東病院腫瘍内科
飯田　浩充　国立病院機構名古屋医療センター血液内科
丸山　大　　がん研究会有明病院血液腫瘍科
石塚　賢治　鹿児島大学大学院医歯学総合研究科血液・膠原病内科学分野
下村　昭彦　国立国際医療研究センター病院乳腺・腫瘍内科/がん総合内科
市川　度　　昭和大学藤が丘病院腫瘍内科・緩和医療科
滝口　裕一　翠明会山王病院腫瘍内科・呼吸器内科
細野　亜古　国立がん研究センター東病院小児腫瘍科

北野　滋久	がん研究会有明病院先端医療開発科
市川　聡	東北医科薬科大学内科学第三（血液・リウマチ科）
福原　規子	東北大学病院血液内科
李　政樹	名古屋市立大学病院血液・腫瘍内科
山本　一仁	愛知県がんセンター
平井　星映	国立国際医療研究センター病院乳腺外科
松原　伸晃	国立がん研究センター東病院腫瘍内科
石澤　賢一	東北福祉大学健康科学部保健看護学科
松岡　広	神戸大学大学院医学研究科内科学講座腫瘍・血液内科学分野
藥師神公和	神戸大学大学院医学研究科内科学講座腫瘍・血液内科学分野
宮田　吉晴	神戸大学大学院医学研究科地域社会医学・健康科学講座 AI・デジタルヘルス科学分野
佐藤　太郎	大阪大学医学部附属病院がんゲノム医療センター
山内　高弘	福井大学医学部附属病院血液・腫瘍内科
上野　秀樹	国立がん研究センター中央病院肝胆膵内科
小川　吉明	東海大学医学部附属病院血液・腫瘍内科
細野奈穂子	福井大学医学部附属病院血液・腫瘍内科
大間知　謙	東海大学医学部附属病院血液・腫瘍内科
池内　香子	兵庫県立がんセンター腫瘍内科
松本　光史	兵庫県立がんセンター腫瘍内科
西森　久和	広島市立広島市民病院血液内科
北川智余恵	国立病院機構名古屋医療センター腫瘍内科
関根　郁夫	筑波大学医学医療系臨床腫瘍学
髙橋　俊二	がん研究会有明病院ゲノム診療部
重岡　靖	淀川キリスト教病院腫瘍内科
佐藤　光夫	名古屋大学大学院医学系研究科総合保健学専攻オミックス医療科学生体防御情報科学講座
倉田　宝保	関西医科大学附属病院呼吸器腫瘍内科
花村　一朗	愛知医科大学血液内科
名取　穰	福島県立医科大学腫瘍内科学講座
佐治　重衡	福島県立医科大学腫瘍内科学講座
今村　知世	昭和大学先端がん治療研究所
西村　明子	がん研究会有明病院乳腺センター
浦崎　哲也	がん研究会有明病院総合腫瘍科
吉田　和史	東京慈恵会医科大学葛飾医療センター呼吸器内科
大江裕一郎	国立がん研究センター中央病院呼吸器内科
前田　修	名古屋大学医学部附属病院化学療法部

矢野　真吾	東京慈恵会医科大学腫瘍・血液内科
伊豆津宏二	国立がん研究センター中央病院血液腫瘍科
近藤　千紘	国立がん研究センター東病院腫瘍内科
野村　基雄	京都大学医学部附属病院腫瘍内科

改訂第3版　序文

　抗悪性腫瘍薬の開発は目覚ましく，毎年多くの薬剤が承認されており，そのほとんどは分子標的治療薬である．2010年に発刊された本書の初版は54剤で構成され，そのうち殺細胞性抗がん薬が42剤を占めていた．その後に分子標的治療薬の開発が進み，2017年に改訂された第2版では殺細胞性抗がん薬は9剤増えただけだったが，小分子化合物および抗体薬を合わせた分子標的治療薬は12剤から41剤と3倍以上に増えた．今回の第3版では殺細胞性抗がん薬は6剤増えたのみだが，分子標的治療薬はさらに53剤増え94剤になった．さらに今版では内分泌療法薬18剤を加えて合計169剤と，初版の3倍以上の薬剤数になった．本書は普段の診療で気軽に利用していただきたいので，白衣のポケットに入るサイズとしている．薬剤数が膨大となったため，使用頻度および臨床上の重要性が低いごく一部の薬剤については割愛させていただいた．ご容赦願いたい．また，ページ数を削減するため各著者の原稿に何度も手を加えさせていただいた．ご協力に感謝したい．

　分子標的治療薬のうち，抗体薬は標的分子の発現を確認した後に使用するものが多い．小分子化合物も標的分子の異常をコンパニオン診断薬で確認してから使用するものが増えた．実際，2021〜2024年の4年間に固形がんに承認された小分子の抗悪性腫瘍薬13剤はすべて分子標的治療薬であるが，そのうち11剤は標的分子の異常を確認してから使用する．さらにこのうちの7剤では，標的分子の異常の確認にがん遺伝子パネル検査が使用される．

　がん遺伝子パネル検査をコンパニオン診断で使用することはコストの観点から困難で，ほとんどがプロファイリング検査として使用される．プロファイリング検査ではエキスパートパネルで検査結果を議論してからその結果を利用する．エキスパートパネルでは様々ながん種を議論するため，特定のがん種に限定した医学知識ではなく，がん種横断的知識が要求される．また，分子標的治療薬の中にはがん種を限定せず，特定の遺伝子異常に基づいて tumor-agnostic に承認される事例も出てきた．最近特に使用頻度が増えている免疫チェックポイント阻害薬も，様々ながん種に有用性を示している．

　このようにがん薬物療法では臓器別の診療ではなく，臓器横断的な視点が必要となった．さらに，免疫細胞と腫瘍細胞を会合させる二重特異性抗体が造血器腫瘍で使用されるようになり，固形がんに対しても開発が進んでいる．そこでは CAR-T 細胞療法などの副作用管理が

必要で，固形がん治療においても造血器腫瘍の知識が重要となる．そこで，本書では特定のがん種の治療薬ではなく，造血器腫瘍を含むあらゆるがんの治療薬を網羅した．

　添付文書やインタビューフォームには基本的に事実のみが記載されているが，その書き方が誤解を招きかねないこともある．本書では薬物動態だけでなく薬力学的視点からも解説をお願いし，臨床に役立つ構成を心掛けた．本書が日々のがん薬物診療の一助となれば幸いである．

2025 年 2 月

南　博信

改訂第2版　序文

　本書の初版が出版されてから多くの新規薬剤が導入され，がん薬物療法が大きく変わった．新たに使用できるようになった抗悪性腫瘍薬のほとんどが分子標的治療薬であり，現在は免疫チェックポイント阻害薬が新領域の薬剤として注目されている．抗悪性腫瘍薬は治療域が狭く，毒性が時に致死的となる．当初は毒性が軽いといわれていた分子標的治療薬も新たなかつ多彩な毒性を有し，その管理に難渋することもある．免疫チェックポイント阻害薬も，今まで腫瘍領域の臨床では経験したことがなかった免疫による毒性を起こす．しかも治療開始後長期間経ってから出現することもある．

　抗悪性腫瘍薬治療に限らず臨床は常に応用問題の繰り返しである．臓器障害や高齢者など，現場では教科書通りにいかない場面にしばしば遭遇する．その際は臨床薬理学の知識が必要となる．分子標的治療薬の多くが経口で長期投与される小分子化合物や，半減期が数週間に及ぶ抗体薬である．薬物相互作用や毒性の管理に関しても従来のがん薬物療法と考え方を変える必要がある．臨床においても薬剤開発においても臨床薬理学的知見はますます重要となり，それまで抗悪性腫瘍薬の臨床薬理学的知見をまとめたよい書籍がなかったために初版は版を重ね多くの方に利用していただいた．

　今回の改訂では新たに登場したほとんどすべての分子標的治療薬を追加した．初版より内容も薬剤数も増えたが，各薬剤の使い方のノウハウや現場で必要な臨床薬理のエッセンスをまとめ，初版と同様に臨床でいつでも利用できるリファレンスとしてポケットに入るサイズを維持した．携帯できるサイズまで情報を洗練するために協力していただいた著者の方々に，この場を借りて感謝したい．

　がん種ごとに標準的に使用されるレジメンのリストも好評であったため，最新のものにアップデートしてまとめた．がん薬物療法に携わる医師およびメディカルスタッフがハンドブックとして常に携帯して，がん薬物療法に役立てていただければ幸いである．

2017 年 6 月

南　博信

初版　序文

　抗悪性腫瘍薬は治療域が狭いため，薬物動態あるいは薬力学の個人差が重篤な毒性や効果の減弱を招く．したがって，各薬物の薬物動態など臨床薬理学的特長を十分理解したうえでがん薬物療法にあたる必要がある．高齢者や臓器障害時には臨床薬理学的情報なくして治療はできない．抗悪性腫瘍薬の最適な使用方法についてしばしば臨床家より相談を受けるが，抗悪性腫瘍薬の臨床薬理学的知見をまとめたよい書籍が日本には存在しなかったことに不便を感じていた．本書は実地のがん診療において，各薬剤を使用する際に薬剤に関する知識を整理したり，高齢者や臓器障害時の治療計画を科学的に個別化する際に役立てていただく目的で企画した．執筆はそれぞれの薬剤に詳しい専門家にお願いした．

　近年開発されている抗悪性腫瘍薬の多くは分子標的治療薬であり，実地医療で単剤として，あるいは従来の化学療法との併用で使用されている．また，最近の薬理ゲノム学の進歩はめざましく，その成果ががん薬物療法に取り入れられている．本書では抗体薬も含む分子標的治療薬も扱い，実地のがん医療で必要と思われる薬理ゲノム学の情報も提供することを心がけた．

　がん薬物療法に携わっている医師およびコメディカルのための教科書として，あるいは医療現場で携帯するリファレンスとして利用できるように，本書では，まず臨床薬理学やがん薬物療法の基本的な考え方など必要最低限のエッセンスをまとめ，次に各薬剤の解説，最後に標準的に使用されるレジメンをまとめている．

　実地医療のみならず，抗悪性腫瘍薬の臨床開発にも臨床薬理学的な知識は不可欠である．特に早期開発は臨床薬理学の十分な知識を持った臨床腫瘍医が実施する必要がある．また，がん薬物療法の進歩には新薬の開発ばかりでなく，既存の薬剤をより安全で有効に使用する方法を確立する臨床薬理学的研究も欠かせない．新薬の開発や市販薬を用いた臨床試験の計画や実施に際しても本書が役立つものと確信している．本書を実地医療におけるがん薬物療法の科学的個別化やよりよい薬物療法の開発に役立てていただければ幸いである．

2010 年 2 月

南　博信

本書に出てくる抗がん薬略語一覧

略　語	一般名	おもな商品名
2-CdA	クラドリビン	ロイスタチン
5-FU	フルオロウラシル	5-FU
5'-DFUR	ドキシフルリジン	フルツロン
6-MP	メルカプトプリン	ロイケリン
ACNU	ニムスチン	ニドラン
ACR, ACM	アクラルビシン	アクラシノン
ACT-D	アクチノマイシンD	コスメゲン
AMR	アムルビシン	カルセド
Ara-C	シタラビン	キロサイド
ATO	三酸化ヒ素	トリセノックス
ATRA	トレチノイン	ベサノイド
Bev	ベバシズマブ	アバスチン
BLM	ブレオマイシン	ブレオ
BUS	ブスルファン	マブリン，ブスルフェクス
BV	ブレンツキシマブ ベドチン	アドセトリス
CBDCA	カルボプラチン	パラプラチン
CDDP	シスプラチン	ランダ，ブリプラチン
CPA	シクロホスファミド	エンドキサン
CPT-11	イリノテカン	トポテシン，カンプト
DNR	ダウノルビシン	ダウノマイシン
DOC (DTX)	ドセタキセル	タキソテール
DTIC	ダカルバジン	ダカルバジン
DXR (ADM)	ドキソルビシン	アドリアシン
EPI	エピルビシン	ファルモルビシン
ETP	エトポシド	ラステット，ベプシド
EV	エンホルツマブ ベドチン	パドセブ
F-ara-A	フルダラビン	フルダラ
GEM	ゲムシタビン	ジェムザール
IDR	イダルビシン	イダマイシン

略 語	一般名	おもな商品名
IFM	イホスファミド	イホマイド
L-ASP	L-アスパラギナーゼ	ロイナーゼ
L-OHP	オキサリプラチン	エルプラット
L-PAM	メルファラン	アルケラン
LV	ホリナート	ロイコボリン，ユーゼル
MIT	ミトキサントロン	ノバントロン
MMC	マイトマイシンC	マイトマイシン
MTX	メトトレキサート	メソトレキセート
nab-PTX	nab-パクリタキセル	アブラキサン
NDP	ネダプラチン	アクプラ
NGT	ノギテカン	ハイカムチン
PCZ	プロカルバジン	塩酸プロカルバジン
PEM	ペメトレキセド	アリムタ
PSL	プレドニゾロン	プレドニゾロン，プレドニン
PTX	パクリタキセル	タキソール
S-1	テガフール・ギメラシル・オテラシル	ティーエスワン
TAS-102	トリフルリジン・チピラシル	ロンサーフ
T-DM1	トラスツズマブ エムタンシン	カドサイラ
T-DXd	トラスツズマブ デルクステカン	エンハーツ
THP	ピラルビシン	テラルビシン，ピノルビン
TMZ	テモゾロミド	テモダール
UFT	テガフール・ウラシル	ユーエフティ
VCR	ビンクリスチン	オンコビン
VDS	ビンデシン	フィルデシン
VLB	ビンブラスチン	エクザール
VNR	ビノレルビン	ナベルビン

略語一覧

ADA	adenosine deaminase	アデノシンデアミナーゼ
ADCC	antibody dependent cell-mediated cytotoxicity	抗体依存性細胞傷害
AGAT	O^6-alkylguanine-DNA alkyltransferase	O^6-アルキルグアニン-DNA アルキル基転移酵素
AIC	5-aminoimidazole-4-carboxamide	5-アミノイミダゾール-4-カルボキサミド
AML	acute myelogenous leukemia	急性骨髄性白血病
ARDS	acute respiratory distress syndrome	急性呼吸窮迫症候群
ASCO	American Society of Clinical Oncology	米国臨床腫瘍学会
ATP	adenosine triphosphate	アデノシン三リン酸
AUC	area under the curve	血清濃度時間曲線下面積
AUC_{inf}	AUC from zero to infinity	投与後 0 時間から無限大時間までの AUC
AUC_{last}	AUC time 0 to the last measurable concentration sampling time	0 時間から最終定量可能時点までの AUC
AUC_{0-24}	AUC from zero to 24 hours	投与後 0 時間から 24 時間までの AUC
Ccr	creatinine clearance	クレアチニンクリアランス
CDA	cytidine deaminase	シチジンデアミナーゼ
CDC	complement-dependent cytotoxicity	補体依存性細胞傷害
CI	confidence interval	信頼区間
C_{max}	maximum plasma concentration	最高血中濃度
C_{min}	minimum plasma concentration	最低血中濃度
CML	chronic myelogenous leukemia	慢性骨髄性白血病
CR	complete response	完全奏効
C_{trough}	trough plasma concentration	トラフ濃度
DACH	diaminocyclohexane	ジアミノシクロヘキサン
DEHP	diethylhexyl phthalate	フタル酸ジエチルヘキシル
DHFR	dihydrofolate reductase	ジヒドロ葉酸還元酵素
DLT	dose-limiting toxicity	用量制限毒性
DPD	dihydropyrimidine dehydrogenase	ジヒドロピリミジン脱水素酵素
dTMP	thymidine-5'-monophosphate	チミジン-5'-一リン酸
EGFR	epidermal growth factor receptor	上皮成長因子受容体
FBAL	α-fluoro-β-alanine	α-フルオロ-β-アラニン
FDA	Food and Drug Administration	米国食品医薬品局
FdUMP	fluorodeoxyuridine monophosphate	フルオロデオキシウリジンリン酸
FGFR	fibroblast growth factor receptor	線維芽細胞増殖因子受容体
FUDP	5-fluorouridine diphosphate	5-フルオロウリジン二リン酸
FUMP	5-fluorouridine monophosphate	5-フルオロウリジン一リン酸
FUTP	5-fluorouridine triphosphate	5-フルオロウリジン三リン酸

GARFT	glycinamide ribonucleotide trans-formylase	グリシンアミドリボヌクレオチドトランスホルミラーゼ
G-CSF	granulocyte colony-stimulating factor	顆粒球コロニー刺激因子
GFR	glomerular filtration rate	糸球体濾過量
GIST	gastrointestinal stromal tumor	消化管間質腫瘍
GST	glutathione S-transferase	グルタチオン S-転移酵素
GTP	guanosine triphosphate	グアノシン三リン酸
GVHD	graft versus host disease	移植片対宿主病
HDAC	histone deacetylase	ヒストン脱アセチル化酵素
HER	human epidermal growth factor receptor	ヒト上皮成長因子受容体
HGPRT	hypoxanthine-guanine phospho-ribosyltransferase	ヒポキサンチン-グアニンホスホリボシル基転移酵素
IGFR	insulin-like growth factor receptor	インスリン様成長因子受容体
irAE	immune related adverse events	免疫関連有害事象
LVEF	left ventricular ejection fraction	左室駆出率
MDR	multidrug-resistant gene	多剤耐性遺伝子
MM	multiple myeloma	多発性骨髄腫
MMR	mismatch repair	ミスマッチ修復
MRP1	multidrug resistance-related protein 1	
MTD	maximum tolerated dose	最大耐用量
MTIC	5-(3-methyltriazen-1-y1) imidazole-4-carboxamide	
MUGA	multiple gated acquisition	マルチゲート収集法
NADPH	nicotinamide adenine dinucleotide phosphate	ニコチンアミドアデニンジヌクレオチドリン酸
NER	nucleotide excision repair	ヌクレオチド除去修復
OPRT	orotate phosphoribosyltransfer-ase	オロチン酸ホスホリボシル基転移酵素
OS	overall survival	全生存期間
PAOD	peripheral arterial occlusive disease	末梢動脈閉塞性疾患
PD	pharmacodynamics	薬力学
PDGF	platelet-derived growth factor	血小板由来増殖因子
PFS	progression free survival	無増悪生存期間
PK	pharmacokinetics	薬物動態
PS	performance status	全身状態
PT-INR	prothrombin time-international normalized ratio	プロトロンビン時間-国際標準化比
SCF	stem cell factor	幹細胞因子
SD	stable disease	安定

SIADH	syndrome of inappropriate secretion of antidiuretic hormone	抗利尿ホルモン分泌異常症候群
SNP	single nucleotide polymorphism	一塩基遺伝子多型
$T_{1/2}$	half life associated with the terminal slope	血中濃度半減期
TBI	total body irradiation	全身放射線照射
TKI	tyrosine kinase inhibitor	チロシンキナーゼ阻害薬
T_{max}	time to reach maximum concentration	最高血中濃度到達時間
TP	thymidine phosphorylase	チミジンホスホリラーゼ
TPMT	thiopurine methyltransferase	チオプリンメチル転移酵素
TS	thymidylate synthase	チミジル酸合成酵素
TTP	time to progression	無増悪期間
UGT	uridine diphosphate glycosyltransferase	UDP-グルクロン酸転移酵素
VEGF	vascular endothelial growth factor	血管内皮増殖因子
VOD	veno-occlusive disease	肝中心静脈閉塞症

目　次

I　抗悪性腫瘍薬の臨床薬理学―総論

A. がん薬物療法の基本的考え方 ……………………………… 南　博信　2
B. 抗悪性腫瘍薬の分類 …………………………………………… 田村研治　7
C. 蛋白結合 ………………………………………………………… 河田健司　11
D. drug delivery system（DDS）…………………………………… 後藤　悌　14
E. 薬物動態・薬力学の個体差 ………………………………… 金原史朗　16
F. 薬理ゲノム学 ………………………………………………… 藤田健一　20
G. 高齢者の薬物動態・薬力学 ………………………………… 南　博信　25
H. 臓器障害時の薬物動態・薬力学 …………………………… 南　博信　28
I. 分子標的治療薬の臨床薬理学的特徴 ……………………… 南　博信　32
J. 抗体薬の臨床薬理学的特徴 ………………………………… 南　博信　52

II　各薬剤の臨床薬理学的特徴と使い方

1　分子標的治療薬

A 小分子化合物

①BCR/ABL 阻害薬
1. イマチニブ …………………………………………………… 土井俊彦　58
2. ニロチニブ …………………………………………………… 南　陽介　63
3. ダサチニブ …………………………………………………… 南　陽介　66
4. ボスチニブ …………………………………………………… 南　陽介　68
5. ポナチニブ …………………………………………………… 南　陽介　71
6. アシミニブ …………………………………………………… 南　陽介　74

②BTK 阻害薬
1. イブルチニブ ………………………………………………… 倉田啓史　76
2. チラブルチニブ ……………………………………………… 倉田啓史　79
3. アカラブルチニブ …………………………………………… 倉田啓史　81

xiv

③マルチキナーゼ阻害薬

1. ソラフェニブ ………………………………… 南　博信　83
2. スニチニブ …………………………………… 南　博信　87
3. アキシチニブ ………………………………… 南　博信　92
4. パゾパニブ …………………………………… 満間綾子　96
5. レゴラフェニブ ……………………………… 原田一顕　100
6. レンバチニブ ………………………………… 清田尚臣　102

④EGFR 阻害薬

1. ゲフィチニブ ………………………………… 藤阪保仁　105
2. エルロチニブ ………………………………… 藤阪保仁　108
3. アファチニブ ………………………………… 藤阪保仁　111
4. オシメルチニブ ……………………………… 藤阪保仁　113
5. ダコミチニブ ………………………………… 藤阪保仁　116

⑤HER2 阻害薬

1. ラパチニブ …………………………………… 古武　剛　119

⑥FGFR 阻害薬

1. ペミガチニブ ………………………………… 清水俊雄　122
2. フチバチニブ ………………………………… 清水俊雄　125

⑦ALK 阻害薬

1. クリゾチニブ ………………………………… 清水俊雄　128
2. アレクチニブ ………………………………… 清水俊雄　132
3. セリチニブ ………………………… 高倉敏彰・清水俊雄　135
4. ロルラチニブ ……………………… 高倉敏彰・清水俊雄　137
5. ブリグチニブ ……………………… 永井隆寛・清水俊雄　140

⑧MET 阻害薬

1. テポチニブ …………………………………… 藤阪保仁　143
2. カプマチニブ ………………………………… 藤阪保仁　145

⑨KRAS 阻害薬

1. ソトラシブ …………………………………… 衣斐寛倫　147

⑩BRAF 阻害薬

1. ベムラフェニブ ……………………………… 金原史朗　150
2. ダブラフェニブ ……………………………… 金原史朗　153
3. エンコラフェニブ …………………………… 金原史朗　156

⑪MEK 阻害薬

1. トラメチニブ ……………………………… 金原史朗 158
2. ビニメチニブ ……………………………… 金原史朗 161

⑫RET 阻害薬

1. セルペルカチニブ ………………………… 清田尚臣 163

⑬ROS1/TRK 阻害薬

1. エヌトレクチニブ ………………………… 内藤陽一 166

⑭TRK 阻害薬

1. ラロトレクチニブ ………………………… 内藤陽一 169

⑮mTOR 阻害薬

1. エベロリムス ……………………………… 古武　剛 172

⑯AKT 阻害薬

1. カピバセルチブ …………………………… 南　博信 176

⑰HSP90 阻害薬

1. ピミテスピブ ……………………………… 土井俊彦 179

⑱PARP 阻害薬

1. オラパリブ ………………………… 一瀬友希・石黒　洋 182
2. ニラパリブ ………………………………… 温泉川真由 186

⑲CDK4/6 阻害薬

1. パルボシクリブ …………………………… 向原　徹 189
2. アベマシクリブ …………………………… 向原　徹 192

⑳プロテアソーム阻害薬

1. ボルテゾミブ ……………………………… 倉田啓史 195
2. カルフィルゾミブ ………………………… 倉田啓史 198
3. イキサゾミブ ……………………………… 倉田啓史 201

㉑FLT3 阻害薬

1. ギルテリチニブ …………………………… 倉田啓史 203
2. キザルチニブ ……………………………… 倉田啓史 206

㉒BCL-2 蛋白阻害薬

1. ベネトクラクス …………………………… 飯田浩充 208

㉓EZH2 阻害薬

1. タゼメトスタット ………………………… 倉田啓史 211

㉔EZH1/2 阻害薬

1. バレメトスタット ………………………… 倉田啓史 213

㉕ヒストン脱アセチル化酵素阻害薬

1. ロミデプシン ………………………………………………… 丸山　大 215
2. ツシジノスタット ………………………………………… 石塚賢治 218

㉖JAK阻害薬

1. ルキソリチニブ ………………………………………………… 南　陽介 221

B 抗体薬

①抗HER2抗体

1. トラスツズマブ ……………………………………………… 向原　徹 224
2. ペルツズマブ ………………………………………………… 下村昭彦 228

②抗EGFR抗体

1. セツキシマブ ………………………………………………… 市川　度 231
2. パニツムマブ ………………………………………………… 市川　度 234
3. ネシツムマブ ………………………………………………… 滝口裕一 237

③抗VEGF作用薬

1. ベバシズマブ ………………………………………………… 市川　度 239
2. ラムシルマブ ………………………………………………… 市川　度 244
3. アフリベルセプト ベータ ……………………………… 市川　度 247

④抗CLDN抗体

1. ゾルベツキシマブ …………………………………………… 南　博信 249

⑤抗GD2抗体

1. ジヌツキシマブ ……………………………………………… 細野亜古 252

⑥免疫チェックポイント阻害薬(抗PD-1抗体)

1. ニボルマブ …………………………………………………… 北野滋久 254
2. ペムブロリズマブ …………………………………………… 北野滋久 258
3. セミプリマブ ………………………………………………… 北野滋久 261

⑦免疫チェックポイント阻害薬(抗PD-L1抗体)

1. アテゾリズマブ ……………………………………………… 北野滋久 263
2. デュルバルマブ ……………………………………………… 北野滋久 265
3. アベルマブ …………………………………………………… 北野滋久 267

⑧免疫チェックポイント阻害薬(抗CTLA-4抗体)

1. イピリムマブ ………………………………………………… 北野滋久 269
2. トレメリムマブ ……………………………………………… 北野滋久 271

xvii

⑨抗CD20抗体

1. リツキシマブ ……………………………… 市川　聡・福原規子 273
2. オビヌツズマブ ……………………………… 市川　聡・福原規子 277

⑩抗CD38抗体

1. ダラツムマブ ……………………………………… 李　政樹 280
2. ダラツムマブ・ボルヒアルロニダーゼアルファ配合
 ………………………………………………………… 李　政樹 283
3. イサツキシマブ …………………………………… 李　政樹 285

⑪抗CD52抗体

1. アレムツズマブ ……………………………… 市川　聡・福原規子 287

⑫抗SLAMF7抗体

1. エロツズマブ ……………………………………… 倉田啓史 289

⑬抗CCR4抗体

1. モガムリズマブ …………………………………… 山本一仁 291

⑭二重特異性T細胞誘導抗体

1. ブリナツモマブ …………………………………… 飯田浩充 294
2. エプコリタマブ …………………………………… 倉田啓史 297
3. エルラナタマブ …………………………………… 倉田啓史 299

⑮抗体薬物複合体（ADC）

1. トラスツズマブ エムタンシン（T-DM1）………… 下村昭彦 301
2. トラスツズマブ デルクステカン（T-DXd）
 ……………………………………………… 平井星映・下村昭彦 304
3. エンホルツマブ ベドチン ………………………… 松原伸晃 307
4. ブレンツキシマブ ベドチン ……………………… 石澤賢一 310
5. ポラツズマブ ベドチン ……………………… 市川　聡・福原規子 313
6. イノツズマブ オゾガマイシン …………………… 松岡　広 316
7. ゲムツズマブ オゾガマイシン …………………… 松岡　広 319

⑯IL-2 ジフテリア毒素融合蛋白

1. デニロイキン ジフチトクス ……………………… 石塚賢治 322

2 殺細胞性抗がん薬

A 代謝拮抗薬

①アルキル化薬

1. シクロホスファミド ……………………………………… 河田健司 324
2. イホスファミド ……………………………………………… 河田健司 328
3. ブスルファン ………………………………………………… 藥師神公和 332
4. メルファラン ………………………………………………… 藥師神公和 335
5. ベンダムスチン ……………………………………………… 宮田吉晴 338
6. チオテパ ……………………………………………………… 宮田吉晴 342
7. ダカルバジン ………………………………………………… 清田尚臣 345
8. プロカルバジン ……………………………………………… 清田尚臣 348
9. テモゾロミド ………………………………………………… 清田尚臣 350

②葉酸拮抗薬

1. メトトレキサート …………………………………………… 宮田吉晴 353
2. ペメトレキセド ……………………………………………… 宮田吉晴 357

③ピリミジン拮抗薬

1. フルオロウラシル …………………………………………… 佐藤太郎 360
2. カペシタビン ………………………………………………… 衣斐寛倫 365
3. テガフール・ギメラシル・オテラシル（S-1）…… 市川 度 370
4. テガフール・ウラシル（UFT）………………………… 市川 度 375
5. トリフルリジン・チピラシル（TAS-102）………… 金原史朗 378
6. シタラビン …………………………………………………… 山内高弘 381
7. ゲムシタビン ………………………………………………… 上野秀樹 385
8. アザシチジン ………………………………………………… 飯田浩充 389

④プリン拮抗薬

1. メルカプトプリン …………………………………………… 藤田健一 392
2. フルダラビン ………………………………………………… 小川吉明 395
3. クラドリビン ………………………………………………… 小川吉明 399
4. クロファラビン ……………………………………………… 細野奈穂子 402
5. ネララビン …………………………………………………… 細野奈穂子 406

⑤その他

1. L-アスパラギナーゼ ……………………… 大間知 謙 409
2. ペグアスパルガーゼ ……………………… 大間知 謙 412
3. ヒドロキシカルバミド ……………………… 大間知 謙 414
4. フォロデシン ……………………………… 細野奈穂子 417

B 抗生物質

①アントラサイクリン系

1. ドキソルビシン ……………………… 池内香子・松本光史 419
2. liposomal doxorubicin ……………… 池内香子・松本光史 422
3. ダウノルビシン …………………………… 西森久和 424
4. エピルビシン ………………………… 池内香子・松本光史 426
5. イダルビシン ……………………………… 西森久和 429
6. アムルビシン …………………………… 北川智余恵 432
7. ミトキサントロン ………………………… 西森久和 435

②その他の抗生物質

1. マイトマイシンC ………………………… 向原 徹 437
2. アクチノマイシンD ……………………… 向原 徹 440
3. ブレオマイシン …………………………… 向原 徹 443

C 微小管阻害薬

①ビンカアルカロイド

1. ビンクリスチン …………………………… 関根郁夫 446
2. ビンブラスチン …………………………… 関根郁夫 449
3. ビノレルビン ……………………………… 関根郁夫 452

②タキサン

1. パクリタキセル …………………………… 満間綾子 455
2. nab-パクリタキセル ……………………… 南 博信 460
3. ドセタキセル ……………………………… 南 博信 463
4. カバジタキセル …………………………… 髙橋俊二 468

③その他の微小管阻害薬

1. エリブリン ………………………………… 南 博信 470

D 白金製剤

1. シスプラチン ……………………………………… 重岡　靖 474
2. カルボプラチン ………………………………… 重岡　靖 478
3. ネダプラチン …………………………………… 佐藤光夫 481
4. オキサリプラチン ……………………………… 満間綾子 484

E トポイソメラーゼ阻害薬

①トポイソメラーゼⅠ阻害薬

1. イリノテカン …………………………………… 佐藤光夫 488
2. nal-イリノテカン ……………………………… 南　博信 493
3. ノギテカン ……………………………………… 倉田宝保 496

②トポイソメラーゼⅡ阻害薬

1. エトポシド ……………………………………… 佐藤光夫 499

F サリドマイド関連薬

1. サリドマイド …………………………………… 花村一朗 503
2. レナリドミド …………………………………… 花村一朗 506
3. ポマリドミド …………………………………… 花村一朗 510

3　内分泌療法薬

A 抗エストロゲン薬

1. タモキシフェン ……………………… 名取　穣・佐治重衡 512
2. トレミフェン ………………………… 名取　穣・佐治重衡 515
3. フルベストラント …………………… 名取　穣・佐治重衡 517

B アロマターゼ阻害薬

1. アナストロゾール ……………………………… 今村知世 520
2. レトロゾール …………………………………… 今村知世 523
3. エキセメスタン ………………………………… 今村知世 526

C 抗アンドロゲン薬

1. フルタミド ……………………………………… 松原伸晃 528

2. ビカルタミド ・・・・・・・・・・・・・・・・・・・・・・・・・・・・・・ 松原伸晃 530
3. エンザルタミド ・・・・・・・・・・・・・・・・・・・・・・・・・・・・ 松原伸晃 532
4. アパルタミド ・・・・・・・・・・・・・・・・・・・・・・・・・・・・・・ 松原伸晃 535
5. ダロルタミド ・・・・・・・・・・・・・・・・・・・・・・・・・・・・・・ 松原伸晃 538
6. アビラテロン ・・・・・・・・・・・・・・・・・・・・・・・・・・・・・・ 松原伸晃 540

D プロゲステロン

1. メドロキシプロゲステロン ・・・・・・・・・・・・・・・・・・・・・ 西村明子 543

E エストラジオール

1. エストラムスチンリン酸エステルナトリウム水和物
・・・ 浦崎哲也 545
2. エチニルエストラジオール ・・・・・・・・・・・・・・・・・・・ 浦崎哲也 548

F GnRH アゴニスト

1. ゴセレリン ・・・・・・・・・・・・・・・・・・・・・・・・・・・・・・・・・・ 西村明子 550
2. リュープロレリン ・・・・・・・・・・・・・・・・・・・・・・・・・・・ 西村明子 553

G GnRH アンタゴニスト

1. デガレリクス ・・・・・・・・・・・・・・・・・・・・・・・・・・・・・・・・ 浦崎哲也 555

Ⅲ 各領域におけるがん薬物療法のとらえ方

A. 頭頸部がん ・・・・・・・・・・・・・・・・・・・・・・・・・・・・・・・・・・・・ 清田尚臣 560
B. 肺がん ・・・・・・・・・・・・・・・・・・・・・・・ 吉田和史・大江裕一郎 564
　1. 小細胞肺がん ・・・・・・・・・・・・・・・・・・・・・・・・・・・・・・・・・・・・・ 564
　2. 非小細胞肺がん ・・・・・・・・・・・・・・・・・・・・・・・・・・・・・・・・・・ 566
　3. 悪性中皮腫 ・・・・・・・・・・・・・・・・・・・・・・・・・・・・・・・・・・・・・・ 578
　4. 胸腺腫瘍 ・・ 579
C. 消化器がん ・・・・・・・・・・・・・・・・・・・・・・・・・・・・・・・・・・ 前田 修 580
　1. 食道がん ・・ 580
　2. 胃がん ・・ 582
　3. 大腸がん ・・ 585
　4. 膵臓がん ・・ 590

5. 胆道がん ·· 592
6. 肝臓がん ·· 593
D. 乳がん ··· 向原　徹 595
E. 造血器がん ······································· 603
1. 白血病 ······································· 矢野真吾 603
2. 悪性リンパ腫 ······················· 伊豆津宏二 612
3. 多発性骨髄腫 ······················· 伊豆津宏二 618
F. 婦人科がん ···················· 池内香子・松本光史 621
1. 卵巣がん ······································· 621
2. 子宮体がん ···································· 623
3. 子宮頸がん ···································· 623
G. 腎がん ··· 近藤千紘 625
H. 泌尿器がん ································· 近藤千紘 627
1. 膀胱がん・上部尿路がん ················· 627
2. 前立腺がん ···································· 629
3. 精巣腫瘍（胚細胞腫瘍） ················· 631
I. 悪性黒色腫 ································· 野村基雄 633
J. 原発不明がん ····························· 野村基雄 635
K. 骨・軟部肉腫 ····························· 野村基雄 636
L. 脳腫瘍 ··· 野村基雄 638

索　引 ·· 639

謹告　編者，著者ならびに出版社は，本書に記載されている内容について最新かつ正確であるよう最善の努力をしております．しかし，薬の情報および治療法などは医学の進歩や新しい知見により変わる場合があります．薬の使用や治療に際しては，読者ご自身で十分に注意を払われることを要望いたします．　　　　　　　　　　　　　　　　　　　　　　　株式会社　南江堂

I

抗悪性腫瘍薬の臨床薬理学—総論

A　がん薬物療法の基本的考え方

　分子標的治療薬に続き，免疫チェックポイント阻害薬ががん医療に加わり，多くのがんの治療体系を変えた．がんの分子生物学の進歩により，新しい作用機序の分子標的治療薬が開発されたことに加え，がんゲノムパネル検査の保険導入により臨床開発が加速することが期待される．がん治療における薬物療法の重要性は増しているが，その使用にあたっては従来の殺細胞性抗がん薬とは異なる考え方が必要な場合もある．

1　目的に応じた治療の考え方

　周術期薬物治療の目的は，治癒率の向上と機能の温存である．進行期であっても，完治を望めるときは治癒を目指す．一方，転移・再発固形がんでの薬物療法の目的は症状緩和と延命である．目的の違いにより，許容できる副作用の強度も異なる．進行期でも完治を目指すときは，多少の副作用あるいは治療関連死の可能性も許容される．一方，症状緩和・延命が目的のときは強い副作用を回避しなければならないし，手術だけで治癒するかもしれない周術期の治療でも，治療関連死の可能性が高い治療は避けなければならない．この考え方は薬物によらず共通である．

　performance status（PS）として評価する全身状態（表1）は予後と相関するとともに，薬物療法の効果を予測するため重要である．治療効果の期待度，副作用の危険，患者の希望を考慮し治療の適応を決めるが，症状緩和・延命が目的の場合，一般的にはPS 3以上の全身状態不良例は治療対象とはならない．一方，造血器悪性腫瘍など薬物療法で治癒が望めるがん種ではPSが不良でも治療対象とすることが多く，治癒が望めなくてもバイオマーカーに基づいた患者選択で比較的副作用が軽微で大きな効果が期待できる分子標的治療薬治療では，PS 3でも治療対象とすることもある．

2　治療の科学的個別化

　抗悪性腫瘍薬の多くは治療域が狭く，時に重篤な副作用を引き起こし致死的となることもある．がん薬物療法では，副作用が許容可能な最大の治療強度で治療することが基本である．標準治療を確立した臨床試験に準拠した用法・用量を基本として，個々の患者の要因により科学的に減量や投与間隔の延長を行うことにより治

表 1　ECOG の performance status

PS	状　態
0	全く問題なく活動できる 発病前と同じ日常生活が制限なく行える
1	肉体的に激しい活動は制限されるが，歩行可能で，軽作業や座っての作業は行うことができる 例：軽い家事，事務作業
2	歩行可能で自分の身の回りのことはすべて可能だが作業はできない 日中の 50％以上はベッド外で過ごす
3	限られた自分の身の回りのことしかできない 日中の 50％以上をベッドか椅子で過ごす
4	全く動けない 自分の身の回りのことは全くできない 完全にベッドか椅子で過ごす

（Common Toxicity Criteria, Version 2.0 Publish Date April 30, 1999 より引用）
［http://ctep.cancer.gov/protocolDevelopment/electronic_applications/docs/ctcv20_4-30-992.pdf］
（2025 年/3）

療を個別化し，その個人が耐えられる最大の治療強度を維持する．その際の用法・用量の変更は臨床薬理学的知見に基づいて科学的に行う必要があり，各抗悪性腫瘍薬の作用機序，薬物動態，代謝・排泄などの臨床薬理学的特徴を十分理解した上で治療にあたる．

　薬理作用は薬物が受容体と結合することにより起きるため，薬理作用の強度を規定するのは受容体部位の薬物濃度である．効果は腫瘍組織内の，副作用は正常組織内の活性型薬物の濃度で規定される．定常状態では，組織内の薬物濃度と，血中で蛋白などと結合していない薬物の濃度は平衡状態にある．したがって，薬物血中濃度は組織内濃度，さらには薬理作用の代替指標となる．個々の患者の薬物動態を常に想定しながら薬物治療にあたることが重要である．

　小分子化合物は増量により全身曝露が直線的に上昇することが多いが，薬理作用は薬物が受容体と結合することにより惹起されるので，曝露反応曲線は S 字状の薬力学的関係を示しプラトーに達する．抗悪性腫瘍薬は治療域が狭いことが多い上に，薬物動態・薬力学には個体差があり，重篤な副作用の原因になる．腎障害，肝障害，年齢，遺伝的多型などの内的要因や，あるいは併用薬，食事・嗜好品などの外的要因が薬物動態・薬力学の個体差の原因になりうる．個々の薬物について，これらの要因が与える影響を把握した

上で，がん薬物療法にあたる．

がんは遺伝子の病気である．体細胞に遺伝子異常が起き，がんが発生し進展する．がんの発生・進展に関与する分子機序が明らかとなり，これらを特異的に標的とする分子標的治療薬が大きな成果をあげている．がんゲノムパネル検査が導入され，腫瘍の遺伝子異常をバイオマーカーとしてコンパニオン診断薬で同定し治療薬を選択できるようになった．これは，腫瘍の遺伝子異常による治療の個別化である．一方，代謝など薬物動態に関与する分子の遺伝子は薬物の全身曝露ひいては副作用に影響するため，宿主の遺伝子情報により用量を個別化する．このように，腫瘍と宿主と両者の遺伝子情報を考慮して治療にあたる．

3 抗悪性腫瘍薬の種類による考え方の違い

a. 分子標的治療薬

がん薬物療法で用いられる分子標的治療薬は，小分子化合物と，抗体薬および抗体をベースにした大分子に大別される．

小分子化合物は，がんで特異的かつ異常に活性化しているシグナル伝達分子を抑制するものが多く，正常細胞への影響は殺細胞性抗がん薬より軽度のことが多い．分裂が盛んな正常細胞への影響が小さいので骨髄抑制が軽く，また持続的にシグナル伝達を阻害する必要があるため，経口剤により持続投与するものが多い．

血管新生はがんに普遍的にみられるため，血管内皮成長因子受容体（VEGFR）阻害薬は特定の分子異常をバイオマーカーとせずに使用する．しかし，多くの小分子の分子標的治療薬は特定の遺伝子異常に対し開発されているので，その遺伝子異常をコンパニオン診断薬で同定してから使用する．小分子化合物は，薬物代謝酵素で分解されたり，膜輸送蛋白を介したり，尿中へ排泄されたりするので，肝機能・腎機能が薬物動態に影響する．これらに障害がある場合は治療戦略を慎重に決定する．

抗体薬は，腫瘍細胞で特異的に発現が亢進している分子を標的とする．標的分子が腫瘍細胞の生存や増殖に重要な分子であれば，これを阻害することにより抗腫瘍活性が期待できる．標的分子の機能が不明でも，抗体薬を介した抗体依存性細胞傷害により腫瘍細胞を傷害する．がん細胞に標的抗原が発現していないと有効性は期待できないため抗原発現をバイオマーカーとして治療するが，大腸がんに対する抗上皮成長因子受容体（EGFR）抗体のように抗

原発現の有無・程度と効果が関連しない場合もある．原因として，抗原発現を検出する検査法の感度などが考えられる．抗体薬は半減期が長いので，毎週～4週ごとに間欠投与される．一般に抗体薬の動態には肝機能・腎機能は関与しないと考えられ，ある程度の肝機能障害や腎機能障害があっても治療可能なことが多い．最近では皮下投与製剤や，異なる抗体を組み合わせた二重特異性抗体（bispecific antibody）も開発されている．

抗体薬物複合体（antibody-drug conjugate：ADC）は抗体に細胞毒を結合させたもので，細胞毒を抗体により腫瘍特異的に送達し腫瘍細胞内で遊離することにより，正常細胞の傷害を抑え抗腫瘍効果を増強させる．薬理作用を考える上では，抗体の薬物動態と小分子化合物としての細胞毒の薬物動態の両者を考慮する必要がある．たとえば細胞内で細胞毒が代謝されずに放出され，周囲のがん細胞を傷害することが期待されるトラスツズマブ デルクステカンでは，小分子化合物による全身の副作用を生じるため，肝機能や腎機能にも注意する必要がある．

b. 殺細胞性抗がん薬

従来の抗悪性腫瘍薬は，培養したがん細胞を自然界から得た化合物に曝露させ，抗悪性腫瘍薬としての活性をスクリーニングし，分子構造を改良することでより高活性の化合物を作っていく．その過程で活性の指標とするのは細胞傷害活性であるため，殺細胞性抗がん薬とよばれる．このようにスクリーニングされた化合物は，細胞分裂が盛んな細胞を傷害する．分裂が盛んな正常細胞も傷害するため，骨髄抑制，脱毛，口内炎，下痢などを生ずる．特に好中球減少から感染症を併発すると致命的となったり，食欲低下や倦怠感から全身状態が悪化することも多いので，治療の適応については本人の意思を尊重しながら慎重に決定する．

殺細胞性抗がん薬は治療域が狭い上に，肝代謝や腎排泄を受けるものが多い．これらの臓器の機能障害があったり全身状態が不良のときは，薬物動態が変化したり，薬力学反応が増強したりして致命的な副作用につながるため特に注意を要する．

がん細胞は時間とともに分裂し増殖していくが，その過程で新たな遺伝子異常が積み重なり薬物耐性細胞も増えるという Goldie-Coldman の仮説を理論的根拠として，多剤併用療法が多くのがん種で用いられている．この理論に基づけば，作用機序の異なる薬物で交互に治療することにより治療効果が高まる．Ewing 肉腫や骨肉腫

など一部のがんで導入されているが，交叉耐性のため交代療法の有用性が示されなかったがん種も多い．また，固形がんは白血病のように時間とともに腫瘍量が指数関数的に増加（Skipper仮説）するのではなく，増大とともに増殖速度が低下するというGompertzianモデルによると，腫瘍量が増えると治療感受性も低下することが示唆される．これを克服するために，腫瘍量を減らしたあとに大量の殺細胞性抗がん薬を投与し，あらかじめ採取保存しておいた自分の造血幹細胞を移植する大量化学療法や，G-CSFで骨髄抑制からの回復を早め治療間隔を縮小するdose dense therapyが行われる．前者は悪性リンパ腫，後者は乳がんなどで導入されている．

c. 免疫チェックポイント阻害薬

腫瘍細胞は免疫チェックポイント分子を活性化し免疫を抑制している．これを阻害する免疫チェックポイント阻害薬は，この免疫抑制を解除することによりがん免疫を活性化し抗腫瘍効果を発揮する．現在用いられているのはPD-1，PD-L1，CTLA-4に対する抗体である．投与に際して起こるinfusion reactionは他の抗体薬と同様であるが，免疫チェックポイント阻害薬は直接がん細胞を傷害するのではなく，薬物によって活性化した免疫細胞が抗腫瘍効果を発揮する．効果は免疫の作用に基づくため，殺細胞性抗がん薬や分子標的治療薬とは異なる特徴を有する．血清中に免疫チェックポイント阻害薬が検出できなくなっても免疫細胞の活性化状態は維持されるため，治療終了後も腫瘍が縮小したり，新たな副作用が出現したりすることもある．また治療終了後に効果が何年も持続することもある．

副作用も免疫の作用に基づくため，内分泌障害，腸炎・下痢，肝炎，腎炎，神経炎，間質性肺炎，心筋炎，筋炎など全身にみられる．全身を診療できるようトレーニングを積んだ医師が治療にあたることが重要である．

参考文献

1）Minami H et al：Cancer Sci **112**：2563-2577, 2021

B 抗悪性腫瘍薬の分類

　抗腫瘍効果を有する薬物は，おもに殺細胞性抗がん薬，分子標的治療薬，内分泌療法薬に分類される[1]．ここでは，これらの薬剤について総論的に解説する．

1 殺細胞性抗がん薬

　がん遺伝子が同定される 2000 年以前は，がん細胞の増殖抑制を指標として化合物をスクリーニングしていた．この方法で創薬した抗悪性腫瘍薬を「殺細胞性抗がん薬」とよぶ．あらためて作用機序を解明すると，多くは細胞分裂の過程を標的としており，そのため消化器毒性，骨髄抑制，脱毛，生殖細胞毒性など共通する有害事象を生じやすい．

　殺細胞性抗がん薬はおもに，アルキル化薬，抗腫瘍性抗生物質，白金製剤，代謝拮抗薬，トポイソメラーゼ阻害薬，微小管阻害薬に分類される．

a. アルキル化薬

　アルキル基を有し，DNA のグアニン塩基やアデニン塩基に結合しアルキル化することで DNA の複製を阻害し細胞死を起こす．

b. 抗腫瘍性抗生物質

　主として *Streptomyces* 属の放線菌より抽出される．代表的なものにブレオマイシン，アクチノマイシン D，マイトマイシン C などがある．

c. 白金製剤

　化学構造内にプラチナ（白金）を有する．細胞内で錯体に変化し，DNA 鎖のプリン塩基と共有結合することによりプラチナ-DNA 付加体を形成し，DNA の複製や転写を阻害して細胞死を誘導する．

d. 代謝拮抗薬

　核酸合成に必要な酵素に類似した構造をもち，がん細胞の核酸に組み込まれ DNA や RNA の合成を阻害する．

B 抗悪性腫瘍薬の分類

e. トポイソメラーゼ阻害薬

DNA 転写, 複製, 修復の際, DNA2 重らせん構造のねじれや歪みを是正する必要があり, 1 本鎖を切断するトポイソメラーゼ I 型酵素と, 2 本鎖を切断するトポイソメラーゼ II 型酵素が重要な役割を果たしている. これらの酵素を阻害し, DNA の複製, 修復を阻害し細胞死を誘導する.

f. 微小管阻害薬

微小管は, α と β の 2 つのチュブリンサブユニットから合成され, 紡錘糸の形成など細胞分裂に重要な役割を担う. 微小管は重合と脱重合の動的平衡作用により伸長するが, この重合あるいは脱重合を阻害することにより細胞死を誘導する.

2 分子標的治療薬

分子生物学の発展により, がんの増殖に関連し, がん細胞に特異的に変化している分子 (多くはがん遺伝子) が同定され, それらはがん治療の標的として認識されるようになった. これら標的分子を選択的に阻害する化合物をスクリーニングすることにより創薬された抗悪性腫瘍薬を「分子標的治療薬」とよぶ.

分子標的治療薬は, その分子量の違いから「小分子化合物」と「抗体薬 (大分子)」に分類される.

a. 小分子化合物

小分子化合物には, EGFR/HER2 阻害薬, BRAF/MEK 阻害薬, mTOR 阻害薬, BCR-ABL 阻害薬, ALK/MET 阻害薬, RET 阻害薬, プロテアソーム阻害薬, 血管新生阻害薬 (多標的阻害薬), CDK 阻害薬, PARP 阻害薬, NTRK 阻害薬などが属する.

1) EGFR/HER2 阻害薬

ヒト上皮成長因子受容体 (HER) ファミリーとは, HER1〜4 までの受容体型チロシンキナーゼの総称である. EGFR (HER1) 阻害薬は EGFR 変異非小細胞肺がんに用いられ, HER2 阻害薬は HER2 陽性乳がんに用いられる.

2) BRAF/MEK 阻害薬

BRAF はシグナル伝達経路のキナーゼ酵素である. BRAF 阻害薬は, *BRAF* V600E 変異を有する悪性黒色腫, 結腸・直腸がん, 非小細胞肺がんに対して適応があり, 下流の MEK 阻害薬と併用するこ

とで抗腫瘍効果が高まる. 最近, BRAF V600E 変異を有する固形がんで広く適応症が追加された.

3）BCR-ABL 阻害薬

BCR-ABL チロシンキナーゼ融合蛋白質は, フィラデルフィア染色体を作る染色体転座の結果生じる. BCR-ABL は慢性骨髄性白血病や急性リンパ性白血病などで認められ, これらの疾患は BCR-ABL 阻害薬の適応症となる.

4）血管新生阻害薬（多標的阻害薬）

血管内皮成長因子受容体（VEGFR）を中心に, 血小板由来増殖因子受容体（PDGFR）, c-kit, RET など複数のキナーゼ活性を阻害する.

5）CDK 阻害薬

細胞周期の調整に関与するサイクリン依存性キナーゼ（CDK）の阻害薬である. CDK4/6 阻害薬は, ホルモン受容体陽性乳がんにおいて内分泌療法薬と併用する.

6）PARP 阻害薬

PARP 阻害薬は BRCA 機能が失活している腫瘍に効果が高い. *BRCA* 遺伝子陽性の乳がん, 卵巣がん, 膵臓がん, 前立腺がんに適応を有する.

b. 抗体薬

抗体薬は, 抗 EGFR/HER2 抗体薬, 抗血管新生抗体薬, 免疫チェックポイント阻害薬, 抗体薬物複合体などに分類される.

1）抗 EGFR/HER2 抗体薬

抗 EGFR 抗体薬は, 結腸・直腸がんや頭頸部がんなどに適応があり, KRAS 変異を有する腫瘍では抗腫瘍効果が期待できない. 抗 HER2 抗体薬は, HER2 陽性乳がん, 胃がん, 結腸・直腸がん, 唾液腺がんに適応がある.

2）抗血管新生抗体薬

血管内皮増殖因子（VEGF）, VEGFR の抗体薬が知られている. 代表的な VEGF 抗体薬としてベバシズマブ, VEGFR 抗体薬としてラムシルマブが挙げられる.

3）免疫チェックポイント阻害薬

自己免疫応答を制御している CTLA-4 や PD-1, PD-L1 を阻害する抗体薬である. 腫瘍や, 腫瘍を取り巻く免疫細胞における PD-L1 の発現量が, 効果予測のバイオマーカーとなる.

4) 抗体薬物複合体

抗体に抗がん薬を付加した複合体である．標的分子（受容体）陽性のがん細胞において，抗体が細胞内に内包化されたあと付加した抗がん薬が放出される．HER2 や CD30，TROP2 などを標的とした抗体薬物複合体が開発されている．

3 内分泌療法薬

乳がん，前立腺がん，子宮体がんなどは，性ホルモン依存性に増殖することが知られている．内分泌療法の対象となる性ホルモンは，エストロゲン，プロゲステロン，アンドロゲンなどのステロイドホルモンであり，それぞれのリガンドに対する特異的なレセプターを介して発揮される．内分泌療法薬は，性ホルモンの産生を阻害するものと，レセプターの機能を阻害するものに分類される．

文 献

1) 日本臨床腫瘍学会（編）：新臨床腫瘍学，第 7 版，南江堂，東京，2024

C 蛋白結合

血中薬物の多くはアルブミンやα_1-酸性糖蛋白などの蛋白と結合している．薬効や毒性を示すのは蛋白と結合していない遊離型薬物であるため，蛋白結合は薬効や毒性を考える際に重要である．

1 薬物−血漿蛋白結合の性質

a. おもにアルブミンと結合

血漿蛋白の代表がアルブミンである．血漿中の薬物は単独で溶けているものもあれば，アルブミンなどの血漿蛋白と結合しているものもある．アルブミン以外ではα_1-酸性糖蛋白などと結合する．

b. 可逆的結合と不可逆的結合

蛋白と結合しているものを結合型，結合していないものを遊離型という．結合型と遊離型には可逆的な平衡関係が生じる薬物と，不可逆的に結合している薬物がある．多くの薬物では可逆的結合であるが，白金誘導体などは不可逆的に結合する．そのような薬物の薬物動態解析では，総濃度ではなく遊離型を解析する．蛋白結合率とは総薬物量に対する結合型薬物の量の割合をいう．低蛋白血症や薬物の血漿濃度が高い場合は遊離型が増加する．がん患者では低蛋白血症の患者が比較的多く，抗腫瘍効果や毒性に関与する遊離型の解析を行うことは大切である．ドセタキセルやエトポシドでは，総濃度よりも遊離型の解析の有用性が報告されている[1,2]．

c. 蛋白結合した薬物は生体膜を通過できない

遊離型薬物は血管壁の小孔から組織へ移行できるが，アルブミンなどの蛋白と結合している薬物は通過できない．そのため蛋白結合した薬物は薬理活性を示さないが，遊離型薬物が組織へ移行し濃度が低下すると，可逆的に蛋白と結合していた薬物が遊離してくる．

d. 蛋白結合した薬物は半減期が長くなる

結合型は代謝・排泄を免れる（遅れる）ため遊離型よりも半減期が長くなる．蛋白結合率が低下すると，分布容積，消失速度定数，肝クリアランス，腎クリアランスの増加および半減期の減少を認

C 蛋白結合

める.

e. 遊離型蛋白結合の変化率に注意する

蛋白結合率は，結合蛋白の増減やビリルビンなどの蛋白結合阻害物質の増加などにより変化する場合がある．特に蛋白結合率の高い薬物は，わずかな蛋白結合率の低下が遊離型薬物の濃度の大きな上昇を起こし，重篤な毒性を引き起こす場合がある．そのため，がん患者で低アルブミンとなっている場合に蛋白結合率の高い薬物を投与する際は注意を要する．

f. 腎不全患者

腎不全患者ではアルブミンとの蛋白結合率が低下することがある．そのため特に蛋白結合率が高い薬物では，相対的に遊離型の割合が高くなるので注意が必要である．また，腎不全患者ではα_1-酸性糖蛋白濃度が高くなる．そのためα_1-酸性糖蛋白と結合する薬物の遊離型が減少し，薬効が低下する可能性がある．一般に蛋白結合率が高い薬物は透析で除去されにくい．

g. がん化学療法施行患者の低アルブミン血症

外来化学療法中の患者における低アルブミン血症の頻度[3]は，血清アルブミン濃度 2.0〜2.9 g/dL，3.0〜3.9 g/dL，4.0〜4.9 g/dL の患者で 2.5％，56.6％および 40.9％で，アルブミンが正常下限未満（< 4.0 g/dL）の患者は 59.1％の頻度であった．胃がん，膵臓がん，食道がんの患者では乳がん，大腸がんの患者よりもアルブミン濃度が低い傾向が認められた（3.5〜3.7 g/dL 対 3.8〜4.1 g/dL）．

化学療法で重篤な血液毒性が出現した患者では，血清アルブミン中央値が 3.60 g/dL と対象群の 3.93 g/dL より低い報告もある[4]．

h. 蛋白結合率を考慮した治療戦略

蛋白結合率に基づくがん薬物療法の用量調節に確立したものはないが，緩和目的のがん薬物療法を低栄養患者に行う場合，蛋白結合率が高い薬物の減量は検討してよいと考える．α_1-酸性糖蛋白の値に基づくドセタキセルの用量設定の研究が本邦で行われた[5]．ドセタキセル 60 mg/m^{2}の用量の治療で，α_1-酸性糖蛋白の値が 150 mg/dL 未満の場合，ドセタキセルを 40 mg/m^{2}に減量，150 mg/dL 以上 175 mg/dL 未満の場合 50 mg/m^{2}に減量，175 mg/dL 以上は減量不要が推奨されている．今後，その他のがん薬物療法薬について

も血漿蛋白の値による用量調節に関する研究が待たれる.

文　献

1) Minami H et al：Cancer Sci **97**：235-241, 2006
2) Joel SP et al：J Clin Oncol **14**：257-267, 1996
3) Itagaki F et al：Jpn. J. Pharm. Health Care Sci. **33**：1032-1036, 2007
4) Alexandre J et al：Ann Oncol **14**：36-41, 2013
5) Ozawa K et al：YAKUGAKU ZASSI **129**：1565-1572, 2009

D drug delivery system（DDS）

　がん治療における薬物送達システム（drug delivery system：DDS）
は，ナノテクノロジーの応用，免疫療法との組み合わせ，スマート
DDSの開発などにより進展している．ナノテクノロジーを活用し
たアプローチでは，ナノ粒子やリポソームを用いた標的化治療が
可能であり，ターゲット細胞への薬物の選択的蓄積を実現してい
る．一方で，免疫チェックポイント阻害薬の配送，CAR-T細胞療
法，BiTE（Bispecific T-cell Engager）など，免疫療法とDDSの融合
もがん治療に新たな可能性をもたらしている．加えて，スマート
DDSの導入により，pHや温度に応じた薬物放出，制御放出技術を
用いた長期療法が可能である．

1 ナノテクノロジー

　すでに実臨床で導入されている治療薬としては，リポソームベー
スのナノキャリアを用いた化学療法薬の配送がある．これらのナノ
キャリアは，薬物をがん細胞に選択的に送り届けることで，効果を
高めつつ副作用を軽減することが期待される．たとえば，ドキソル
ビシンのリポソーム配送製剤（ドキソルビシン塩酸塩/MPEG-DSPE
修飾リポソーム）ドキシル®は，卵巣がんやエイズ関連Kaposi肉腫
で使用されている．またダウノルビシン，シタラビン，イリノテカ
ンにもリポソーム製剤がある．ミセル化されたパクリタキセルやゲ
ムシタビンも使用されている．一方，研究段階では，環境応答型ナ
ノ粒子が開発されており，これらはがん組織に特有な微小環境に反
応して，標的箇所でのみ薬物を放出するよう設計されている．ま
た，免疫応答を活性化するナノ粒子や，標的細胞表面の特定の受容
体に結合するよう設計されたナノ構造体も研究されている．

2 免疫療法

　免疫療法におけるDDSは，がん治療に革命をもたらしている．
　CAR-T細胞療法は，患者自身のT細胞を遺伝子工学的に改変し，
がん細胞特異的な抗原を認識するようにする治療法である．特に
血液がんにおいて顕著な治療効果がみられており，いくつかの
CAR-T細胞療法はすでに承認されている．
　BiTEは二重特異性抗体の一種で，一方のアームがT細胞に，も
う一方ががん細胞の特定の抗原に結合する．これによりT細胞をが

ん細胞に引き寄せ，がん細胞を標的とする免疫反応を促進する．ブリナツモマブは，急性リンパ性白血病の治療に使用されている．固形がんに対する二重特異性抗体も開発されている．

抗体薬物複合体（ADC）は，化学療法薬を特定の抗体に結合させたもので，抗体ががん細胞特有の抗原に結合することで，薬物を直接がん細胞に届ける．ADCは，薬物の標的細胞への選択性を高め，正常細胞への影響を最小限に抑えることができる．トラスツズマブ デルクステカンやブレンツキシマブ ベドチンなどのADCが臨床で使用されており，乳がんやリンパ腫，白血病の治療に効果を示している．

治療法に加えて，ナノ粒子を利用した免疫療法のDDS，がんワクチン，免疫チェックポイント阻害薬の新しい配送システムなどが研究されている．ナノ粒子は，免疫刺激薬や抗がん薬をがん微小環境に直接配送するために設計されており，免疫応答の局所化と増強を目指している．また，がんワクチンの開発では，特定のがん抗原のペプチド断片，がん抗原の遺伝情報を含むDNAまたはmRNAに対する免疫応答を誘導したり，患者のがん細胞や免疫細胞を採取し，ラボで改変または活性化して再び患者に投与することが試みられている．

免疫チェックポイント阻害薬も，薬物の局所的な配送のためにナノ粒子を用いたり，他の分子や薬物と結合させたり，がん細胞特異的な受容体や抗原に結合する構造をもたせたりすることが試みられている．

3 環境応答性デリバリーシステム

環境応答性デリバリーシステムは，体内の特定の環境変化に反応して薬物を放出する薬物配送システムである．たとえばpHの変化，温度の変化，特定の酵素の存在など，標的組織や病巣特有の生化学的または物理的条件に応答する材料を使用する．腫瘍の微小環境が正常組織と異なるという特性を利用する．pH応答性ナノ粒子は，酸性環境で構造が変化し，封じ込められた抗がん薬を放出する．温度応答性リポソームは，特定の温度でリポソームが安定性を失い薬物を放出するように設計されている．腫瘍組織はしばしば周囲の組織よりも温度が高いため，このシステムは腫瘍部位でのみ薬物を放出することが期待されている．

文　献
1）Rana A et al：Front Chem **10**：1095598, 2023

E 薬物動態・薬力学の個体差

　生体内に投与された薬物は投与部位から吸収されたあと，分布，代謝，排泄される．薬物の作用は作用部位での薬物濃度で規定されるが，薬物は血液を介して作用部位へ分布するため，薬理作用の強さは経時的に変化する薬物血中濃度に依存する．薬物の投与から消失するまでの生体内での動きを解析するのが薬物動態学（pharmacokinetics：PK）であり，作用点における薬理作用を解析するのが薬力学（pharmacodynamics：PD）である．

　抗悪性腫瘍薬（特に殺細胞性抗がん薬）は，副作用が重篤かつ治療域が狭い．標準的投与量であっても，用量反応関係の個体差のために重篤な副作用や抗腫瘍効果のばらつきを生じるが，これには用量反応相関性における PK・PD という 2 つの重要な要素にかかわる多様性が関与している．この多様性は，個体内の多様性（intra-indivisual variation）と個体間の多様性（inter-indivisual variation）に分けられる[1~3]．

1 非遺伝的要因

　非遺伝学的要因は年齢・性別・臓器機能などの内的要因と，併用薬物による代謝の誘導・阻害，食事などの外的要因に分けることができる．

a. 吸 収

　経口投与された薬物は，消化管から門脈・肝臓を経て全身循環血液中に入り，目的とする作用部位に運ばれる．このとき初回通過効果により薬物の一部は消失する．血管外から投与された薬物が全身循環血に到達する割合を，生体内利用率（バイオアベイラビリティ）という．経口摂取において吸収に影響を与える要因として胃内 pH，消化管手術の既往，食事内容，消化管運動に影響を与える併用薬剤，消化管上皮の代謝にかかわる CYP3A4 の誘導薬・阻害薬などがある．近年登場した経口小分子化合物の吸収は，制酸薬や食事の影響を受ける場合が多く注意が必要である．

b. 分 布

　血管内の薬物分子は，血球中に移行したりアルブミンなどの蛋白質に結合したりするが，一部は遊離型で存在する．この遊離型分

子のみが，サイズが十分小さいため組織に移行でき薬理作用を示す．分布に影響を及ぼす薬物の因子としては薬物分子のサイズ，脂溶性，蛋白結合率がある．分布に影響する内的要因では体腔液貯留に注意が必要であり，たとえばメトトレキサートは一部が胸水に分布するため半減期が延長し毒性が重篤化する．一方で，ペメトレキセドのように胸腹水貯留例であってもPKに有意な影響を及ぼさない薬物もある．

c. 代 謝

　生体内に吸収された薬物は腸管，肝臓などの臓器により代謝され，その化学構造が変化する．それに伴い薬物の毒性は減少することが多いが増加する場合もあり，毒性発現のかなりの部分に代謝物が関与していることが多い．代謝にかかわる非遺伝的要因には年齢・性別・肝血流量・喫煙などに加えて，薬物代謝酵素を阻害または誘導する併用薬が重要である．たとえばビンカアルカロイドやタキサンは，CYP3A4を介して代謝されるためフルコナゾール，イトラコナゾールなどのCYP3A4阻害薬と併用すると代謝が阻害され血中濃度が上昇し副作用が増強される．また，フェニトインなどのCYP3A4誘導薬と併用すると代謝が促進され血中濃度が低下し効果が減弱する．さらに抗悪性腫瘍薬自体がチトクロムP450を阻害・誘導することがあり，併用薬の効果・副作用に影響を与える点に注意が必要である．

d. 排 泄

　薬物の排泄は尿中または胆汁中への排泄が主体である．腎臓での排泄には糸球体濾過，尿細管分泌，尿細管再吸収が関与する．糸球体では蛋白結合した状態の薬物は濾過されないため，薬物の蛋白結合率は腎排泄に影響を及ぼす．尿細管における分泌・再吸収はトランスポーターによる能動輸送に依存するため，併用薬物の影響を受けることが多い．

2 遺伝的要因

　薬理効果の個人差を遺伝的多様性からアプローチし解析するのが薬理遺伝学（pharmacogenetics）である．遺伝的多様性には生殖細胞系列の遺伝的特徴に由来するものと，体細胞に生じた遺伝的変化（すなわち腫瘍細胞内）に由来するものとがある．前者は抗悪性腫瘍薬のPK・PDの個体間差に影響する．後者は分子標的治療に

E 薬物動態・薬力学の個体差

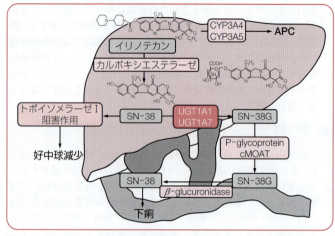

図1 イリノテカンのおもな代謝経路
UGT：UDP-グルクロン酸転移酵素.

おける治療標的や効果予測因子となる.

抗悪性腫瘍薬ごとに薬理遺伝学研究の対象遺伝子は異なるが, 薬物代謝酵素や薬理学的標的分子には多数の遺伝子多型や遺伝子変異が見出されている. たとえばABCトランスポーターの*ABCB1*遺伝子多型や, タモキシフェン代謝における*CYP2D6*遺伝子多型, フッ化ピリミジン代謝における*DPYD*遺伝子多型などが代表的である. しかし実地臨床において, これらの遺伝的要因に基づく個別化治療は確立していない. その理由の1つは, PK・PDが多彩な因子の影響を受けるため, 単一の遺伝的要因をもとに抗悪性腫瘍薬の生体におけるアウトカムを予測することが困難だからである.

そのなかでもイリノテカンの毒性と*UGT1A1*遺伝子多型との解析は, 臨床応用に成功した数少ない例である. イリノテカンはトポイソメラーゼⅠ阻害により細胞周期S期に特異的に作用する抗がん薬であり, 用量制限毒性（DLT）は骨髄抑制および下痢である. イリノテカンは生体内で活性代謝物SN-38に変換されたあと, UGT1A1によりSN-38Gに代謝され不活化される（図1）. *UGT1A1*には遺伝子多型が存在し, 2つの遺伝子多型（*UGT1A1*28*, *UGT1A1*6*）についてホモ接合体（*UGT1A1*28/*28*, *UGT1A1*6/*6*）またはヘテロ接合体（*UGT1A1*6/*28*）をもつ患者ではUGT1A1のグ

ルクロン酸抱合能が低下し，SN-38 の代謝が遅延する．その結果，
重篤な好中球減少症の発現頻度が高くなることが多くの臨床研究
によって検証されている[4]．さらに上記の *UGT1A1* 遺伝子多型に関
しては，インベーダー法を用いたアッセイキットが 2008 年 6 月に
わが国でも薬事承認を受けている．個々の患者の遺伝子を診断す
ることにより薬物の効果，副作用の個人差を推定し治療を行う方
法は，個別化医療を実地臨床に導入するものとして画期的であっ
た．

3 新たな課題

　がんゲノム医療の発展により，希少がんや希少フラクションに
おける薬剤開発が加速している[5]．これらの開発では本邦単独での
大規模な試験の実施が困難であり，日本人症例数の少ない国際共
同試験のエビデンスをもとに薬事承認されることがある．その結
果，遺伝的要因を含めた民族差が有効性と安全性に与える影響が，
承認時点では十分に集積していない場合がある．承認後の質の高
い情報収集をいかに行うかは，プレシジョンメディシン時代の重
要な課題である．

4 まとめ

　抗がん薬は治療域の狭い薬剤であるがゆえに，標準的投与量で
あってもさまざまな遺伝的・非遺伝的要因による用量反応関係の
個体差のために重篤な副作用を生じることがある．したがって，が
ん薬物療法を行う際には，臓器機能や併用薬，薬物代謝酵素の遺伝
子多型を考慮し各患者に適した投与設計を行わねばならず，臨床
薬理学の十分な知識をもたずに治療を行ってはならない．

文　献

1) Mathijssen RH et al：Nat Rev Clin Oncol **11**：272-281, 2014
2) Deenen MJ et al：Oncologist **16**：811-819, 2011
3) Deenen MJ et al：Oncologist **16**：1006-1020, 2011
4) Sai K et al：Clin Pharmacol Ther **75**：501-515, 2004
5) Minami H et al：Cancer Sci **112**：2563-2577, 2021

F 薬理ゲノム学

　薬理ゲノム学（pharmacogenomics）は，ゲノム情報に基づいた「薬物投与における個別化医療」と「創薬研究開発」を目指す学問である．すなわち開発された医薬品を適切な患者に，適切なタイミングで適切な用量にて投与する個別化医療を実践するために，またがんを含む特定の疾患群に対して有効かつ安全な医薬品を探索・開発するために患者のゲノム情報（遺伝的特徴）を解析し，アプローチする手法である．

1　薬理遺伝学（pharmacogenetics）

　薬理ゲノム学を理解するためには，歴史的に先行する学問分野である薬理遺伝学について知る必要がある．薬理遺伝学は，薬物応答性における個人差の要因のなかで，特に遺伝的な因子を対象とする学問領域として 1950 年代より発展してきた[1,2]．薬理遺伝学の黎明期には，特に薬物代謝の分野を中心に輝かしい研究成果が生み出された．筋弛緩薬スキサメトニウムの効きすぎによる持続的な無呼吸の原因が，血清偽性コリンエステラーゼの遺伝的な欠損であることが解明された．1960 年には抗結核薬イソニアジドの末梢神経障害が，本薬の代謝が著しく遅い表現型と関連し，本表現型が常染色体劣性に遺伝することが示された．その後，イソニアジドの代謝には N-アセチル転移酵素 2（NAT2）が主として関与し，本薬の代謝遅延の原因が，NAT2 遺伝子の変異であることが示された．チトクロム P450（CYP）における遺伝的な多型に関しては，1977 年の降圧薬デブリソキンの代謝における CYP2D6 の多型性の研究以降，多くの研究がなされている．

　抗悪性腫瘍薬の分野では，イリノテカンの例が有名である．イリノテカンの用量制限毒性である Grade 4 の好中球減少や Grade 3 以上の遅延性の下痢は，活性代謝物である SN-38 の解毒的な代謝に関与する UDP-グルクロン酸転移酵素（UGT）1A1 の遺伝子変異と関連することが知られている．UGT1A1 の転写活性すなわち発現量が低下する多型である UGT1A1*28 または酵素活性の低下を引き起こす UGT1A1*6 をホモ接合体に有する患者，およびこれらを複合ヘテロ接合体に有する患者の場合，イリノテカンによる薬物有害反応が有意に高頻度に発現する．本邦においては，2008 年 6 月に UGT1A1 の遺伝子診断のキットが承認され，これらの UGT1A1 遺

伝子変異を有する患者においては，イリノテカンの投与に際して十分注意すべき旨が添付文書に記載された．

2 薬理ゲノム学 （pharmacogenomics）

一方，ヒトゲノムプロジェクトにより整備されてきたゲノム情報，およびゲノムテクノロジーを含むゲノム科学を，医薬品の個別化医療および新薬探索・開発に適用しようとするものとして発達した学問が薬理ゲノム学である[1,2]．歴史的な背景や研究者による定義の差から，薬理遺伝学と薬理ゲノム学を明確に分離することは困難である．これまで薬物動態と薬力の遺伝的要因と表現型との関係を研究する領域として，薬理遺伝学の用語が用いられてきた．それに対して薬理ゲノム学は，疾患関連遺伝子・薬物応答関連遺伝子などすべての遺伝情報を，臨床における適正使用までを含めた創薬に結びつける広範な研究領域である．したがって，薬理遺伝学は薬理ゲノム学に含まれる概念であると考えられている．

薬理ゲノム学により遺伝的な背景が薬効や毒性の個人差にどう影響するのかを理解することは，実地医療における医薬品の使用および新薬の探索研究や臨床開発に対して影響を与える．近年，実地医療において各患者に適応した安全で効果的な薬物の選択と投与設計，すなわち個別化医療の実現が期待されている．薬理ゲノム学の進展により，抗悪性腫瘍薬に対する有害事象発現群，奏効症例（responder）および非奏効症例（non-responder）の特定化が可能になってきた．

国際 HapMap プロジェクトは，がんを含む疾患や抗悪性腫瘍薬などの薬物に対する応答性にかかわる遺伝子を発見するための基盤を整備するプロジェクトである[3]．HapMap プロジェクトは白人，黒人および黄色人種（日本人，漢民族）におけるゲノム中の遺伝的変異を明確にし，さまざまな疾患・薬物応答関連遺伝子の検出を支援する手段を創出するものである．本プロジェクトでは，対立遺伝子の頻度が 10% を超える遺伝子変異を対象として解析している．

3 薬理ゲノム学の方法論

薬理遺伝学においては，ある薬物応答の表現型に関連する臨床薬理学的な作用機序にかかわる候補蛋白質を解析のターゲットとして，表現型と候補蛋白質をコードする遺伝子の変異との関係を解析する．一方，薬理ゲノム学においては従来の薬理遺伝学的な方法に加えて，ヒトゲノムプロジェクトのもたらした大きな成果に

F 薬理ゲノム学

基づく，大規模・網羅的な遺伝子変異解析の技術が駆使される[4]．

a. DNA マイクロアレイを用いた解析

解析法の1つに，DNA マイクロアレイ（DNA チップ）の技術がある．DNA マイクロアレイとは数万〜数十万に区切られたスライドガラス，またはシリコン基板の上に DNA の部分配列を高密度に配置し固定したものである．本技術を用いることにより，数万〜数十万の遺伝子発現プロファイルを一度に調べることが可能となった．

遺伝子発現プロファイルの解析に改革をもたらした本プラットフォームを用いて，薬理ゲノム学の解析，すなわちゲノム全体や候補領域内の一塩基多型（SNP）などの遺伝子変異を対象とする網羅的な解析が可能となった．SNP はもっとも一般的であり，大量の遺伝子変異の情報を提供する．ヒトゲノムには 1,000 万ヵ所の SNP が含まれると推定され，SNP は約 300 塩基ごとに 1 ヵ所存在する割合になる．理論的には，1,000 万ヵ所すべての SNP マップを用いて，遺伝子を解析するツールを開発することが可能である．ゲノムワイド関連解析（genome wide association study：GWAS）は，ヒトゲノム全体をほぼカバーする 1,000 万ヵ所の SNP のうち，50 万〜100 万ヵ所の SNP と薬物応答性や疾患発症リスクとの関連を統計的に調べる方法である．50 万〜100 万ヵ所の SNP を用いて，より広範なゲノム領域を効率的に解析するための方法論として，ハプロタイプブロックの利用がある[5]．ヒトゲノム上の近傍に位置する SNP 同士は連鎖不平衡という非独立な関係にあるため，1 つのブロック（ハプロタイプ）で受け継がれていくことが明らかとなっている．そこで HapMap プロジェクトでは，まず遺伝子が組織化されているブロックを同定しマッピングした．それぞれのブロックには多数の SNP が含まれるが，少数の標識（tag）SNP を検出すれば特定の遺伝子を含むブロックを同定することができる．関連 SNP の同定後に，そのブロックに含まれる遺伝子上の SNP を詳しく解析するといった手段が用いられる．

b. 次世代シークエンサーを用いた解析

ショートリード型次世代シークエンサーのリード長は 150 bp 程度と短く，産出されるデータ量は多い[6]．近年，次世代シークエンシングにおけるエラー率は改善され，SNP や短い挿入・欠失の検出における解析手法はほぼ確立された．リピート伸長などのゲノムの構造変化の解析についても，さまざまなソフトウェアの開発に

より問題が克服されつつある．また，技術の進歩によりコストが低下し，現在では10万円程度でヒトゲノム1個体の全ゲノムシークエンス解析が可能であるが，DNAマイクロアレイを用いた解析はさらに安価であり，また容易であることから，解析のメリットやコストとの兼ね合いを考慮して両者が使い分けられている．ショートリード型次世代シークエンサーを用いた解析においては，リード長を超えるサイズの挿入・欠失，リピート配列などのゲノム構造変化の検出が困難であったり，CYP 2D6のような複雑な構造をもつ遺伝子のハプロタイプを決定できなかったりするなどの課題が残されているが，今後，ロングリードシークエンス技術により，これらの課題が解決されると考えられる．

がんは遺伝子変異により誘発される疾患である．したがって，がんの場合はgermline DNAに加えて腫瘍におけるsomatic DNAの変異について解析することが大きな特徴である[7]．

c. ポリジェニックモデル

大人数の被験者での解析により，多数の遺伝子型を用いたポリジェニック（多遺伝子）モデルを適用し，多くの多因子疾患の発症リスクをスコア化すること（ポリジェニックリスクスコア）が可能になりつつある[6]．しかしながら，薬理ゲノム学研究において遺伝子変異の生物的な意義を明らかにするためには，目的の表現型に関連する既知の作用機序と，新規に見出された因子の関連を詳細に検討する必要がある．見出された遺伝子変異が，その遺伝子がコードする因子の発現量や機能にどのように影響するか検討することも重要である．個別化医療に必要な候補遺伝子の絞り込みに関しても，既知の作用機序との関連を十分に検討し，薬物応答の表現型に対して科学的に意味のある，また寄与の大きな候補を絞り込む必要がある．

4　まとめ

薬理ゲノム学は，医薬品を患者の特性に応じて適切に使用するために，また特定の疾患に対して有効かつ安全な医薬品を開発するために，患者のゲノム情報を解析する．がん治療の領域でも，薬理ゲノム学の応用により薬物応答の表現型に関連する未知の因子や新規の作用機序のネットワークの発見が可能となっている．GWAS解析により，NUDT15遺伝子変異が6-MPによる血液毒性の発症と有意に関連するとの報告がなされた[8]．薬理ゲノム学によ

り，ゲノム情報に基づいた薬物療法の個別化や，新規抗悪性腫瘍薬の開発が具現化されつつある．

文　献

1) 石川智久（監訳）：ファーマコゲノミクス，テクノミック，東京，2002
2) Kalow W et al（eds）：Pharmacogenomics（Drugs and the Pharmaceutical Sciences：a Series of Textbooks and Monographs），2nd ed, Marcel Dekker, New York, 2005
3) International HapMap Consortium：Nature **437**：1299-1320, 2005
4) Innocenti F（eds）：Pharmacogenomics：Methods and Applications（Methods in Molecular Biology），Humana Press, Totowa, 2005
5) 鎌谷直之（編）：ポストゲノム時代の遺伝統計学，羊土社，東京，2002
6) 岡田随象（編）：ポスト GWAS 時代の遺伝統計学，羊土社，東京，2023
7) Altman RB et al（eds）：Principles of Pharmacogenetics and Pharmacogenomics, Cambridge University Press, New York, 2012
8) Yan JJ et al：J Clin Oncol **33**：1235-1242, 2015

高齢者の薬物動態・薬力学

　一般にがん薬物療法では高齢者で毒性が強くみられることが多いが，その理由として薬物動態の変化と，感受性の亢進が考えられる．高齢者では，生理機能の低下により薬物動態が変化することがある．加齢とともに体内の水分は減少し脂肪は増加するため，分布容積は水溶性薬物で低下し，脂溶性薬物で増大する．分布容積が増大すれば，最高血中濃度は低下し半減期は延長する．また加齢とともに腎機能が低下し，肝重量および肝血流量も低下するため，薬物のクリアランスが低下することもある．特に腎排泄型の薬物は，加齢に伴う腎機能低下によりクリアランスが低下することが多い．肝代謝酵素のうちCYP1A2，2C9，2C19，2D6活性は年齢とともに低下するが，抗悪性腫瘍薬でその意義は明らかとなっていない．CYP3A4活性は加齢の影響は受けない．多くの薬物はアルブミンなどの蛋白と結合するが，高齢者ではアルブミン濃度が低下する．

　近年，経口の抗悪性腫瘍薬の重要性が増している．加齢とととともに消化管の運動能低下や粘膜萎縮などにより吸収が低下する可能性があるが，高齢者で明らかに吸収が低下する経口抗悪性腫瘍薬はほとんどない．一方，高齢者では認知機能の低下からコンプライアンスが低下することがある．また，さまざまな合併症が増え生理機能が低下し，ストレスに対する耐性が低下する．合併症に対する併用薬も増え，薬物相互作用の危険も増す．

　臨床試験では暦年齢で高齢者を定義することが多いが，加齢とともに生理機能は連続的に変化し，個体差も増大する．本来は暦年齢で高齢者を規定するのではなく，生理機能の変化に基づいて考えるべきであるが，よい指標がないのが現状である．

1 高齢者における薬物動態

　腎機能が正常であれば，加齢のみで薬物動態が変化する抗悪性腫瘍薬は多くない．ドキソルビシン，フルオロウラシル，シクロホスファミド，ベンダムスチン，イリノテカン，テモゾロミドなどでは薬物動態は年齢に依存しない．オキサリプラチンやカペシタビンの薬物動態も，腎機能が正常であれば年齢による影響を受けない．ビノレルビンについてはクリアランスが年齢に関係しないという報告と，高齢者ではクリアランスが低下し血液毒性が増強するという報告がある．一方，腎排泄型のメトトレキサートのクリア

ランスは高齢者で低下し毒性が増強するため，腎機能の低下に応じた減量が必要である．

治験のデータを用いて行われたドセタキセルの母集団薬物動態解析では年齢がクリアランスの変動要因であったが，その影響は小さく臨床的意義は乏しい．また日本の実地医療で行われた母集団薬物動態解析では年齢の影響は認められず，さらに高齢者と非高齢者を比較した複数の臨床試験でも薬物動態に差はみられない．パクリタキセルの総クリアランスは加齢とともに低下するが，これは製剤中に含まれるクレモフォールのクリアランスが低下することが関与していると思われ，加齢に伴い好中球減少は強くなるが発熱や抗菌薬投与などに差はみられない．

エトポシドの経口投与では，加齢に伴い総濃度は変化しないが遊離型薬物濃度が上昇し，骨髄抑制および粘膜炎の危険因子となるといわれている．

2 高齢者における薬力学

a. 造血機能

高齢者では感染症に伴う好中球増多が軽微であったり，G-CSF投与に対する幹細胞や好中球の反応が低下したりしている．これは造血機能が低下しているためで，化学療法においても高齢者では血液毒性が強く出現する．また，感染症に対する耐性も低下しているので致死的となる危険性が高い．ドセタキセル，経口エトポシド，テモゾロミドなどの総クリアランスは高齢者でも変化していないが，骨髄抑制は増強することが示されている．同様に，ドキソルビシンとシクロホスファミドの併用療法でも薬物動態は変化していないが，骨髄抑制が増強する．

b. その他の毒性

骨髄抑制以外に，加齢ととともに頻度および程度が増すと考えられている毒性として，フルオロウラシルによる粘膜炎，アントラサイクリンによる心毒性，ビンカアルカロイド，白金製剤やタキサンによる末梢神経毒性，イリノテカンによる下痢，シタラビンによる中枢神経毒性，ブレオマイシンによる肺障害などがある．

c. 抗腫瘍効果

高齢者の急性骨髄性白血病では，多剤耐性機序として知られて

いる P 糖蛋白が発現し，これが治療抵抗性の原因となっている．

文　献

1）Wasil T et al：Oncologist **10**：602-612, 2005
2）Hurria A et al：Cancer Control **14**：32-43, 2007
3）Lichtman SM et al：Curr Treat Options Oncol **9**：191-203, 2008
4）Walko CM et al：J Clin Oncol **24**：258186, 2014

H 臓器障害時の薬物動態・薬力学

　薬物の多くは肝代謝・胆汁中分泌か，尿中排泄により体内から消失する．肝代謝・排泄型の薬物では肝機能障害（以下，肝障害）時に，腎排泄型の薬物では腎機能障害（以下，腎障害）時に，薬物曝露が増大し毒性が増強する．肝代謝型の薬物でも，腎障害時に毒性の感受性すなわち薬力学が変化していることがあり，減量を要する場合がある．また，代謝により活性化されるプロドラッグでは活性代謝物が腎排泄される場合もあるので注意を要する（表1）．

　抗悪性腫瘍薬は治療域が狭いため，それぞれの薬物が肝代謝型なのか腎排泄型なのかを把握した上で治療にあたる（表1）．本来であれば，肝障害や腎障害を有するがん患者における増量試験で薬物動態，安全性を確認し決定した推奨用量を用いるべきである．しかしそのような臨床試験は少ない上に，実施されていても中等度〜高度の臓器障害の患者数が少なく，推奨用量が決められていない試験が多い．臓器障害時の薬物動態情報しか存在しない場合はクリアランスの低下に応じた減量が一応の目安になるが，安全性や効果に関するデータがないため，慎重に患者管理をする．臓器障害時に増量試験が行われている薬物でも有効性を確認した薬物はない．本来は臓器障害患者を対象とした第Ⅱ・Ⅲ相試験を実施する必要があるが，現実には不可能であり意義も乏しい．個々の患者

表1　肝代謝型・腎排泄型の薬物

肝代謝・排泄型の薬物	腎排泄型の薬物
①アントラサイクリン ②ダカルバジン ③タキサン（パクリタキセル，ドセタキセル） ④イリノテカン ⑤ビンカアルカロイド（ビンクリスチン，ビンブラスチン，ビンデシン，ビノレルビン） ⑥フルオロウラシル ⑦マイトマイシンC ⑧ヒドロキシカルバミド（ヒドロキシウレア） ⑨プロカルバジン ⑩エトポシド ⑪エリブリン ⑫チロシンキナーゼ阻害薬	①白金製剤（シスプラチン，カルボプラチン，オキサリプラチン，ネダプラチン） ②ブレオマイシン ③メトトレキサート ④ペメトレキセド ⑤エトポシド
	代謝物が腎排泄型の薬物
	①シクロホスファミド ②イホスファミド ③ゲムシタビン ④シタラビン ⑤アクチノマイシンD

で抗悪性腫瘍薬治療の適応を十分検討した上で，肝障害時の薬物動態，安全性のデータに基づいて投与設計を行う．

1 肝障害時における薬物動態

肝障害時には肝血流量，肝細胞への薬物の取り込み，代謝，胆汁中への排泄が低下する．薬物の蛋白結合率が変化することもある．しかし，肝代謝型の薬物のクリアランスを正確に予測できる肝機能指標はない．肝酵素や血清ビリルビン値に基づいた肝障害の程度と抗悪性腫瘍薬のクリアランスの変化の関係に応じた用量調節を推奨したり，肝障害の程度ごとに増量試験を行い推奨用量を決定しようと試みられている．ドキソルビシン，ビノレルビン，イリノテカン，ドセタキセルなどについては肝障害時のクリアランスの低下が示されており，それに応じた減量が可能である．

パクリタキセル，イリノテカン，ゲムシタビン，カペシタビンなどでは肝障害の程度に応じた増量試験が行われ，安全性のデータに基づいて推奨用量が提唱されている．しかし，肝障害時の第Ⅱ・Ⅲ相試験は行われておらず，少数例のデータに基づいた提唱であり有効性に関するデータはない．ドセタキセルについては母集団薬物動態解析が行われ，肝障害の程度に応じた減量が提唱されている[2]．しかし，これらは薬物動態に基づいた推奨であり，安全性に関する臨床データは乏しいので注意を要する．

最近開発されている分子標的治療薬はほとんどが肝代謝型で，Child-Pugh分類による肝障害時の薬物動態パラメータが添付文書などで情報提供され，肝障害時には薬物曝露が増大することがわかる（p36〜51，表1参照）．ただし，これはがんを有さない肝障害患者に対する単回投与後のデータであり，がん患者で曝露の変化に応じて用量調節し長期投与したときの安全性・有効性は不明である．また，肝障害時の単回投与試験では通常量より減量した用量が用いられていることが多い点にも注意する．代謝物が活性を有している場合には，その変化も考慮する．

2 腎障害時における薬物動態

腎障害時に腎排泄型の薬物を投与する場合は，用量の調節が必要となることが多い．糸球体濾過が消失の大部分を占めるカルボプラチンでは，遊離型プラチナのクリアランスと糸球体濾過量（GFR）がよい相関を示し，GFRに基づいて投与量を決定する．遊離型プラチナの曝露が抗腫瘍効果や毒性と相関するため，GFRに

基づいて投与量を決定することにより，重篤な毒性を回避し効果を高める治療戦略が可能となる．

オキサリプラチン投与後の遊離型プラチナのクリアランスは，カルボプラチンと同様にGFRとよい相関を示す．しかし，オキサリプラチンの用量制限毒性は末梢神経障害でありプラチナ曝露とは相関しないため，GFRに基づいた用量調節は行わない．

シスプラチン投与後の遊離型プラチナは糸球体濾過のほかに尿細管分泌も受けるため，クリアランスはGFRより大きくなりGFRと相関しない．またプラチナのAUCとシスプラチンの毒性や効果はよい相関を示さないため，GFRに基づいた投与量の調節は行わない．

また，腎機能低下に伴い蓄積する老廃物により，肝臓から胆汁中に薬物を排泄するP糖蛋白や薬物代謝酵素であるCYP活性が阻害され，肝代謝・排泄型の薬物の動態が変化することもある．エリブリンはその多くが未変化体として胆汁排泄されるが，腎障害時にはクリアランスが低下するため減量の必要がある．一方，腎機能低下に伴い血液中のα_1-酸性糖蛋白濃度が上昇し，それと結合する薬物の濃度が上昇することがある．イマチニブは肝代謝型の薬物であるがα_1-酸性糖蛋白と結合するため，腎機能低下に伴い血中濃度が上昇する．しかし薬効を示すのは蛋白非結合型薬物であり，腎機能低下時でもCcrが20 mL/分以上の中等度の腎障害ではイマチニブの毒性が増強することはなく減量の必要はない．

3 臓器障害時における薬力学

臓器障害時には，クリアランスが変化しなくても毒性が亢進することがある．ビリルビン上昇を伴う肝障害時にはエトポシドの毒性は増強するが，総クリアランスは変化しない．つまり，血中濃度が同じでも毒性は強い．これは，高ビリルビン血症下ではエトポシドの蛋白結合率が低下して遊離型濃度が上昇することによる[3]．薬理作用は遊離型薬物濃度に依存するが，高ビリルビン血症下では遊離型薬物の濃度が上昇するとともに遊離型エトポシドのクリアランスが低下するために，見かけ上，総クリアランスは変化しないことによる．

また，遊離型薬物の動態は検討されていないが，ソラフェニブは腎障害時に薬物動態は変化しないが減量が必要であることが臨床試験で示されている．このように臓器障害時には，薬物動態は変化していなくても，毒性の感受性が亢進していることがあるので注意を要する．

文 献

1）Minami H et al：Cancer Sci **100**：144-149, 2008
2）Superfin D et al：Oncologist **12**：1070-1083, 2007
3）Stewart CF et al：J Clin Oncol **8**：1874-1970, 1990

I 分子標的治療薬の臨床薬理学的特徴

　発がんおよびがんの進展に寄与する分子機構の異常が明らかにされ、これを標的として分子標的治療薬が開発され、臨床で大きな効果を示している。分子標的治療薬は小分子化合物と抗体薬に分けられるが、抗体薬は次項「I-J 抗体薬の臨床薬理学的特徴」で扱う。

　従来の抗がん薬は、開発において特別の標的分子は想定せず、殺細胞効果を指標にスクリーニングするため殺細胞性抗がん薬とよばれる。作用機序はあとから解明され、結果的に DNA など細胞分裂に関連した分子に作用することが多い。細胞分裂が盛んな正常細胞も傷害するため、骨髄抑制、粘膜炎、脱毛などを生じる。これに対して分子標的治療薬は、がん細胞で異常に活性化しているシグナル分子を抑制する薬物が多く、下痢、肝障害、間質性肺障害、QTc 延長などが問題となる。サリドマイド、レナリドミド、ポマリドミドは先に多発性骨髄腫で有効性が示され、あとから標的分子や作用機序が検索されたため、本当の意味での分子標的治療薬ではないといえる。

1　作用と耐性の機序

　シグナル伝達系の分子はキナーゼ活性を有する。分子標的治療薬はキナーゼの ATP 結合部位に結合し、ATP の結合を競合的に阻害することによりその活性を抑制するものが多い。

　がん細胞の増殖・生存が単一の分子異常に依存する場合、その分子を抑制することで劇的な効果が得られる。慢性骨髄性白血病による BCR-ABL、非小細胞肺がんにおける上皮成長因子受容体（EGFR）の変異や *ALK* 融合遺伝子などがその例で、これらの異常分子を効果のバイオマーカーとして治療対象患者の選択に利用する。このような遺伝子をドライバー遺伝子という。

　チロシンキナーゼ阻害薬の耐性機序として、標的分子に二次的な変異が起き ATP 結合部位の立体構造が変わり、薬物が結合部位に到達できなくなるゲートキーパー変異がある。EGFR の T790M、ABL の T315I、ALK の L1196M などである。ほかに標的分子の過剰発現、薬物が阻害する経路をバイパスするシグナル伝達系の活性化なども耐性の原因となる。

2 分子標的治療薬の薬物動態学的特徴

　分子標的治療薬が効果を発揮するには標的分子を持続的に阻害する必要があり，血中濃度を維持するため長期経口投与が必要となる．経口の分子標的治療薬の薬物動態学的特徴を表1に示す．アドヒアランスを高めるためには1日1回投与が望ましく，そのためには半減期が8〜12時間が理想である．アキシチニブやルキソリチニブのように半減期が短い薬物は1日2回投与が必要である．ニロチニブ（17時間）やソラフェニブ（1〜2日），スニチニブ（2〜3日），ポナチニブ（24時間），ボスチニブ（23時間）のように半減期が長い薬物は定常状態に達するまでに数週間を要し，治療開始後の慎重な毒性のモニターも長期間必要となる．

　小分子の分子標的治療薬も最大耐用量（MTD）で用いることが多いうえ，経口剤であるため食事と内服との時間的関係にも注意する．食事とともに内服するとAUCが減少する場合には，空腹時か食事と一定の時間をあけて投与するよう規定されている場合が多い．ゲフィチニブは食事でAUCが増大するがMTDよりも低用量で用いられるため，食事と投与の関係は規定されていない．むしろ胃内pHが上昇すると吸収が低下するため，萎縮性胃炎など無酸症では食後投与が望ましい．

　経口剤では剤型の違いが薬物動態に影響を与えることがある．パルボシクリブには錠剤とカプセル剤があるが，カプセル剤は溶出性低下によりAUCが著しく低下する場合があり食後投与が必要であるため，食事の摂取状況にかかわらず投与可能な製剤として錠剤が開発された経緯がある．またオラパリブには150 mgと100 mgの2用量の錠剤があるが，これらの間に生物学的同等性はなく，用量調節の際は注意する必要がある．

　長期投与中に薬物動態が変化することもある．肝細胞がん治療においてソラフェニブは投与開始の3ヵ月後には薬物曝露が30％低下し，腫瘍が再増大したときには50％まで低下する．また，消化管間質腫瘍（GIST）に対するイマチニブ治療では，投与開始の1年後には薬物曝露が低下する．これらは代謝あるいはトランスポーターによる排泄の誘導が起きたためと推察されている．

　また代謝物が活性を有する場合もあり，薬物動態を考える際は活性代謝物にも注意する必要がある．

□ 分子標的治療薬の臨床薬理学的特徴

3 薬物相互作用

　経口分子標的治療薬の消失にはおもに肝代謝が関与し，腎排泄の寄与は小さいものが多い．CYP はほかの薬物により阻害や誘導を受け薬物相互作用を生じる．CYP3A4 を強力に阻害するケトコナゾールや誘導するリファンピシンが相互作用を検証する臨床薬理試験で用いられ，多くの分子標的治療薬がこれらの併用で相互作用を受ける（表1）．ほかにも Ca 拮抗薬，アゾール系抗真菌薬やマクロライド系抗菌薬などと併用すると，分子標的治療薬のクリアランスが低下し血中濃度が上昇する．薬物以外にも，グレープフルーツジュースは腸上皮の CYP3A4 を阻害し，健康補助食品のセントジョーンズワートは CYP3A4 を誘導する．

　ほとんどの分子標的治療薬は CYP3A4 で代謝され，例外はアファチニブ，ダコミチニブ，ピミテスピブ，ニラパリブなど少数に限られる（表1）．アファチニブは代謝されずに P 糖蛋白で腸内に排泄される．アファチニブはリファンピシンと併用すると AUC が低下するが，これはリファンピシンが CYP3A4 ばかりでなく P 糖蛋白も誘導することによる．

　代謝物が活性を有する場合，CYP3A4 の阻害あるいは誘導の影響が小さくなる場合がある．アレクチニブは CYP3A4 で代謝されるが，代謝物も同程度の活性を有する．CYP3A4 を阻害するポサコナゾールと併用するとアレクチニブの AUC は 75％増大するが，代謝物は 25％低下する．両者の合計では AUC は 36％増大するのみである．また，CYP3A4 を誘導するリファンピシンと併用するとアレクチニブの AUC は 27％に低下するが，代謝物は 179％まで増大する．合計では AUC は 19％低下するのみで臨床的意義は小さくなる．

　また，酵素阻害や誘導を起こす分子標的治療薬も多く，分子標的治療薬が起こす薬物相互作用にも注意する．代謝酵素やトランスポーターの阻害作用は in vitro での検討結果に基づくものが多いが，実際に臨床試験により薬物相互作用が確認されているものも多い．ソラフェニブは ABCB1（P 糖蛋白）および ABCG2（BCRP）を阻害することで薬物相互作用を起こす．ソラフェニブと併用することにより，ドキソルビシン，イリノテカンとその活性代謝物である SN-38，ドセタキセルの AUC が増大する．同様にラパチニブもイリノテカンと併用すると SN-38 の AUC が増大する．ベムラフェニブは CYP1A2 や CYP2D6，2C9 を阻害し，カフェイン，デキストロメトルファン，ワルファリンの AUC を増大させる．また P 糖蛋白

を阻害しジゴキシンの AUC を増大させる．バンデタニブもトランスポーターを阻害することによりジゴキシン，メトホルミンの AUC を増大させる．ラパチニブはミダゾラム，ジゴキシンの AUC を増大させる．

分子標的治療薬の吸収は pH に依存する場合が多く，胃酸を抑えることによりバイオアベイラビリティが変化する薬物も多い（表1）．

4 臓器障害時の対応

肝代謝型の薬物は肝機能障害時に減量を要する．一般的には Child-Pugh 分類 A の軽度肝機能障害では減量しなくてもよいことが多いが，ほとんどの薬物で Child-Pugh 分類 B や C では減量や中止が必要となる．ビリルビン上昇を伴う中等度以上の肝障害でも，50～75％の減量を要するものが多い．ただしイブルチニブは軽度肝障害でも曝露は 3 倍になり，中等度以上の肝障害では 8～10 倍になるため禁忌である．ボスチニブは軽度肝障害でも AUC は 2 倍に増大し，ルキソリチニブも肝障害の程度と関係なく AUC は 1.7～1.9 倍となる．肝障害時の薬物動態は肝機能障害患者における単回投与で検討され，がん患者で長期投与したときの毒性に関するデータがない場合が多い．ソラフェニブやパゾパニブは肝障害時でも AUC は増大しないが，薬力学が変化するため毒性が増強し減量が必要である．単回投与の薬物動態に基づいて減量が不要とされていても，慎重な対応が求められる．

腎排泄がほとんど関与しないため腎機能障害時にも減量が不要とされている分子標的治療薬が多いが，アファチニブ，レンバチニブ，バンデタニブ，イマチニブ，ボスチニブ，パルボシクリブ，ビニメチニブ，オラパリブでは腎機能障害時に AUC が増大する．単回投与で薬物動態が変化しないために減量が不要とされていても，長期投与の安全性を確認したデータは乏しい．肝代謝型であるソラフェニブは腎機能障害時には薬物動態は変化しないが毒性が増強する．ルキソリチニブは親化合物の薬物動態が変化しなくても腎排泄を受ける活性代謝物が蓄積するため減量が必要である．腎機能障害時に減量が必要かどうか考える際は，表 1 中の代謝物も含めた腎排割合が参考になるが，アファチニブのように腎排泄率は小さくても腎障害時に AUC が増大する薬物もある．腎排泄が排泄にほとんど寄与しないからと腎機能障害時の薬物動態試験を実施していない薬物も多いので，注意を要する．

□ 分子標的治療薬の臨床薬理学的特徴

表1 分子標的治療薬（小分子化合物）の薬物動態の特徴-1（p36〜39）

薬物	標的	投与		AUCに与える食事の影響	代謝酵素	
		回数/日	食事とのタイミング		おもな代謝酵素	その他
イマチニブ	BCR-ABL, KIT, PDGFR	1	食後	なし（7〜11%低下）	CYP3A4, 1A2, 2D6, 2C9, 2C19	
ダサチニブ	BCR-ABL, c-KIT, PDGFR, c-Src	1〜2	規定なし	なし（14〜21%増大）	CYP3A4	FMO-3, UGT
ニロチニブ	BCR-ABL, KIT, PDGFR, VEGFR2, c-Src	2	食事の1時間以上前，食後2時間以降	1.3倍に増大 高脂肪食で1.8倍に増大	CYP3A4	CYP2C8
ポナチニブ	BCR-ABL, VEGFR, PDGFR, FGFR, SRC, KIT, RET, TIE-2, FLT-3	1	規定なし	なし	CYP3A4 (2C8, 2D6, 3A5)	エステラーゼおよび/またはアミダーゼ
ボスチニブ	BCR-ABL, SRC, LYN	1	食後	1.4倍に増大	CYP3A4	
アキシチニブ	VEGFR1-3, PDGF-b	2	規定なし	一貫せず	CYP3A4/5,	CYP1A2, 2C19, UGT1A1
パゾパニブ	VEGFR1-3；PDGFR；FGFR1, FGFR3；c-KIT	1	食事の1時間以上前，食後2時間以後	高脂肪食で2.3倍，低脂肪食で1.9倍に増大	CYP3A4	CYP1A2, 2C8
ソラフェニブ	VEGFR2-3, PDGFR-A, FLT3, c-KIT, Raf, RET	2	高脂肪食摂取時は，食事1時間前から食後2時間を避ける	高脂肪食で29%低下，中脂肪食で14%増加	CYP3A4	UGT1A9
レンバチニブ	VEGFR1-3, FGFR1-4, PDGFRa, KIT, RET	1	規定なし	なし	アルデヒドオキシダーゼ, CYP3Aグルタチオン抱合	
スニチニブ	PDGFR-A, PDGFR-B, VEGFR1-3, c-KIT, Flt3, CSF-1R, RET	1	規定なし	なし	CYP3A4	
エベロリムス	FKBP-12と結合しmTORを阻害する	1	臨床試験に準じて一定の条件で投与	22〜32%低下	CYP3A	CYP3A5, 2C8
クリゾチニブ	ALK, ROS-1, c-MET	2	規定なし	14%低下	CYP3A4/5	CYP2C8, 2C19, 2D6, アルデヒドオキシダーゼ
アレクチニブ	ALK, (RET)	2	規定なし	1.2倍に増大	CYP3A4	CYP1A1, 2A6, 2B6, 2C8/9/19, 2D6, 3A5, 4A11

代謝物の活性の有無（親化合物との濃度比）	トランスポーター	腎排泄		T_{max}（時間）	$T_{1/2}$（時間）	蓄積係数
		総排泄（%）	親化合物（%）			
あり（20%）	P-GP，（BCRP）	13	4～8	3～5	12～23（活性代謝物 40）	2
あり（5%）	P-GP，BCRP，OCT1	4	0.1	1～3	3～8	1.4
	P-GP，（BCRP）	0		2～3	12～17	1.7～3.8
あり（5%未満）		5	<1	4～7	24	1.3～3.2
なし	P-GP，MRP，BCRP	3.3	1	4～6	19～46	1.9～2.6
なし	P-GP，BCRP	22	0	2～4	2.5～6	1.5
なし	P-GP，BCRP	2.6		3～4	21～43	2.1～2.5
あり	P-GP，BCRP	19	0	3～24	24～48	4～5
微	P-GP，BCRP	25	0.38	2	25～35	1.3～1.4
あり	ABCG1，ABCG2	16		6～12	40～60（活性代謝物 80～110）	3～4（活性代謝物 7～11）
	P-GP	5	0	1～2	12～40	1.6～2.6
あり	P-GP	22	2.3	4～6	29～42	4.8
あり		0.5	<0.1	2～6	12～19	3～7（C_{max}）

① 分子標的治療薬の臨床薬理学的特徴

薬物	臓器障害が AUC に与える影響（減量割合，%）		代謝酵素阻害の有無
	肝障害	腎障害 ※数字は Ccr（mL/分）	
イマチニブ	変化せず(中等度/高度肝障害では 25%減量)	増大（中等度腎障害で 50%減量）	CYP3A4/5，CYP2D6，CYP2C9
ダサチニブ	高度肝障害で 28%低下	臨床試験実施せず	3A4
ニロチニブ	19〜35%増加 （用量調節は不要）	変化なし	CYP3A4（CYP2C8，2C9，2D6，UGT1A1）
ポナチニブ	変化せず	臨床試験実施せず	なし
ボスチニブ	2 倍に増大	中等度，高度腎障害で 1.4 倍，1.6 倍に増大	なし
アキシチニブ	中等度で 2 倍に増大，高度は不明	臨床試験実施せず	なし
パゾパニブ	減量必要（ビリルビン上昇で 200 mg 1 日 1 回）	臨床試験実施せず	CYP1A2，2B6，2C8，2C9，2C19，2D6，2E1，3A4，UGT1A1
ソラフェニブ	AUC は不変 （毒性増強のため減量必要）	曝露は不変 （毒性増強するため減量必要）． （中等度で 200 mg bid，高度は禁忌．透析中は 200 mg qd）	CYP2B6，CYP2C9，CYP2C8，UGT1A1，UGT1A9（in vitro では 3A4，2C19，2D6 も阻害）
レンバチニブ	軽/中等度，高度肝障害で 1.2 倍，1.8 倍に増大	高度腎障害で 1.2 倍に増大	
スニチニブ	変化せず	変化せず．血液透析では 47%低下	なし
エベロリムス	軽度，中等度，高度肝障害で 1.6 倍，3.3 倍，3.6 倍に増大	変化なし	CYP3A4
クリゾチニブ	変化せず	高度腎障害で 1.8 倍に増大	CYP3A4，CYP2B6
アレクチニブ	中等度，高度肝障害で 1.6 倍，2.2 倍に増大	臨床試験実施せず	なし

トランスポーター阻害の有無	制酸剤併用によるAUCの変化	Others	QT延長（%）
BCRP, OCT-2			12
なし	低下（43～61%）		2.7
BCRP	低下（34%）	胃切除後にAUCは20～47%低下	3.1
P-GP, BCRP	なし		8.6
P-GP, BCRP, OCT1	低下（26%）		2.4
No	低下（15%）		<1
OATP1B1	低下（42%）		0.6（～7）
ABCB1, ABCG2, ABCC2, ABCC4			12
臨床濃度より高濃度でOAT1, OAT3, OCT1, OCT2, OATP1B1およびBSEPを阻害			4.1
ABCB1, ABCG2, ABCC2, ABCC4		日本人では曝露が大きく副作用も多い	1.1～4
AGCB1, ABCG2			<1
P-GP, OCT1, OCT2	低下する可能性	日本人では曝露が大きい	3.2
P-GP, BCRP	増加（20%）		1.2

1 分子標的治療薬の臨床薬理学的特徴

表1 分子標的治療薬（小分子化合物）の薬物動態の特徴-2（p40～43）

薬物	標的	投与		AUCに与える食事の影響	代謝酵素	
		回数/日	食事とのタイミング		おもな代謝酵素	その他
セリチニブ	ALK	1	食後（当初は750mgの空腹時投与であったが，悪心・嘔吐などが多く認められたため450mgの食後投与に変更された）	1.5倍に増大	3A4	
エルロチニブ	EGFR	1	食事の1時間以上前，食後2時間以後	高脂肪食で2倍に増大	CYP3A4，1A2	CYO2C8，1A1，1B1
ゲフィチニブ	EGFR	1	規定なし（日本人高齢者では食後投与が望ましい）	1.4倍に増大	CYP3A4	CYP2D6
アファチニブ	EGFR，HER4，(HER2)	1	空腹時（食事の1時間前～3時間後は避ける）	高脂肪食で39%低下	（CYPは関与せず）	
オシメルチニブ	EGFR	1	規定なし	なし	CYP3A4/5	
ラパチニブ	EGFR，HER2	1	食事の1時間以上前，食後1時間以後	高脂肪食で4.3倍，低脂肪食で2.7倍に増大	CYP3A4/5	CYP2C19，CYP2C8
レゴラフェニブ	RET，VEGFR1-3，KIT PDGFRA，PDGFRB，FGFR1-2，TIE2，BRAF，RAF-1，ABL	1	食後	高脂肪食で1.5倍（活性代謝物は1.5～1.8倍），低脂肪食で1.4倍（活性代謝物は1.2～1.4倍）に増大	CYP3A4	UGT1A9
ルキソリチニブ	JAK-1，JAK-2	2	規定なし	なし（6.4%低下）	CYP3A4	CYP2C9
バンデタニブ	EGFR，VEGF，RET	1	規定なし	なし（11%低下）	CYP3A4	FMO
ベムラフェニブ	BRAF	2	規定なし（食事の1時間前～2時間後までは服用を避けることが望ましい）	4.6倍に増大	CYP3A4	
ダブラフェニブ	BRAF	2	空腹時（食事の1時間以上前，食後2時間以後）	31%低下	CYP2C8（56%），CYP3A4（23%），2C9（10%）	
トラメチニブ	MEK1，MEK2	1	空腹時（食事の1時間以上前，食後2時間以後）	0.9倍に低下	カルボキシエステラーゼ	CYP3A4
イブルチニブ	BTK，HER4，BLK	1	規定なし	1.6～1.9倍に増大	3A4	
テムシロリムス	エベロリムスと同様	—	NA		活性代謝物シロリムスはCYP3A4で代謝される	テムシロリムスはエステラーゼでシロリムスに活性化される

代謝物の活性の有無（親化合物との濃度比）	トランスポーター	腎排泄		T_{max}（時間）	$T_{1/2}$（時間）	蓄積係数
		総排泄（%）	親化合物（%）			
あり	P-GP	1.3		8〜10（食後投与）	38〜42（食後投与）	7.3
あり	P-GP, BCRP, OAT3/SLC22A5, OCT2/SLC22A2	8	<2	2〜6	18〜27	2.0〜3.7
あり		<4	<1	3〜5	30〜51	3.3
	P-GP, BCRP	4.3	1.8	3〜4	15〜40	2.8
微	P-GP, BCRP	14.2	0.82	6（活性代謝物は8）	48	3,4
微	P-GP, BCRP	<2		4〜5	19〜27	1.7〜1.9
あり	P-GP, BCRP	19		4（代謝物は24〜36）	27〜30（代謝物は58〜61）	2.1（代謝物は37）
あり		74	<1	0.5〜1	2〜3	1.03〜1.12
あり		25		4〜6	90〜115	5.3〜6.5
	P-GP, BCRP	<1		2〜4	13〜61	20.5
あり	P-GP, BCRP	23		1〜4	5〜15	連続投与でAUCは40%減少
あり	P-GP, BSEP	2〜9		1〜2	83	5.9〜7.2
微	OCT2	8	0	1〜4·	4〜9	<1.6
		22	2.3	―	15（活性代謝物は67）	1.03〜1.12

分子標的治療薬の臨床薬理学的特徴

薬物	臓器障害が AUC に与える影響（減量割合，%）		代謝酵素阻害の有無
	肝障害	腎障害 ※数字は Ccr（mL/分）	
セリチニブ	軽度，中等度，高度肝障害で 1.4 倍，1.2 倍，2 倍に増大	臨床試験実施せず	CYP3A4，CYP2C9，CYP2A6
エルロチニブ	中等度肝障害で変化せず（用量調節不要）	臨床試験実施せず	UGT1A1
ゲフィチニブ	中等度・高度肝障害で 3 倍に増大．肝転移による肝障害では変化せず（用量調節不要）	変化なし	2D6，2C19
アファチニブ	中等度肝障害で変化せず．高度肝障害では未検討	中等度，高度腎障害で 1.2 倍，1.5 倍に増大	
オシメルチニブ	中等度では変化せず．高度肝障害では未検討	高度腎障害で 1.9 倍に増大	
ラパチニブ	中等度，高度肝障害で 1.6 倍，1.9 倍に増大	臨床試験実施せず	3A4，2C8
レゴラフェニブ	中等度肝障害で変化せず．高度肝障害は未検討	高度腎障害で 72% に減少	CYP2C9（CYP2B6，CYP2C8，CYP3A4，CYP2D6，UGT1A1，UGT1A9）
ルキソリチニブ	1.7〜1.9 倍に増大	ルキソリチニブは変化せず．活性代謝物は高度腎障害で 2.7 倍に増大	No
バンデタニブ	変化せず	軽度，中等度，高度腎障害で 1.4 倍，1.6 倍，1.8 倍に増大	No（CYP1A2，2C9 を誘導）
ベムラフェニブ	臨床試験実施せず	臨床試験実施せず	CYP1A2，CYP2D6，2C9，CYP2C8
ダブラフェニブ	臨床試験実施せず	臨床試験実施せず	CYP1A2，2C8，2C9，2C19，（3A4）
トラメチニブ	変化せず	臨床試験実施せず	CYP2C8，2C9，2C19
イブルチニブ	軽度，中等度，高度肝障害で 3 倍，8 倍，10 倍に増大（中等度以上の肝障害で禁忌）	臨床試験実施せず	臨床用量では可能性は低い
テムシロリムス	臨床試験は実施せず（肝代謝型であり減量必要）	臨床試験実施せず	No

トランスポーター阻害の有無	制酸剤併用によるAUCの変化	Others	QT延長（%）
	低下（76%）		7.5
	低下	喫煙により CYP1A2 が誘導（AUC が 64％低下）	14
BCRP	低下		19
P-GP，BCRP			
P-GP，BCRP	変化なし		7〜26
P-GP（ABCB1），BCRP（ABCG2），OATP1B1	低下（15%）	カペシタビンとの併用でAUC は 1.2 倍に増大．レトロゾールとの併用でAUC は 0.8 倍に低下	6
BCRP，（P-GP）			<1
P-GP，BCRP，（OATP1B1，OATP1B3）			なし
P-GP，OCT2，（BCR）	変化せず	CYP1A2 および 2C9 を誘導する	14
P-GP，BCRP，BSEP		CYP3A4 を誘導する	3〜18
BCRP，OATP1，1B3，OAT1，OAT 3，OCT2	変化せず	トラメチニブ併用でAUC は 23％増大．CYP2C9，CYP3A4 を誘導する	2.6
P-GP，BCRP，OATP1B1，OATP1B3，OAT1，OAT3，MATE1		CYP3A4，2B6 を誘導する	<1
P-GP，BCRP を腸上皮で阻害する可能性	変化せず		なし
			なし

□ 分子標的治療薬の臨床薬理学的特徴

表1 分子標的治療薬（小分子化合物）の薬物動態の特徴-3（p44〜47）

薬物	標的	投与		AUCに与える食事の影響	代謝酵素	
		回数/日	食事とのタイミング		おもな代謝酵素	その他
サリドマイド	cereblon	1	規定なし	なし		非酵素的な加水分解
レナリドミド	cereblon	1	高脂肪食の前後は避ける	高脂肪食で0.8倍に低下	なし	未変化体として尿中排泄
ポマリドミド	cereblon	1	規定なし	なし（8%低下）	CYP1A2, CYP3A4	CYP2C19, CYP2D6
アシミニブ	BCR-ABL	2	空腹時	低脂肪食で0.7倍，高脂肪食で0.4倍に低下	UGT2B7, UGT1A3, UGT1A4, UGT2B17	CYP3A4, CYP2B6, CYP2C8, CYP2C9
チラブルチニブ	BLK	1	空腹時	食後投与で1.29倍に増大	CYP3A4	
アカラブルチニブ	BLK	2	規定なし	なし（高脂肪食で7%低下）	CYP3A4	
ダコミチニブ	EGFR	1	規定なし	高脂肪食で14%増加	CYP2D6	
ペミガチニブ	FGFR	1	規定なし	高脂肪食で11%増加	CYP3A4	
フチバチニブ	FGFR	1	空腹時	高脂肪食で11%低下	CYP3A4	
ロルラチニブ	ALK（ROS1）	1	規定なし	なし（高脂肪食で1.05倍）	CYP3A4	CYP2C19, CYP2C8, UGT1A4
ブリグチニブ	ALK	1	規定なし	なし（高脂肪食で0.98倍）	CYP3A4, CYP2C8	
イキサゾミブ	プロテアソーム	（週1回）	空腹時	高脂肪食で28%低下	CYP以外	
タゼメトスタット	EZH2	2	規定なし	食事により0.69倍に低下	CYP3A4	
バレメトスタット	EZH21/2	1	空腹時	食事により0.5〜0.7倍に低下	CYP3A4	
ギルテリチニブ	FLT3（AXL）	1	規定なし	なし（0.94倍）	CYP3A4	
キザルチニブ	FLT-ITD（KIT, PDGFR）	1	規定なし	なし（1.08倍）	CYP3A4	
ベネトクラクス	Bcl-2	1	食後	低脂肪食で3.4倍，高脂肪食で5.1倍に増大	CYP3A4, CYP3A5	
ピミテスピブ	HSP90	1	空腹時	高脂肪食で1.6倍に増大	CES1	
ソトラシブ	KRAS G12C	1	規定なし	高脂肪食で1.3〜1.4倍に増大	CYP3A4	

代謝物の活性の有無（親化合物との濃度比）	トランスポーター	腎排泄		T$_{max}$（時間）	T$_{1/2}$（時間）	蓄積係数
		総排泄(%)	親化合物(%)			
		0.6		4.5	4.9	
		82	82	0.5～1	2～3	なし
なし		73	9.5	2～4	6～7	なし
	ABCB1，ABCG2	11		2	12.6	1.8
	P-GP，OATP1B1，OATP1B3	42	0	3～4	3～6	なし
あり	P-GP，BCRP	12	<1	0.5～1	1～2	なし
	P-GP，BCRP	3	<1	6～8	60～80	1.2
	P-GP，BCRP	13	1	1～2	14～19	
	P-GP，BCRP	6.5	0	2	2～6	1.1～1.3
なし	なし	48	<1	1～2	20～24	1
	P-GP，BCRP，OATP1A2	25	21	2～4	20～27	1.8
	P-GP	62	3.2	1～2	5～6日	1.8～2
	P-GP	15	1.4	1～2	5～8	1.1
	P-GP，MATE1，MATE2-K	16	10	2～5	8～10 20～23	1.2
	P-GP	16	4	3～7	84～126	5.6～8.1
あり	P-GP（代謝物はBCRPの基質）	1.6		2～6（活性代謝物は4～18）	73～81（活性代謝物は119～136）	3.7（AC886は5.1）
	P-GP，BCRP，MRP1	<0.1		4～8	16～51	
	P-GP，BCRP		2.2	2～4	10～20	1.41
	P-GP	5.8	1.4	1	5～6	なし（0.53～0.73）

■ 分子標的治療薬の臨床薬理学的特徴

薬物	臓器障害が AUC に与える影響（減量割合，%）		代謝酵素阻害の有無
	肝障害	腎障害 ※数字は Ccr（mL/分）	
サリドマイド	なし	（減量不要）	
レナリドミド	なし	軽度，中等度，高度腎障害で 1.3 倍，2.8 倍，3.8 倍，透析中 は 5.1 倍に増大	
ポマリドミド	安全性は確立していない	安全性は確立していない	なし
アシミニブ	軽度・中等度肝障害で変化せず． 高度肝障害で 1.7 倍に増大	高度腎障害で 1.6 倍に増大	CYP2C9，UGT1A1
チラブルチニブ	臨床試験を実施せず	臨床試験実施せず	UGT1A1
アカラブルチニブ	軽度，中等度，高度肝障害で 1.9 倍，1.5 倍，5.3 倍に増大	臨床試験実施せず	CCYP3A4
ダコミチニブ	変化せず	臨床試験実施せず	CYP2D6．UGT1A1
ペミガチニブ	中等度，高度肝障害で 1.5 倍， 1.7 倍に増大	高度腎障害で 1.6 倍	なし
フチバチニブ	軽度肝障害で変化せず． 中等度，高度肝障害で 1.6 倍， 2.3 倍に増大	臨床試験実施せず	CYP3A4
ロルラチニブ	臨床試験を実施中	中等度，高度腎障害で 1.2 倍， 1.4 倍に増大	CYP2C9，CYP3A， UGT1A1
ブリグチニブ	軽度・中等度肝障害で変化せず． 高度肝障害で 1.4 倍に増大	高度腎障害で 1.9 倍に増大	
イキサゾミブ	総ビリルビン値上昇で 1.3 倍に 増大	高度腎障害で 1.4 倍に増大． 血液透析で除去されない	なし
タゼメトスタット	臨床試験を実施せず		CYP2C8（2C9，2C19）
バレメトスタット	軽度・中等度肝障害で変化せず． 高度肝障害での臨床試験を実施 せず	臨床試験実施せず	なし
ギルテリチニブ	軽度・中等度肝障害で変化せず． 高度肝障害での臨床試験を実施 せず	臨床試験実施せず	なし
キザルチニブ	軽度・中等度肝障害で 1.2〜1.3 倍に増大． 代謝物との合計は変化せず． 重度肝障害時の臨床試験は実施 せず	臨床試験実施せず	
ベネトクラクス	軽度，中等度，高度肝障害で 1.3 倍，1.4 倍，2.7 倍に増大	臨床試験実施せず	
ピミテスピブ	臨床試験を実施せず	臨床試験実施せず	CYP3A
ソトラシブ	変化せず	臨床試験実施せず	

トランスポーター阻害の有無	制酸剤併用によるAUCの変化	Others	QT延長（%）
			なし
なし			なし
なし			なし
ABCB1, ABCG2, OCT1			1.3
P-GP, OATP1B1, MATE1	変化せず		なし
BCRP,（代謝物がMATE1を阻害）	低下（43%）	オレンジジュース，グレープフルーツジュースにより溶出率が低下しAUCが65%, 84%に低下	なし
P-GP, BCRP, OCT1	低下（39%）		なし
なし	変化せず		なし
P-GP, BCRP	変化せず	CYP1A2を誘導する	なし
P-GP, BCRP, OATP1B1, OATP1B3, OCT1, OAT3, MATE1	変化せず	CYP3A, CYP2B6およびP-GPを誘導	5.2
P-GP, BCRP, OCT1, MATE1, MATE2-K		CYP3A4を誘導	5%未満
			なし
P-GP, BCRP, OATP1B1, OATP1B3, MATE1, MATE2-K	増大（20%）	CYP3A4, CYP2C9を誘導	5%未満
P-GP, MATE1	溶解度はpHに依存しない		なし
P-GP, BCRP, OCT1			5.7
P-GP,（代謝物がBCRP, MATE1, MATE2-Kを阻害する可能性）	変化せず		19（薬物血中濃度が上昇するとQTcは延長する傾向）
P-GP, BCRP, OATP1B1, OATP1B3, MATE1, MATE2-K	溶解度はpHに依存しない	アジスロマイシン併用でAUCは35%低下（機序不明）	QT延長する可能性は低い
MATE1, MATE2-K, P-GP, BCRP, OATP1B1	pHが上昇すると溶解度は低下		（QTが延長する可能性は低い）
P-GP, BCRP	低下（42〜59%）	ミダゾラム（CYP3A4の基質）のAUCを53%低下させる. 日本人のAUCは外国人より29〜32%低い（PPK解析）	<1%

Ⅰ 分子標的治療薬の臨床薬理学的特徴

表1 分子標的治療薬（小分子化合物）の薬物動態の特徴-4（p48〜51）

薬物	標的	投与		AUC に与える 食事の影響	代謝酵素	
		回数 /日	食事との タイミング		おもな 代謝酵素	その他
エンコラ フェニブ	RAF	1	規定なし	なし（高脂肪食で 4%低下）	CYP3A4	CYP2C19, CYP2D6, UGT1A1, 1A3, 1A4, 1A8, 1A9 およ び 2B7
パルボシ クリブ	CDK4/6	1	錠剤は規定なし カプセルは食後 投与	錠剤は高脂肪食, 中脂肪食でそれぞれ 23%, 9%増加. カプセルは高脂肪食, 中脂肪食, 低脂肪食で21%, 13%, 12%増加（空腹時投与で溶出性低下により13%の被験者でAUCが著しく低下）	CYP3A	SULT2A1
アベマシ クリブ	CDK4/6	2	規定なし		CYP3A	
ビニメチ ニブ	MEK	2	規定なし	なし（7%低下）	UGT1A1	CYP1A2, CYP2C19
テポチニ ブ	MET	1	食後	高脂肪食で 1.6 倍に 増大	CYP3A4, CYP2C8	
カプマチ ニブ	MET	2	規定なし	低脂肪食で 1.2 倍, 高脂肪食で 1.5 倍に 増大	CYP3A	アルデヒドオ キシダーゼ
オラパリ ブ	PARP	2	規定なし	なし（高脂肪食で 1.08 倍）	CYP3A4/5	
ニラパリ ブ	PART-1 およ び PARP-2	1	規定なし	なし（高脂肪食でカプセルは 1.1 倍, 錠剤が 1.3 倍）	カルボキシ エステラー ゼ	CYP3A, CYP1A2
セルベルカチニブ	RET（VEGFR）	2	規定なし プロトンポンプ 阻害薬併用時は 食後投与	なし（高脂肪食で 1.1 倍）	CYP3A4	
エヌトレ クチニブ	TRK ROS1	1	規定なし	なし（高脂肪食で 1.2 倍）	CYP3A4	UGT1A4
ラロトレ クチニブ	TRK	2	規定なし	なし（高脂肪食で 1.1 倍）	CYP3A4	
ツシジノ スタット	HDAC	1	食後	食後投与により 1.1〜2.3 倍に増大	CYP3A4	

48

代謝物の活性の有無（親化合物との濃度比）	トランスポーター	腎排泄		T_{max}（時間）	$T_{1/2}$（時間）	蓄積係数
		総排泄（%）	親化合物（%）			
あり	P-GP	47.2	1.8	2	3	0.44
	P-GP，BCRP	17.5	6.9	5～8	22～25	1.9
あり	P-GP，BCRP	3.4		4～6	16～38	
	P-GP，BCRP	31	6.5	1.5～2	4～10	1.31
あり	P-GP	14	7	4～10	30	2.5
なし	P-GP	22	0	1	2～3	1～2
あり	P-GP	44	44	2～3	9～13	
	P-GP，BCRP	48	11	3～4		2.6～3.7
	P-GP，BCRP	24	12	2		3.4
あり	P-GP（代謝物はP-GP，BCRP）	3	0.7	3	18	1.6（活性代謝物は2.8）
	P-GP，BCRP	39	20	1	2～4	1.1
	P-GP，BCRP，MRP2	25～68	38	2～5	17～22	1.2

1 分子標的治療薬の臨床薬理学的特徴

薬物	臓器障害が AUC に与える影響（減量割合，%）		代謝酵素阻害の有無
	肝障害	腎障害 ※数字は Ccr（mL/分）	
エンコラフェニブ	軽度肝障害で 1.6 倍に増大	臨床試験実施せず	CYP1A2，CYP2B6，CYP2C8，CYP2C9，CYP2C19，CYP2D6，CYP3A，UGT1A1（ただしビニメチニブの AUC を変化させない）
パルボシクリブ	軽度肝障害で変化せず，中等度，高度肝障害で 1.3 倍，1.8 倍に増大	軽度・高度腎障害で 1.4 倍に増大	CYP3A4
アベマシクリブ	中等度，高度肝障害で 1.2 倍，2.7 倍に増大		
ビニメチニブ	軽度，中等度，高度肝障害で 1.2 倍，3.8 倍，3.5 倍に増大	高度腎障害で 1.5 倍に増大	CYP2B6
テポチニブ	軽度・中等度肝障害で変化せず．高度肝障害での臨床試験を実施せず	臨床試験実施せず	CYP3A を阻害？（ミダゾラムの AUC は不変）MSC2571109A は UGT1A1 を阻害？CYP3A を誘導？
カプマチニブ	軽度・中等度肝障害で変化せず．高度肝障害で 1.2 倍に増大	臨床試験実施せず	CYP1A2，CYP2C8，(in vitro では CYP3A を阻害)
オラパリブ	軽度・中等度肝障害で変化せず	軽度，中等度腎障害で，1.2 倍，1.4 倍に増大	CYP3A，UGT1A1
ニラパリブ	中等度肝障害（総ビリルビンが ULN x 1.5〜3）で 1.6 倍に増大	臨床試験実施せず	
セルペルカチニブ	軽度，中等度，高度肝障害で 1.3 倍，1.0 倍，3.3 倍に増大	中等度，高度腎障害で 1.9 倍，1.5 倍に増大	CYP2C8，CYP3A を阻害
エヌトレクチニブ	軽度，中等度，高度肝障害で 1.6 倍，1.5 倍，1.8 倍に増大	臨床試験実施せず	CYP3A4
ラロトレクチニブ	軽度，中等度，高度肝障害で 1.3 倍，2.0 倍，3.2 倍に増大	血液透析患者では 1.4 倍に増大	CYP3A4
ツシジノスタット	臨床試験を実施せず		CYP2C19，CYP3A

トランスポーター阻害の有無	制酸剤併用によるAUCの変化	Others	QT延長（%）
OATP1B1, OATP1B3, BCRP, OCT1, OCT2, OAT1, OAT3	変化せず	CYP1A2, CYP2B6, CYP2C9, CYP3A4を誘導する.	QTを延長させる可能性あり
P-GP, BCRP, OCT1	錠剤は変化せず. カプセルでは低下（空腹時56%, 食後13%）	日本人のAUCは外国人より高い	なし
P-GP, BCRP, OCT2, MATE1, MATE2-K			なし
	変化せず		なし
P-GP, BCRP（代謝物がMATE1を阻害）	変化せず		3.4～5.4
P-GP, BCRP MATE1, MATE2-K	低下（25%）		なし
P-GP, OATP1B1, OCT1, MATE1		CYP2B6を誘導する. 100 mg錠と150 mg錠の生物学的同等性は示されていない	なし
P-GP, BCRP, OCT1, MATE1, MATE2-K			なし
(in vitroではMATE1を阻害)	低下（空腹時で70%）	薬物動態は体重に依存するため日本人では外国人に比べてAUCが1.5倍になる	19～21% (Grade 3以上は5%)
P-GP, BCRP, OATP1B1, MATE1（M5もMATE1を阻害）	低下（25%）	イオンチャネル, トランスポーターを阻害し中枢神経毒性を生じる	1.8
	可能性は低い		なし
			6.4

文 献

1) Izar B et al：Pharmacol Rev **65**：1351-1395, 2013
2) Kumar V et al：Molecular Cellular Biochem **477**：1261-1279, 2022

J 抗体薬の臨床薬理学的特徴

　抗体薬は小分子化合物と比較して副作用は比較的軽く，薬剤開発における用量設定では副作用以上に薬物動態・薬力学情報が重要となる[1]．マウスモノクローナル抗体のヒト化が行われ，可変領域のみをマウス型として残し定常領域をヒト化したキメラ抗体，可変領域のうち抗原と結合する超可変領域のみがマウス型のヒト化抗体，さらに完全ヒト型抗体がある．薬物名の最後がキメラ型抗体は-imab，ヒト化抗体は-zumab，ヒト型抗体は-mumab である．

　作用機序は，直接の抗腫瘍作用，免疫に基づく作用［補体依存性細胞傷害（CDC），抗体依存性細胞傷害（ADCC），T 細胞の機能調節］，強力な細胞毒の輸送体としての機能，腫瘍環境（血管，間質）に対する作用などである．

　直接作用は，がん細胞の標的抗原分子と結合しその機能を抑制して生存・増殖シグナルを抑制することによる抗腫瘍活性で，トラスツズマブ，セツキシマブ，パニツムマブなどがその例である．

　リツキシマブでは標的分子 CD20 の機能が不明であり，抗腫瘍効果は CDC あるいは ADCC 活性に依存する．その場合，抗体の Fc 領域の機能が重要となる．補体活性化や Fc 領域と免疫細胞との結合の親和性は IgG のサブクラスにより異なり，IgG1 が高親和性である．現在臨床で使用されている抗体薬の多くは IgG1 だが，IgG2 や IgG4 もある（表1）．IgG と結合する Fcγ受容体にもいくつかのタイプがあり，親和性が異なる．

　免疫チェックポイント阻害薬は免疫細胞を活性化することにより効果を示す．

　強力な細胞毒の輸送体としての抗体薬物複合体（antibody-drug conjugate：ADC）については後述する．飛距離の短い β 線を出す放射活性物質を結合させた薬物もある（表1）．

　最近では，抗原特異性の異なる抗体の構成成分を結合した二重特異性を有する薬物も登場した．ブリナツモマブはマウス抗ヒト CD19 モノクローナル抗体の可変領域とマウス抗ヒト CD3 モノクローナル抗体の可変領域を結合したもので，T 細胞上の CD3 と B 細胞性腫瘍上の CD19 に結合し，両者を架橋することにより T 細胞を活性化し腫瘍細胞を傷害する．定常領域を欠くため分子量が 54 kDa 程度（他の抗体薬の 1/3）と小さく，また半減期が 2 時間程度と短い．そのため持続静注を要する．一方，エプコリタマブは CD3

表1　おもな抗体薬とその標的

標的	抗体薬	IgG サブクラス	ペイロード
CD19	ブリナツモマブ	—	
CD20	リツキシマブ	IgG1	
	オビヌツズマブ	IgG1	
	エプコリタマブ	IgG1	
	イブリツモマブ チウキセタン	IgG1	90Y
CD22	イノツズマブ オゾガマイシン	IgG4	オゾガマイシン
CD30	ブレンツキシマブ ベドチン	IgG1	MMAE
CD33	ゲムツズマブ オゾガマイシン	IgG4	オゾガマイシン
CD38	ダラツムマブ	IgG1	
	イサツキシマブ	IgG1	
CD52	アレムツズマブ	IgG1	
CD79b	ポラツズマブ ベドチン	IgG1	MMAE
CS1 (SLAMF7)	エロツズマブ	IgG1	
CCR4	モガムリズマブ	IgG1	
EGFR	セツキシマブ	IgG1	
	パニツムマブ	IgG2	
	ネシツムマブ	IgG1	
GD2	ジヌツキシマブ	IgG1	
HER2	トラスツズマブ	IgG1	
	ペルツズマブ	IgG1	
	トラスツズマブ エムタンシン	IgG1	エムタンシン（DM1）
	トラスツズマブ デルクステカン	IgG1	デルクステカン（exatecan）
Nectin-4	エンホルツマブ ベドチン	IgG1	MMAE
CTLA4	イピリムマブ	IgG1	
	トレメリムマブ	IgG2	

（次頁につづく）

53

標的	抗体薬	IgG サブクラス	ペイロード
PD-1	ニボルマブ	IgG4	
	ペムブロリズマブ	IgG4	
	セミプリマブ	IgG4	
PD-L1	アテゾリズマブ	IgG1	
	デュルバルマブ	IgG1	
	アベルマブ	IgG1	
VEGFR2	ラムシルマブ	IgG1	
VEGF	ベバシズマブ	IgG1	

およびCD20に結合する二重特異性モノクローナル抗体で，同様の作用機序でCD20陽性の腫瘍細胞を傷害するが，定常領域を有するため半減期が9日と長い．

1 耐性機序

標的抗原の変化（変異，発現低下），薬物動態（腫瘍への抗体薬未到達），抗体薬に対する免疫，バイパスシグナルの活性化，免疫抑制やFcγ受容体の多型などによるADCC活性の低下などが耐性に関与する．

腫瘍細胞を直接標的とする場合，標的分子は腫瘍細胞の表面に発現している必要がある．標的分子が細胞から切り離されて分泌されると，抗体薬と結合し抗体薬が腫瘍細胞に到達できなくなる．また，抗体が結合した標的分子がどの程度細胞内に取り込まれるかも重要である．抗腫瘍活性がADCCやCDCに依存する場合，抗体薬が結合した標的分子が速やかに細胞内に取り込まれてしまうと免疫細胞が作用できない．一方，抗体を用いて毒物を腫瘍細胞に送達させるADCでは，細胞内に取り込まれないと作用しない．

2 薬物動態

抗体薬の薬物動態の特徴は，長い半減期と小さい分布容積である．胎児性Fc受容体（neonatal Fc receptor：FcRn）は網内系の食細胞に発現し，IgG抗体のFc領域に結合しリソソームで分解されるのを回避し血漿中にリサイクルする．これにより抗体薬の半減期は長く維持され，数日から2週間に及ぶ．また，抗体薬は分子量が大きいため組織移行は少なく，分布容積は血漿量に近い値となる

ことが多い.

　細胞膜表面の受容体を標的とする抗体薬の消失には，抗原である受容体との結合およびそれに引き続く内在化が関与するため，クリアランスは抗原量に依存し非線形性の薬物動態を示す．増量とともにクリアランスは低下し，抗原との結合が飽和すると一定となる．第Ⅰ相試験においてセツキシマブのクリアランスは増量とともに低下し，260 mg/m²で一定となった．これはこの用量で抗原とほぼ結合したことを意味し，臨床用量決定の根拠となった[2]．トラスツズマブも増量に伴いクリアランスは低下する．

3 pharmacodynamics

　トラスツズマブでは標的分子である HER2 の高発現が効果予測因子であるが，EGFR を標的とするセツキシマブやパニツムマブでは標的抗原の発現量と効果は相関せず，抗原の発現量はすべての抗体薬の効果予測因子となるわけではない．一方，セツキシマブやパニツムマブは EGFR からのシグナルを抑制することにより効果を発揮するが，その下流の RAS や BRAF に活性化変異があると効果は認めない．これらに変異がないことが効果予測因子となる．

　IgG 受容体である FcγRIIA の遺伝子（FCGR2A）および FcγRⅢA の遺伝子（FCG3A）には，アミノ酸置換を伴う多型が存在する．FcγRⅡA の 131 番目のヒスチジンがアルギニンに置換されたり，FcγRⅢA の 158 番目のバリンがフェニルアラニンに置換されたりすると，抗体薬の Fc 領域との結合親和性が低下し，ADCC を介した抗腫瘍効果が低下する．びまん性大細胞型 B 細胞リンパ腫に対するリツキシマブの効果は，Fcγ受容体の遺伝子多型に影響する．一方，抗EGFR抗体やトラスツズマブではその影響は報告により一定していない．Fcγとの結合性が高い IgG 1 型のセツキシマブと，低い IgG 2 型のパニツムマブの大腸がんに対する効果に差がないことを考え合わせると，これらの抗体薬では受容体からのシグナルを阻害することが主たる作用機序であり，ADCC 活性は重要でないと考えられる．

4 抗体薬物複合体（ADC）

　ADC はモノクローナル抗体にリンカーを介して強力な細胞毒を結合させた薬物で，抗体は細胞毒をがん細胞特異的に送達する働きを果たす．全身投与すると副作用が強すぎて抗悪性腫瘍薬として使用できない細胞毒でも，抗体でがん細胞に特異的に送達する

ことにより，正常細胞の傷害を軽減し腫瘍細胞を特異的に傷害する．細胞毒はミサイルで標的に運ぶ搭載物に見立ててペイロードとよばれる．ADCでは，抗体ががん細胞上の抗原と結合しエンドサイトーシスにより細胞内に取り込まれ，ペイロードを遊離し細胞を傷害する．ペイロードが細胞を傷害するので，抗体が結合する抗原が腫瘍細胞に特異的かつ高度に発現しており，そこに抗体が結合することにより細胞内へ取り込まれさえすればよい．したがって抗原の機能が不明であったり，抗体自体にADCCなど抗腫瘍活性がなくても構わない[3]．

リンカーは循環血液中では安定で，細胞内で切断されペイロードを遊離する．血液中で容易に切断されてしまうとペイロードが副作用を起こす．加水分解や酵素反応で切断されるリンカー（cleavable linker）は，エンドゾーム，リソソームや細胞質でペイロードを遊離するが，切断されないリンカー（non-cleavable linker）はリソソームで抗体ごと分解されてペイロードを遊離する．ペイロードとして用いられているのはmonomethyl auristatin-E（MMAE）やMMAF，maytansinoidなどの微小管阻害薬，calicheamicin誘導体のオゾガマイシンなどのDNA障害薬，カンプトテシン誘導体などである．トラスツズマブ デルクステカンのペイロードであるexatecanはカンプトテシン誘導体で，脂溶性が非常に高く細胞膜を通過する．そのため，抗原を発現していない周辺のがん細胞にも効果が期待できる．

ADCの薬物動態を考える際には，ADC，遊離したペイロード，ペイロードが外れた抗体のそれぞれに注目する必要がある．抗体は半減期が長いため，ペイロードも長時間にわたり血中に存在する．

文　献

1) Scott AM et al：Nat Rev Cancer **12**：278-287, 2012
2) Tan AR et al：Clin Cancer Res **12**：6517-6522, 2006
3) Birrer MJ et al：J Natl Cancer Inst **111**：538-549, 2019

II

各薬剤の臨床薬理学的特徴と使い方

1 分子標的治療薬（p58～）

2 殺細胞性抗がん薬（p324～）

3 内分泌療法薬（p512～）

A 小分子化合物

① BCR/ABL 阻害薬

1 イマチニブ

商 グリベック

·H₃C-SO₃H

概 説

チロシンキナーゼ阻害薬であり，*in vitro* において BCR-ABL，v-ABL，c-ABL チロシンキナーゼ活性を阻害する．さらに，PDGFR および幹細胞因子（SCF）受容体である KIT のチロシンキナーゼ活性を阻害し，PDGF や SCF が介する細胞内シグナル伝達を阻害する．

1 有効がん種

分子標的治療薬であり，現在の適応疾患は以下の通りである．①慢性骨髄性白血病（CML），②KIT（CD117）陽性消化管間質腫瘍（GIST）[注1]，③フィラデルフィア染色体（Ph）陽性急性リンパ性白血病，④FIP1L1-PDGFRα陽性の好酸球増多症候群，慢性好酸球性白血病[注1]．

2 副作用

おもな副作用は血液毒性，悪心・嘔吐，下痢，浮腫（特に眼瞼浮腫），発疹，筋骨格筋障害，倦怠感などである（表1）．

3 服用時の注意点

消化管刺激作用を最低限に抑えるため，食後に多めの水で服用することが望ましい．

作用機序と耐性機序

1 作用機序

チロシンキナーゼは ATP を結合し，そのリン酸基を用いて基質をリン酸化する．イマチニブはチロシンキナーゼの ATP 結合部位の構造に合わせて人工的に分子デザインされた物質の誘導体であ

注1：ジェネリック医薬品では，保険償還条件が異なる．

1. イマチニブ

表1　国内市販後調査からみたイマチニブの副作用の発現時期と症状

皮膚症状 （かゆみ・皮疹 HFS など）	●平均 16.2±13.5 日（中央値 12 日） ●投与から約 2 週間までに発現する例が 70% ●ステロイド，抗ヒスタミン薬による対処（軟膏および内服薬）
悪心・嘔吐	●投与当日あるいは翌日で 30%，1 週間以内に 50%で発現 ●比較的軽微なものが多く，重篤な症例は約 10% ●発現は用量に依存する可能性がある．約 4 割が対症療法として制吐薬（経口）の投与
表在性浮腫	●平均 19.5±24.0 日（中央値 13 日） ●2 週間以内の発現が 64%．重篤化することは少ない ●約 3 割に対症療法として利尿薬の投与が必要
体液貯留	●平均 15.1±16.3 日（中央値 13 日） ●時に腹水さらには心不全など重篤な症状が発現する．体重測定などを行い患者の状態を注意深く観察する必要がある ●半数が対症療法として利尿薬の投与でコントロール可能
肝機能障害	●平均 23±18 日（中央値 16 日） ●ただし 1 ヵ月以上経過して発現した例もあり，定期的なチェックが必要
腎機能障害	●平均 13±19 日（中央値 5 日） ●クレアチニンの上昇により，休薬・減量
間質性肺炎	●平均 78.6±77.7 日（中央値 42 日） ●ほとんどが 5 ヵ月以内に発現している． ●重篤な場合が多くステロイドパルス療法が必要．治療により 24 例中 18 例が回復

HFS : hand-foot syndrome（手足症候群）.

り，BCR-ABL 蛋白質のチロシンキナーゼの ATP 結合部位に競合的に結合し，その結果として基質のリン酸化に続くシグナル伝達を阻害する．これにより，細胞増殖が抑制され，アポトーシスが誘導され CML 細胞が選択的に傷害される．イマチニブは BCR-ABL チロシンキナーゼのほかに c-KIT チロシンキナーゼや PDGFR の自己リン酸化も阻害するが，チロシンキナーゼ以外のプロテインキナーゼ活性はほとんど阻害しない．イマチニブの作用機序は細胞増殖シグナルの抑制であるため，持続的に薬物濃度を維持しなければ細胞増殖の抑制は解除されてしまう．このため，イマチニブは連続して服用する必要があると考えられている[1]．

２ 耐性機構

耐性機構の解明は CML で先行して行われ[2,3]，CML では大きく

59

A 小分子化合物/①BCR/ABL 阻害薬

分けて①標的分子 BCR-ABL の activation loop 内に生じる遺伝子変異（missense mutations），②標的分子 BCR-ABL の過剰発現（遺伝子レベルないし蛋白レベル），③ほかの細胞内シグナル伝達系の活性化，④薬物濃度の低下，などが報告されている．現在，イマチニブ耐性を生じる多くの点変異が報告され，*E255K* および *T315I* 変異で耐性度と出現頻度が高い．GIST における耐性には初期耐性と後期耐性があり，初期耐性が 15%程度存在し，多くの場合はキナーゼ変異依存性である．GIST においては，*c-KIT* 遺伝子の異常はエクソン 11 が約 70%ともっとも多く，次いでエクソン 9 が約 20%，エクソン 13・17 が数%に認められる．初期耐性には *c-KIT* 遺伝子や *PDGF-Rα* の変異部位が関係していると考えられている．二次耐性 GIST の解析では，約半数の *KIT* 遺伝子キナーゼ領域に新規の二次変異（CML と同じく missense mutations）を認めており，二次変異が GIST のイマチニブ耐性機構の重要な原因であることを示している[4]．

薬物動態

1 吸収・分布

カプセル剤でのバイオアベイラビリティは 98%と高く，食事の影響もほとんど受けない．

組織分布はラットで経口投与後 2 時間では前胃，肝臓，肺，副腎，脳下垂体，腎臓の順で高い．経口投与後 24 時間では，2 時間値に比べ組織濃度が低下したが，脳下垂体，甲状腺，肝臓，副腎および精巣ではほかの臓器・組織と比べて高い．

2 代謝・排泄

代謝部位は主として肝臓であり，主代謝経路は *N*-脱アルキル化反応（*N*-脱メチル体）である．おもにチトクロム P450（CYP3A4）によって代謝され，便中へ排泄される．放射性標識イマチニブ 200 mg を単回経口投与したとき，168 時間後には投与放射能の 67%が便中に，13%が尿中に排泄され，便中では投与量の約 20%が，尿中では投与量の約 5%が未変化体であった．

3 蛋白結合

ヒト血漿蛋白への結合率は *in vitro* 試験で約 95%であり，おもにアルブミンおよび α_1-酸性糖蛋白と結合し，リポ蛋白への結合はほとんど認めていない．

1. イマチニブ

pharmacodynamics

　イマチニブ plasma 濃度は年齢，性別，体重，腫瘍の特徴などと関係がない．イマチニブの薬物動態学的解析の有用性が示唆され，CML では 1,000 ng/mL 以上のトラフ濃度が細胞遺伝学的完全寛解（CCyR）や分子遺伝学的大寛解（MMR）と相関する．GIST では 1,100 ng/mL 以上のトラフ濃度を維持することが最適な臨床効果に重要とされている．

special population

1 高齢者

　高齢者では一般的に腎機能・肝機能などが低下しており，浮腫の発現頻度が高いという報告も認めるものの，60 歳以上と 60 歳未満で効果に有意差はなかったとする報告もある．高齢者に投与する場合は心不全に注意する必要があり，イマチニブの投与に先立ち，左室駆出率（LVEF）などの心機能検査を行うことが望ましい．

2 肝機能障害

　肝機能障害を有する固形腫瘍患者への第 I 相試験の結果，イマチニブの血中濃度は肝機能とは相関しなかったが，軽度肝機能障害群では用量制限毒性（特に悪心・嘔吐と倦怠感）が 600 mg/日の服用レベルで発生し，イマチニブの極量を 500 mg/日に推奨している．

3 腎機能障害

　腎機能障害を有する固形腫瘍患者における第 I 相試験で，軽度および中等度の腎機能障害があるとイマチニブの血中濃度は上昇する．

4 心機能障害

　1,106 例の初発 Ph 陽性慢性期 CML 患者を対象に実施した国際共同臨床試験においては，高度な心不全と左室機能不全を併せた発現率は，イマチニブ投与群で 0.7%，対照群である IFNα＋シタラビン投与群で 0.9% と有意差は認めなかった．

　現在，①心疾患または心不全のリスクのある患者は注意深く観察すること，②うっ血性心不全の症状や徴候（たとえば浮腫，呼吸困難，胸水，心嚢液貯留など）がみられた場合は速やかに必要な検査を行い適切に処置すること，③心疾患を合併している患者または高齢者では，イマチニブの投与に先立ち LVEF などの心機能検査を行うことが望ましい，とされている．

Ａ 小分子化合物／①BCR／ABL 阻害薬

投与スケジュール[注2]

❶ 慢性骨髄性白血病（CML）

以下のように用法・用量が設定されているが，血液所見，年齢，症状により適宜増減する.

- ●**慢性期**：成人にはイマチニブとして 1 日 1 回 400 mg を食後に経口投与する. 1 日 1 回 600 mg まで増量可能である.
- ●**移行期または急性期**：成人にはイマチニブとして 1 日 1 回 600 mg を食後に経口投与する. 1 日 800 mg（400 mg を 1 日 2 回）まで増量できる.

❷ KIT（CD117）陽性 GIST

通常，成人にはイマチニブとして 1 日 1 回 400 mg を食後に経口投与する.

❸ フィラデルフィア染色体（Ph）陽性急性リンパ性白血病

通常，成人にはイマチニブとして 1 日 1 回 600 mg を食後に経口投与する.

❹ FIP1L1-PDGFRα 陽性の好酸球増多症候群，慢性好酸球性白血病

成人にはイマチニブとして 1 日 1 回 100 mg を食後に経口投与する. 1 日 1 回 400 mg まで増量できる.

薬物相互作用

おもに CYP3A4 で代謝されるので，本酵素の活性に影響を及ぼす薬物と併用する場合には注意して投与する.

文 献

1) Druker BJ et al：N Engl J Med **344**：1031-1037, 2001
2) Druker BJ：Proc Am Soc Clin Oncol **21**：1a, 2002
3) Druker BJ et al：N Engl J Med **344**：1038-1042, 2001
4) Demetri GD et al：N Engl J Med **347**：472-480, 2002

注 2：隆起性皮膚線維肉腫，骨髄異形成症候群/骨髄増殖性疾患，好酸球増加症候群/慢性好酸球性白血病，全身性肥満細胞症についても 1 日 1 回 400 mg 投与で，欧米では希少疾患への使用が行われている.

| A 小分子化合物 | ①BCR/ABL 阻害薬 |

2 ニロチニブ

商 タシグナ

概　説

1 有効がん種

慢性期または移行期の慢性骨髄性白血病.

2 副作用

血液毒性（貧血, 血小板減少, 白血球減少）, 総ビリルビン上昇,
肝機能障害, リパーゼ・アミラーゼ上昇（多くの場合, 無症候性の
上昇）, 発疹, 血糖上昇, 瘙痒感, 頭痛, QT 間隔延長（投与開始前
に心電図検査を行い, その後も適宜心電図検査を行う）, 末梢動脈
閉塞性疾患（PAOD）.

作用機序と耐性機序

1 作用機序

イマチニブの化学構造をもとに設計され, 作用機序はイマチニ
ブと同様に, BCR-ABL 蛋白に対する競合的な ATP 結合阻害を介し
たキナーゼ阻害薬である. ABL に対する強い親和性をもち, イマ
チニブと比較して 10〜50 倍の BCR-ABL 陽性細胞に対する増殖抑
制能をもつ. ARG, KIT, PDGFR を阻害するが, SRC ファミリー
キナーゼに対する抑制活性はもたない.

2 耐性機序

耐性機序は, BCR-ABL チロシンキナーゼ活性依存性および非依
存性の 2 つに大別される. BCR-ABL チロシンキナーゼ活性依存性
の代表として, BCR-ABL 遺伝子の ABL キナーゼ領域での点変異が
ある. これは, P-loop（リン酸結合ループ）や activation loop（活性
ループ）, catalytic domain（触媒ドメイン）の変異により阻害薬結合
部位のアミノ酸が置換される構造変化である. ニロチニブは, イマ
チニブ耐性であるほとんどの変異に対しては効果を示すが, P-loop
変異に対するキナーゼ活性阻害効果は低下する. また,「ゲート

63

A 小分子化合物/①BCR/ABL 阻害薬

キーパー変異」とよばれる T315I の変異に対しては無効である．その他の BCR-ABL チロシンキナーゼ活性依存性耐性としては，*BCR-ABL* 遺伝子の過剰発現や，double Ph などの遺伝子増幅が挙げられる．BCR-ABL 非依存性の耐性機序としては，代替的に SRC ファミリーキナーゼである LYN などの細胞内シグナル伝達系が活性化されることにより，BCR-ABL 阻害が無効になることが示されている．

薬物動態
1 吸収・分布
食事（特に高脂肪食）によって血中濃度も上昇する．
2 代謝・排泄
おもな代謝酵素は CYP3A4 であり，CYP2C8 も一部寄与すると考えられている．ほぼ便中に排泄される．

pharmacodynamics
BCR-ABL 発現ヒト白血病細胞株および野生型 BCR-ABL を遺伝子導入し発現させたマウス造血細胞株において，BCR-ABL 自己リン酸化に対するニロチニブの 50％阻害濃度（IC_{50}）値は 20〜60 nM である．

special population
糖尿病患者や膵炎（既往）患者への投与時には注意を要する．一般に高齢者では生理機能が低下しているので，患者の状態を観察しながら慎重に投与する．妊婦または妊娠している可能性のある女性には投与してはいけない．

投与スケジュール
・1 回 400 mg，1 日 2 回，経口，連日投与．
・初発の慢性期の慢性骨髄性白血病の場合には，1 回投与量は 300 mg とする．
　食後投与だと血中濃度が上昇するため，食事の 1 時間以上前または食後 2 時間以降に 1 日 2 回，12 時間ごとを目安に経口投与する．
　好中球数減少，血小板数減少，ヘモグロビン低下時には休薬・減量を考慮する．総ビリルビン上昇時，肝機能値上昇時，リパーゼ・アミラーゼ上昇時にも休薬・減量を考慮する．原則として Grade 3 以上の非血液毒性を認めた場合には，Grade 1 以下に回復するまで

休薬し，1段階減量し再開する．再度 Grade 3 以上の毒性を認めた場合には，薬剤の変更や中止を考慮する．

薬物相互作用

CYP3A4 阻害薬，CYP3A4 誘導薬，CYP2C8 により代謝される薬剤との併用に注意する．P 糖蛋白の基質であり，関与する薬剤の併用にも注意する．グレープフルーツジュースとともに服用すると，CYP3A4 による代謝阻害により血中濃度が上昇し，副作用が強く現れる可能性がある．

文　献

1) タシグナ® カプセル添付文書
2) タシグナ® カプセル，医薬品インタビューフォーム
3) Saglio G et al：N Engl J Med **362**：2251-2259, 2010
4) Kantarjian HM et al：Blood **117**：1141-1145, 2011
5) Giles FJ et al：Leukemia **27**：107-112, 2013

| A 小分子化合物 | ①BCR/ABL 阻害薬 |

3 ダサチニブ

圏 スプリセル

概　説

1 有効がん種

・慢性骨髄性白血病.
・再発または難治性のフィラデルフィア染色体陽性急性リンパ性白血病.

2 副作用

血液毒性（貧血，血小板減少，白血球減少），下痢，頭痛，倦怠感，発疹，体液貯留（胸水，肺水腫，心囊水貯留，腹水，全身性浮腫），肺動脈性肺高血圧症（頻度はまれ）.

作用機序と耐性機序

1 作用機序

BCR-ABL 蛋白に対する競合的な ATP 結合阻害を介したキナーゼ阻害薬である．ABL に対する強い親和性をもち，イマチニブと比較して約 300 倍の BCR-ABL キナーゼ阻害活性をもつ．BCR-ABL，KIT，PDGFR に加え，LYN，HCK，FYN など SRC ファミリーキナーゼのリン酸化を阻害する．

2 耐性機序

ダサチニブもニロチニブと同様に，イマチニブ耐性であるほとんどの ABL キナーゼ領域変異に対しても効果を示すが，「ゲートキーパー変異」とよばれる T315I の変異に対しては無効である．

薬物動態

1 吸収・分布

食事の影響は臨床上問題にならないと考えられている．

健康成人にダサチニブ 50〜100 mg を単独経口投与した際の T_{max} の中央値は投与後約 1 時間で，半減期の中央値は 4〜5 時間だった．

3. ダサチニブ

❷ 代謝・排泄

おもに肝臓の CYP3A4 により代謝される，^{14}C 標識ダサチニブ 100 mg を単回投与したところ，10 日目までに尿中に 4％が，便中に 85％が排泄された．

❸ 蛋白結合

ダサチニブのヒト血清蛋白結合率は約 96％であった．

pharmacodynamics

BCR-ABL 依存性白血病細胞に対するダサチニブの細胞傷害作用を細胞アッセイ法により検討したところ，IC_{50} 値は 0.087〜1.9 nM であり，殺細胞作用または増殖阻害作用が認められた．

special population

年齢や性別による薬理学的影響はないと考えられるが，一般に高齢者では生理機能が低下しているので状態を観察しながら慎重に投与する．妊婦・妊娠の可能性のある女性には投与しない．

投与スケジュール

● **慢性期慢性骨髄性白血病**：1 回 100 mg，1 日 1 回，経口，連日投与（1 日 140 mg まで増量可能）．

● **移行期または急性期慢性骨髄性白血病/フィラデルフィア染色体陽性急性リンパ性白血病**：1 回 70 mg，1 日 2 回，経口，連日投与（1 日 90 mg，1 日 2 回まで増量可能）．

原則として，Grade 3 以上の非血液毒性を認めた場合には Grade 1 以下に回復するまで休薬し，1 段階減量し再開する．再度 Grade 3 以上の毒性を認めた場合には，薬剤の変更や中止を考慮する．

薬物相互作用

CYP3A4 阻害薬，CYP3A4 誘導薬との併用に注意する．グレープフルーツジュースとともに服用すると，CYP3A4 による代謝阻害により血中濃度が上昇し，副作用が強く現れる可能性がある．プロトンポンプ阻害薬（PPI）や H_2 ブロッカーは胃酸分泌を低下させ，ダサチニブの吸収が抑制されるので，可能であれば併用を避ける．

文　献

1）Kantarjian H et al：N Engl J Med **362**：2260-2270, 2010
2）Neil P Shah et al：Haematologica **95**：232-240, 2010

| A 小分子化合物 | ①BCR/ABL阻害薬 |

4 ボスチニブ

商 ボシュリフ

概　説

1 有効がん種

慢性骨髄性白血病.

2 副作用

血液毒性（貧血，血小板減少，白血球減少），下痢，嘔吐，倦怠感，発疹.

作用機序と耐性機序

1 作用機序

BCR-ABL蛋白に対する競合的なATP結合阻害を介したキナーゼ阻害薬である．ABLに対する強い親和性をもち，イマチニブと比較して約50〜200倍のBCR-ABLキナーゼ阻害活性をもつ．BCR-ABLに加え，SRCファミリーキナーゼのリン酸化を阻害する．PDGFR，KITの阻害作用は弱い．

2 耐性機序

イマチニブ耐性であるほとんどのABLキナーゼ領域変異に対しても効果を示すが，「ゲートキーパー変異」とよばれるT315Iの変異に対しては無効である．

薬物動態

血漿中ボスチニブ濃度は投与後約4時間でC_{max}に達し，$T_{1/2}$は約17時間であった．C_{max}および血漿中濃度-時間曲線下面積（AUC_{0-24}）は，500mgまではおおむね用量の増加に伴い増加した．

1 吸収・分布

健康成人24例に本薬400mgを空腹時または食後単回経口投与した際の食後のC_{max}およびAUCは，空腹時に比べそれぞれ1.5倍および1.4倍であった．日本人の慢性骨髄性白血病患者7例に本薬500

68

4. ボスチニブ

mgを食後単回経口投与した際の見かけの分布容積は平均約4,570L
であった.

❷ 代謝・排泄

おもに肝CYP3A4により代謝される.本薬を単回または反復投与
後のヒト血漿中の主要代謝物は,酸化的脱クロル体(M2)および
N-脱メチル体(M5)であった.本薬の血漿中曝露量はM5が25%,
M2は19%であった.これら2つの代謝物の活性は,本薬の5%以
下であった.糞中にはおもにM5および未変化体が存在した.健康
成人男性6例に^{14}C標識した本薬を単回経口投与したとき,投与後
9日までに投与放射能の94.6%が回収され,投与放射能の91.3%が
糞中に,3.29%が尿中に排泄された.健康成人に本薬を単回経口投
与したとき,尿中に排泄された未変化体は投与量の約1%であった.

pharmacodynamics

in vitro のマウス試験で,種々のCML細胞株に対し,5～20nmol/
Lの低濃度で増殖阻害作用を示した.

special population

一般に高齢者では生理機能が低下しているので,患者の状態を
観察しながら慎重に投与する.妊婦または妊娠している可能性の
ある女性には投与してはいけない.

投与スケジュール

1日1回500mgを食後経口投与する.初発の慢性期の慢性骨髄
性白血病の場合には,1回投与量は400mgとする.Grade 3以上の
副作用がなく,本薬投与後8週間経過しても十分な血液学的効果が
得られない場合や,投与後12週間経過しても十分な細胞遺伝学的
効果が得られない場合は,1日1回600mgまで増量できる.

Grade 3以上の血液毒性出現時は,Grade 2に回復するまで休薬す
る.2週間以内に回復した場合は開始時の投与量で再開する.回復
に2週間以上を要した場合は1回量を100mg減量した上で再開する.

薬物相互作用

CYP3A4阻害薬との併用で本薬の血中濃度が上昇するおそれが
あるので,本薬の減量を考慮するとともに,患者の状態を慎重に観
察し,副作用の発現に十分注意する.

CYP3A4誘導薬との併用で本薬の血中濃度が低下し,効果が減弱

するおそれがあるので，CYP3A 誘導作用のないまたは弱い薬物への代替を考慮する．

文献

1) ボシュリフ®錠添付文書
2) Brummendorf TH et al：Leukemia **36**：1825-1833, 2022

| A 小分子化合物 | ①BCR/ABL 阻害薬 |

5 ポナチニブ

商 アイクルシグ

概　説

1 有効がん種
- 前治療薬に抵抗性または不耐容の慢性骨髄性白血病.
- 再発または難治性のフィラデルフィア染色体陽性急性リンパ性白血病.

2 副作用
血液毒性（貧血，血小板減少，白血球減少），発疹，血管閉塞性事象（冠動脈疾患，脳血管障害，末梢動脈閉塞性疾患，静脈血栓塞栓症）.

作用機序と耐性機序

1 作用機序
BCR-ABL 蛋白に対する競合的な ATP 結合阻害を介したキナーゼ阻害薬である．ABL に対する強い親和性をもち，イマチニブと比較して約 130 倍の BCR-ABL キナーゼ阻害活性をもつ．BCR-ABL に加え，FGFR，PDGFR，c-KIT，FLT3 も阻害する.

2 耐性機序
薬物耐性の原因となる *BCR-ABL* の点突然変異が存在しても活性部位に結合できるように分子設計された第 3 世代 TKI で，T315I 変異に対しても有効.

薬物動態
経口投与後，6 時間以内にピーク濃度に達する．

45 mg 経口投与後の C_{max} は 145 nM である．ポナチニブは用量依存的な $T_{1/2}$ を有し，定常状態の $T_{1/2}$ は 30 mg 以上の経口投与で約 22 時間後に達成される．

定常状態濃度（Css）には 7 日目に到達する.

A 小分子化合物/①BCR/ABL 阻害薬

1 吸 収

健康成人に空腹時，または低脂肪食および高脂肪食の食後に本薬を単回経口投与したところ，低脂肪食の食後の C_{max} および AUC は空腹時に比較して，それぞれ 0.94 倍および 0.98 倍であった．高脂肪食の食後の C_{max} および AUC は空腹時に比べ，それぞれ 0.94 倍および 1.1 倍であった．本薬は食事にかかわらず投与できる．

2 分 布

造血器悪性腫瘍患者 20 例に対し，本薬 45 mg を食後反復経口投与したときの定常状態での分布容積は 1,101 L であった．

3 代 謝

おもに CYP3A4 により代謝される．

4 排 泄

^{14}C で標識した本薬を健康成人男性に単回経口投与したとき，14 日後までに投与放射能の 86.6% が糞中に，5.4% が尿中に排泄された．

pharmacodynamics

in vitro の結果から，BCR-ABL 変異体を阻害するには 40 nM の濃度が必要であることが示唆された．血漿中濃度は 30 mg あるいは 15 mg 投与でも 40 nM 以上であった．

special population

心筋梗塞，脳梗塞，網膜動脈閉塞症，末梢動脈閉塞性疾患，静脈血栓塞栓症などの重篤な血管閉塞性事象が現れることがあるため，本薬の投与開始前には虚血性疾患（心筋梗塞，末梢動脈閉塞性疾患など），静脈血栓塞栓症などの既往歴の有無，心血管系疾患の危険因子（高血圧，糖尿病，脂質異常症など）の有無などを確認した上で投与の可否を慎重に判断する．

動脈閉塞性事象のリスクを低下させるために，高血圧，脂質異常症，糖尿病のコントロールおよび禁煙に取り組むべきである．

投与スケジュール

成人にはポナチニブとして 45 mg を 1 日 1 回経口投与する．心血管系のリスクが高い場合は 30 mg への減量を考慮する．

Grade 3 以上の血液毒性が出現した場合は休薬し，Grade 1 以下に回復後，再開する．Grade 3 以上の血液毒性を繰り返す場合は 1 段階減量を考慮する．

5. ポナチニブ

非血液毒性の出現時は，添付文書に基づいて休薬・減量する．

薬物相互作用

CYP3A4 阻害薬との併用で本薬の血中濃度が上昇するおそれがあるので，本薬の減量を考慮するとともに，患者の状態を慎重に観察し，副作用の発現に十分注意すること．

CYP3A4 誘導薬との併用で本薬の血中濃度が低下し，効果が減弱するおそれがあるので，CYP3A 誘導作用のない，または弱い薬剤への代替を考慮すること．

文 献

1）アイクルシグ®錠添付文書
2）Cortes JE et al：N Engl J Med **369**：1783-1796, 2013
3）Cortes J et al：Blood **138**：2042-2050, 2021
4）Yue Gao et al：Biochim Biophys Acta Rev Cancer **1878**：1-16, 2023

| A 小分子化合物 | ①BCR/ABL 阻害薬 |

6 アシミニブ

🏷 セムブリックス

概　説

1 有効がん種

前治療薬（2つ以上のチロシンキナーゼ阻害薬）に抵抗性または不耐容の慢性骨髄性白血病．2種類以上のチロシンキナーゼ阻害薬抵抗性・不耐容慢性骨髄性白血病に対して，第2世代チロシンキナーゼ阻害薬であるボスチニブと比較し治療効果や安全性で優れる．

2 副作用

血液毒性（貧血，血小板減少，白血球減少），下痢，嘔吐，倦怠感，発疹．

作用機序と耐性機序

1 作用機序

ほかのBCR/ABL阻害薬がATP結合阻害で作用を示すのに対し，本薬はABLキナーゼ領域のミリストイルポケットと結合し，BCR-ABLの構造を安定化させてチロシンキナーゼ活性を抑制する．

2 耐性機序

「ゲートキーパー変異」とよばれるT315Iの変異に対しては活性が低下するが，高用量投与が有効とされている．ABCG2などの薬物トランスポーターの発現増加，ミリストイルポケット周囲の遺伝子変異（*G463D/S*，*P465S*，*V468F*，*I502L*）や ABL の構造を変化させる遺伝子変異により耐性を示すことがある．

薬物動態

1 吸収・分布

健康成人に対し本薬40 mgを空腹時，低脂肪食および高脂肪食摂取後に単回経口投与したときの空腹時に対する C_{max} および AUC_{inf} の幾何平均値の比は，低脂肪食摂取後では0.652および0.700，高脂肪食摂取後では0.318および0.377であり，食事摂取が吸収に影

6. アシミニブ

響する．アシミニブのヒト血漿蛋白結合率は97.3%であり，濃度に依存しない．

2 代謝・排泄

^{14}C標識した本薬80 mgを健康成人に空腹時単回経口投与したとき，投与24時間後までの血漿中にはおもに未変化体が検出され，おもな代謝物はO-グルクロン酸抱合体および酸化体であった．^{14}C標識した本薬80 mgを健康成人に空腹時に単回経口投与したとき，投与放射能の80.0%が糞中に，11.0%が尿中に排泄された．糞中に排泄された未変化体は投与放射能の56.7%であった．

pharmacodynamics

BCR-ABL1を発現している細胞株の増殖を特異的に阻害し，GI50は1〜12 nMであった．BCR-ABL1を発現していない細胞株に対しては，アシミニブの濃度が2〜30 nMに達するまで影響がみられなかった．

投与スケジュール

1回40 mgを1日2回，空腹時に経口投与する．

Grade 3以上の血液毒性出現時はGrade 2に回復するまで休薬する．2週間以内に回復した場合は，開始時の投与量で再開する．回復に2週間以上を要した場合は，1回20 mgを1日2回に減量して再開する．Grade 3以上の非血液学的副作用出現時は，Grade 1以下に回復するまで休薬する．回復後は1回20 mgを1日2回に減量して再開できる．

薬物相互作用

本薬はCYP2C9に対する阻害作用を示す．CYP2C9の基質となる薬物を併用する場合は，本薬がCYP2C9を阻害することにより，これらの薬物の血中濃度を上昇させる可能性がある．薬物の副作用が増強されるおそれがあるため，患者の状態を慎重に観察し，副作用発現に十分注意する．

文 献

1) セムブリックス® 錠添付文書
2) Paul W et al：Leukemia Research **98**：1-11, 2020
3) Delphine Rea et al：Blood **138**：2031-2041, 2021

A 小分子化合物

② BTK 阻害薬

1 イブルチニブ

商 イムブルビカ

概 説

イブルチニブは，B 細胞の分化・増殖・生存・遊走および細胞接着に関与するブルトン型チロシンキナーゼ（BTK）を阻害する分子標的治療薬である．

1 有効がん種

慢性リンパ性白血病/小リンパ球性リンパ腫，原発性マクログロブリン血症/リンパ形質細胞リンパ腫，マントル細胞リンパ腫に対して使用される．また，造血幹細胞移植後のステロイド抵抗性慢性移植片対宿主病（GVHD）に対しても承認されている．

2 副作用

海外第Ⅲ相試験[1]で認められたおもな有害事象は下痢（42%），疲労（30%），咳嗽（22%），悪心（22%），浮腫（19%），眼球乾燥（17%），関節痛（16%），好中球減少（16%），嘔吐（13%）であった．

国内第Ⅱ相試験[2]でのおもな有害事象は発疹（44.4%），好中球数減少（25.9%），瘙痒症（7.4%），紅斑（11.1%），血小板数減少（11.1%）などであった．

作用機序と耐性機序

BTK は，B 細胞性腫瘍の発症，増殖などに関与する B 細胞受容体（BCR），および B 細胞の遊走，接着などに関与するケモカイン受容体の下流に位置するシグナル分子である[3]．イブルチニブは，BTK の活性部位にあるシステイン残基と共有結合し，BTK のキナーゼ活性を阻害する．その耐性機序としては，BTK のイブルチニブが共有結合するシステイン残基の変異や，下流シグナル分子である PLCγ2 の変異などが関与している[4]．

1. イブルチニブ

薬物動態

1 血漿中濃度と分布

再発または難治性成熟 B 細胞性腫瘍患者にイブルチニブ（140～560 mg）を単回または反復経口投与したとき，血漿中濃度は用量によらず T_{max} は 1～2 時間，$T_{1/2}$ は 4～9 時間であった[5]．C_{max} および AUC は用量依存性に増加がみられるが，個体間変動が大きい．反復経口投与による累積率は 1.6 未満であった．

2 代謝・排泄

おもに CYP3A4/5 により代謝される．おもな代謝物であるジヒドロジオール体は，イブルチニブと比較して BTK に対する阻害活性は約 1/15，定常状態における曝露量は同程度である．

放射性標識体を用いた単回経口投与試験では，放射能の約 90% が 168 時間以内に回収され，糞中では 80%，尿中では 10% 以下であった．イブルチニブの回収率は，糞中で 1%，尿中には認められなかった．

3 蛋白結合

血漿蛋白結合率は 97.3% である．

special population

1 肝機能障害

軽度，中等度，および重度の肝機能障害患者にイブルチニブ 140 mg を単回経口投与したときの AUC_{last} の幾何平均値は，正常肝機能被験者と比較してそれぞれ 2.7，8.2 および 9.8 倍増加する．

2 腎機能障害

腎機能障害に伴うクリアランス低下は認められず，血液透析患者を含めて腎機能による用量調節は不要とされるが，腫瘍崩壊症候群のリスクが増加する可能性が示唆されているため注意を要する．

3 高齢者

CTCAE Grade 3 以上の有害事象（肺炎，尿路感染，心房細動，白血球増加症など）の発現率が高いとされ，投与には注意を要する．

投与スケジュール

- 慢性リンパ性白血病/小リンパ球性リンパ腫，原発性マクログロブリン血症/リンパ形質細胞リンパ腫：1 回 420 mg，1 日 1 回，経口，連日投与する．
- マントル細胞リンパ腫：ベンダムスチンおよびリツキシマブと

A 小分子化合物/②BTK 阻害薬

の併用（未治療）または単独（再発・難治）で 1 回 560 mg，1 日
1 回，経口，連日投与する．

原則として，Grade 3 以上の有害事象を認めた場合には Grade 1 以
下に回復するまで休薬し，1 段階減量し再開または中止する．

薬物相互作用

CYP3A 阻害薬，CYP3A4 誘導薬との併用に注意する．出血リス
クを増強させるおそれがあるため，抗凝固薬や抗血小板薬との併
用に注意する．

文　献

1) Burger JA et al：N Engl J Med **373**：2425-2437, 2015
2) Sekiguchi N et al：Cancer Schi **111**：3327-3337, 2020
3) Singh SP et al：Mol Cancer **17**：57, 2018
4) Woyach JA et al：N Engl J Med **370**：2286-2294, 2014
5) イムブルビカ®カプセル，医薬品インタビューフォーム

A 小分子化合物　　②BTK阻害薬

2 チラブルチニブ

商 ベレキシブル

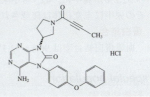

概　説

チラブルチニブは，B細胞の分化・増殖・生存・遊走および細胞接着に関与するブルトン型チロシンキナーゼ（BTK）を阻害する第2世代の分子標的治療薬である．

1 有効がん種

再発・難治性の中枢神経系原発リンパ腫，原発性マクログロブリン血症/リンパ形質細胞リンパ腫に対して使用される．

2 副作用

国内第Ⅰ/Ⅱ相試験[1]で認められたおもな有害事象は皮疹（35.3%），便秘（23.5%），好中球減少（20%）であった．

国内第Ⅱ相試験[2]でのおもな有害事象は皮疹（44.4%），好中球数減少（25.9%），リンパ球減少（22.2%）であった．

作用機序と耐性機序

イブルチニブと同様である［「Ⅱ-1-A-②-1．イブルチニブ」(p76)参照］．

薬物動態

1 血漿中濃度と分布

再発または難治性の中枢神経系原発リンパ腫患者にチラブルチニブ480 mgを1日1回反復投与したとき，T_{max}は2.5〜2.9時間，$T_{1/2}$は3.5〜5.2時間，C_{max}は1,760〜2,690 ng/mL，AUC_{0-24h}は9,830〜13,400 ng・時/mLであった[3]．

2 代謝・排泄

おもにCYP3A4により代謝される．放射性標識体を用いた単回経口投与試験では，投与24時間後までの血漿中にはおもに水酸化

Ａ 小分子化合物/②BTK 阻害薬

体の硫酸抱合体，水酸化体のグルクロン酸抱合体および未変化体が検出された（血漿中総放射能に対する割合はそれぞれ 33.1%，28.6%および 17.3%）．また，投与 360 時間後までに投与放射能量の 52.2%が糞中に，42.1%が尿中に排泄された．投与 96 時間後までの尿中に未変化体は確認されなかった．

③ 蛋白結合

血漿蛋白結合率は 90.8〜92.3%である．

special population

① 肝機能障害

主として肝臓で代謝されるため，肝機能障害のある患者では血中濃度が上昇するおそれがあるが，血中濃度に関する臨床データは存在しない．

② 腎機能障害

国内臨床試験[1,2]において，腎機能障害の程度により全有害事象および Grade 3 以上の有害事象の発現頻度が高くなる傾向はみられていない．

投与スケジュール

1 回 480 mg，1 日 1 回（空腹時），経口，連日投与する．

原則として，Grade 3 以上の有害事象を認めた場合には Grade 2 以下に回復するまで休薬し，1 段階減量し再開または中止する．Grade 2/3 の間質性肺炎を認めた場合には，Grade 1 以下に回復するまで休薬し，同量または 1 段階減量し再開または中止する．Grade 2 以上の皮疹を認めた場合には，抗ヒスタミン薬やステロイドを投与し，投与を継続または減量・休薬する．

薬物相互作用

CYP3A 阻害薬，CYP3A4 誘導薬との併用に注意する．出血リスクを増強させるおそれがあるため，抗凝固薬や抗血小板薬との併用に注意する．

文 献

1) Narita Y et al：Neuro Oncol **23**：122-133, 2021
2) Sekiguchi N et al：Cancer Sci **111**：3327-3337, 2020
3) イムブルビカ® 錠，医薬品インタビューフォーム

| A 小分子化合物 | ②BTK 阻害薬 |

3 アカラブルチニブ

商 カルケンス

概　説

　アカラブルチニブは，B 細胞の分化・増殖・生存・遊走および細胞接着に関与するブルトン型チロシンキナーゼ（BTK）を阻害する第 2 世代の分子標的治療薬である．

1 有効がん種

　慢性リンパ性白血病/小リンパ球性リンパ腫に対して使用される．

2 副作用

　海外第 III 相試験[1]で認められたおもな副作用は，好中球減少（14.9%），頭痛（14.3%），下痢（9.1%），挫傷（7.1%），貧血（5.8%），疲労（5.8%），血小板減少（5.8%）であった．

　国内第 I 相試験[2]でのおもな副作用は貧血（24%），好中球減少（24%），血小板減少（20%），出血（32%）であった．

作用機序と耐性機序

　イブルチニブと同様である［「II-1-A-②-1. イブルチニブ」(p76)参照］．

薬物動態

1 血漿中濃度と分布

　進行期 B 細胞性腫瘍患者にアカラブルチニブ 100 mg を単回または反復投与経口投与したとき，血漿中濃度は T_{max} は 0.6〜0.7 時間，$T_{1/2}$ は 1.8〜9.4 時間であった[3]．

2 代謝・排泄

　おもに CYP3A4/5 により代謝される．放射性標識体を用いた単回経口投与試験では，投与 120 時間後まで代謝活性物（ACP-5862）が検出された．また，投与 168 時間後までの放射能の尿中および糞

A 小分子化合物/②BTK 阻害薬

中排泄率はそれぞれ 12.0％ および 83.5％ であった．投与 168 時間後までの未変化体の尿中排泄率は 1％ 未満であり，糞中排泄率は 1.2％ であった．

3 蛋白結合

血漿蛋白結合率は 97.5％ である．

special population

1 肝機能障害

アカラブルチニブを単回経口投与したとき，肝機能正常者に対する軽度，中等度，および重度肝機能障害者の AUC_{0-t} の最小二乗幾何平均値の比は，それぞれ 1.90，1.48 および 5.28 と増大する．

投与スケジュール

1 回 100 mg，1 日 2 回，経口，連日投与する．

薬物相互作用

CYP3A 阻害薬，CYP3A4 誘導薬との併用に注意する．出血リスクを増強させるおそれがあるため，抗凝固薬や抗血小板薬との併用に注意する．

文 献

1) Ghia P et al：J Clin Oncol **38**：2849-2861, 2020
2) Izutsu K et al：Cancer Sci **112**：2405-2415, 2021
3) カルケンス® カプセル，医薬品インタビューフォーム

A 小分子化合物

③ マルチキナーゼ阻害薬

1 ソラフェニブ

商 ネクサバール

概　説

1 有効がん種

　ソラフェニブは多標的キナーゼ阻害薬で，腫瘍細胞に対する直接作用とともに血管新生阻害により抗腫瘍効果を示す．腎細胞がん，肝細胞がん，甲状腺がんに使用され，1回400mgを1日2回，連日投与する．

2 副作用

　頻度が高いのは手足皮膚反応，皮疹・落屑，脱毛，下痢，高血圧，倦怠感，食欲不振である．血液毒性は少ない．肝障害，甲状腺機能低下も高頻度にみられる．TSH上昇が20％程度にみられ，甲状腺機能低下が倦怠感の原因となっていることもある．定期的な甲状腺機能のモニターは不要だが，症状出現時は甲状腺機能を検査し補充療法を考慮する．アミラーゼ，リパーゼが上昇することがあるが膵炎の合併はまれで，休薬や処置なしに投与を継続しても低下する[1]．したがって膵炎を疑う症状がない場合には，定期的にアミラーゼ，リパーゼを測定する意義はない．

　抗VEGF療法は血圧を上昇させるので，その管理は重要である．ソラフェニブでは高血圧は約30％にみられる．血圧上昇時には，アンジオテンシン受容体拮抗薬（ARB），アンジオテンシン変換酵素（ACE）阻害薬，Ca拮抗薬などで管理し，必要に応じ休薬する．投与開始から6週間は血圧を頻回に測定する．出血も抗VEGF療法でしばしばみられ，鼻出血が多い．脳転移では脳出血に注意する．

　発疹は3分の2と高頻度にみられ，手足皮膚反応は約30％にみられる重要な副作用である．手掌や足底に紅斑や腫脹がみられ，表皮が薄くなり疼痛を伴う．手指関節屈側の裂傷や水疱もみられる．足底に水疱が形成されると加重により角質が肥厚し強い疼痛を伴

い，歩行困難になることもある．保湿剤を使い刺激を避けて予防を心がけ，症状出現時は早期にステロイド軟膏を使用する．

肝細胞がんで Child-Pugh 分類 B や C，高度の門脈侵襲・腫瘍栓を有する患者や，多数の肝内腫瘍により肝予備能が低い患者では重篤な毒性を生じることが多い．投与開始後 4〜6 週間で急激に肝障害が出現することがあり，投与開始 1 ヵ月間は肝機能を毎週測定することが望ましい．

ほかの抗 VEGF 療法と同様に，血栓症，創傷治癒遅延，可逆性後白質脳症にも注意する．

作用機序と耐性機序

1 作用機序

Raf のセリン/スレオニンキナーゼ阻害薬として開発されたが，後に VEGFR-1・2・3，PDGFR-β，fibroblast growth factor 受容体（FGFR）-1 など多くのチロシンキナーゼを阻害することが判明した．

2 耐性機序

標的である PDGFR，VEGFR の発現上昇，突然変異による結合親和性の低下，シグナル伝達系の亢進，代謝酵素やトランスポーターによる細胞内濃度の低下などにより抗腫瘍活性が低下するとされるが，十分解明されていない．

薬物動態

1 吸収・分布

吸収は食事の影響を受け，高脂肪食（脂肪含量 50〜60%，約 900〜1,000 kcal）を摂取直後は AUC は 29% 程度低下するが，中脂肪食（脂肪含量 30%，約 700 kcal）では 14% 増加する．通常の日本人の食事で高脂肪食を摂ることは少なく，臨床的意義は不明である．また，プロトンポンプ阻害薬併用の影響は受けない．吸収には飽和がみられ，同じ用量でも分割投与すると AUC は増大する．

ソラフェニブは腸肝循環すると考えられ，内服後に C_{max} に達するまでの時間は 3〜24 時間とばらつく．半減期は 1〜2 日で，定常状態に達するまでに 7 日ほど要する．

2 代謝・排泄

主として肝臓において，CYP3A4 による代謝と UGT1A9 によるグルクロン酸抱合を受けるが，これらの酵素の遺伝子多型はソラフェニブの薬物動態に明らかな影響は与えない．

排泄は 80% 程度が肝より便中に，16% 程度がグルクロン酸抱合

され尿中に排泄される。臨床用量を用いたがん患者における検討では，尿中にソラフェニブは検出されずグルクロン酸抱合体として2%程度が排泄されたのみであった。OCT1（SLC22A1）とOATP1B1（SLCO1B1），OATP1B3（SLCO1B3）がソラフェニブおよびグルクロン酸抱合体の排泄に関与するトランスポーターである。

臨床用量では用量依存的に血中濃度が上昇し，濃度上昇とともに副作用も増すが個体差は大きい。また，理由は不明であるが継続投与によりAUCは約60%に低下し，それに伴い手足皮膚反応と高血圧の頻度は低下する。また，甲状腺がんでは腎細胞がんや肝細胞がんよりもAUCが高いが，この理由も解明されていない。

3 蛋白結合

ソラフェニブの蛋白結合率は99%と高い。

special population

1 高齢者

高齢者に限定した臨床試験は実施されていない。今までの臨床試験では，高齢者で特に副作用が問題とはならず臨床試験の適格基準を満たす高齢者を特別に扱う必要性は指摘されていない。しかし一般に高齢者では予備能力が低下しており，慎重に対応する。

2 肝機能障害

肝細胞がん患者における臨床試験で，軽度および中等度の肝機能障害（Child-Pugh分類AおよびB）ではソラフェニブの薬物動態はほかの固形がんと差はなく，副作用も同等であった。したがって，軽度および中等度の肝機能障害では投与量の調節は必要ないとされている。Child-Pugh分類Cの安全性・薬物動態に関するデータは乏しい。一方，米国の臨床試験グループが実施した増量試験では，血清ビリルビン値が正常の3倍を超える肝機能障害では，3日に1回の200 mg投与も忍容性はなかった。また，血清ビリルビンが正常の1.5～3倍，あるいは血清アルブミンが2.5 g/dL未満では，200 mgの1日1回投与が開始用量として妥当とされた。

肝細胞がんでは，Child-Pugh分類BやC，高度の門脈侵襲・腫瘍栓や多数の肝内腫瘍を有する患者などで早期死亡例が多く，肝予備能が低い患者では適応を慎重に判断する。

3 腎機能障害

腎機能障害を有する非担がん被験者では，単回投与後の薬物動態は変化しなかったため当初は減量の必要はないとされた。しかし，腎機能障害を有するがん患者で長期投与したときの安全性を

米国の臨床試験グループが評価したところ，クレアチニンクリアランス（Ccr）が20〜40 mL/分未満の患者では200 mgの1日2回投与が，透析中の患者では200 mgの1日1回投与が妥当とされた．

用量調節

高血圧や手足皮膚反応がみられたときは，早期に対症療法を併用し治療を継続することが重要である．Grade 3以上の副作用がみられたときは休薬し，回復後に再開するときは減量をする．

薬物相互作用

ソラフェニブはCYP3A4で代謝されるため，CYP3A4を阻害するアゾール系抗真菌薬やマクロライド系抗菌薬などとの併用により，クリアランスが低下し血中濃度が上昇することが懸念される．ソラフェニブ50 mgとケトコナゾールの併用試験ではソラフェニブのAUCに大きな変化はなかったが，これはほかの代謝・排泄経路が存在するためと考えられる．しかし，臨床用量でのCYP3A4の阻害薬との併用には注意を要する．一方，CYP3A4を誘導するリファンピシンによりソラフェニブの曝露は37％低下する．

ソラフェニブは，in vitro試験でUGT1A1，UGT1A9，CYP2B6，CYP2C9およびCYP2C8を阻害するため，これらの酵素で代謝される薬物と併用するときは注意する．特に，ワルファリンにソラフェニブを併用するとPT-INRが延長し出血の危険性が高まるため，頻回にPT-INRをモニターする．また，イリノテカンと併用するとイリノテカンおよびSN-38のAUCが上昇し，ドキソルビシンおよびドセタキセルとの併用でもこれらの薬物のAUCが上昇する．現在，ソラフェニブはほかの抗悪性腫瘍薬と併用されることはないが，ほかの抗悪性腫瘍薬との併用療法を開発する場合には慎重な計画が必須である．

文献

1) Minami H et al：Cancer Sci **99**：1492-1498, 2008
2) Furuse J et al：Cancer Sci **99**：159-165, 2008
3) Takimoto CH：Cancer Chemother Pharmacol **61**：535-548, 2008
4) Boudou-Rouquette P et al：Oncologist **17**：1204-1212, 2012
5) Bastholt L et al：Population pharmacokinetics modeling and exposure-response analyses of sorafenib in patients with radioactive iodine-refractory differentiated thyroid cancer phase 3 DECISION trial. ASCO 2014 #6061
6) He Y et al：Pharmacol Res **170**：105732, 2021

A 小分子化合物　　③マルチキナーゼ阻害薬

2 スニチニブ

⑯ スーテント

概　説

1 有効がん種

　スニチニブは，腎細胞がん，イマチニブ抵抗性の消化管間質腫瘍，膵神経内分泌腫瘍に使用される．1日1回50 mgを4週間投与し2週間休薬するが，膵神経内分泌腫瘍には1日1回37.5 mgを連日投与する．

　50 mgの4週間投与/2週間休薬だと副作用が強く，50 mgを2週間投与/1週間休薬も検討された．ランダム化第Ⅱ相試験で両者が腎細胞がんで比較され，2週間投与/1週間休薬にすると好中球減少や倦怠感は減り6ヵ月時点でのfailure-free生存割合が増えたが，下痢や蛋白尿はむしろ増えた．メタ解析では2週間投与/1週間休薬では重篤な副作用は減少し，無増悪生存期間は延長するが全生存期間（OS）には差がない．質の高いデータはなく，最初から2週間投与/1週間休薬とする根拠は乏しい．

2 副作用

　臨床で使用されているチロシンキナーゼ阻害薬のなかでも毒性は比較的強く，倦怠感，下痢や口内炎などの消化器毒性，心機能低下やQT間隔延長などの心毒性，肝障害，甲状腺機能低下症などが比較的高頻度にみられる．好中球減少，血小板減少などの血液毒性も多い．TSH上昇が70%でみられ，甲状腺機能低下症が倦怠感の原因となっていることもある．甲状腺機能を定期的にモニターし，適宜補充する．アミラーゼ，リパーゼが上昇することがあるが，膵炎を合併することはまれである．

　左室駆出率低下は約10%でみられ，Grade 3は1〜2%に，心不全

87

小分子化合物/③マルチキナーゼ阻害薬

も数%にみられ，投与前および投与中は心機能を検査する．また，用量依存的に QT 間隔が延長し，QT 間隔延長作用がある薬物と併用するときは特に注意する．

抗 VEGF 療法は血圧を上昇させ，スニチニブでは高血圧は 30% 程度にみられる．血圧の管理は重要で，血圧が上昇した場合は ARB，ACE 阻害薬，Ca 拮抗薬などで管理する．高度の高血圧では血圧が管理できるまでスニチニブを休薬する．高血圧は投与開始 3〜4 週間以内に出現する場合が多く，開始早期は特に注意する．抗 VEGF 作用があるため，出血，創傷治癒遅延，蛋白尿もみられる．出血は鼻出血が多いが，脳転移では脳出血に注意する．

皮膚の黄染は 30% 程度にみられる．これは薬物そのものの色調である．発疹，皮膚の乾燥・肥厚・ひび割れや，毛髪および皮膚の脱色もみられる．可逆性後部白質脳症も重大な副作用として注意を要する．

作用機序と耐性機序

1 作用機序

PDGFR-α およびβ，VEGFR-1・2・3，stem cell factor 受容体（KIT），fms-like tyrosine kinase-3（Flt3），glial cell-line derived neutrophic factor receptor（RET）など多くのチロシンキナーゼを，ATP と競合することで阻害する．直接腫瘍細胞に作用するとともに，腫瘍血管にも作用して抗腫瘍活性を発揮する．

2 耐性機序

標的である PDGFR-α およびβ，VEGFR-1・2・3，KIT，RET の発現上昇，アンジオポエチンなどほかの血管新生機序の亢進，突然変異による結合親和性の低下，シグナル伝達のバイパス経路などにより抗腫瘍活性が低下する．スニチニブの分解あるいは代謝や，トランスポーターによる排泄亢進も示唆されている．腎細胞がんには複数のチロシンキナーゼ阻害薬が使用されるが，1 つの薬剤に耐性でも他剤が有効であることも多い．

薬物動態

1 吸収・分布

吸収は緩徐で，C_{max}に達するまでに 6〜12 時間を要する．バイオアベイラビリティはほぼ 100% で，食事の影響はない．スニチニブの分布容積（V_d/F）は 2,230 L と大きく，組織への分布は良好であると考えられる．

2. スニチニブ

❷ 代謝・排泄

　主として肝臓において CYP3A4 で代謝され，N-脱メチル体を生じる．この代謝物にも親化合物と同程度の活性があり，スニチニブの薬物動態を考える際は親化合物と代謝物の総濃度が重要である．活性代謝物は 23〜37％を占める．この活性代謝物も，CYP3A4 でさらに代謝され不活化される．スニチニブの半減期は約 2〜3 日，N-脱メチル体の半減期は 3〜4 日である．そのため定常状態に達するまでにスニチニブは 1〜2 週間，N-脱メチル体は 2〜3 週間を要し，スニチニブは単回投与の 3〜4 倍，活性代謝物は 7〜10 倍蓄積する．

　投与されたスニチニブの 60〜70％程度が肝より便中に，16％程度が尿中に排泄される．スニチニブのまま排泄される量がもっとも多く，次いで活性代謝物として排泄される量が多い．スニチニブは ABCB1（P糖蛋白）および ABCG2（BCRP）の基質となる．ABCG2 の遺伝子多型（ABCG2 c.421C＞A）がスニチニブの薬物動態と毒性に関連する．日本人では低活性型の多型が欧米人より多く，したがって血中濃度も高くなり毒性も強まる．

❸ 母集団薬物動態解析

　母集団薬物動態解析によると，性，体重，がん種がスニチニブおよび活性代謝物のクリアランスに影響する．女性では約 9％，アジア人では 13％，腎がんや GIST などの固形がん患者では 26〜29％，それぞれスニチニブのクリアランスが低下する．一方，活性代謝物のクリアランスは女性で 27％，アジア人は 12％，腎がんや GIST などの固形がん患者では 22〜29％，PS が 2 以上では 7％低下する．これにより，女性は男性よりもスニチニブおよび活性代謝物の曝露が大きい．実際に減量が必要となった患者の割合も女性で 23〜55％，男性で 7.5〜26％と女性に多い．これらの因子に加えて年齢が，スニチニブおよび活性代謝物の分布容積の変動要因となる．しかし，最終的な母集団薬物動態モデルではこれらの因子を組み込んでも個体間差は小さくならず，年齢，体重，Ccr，性，PS による用量の変更は通常必要ない．ただし，この母集団薬物動態解析で用いられたデータは健常人も含み，がん患者も中等度以上の臓器障害などは除外されていたことに注意が必要である．

❹ 蛋白結合

　スニチニブおよびその代謝物の蛋白結合率は 90〜95％と高い．

A 小分子化合物/③マルチキナーゼ阻害薬

pharmacodynamics

　母集団解析では，スニチニブの AUC が腎がんおよび GIST の進行までの期間（TTP）ならびに OS と相関する．スニチニブと活性代謝物の総濃度でも同様に TTP，OS と相関する．また，倦怠感の頻度や好中球減少とも相関する．

special population

① 高齢者

　高齢者に限定した臨床試験は実施されていないが，今までの臨床試験に 65 歳以上の患者が 25％程度含まれており，臨床試験の適格基準を満たせば特に高齢者で毒性が問題となることは指摘されていない．

② 肝機能障害

　軽度および中等度の肝機能障害（Child-Pugh 分類 A および B）を有する被験者にスニチニブ 50 mg を単回投与したとき，スニチニブおよび代謝物の曝露は健康被験者とほぼ同様であった．しかし，長期投与時に肝機能障害が毒性に及ぼす影響は不明である．また，肝機能障害はスニチニブで高頻度に出現する毒性であり，肝機能障害患者に投与する際は特に注意を要する．重度の肝機能障害（Child-Pugh 分類 C）時のデータはない．

③ 腎機能障害

　腎機能障害を有する被験者にスニチニブを単回投与したときの薬物動態は，腎機能が正常な場合と比較して変化しない．スニチニブは肝代謝・排泄型の薬物のため，尿中に排泄される割合は 16％程度であり，しかもほとんどが不活化代謝物である．そのため，腎機能障害時にも特に減量は必要ないとされている．しかし，連続投与したときの安全性や，腎機能低下が毒性の感受性に与える影響は不明であり，注意は必要である．

④ 心疾患

　スニチニブは心機能を抑制することが知られているので，治療開始前に心臓リスクを評価する．虚血性心疾患，心不全などを有する場合は，厳重な注意が必要である．

用量調節

　ほかの分子標的治療薬とは異なり，非血液毒性のみならず血液毒性も認める．Grade 3 以上の血液毒性がみられたときは休薬し，

Grade 4 で休薬し回復後に再開するときは減量する.

薬物相互作用

スニチニブは CYP3A4 で代謝されるため, CYP3A4 を阻害するイトラコナゾールやミコナゾールなどのアゾール系抗真菌薬, エリスロマイシンやクラリスロマイシンなどのマクロライド系抗菌薬などとの併用により, クリアランスが低下し血中濃度が上昇する可能性がある. 強力な CYP3A4 阻害作用を有するケトコナゾールとの併用により, スニチニブおよび活性代謝物の曝露が最大 50% 増大するため, 強力な CYP3A4 阻害作用を有する薬物と併用するときはスニチニブの投与量を 2/3 程度まで減量する. グレープフルーツジュースも腸上皮の CYP3A4 を阻害するが, スニチニブに関しては吸収を 11% 上昇させるだけであり, 臨床的意義は小さい.

CYP3A4 を誘導するリファンピシンと併用すると薬物曝露は半減する. したがってリファンピシン以外にもフェノバルビタール, カルバマゼピンなど酵素誘導能を有する薬物と併用するとスニチニブの血中濃度が低下する可能性が高く, 175% 程度まで増量することが推奨されている. 健康補助食品のセントジョーンズワートも CYP3A4 を誘導することが知られている.

またスニチニブは ABCB1 および ABCG2 で排泄されるので, これらトランスポーターでの薬物相互作用の可能性もあり注意が必要である.

文 献

1) Adams VR et al：Clinical Therapeutics **29**：1338-1352, 2007
2) Houk BE et al：Clin Cancer Res **15**：2497-2506, 2009
3) Houk BE et al：Cancer Chemother Pharmacol **66**：357-371, 2010
4) Mizuno T et al：Drug Metabol Dispos **27**：631-639, 2012
5) Lee JL et al：Ann Oncol **26**：2300-2305, 2015
6) Chung DY et al：Cancers **11**：1830, 2019

A 小分子化合物	③マルチキナーゼ阻害薬

3 アキシチニブ

商 インライタ

概　説

1 有効がん種

　アキシチニブは腎細胞がんに使用される．前治療歴のある腎細胞がん（淡明細胞がん）におけるソラフェニブとの比較試験で，無増悪生存期間を延長した．初回治療ではアベルマブあるいはペムブロリズマブとの併用療法とスニチニブとの比較試験で，ペムブロリズマブとの併用はPFS・OSともに，アベルマブとの併用はPFSをスニチニブよりも延長した．

　5 mgを1日2回連日投与する．2週連続投与後に毒性がなければ1回7 mgに，7 mgも忍容なら10 mgに増量できる．

2 副作用

　ほかのVEGFR阻害薬同様に高血圧，甲状腺機能障害，蛋白尿，創傷治癒遅延，出血，消化管穿孔などに注意が必要である．ほかに下痢，倦怠感，悪心，食欲不振，手足皮膚反応，血栓症などがみられ，クレアチニン上昇，貧血などの検査値異常もみられる．甲状腺機能低下が倦怠感の原因であることも多い．TSHを定期的に検査し，上昇がみられたら補充療法を開始することにより倦怠感を軽減することができる．抗VEGFR作用により血圧が上昇するので，ARB，ACE阻害薬，Ca拮抗薬で管理する．手足皮膚反応には保湿剤を使う，刺激を避けるなどで予防に心がけ，症状が出現したら早期にステロイド軟膏による処置をする．

作用機序と耐性機序

1 作用機序

　ATPとの競合阻害によりVEGFRの活性を抑制し，抗腫瘍効果を

92

3. アキシチニブ

発揮する．ほかのチロシンキナーゼ阻害薬に比べると選択性が高く，PDGFR-βと比べて VEGFR-1・2・3 の活性は 10～50 倍高い．

② 耐性機序

抗 VEGF 薬の耐性の機序として一般的に，血管新生を促進する因子の遺伝子増幅や，ほかの血管新生促進因子の関与などが考えられている．

薬物動態

① 吸収・分布

吸収は速やかで投与 2～4 時間前後で C_{max} に達し，バイオアベイラビリティは 58％である．空腹時と比べ中脂肪食摂取後では AUC は 10％低下し，高脂肪食摂取後では 19％増大する．いずれも臨床的に意義ある影響はなく，空腹時投与でも食後投与でも構わない．

② 代謝・排泄

主として肝臓において CYP3A4 と CYP3A5 で代謝され，CYP1A2 と CYP2C19 も関与する．UGT1A1 でグルクロン酸抱合も受ける．肝細胞への取り込みには OAP1B1，排泄には P 糖蛋白や BCRP が関与する．アキシチニブの半減期は 5～6 時間と短いため，1 日 2 回投与が必要である．定常状態に達するまでの時間は短く，蓄積率も 150％程度である．

胆汁中への排泄がアキシチニブのおもな排泄経路で，未変化体のまま多くが便中に排泄され，一部が代謝されて尿中に排泄される．

臨床用量の 5～10 mg では薬物動態は線形性を示し，用量に応じて薬物曝露は変化する．健常者での検討では，アキシチニブの薬物動態に日本人と白人の間で人種差はみられないが，がん患者も含んだ母集団薬物動態解析では，アキシチニブのクリアランスは日本人で 25％低い．しかし，25％の差は母集団薬物動態解析での個体内変動（60％）や，5, 7, 10 mg と増量するときの増量幅（40％）と比べて小さく，日本人で用量を下げる必要はない．

アキシチニブの代謝や排泄に関与する CYP3A4/5，CYP1A2，CYP2C19，UGT1A1，P 糖蛋白（ABCB1）や BCRP（ABCG2），OAP1B1（SLCO1B1）の遺伝子多型は臨床的に意味ある影響を薬物動態に与えず，遺伝子型に基づいた治療の個別化は必要ない．

③ 母集団薬物動態解析

母集団薬物動態解析によると，アキシチニブのクリアランスは年齢 60 歳以上で 21％，日本人で 25％低下し，CYP1A2 を誘導する喫煙により 2 倍に増大する．しかし，これら変動要因を薬物動態モ

A 小分子化合物/③マルチキナーゼ阻害薬

デルに組み込んでも個体間変動はあまり小さくならず，これらの要因で用量を個別化する必要はない．この解析では少数の喫煙者しか含まれていなかったが，喫煙者を 40％含む肺がん患者での母集団解析では，喫煙は有意な因子とはなっていない．

体重は中心コンパートメント分布容積の変動要因であるが，クリアランスには影響を与えない．これは体重は C_{max} には影響を与えても ACU は変わらないことを意味し，体格で補正せずに投与するアキシチニブの投与法を支持する．

4 蛋白結合

アキシチニブの蛋白結合率は 99％以上と高い．

---

pharmacodynamics

腎細胞がんにおいてアキシチニブの AUC は治療効果と相関し，治療開始後 8 週以内の拡張期血圧上昇も治療効果と相関する．一方，AUC と血圧上昇の相関は弱いことから，血圧上昇は単に AUC の代替指標ではなく治療効果を反映する薬力学的指標と考えられる．実際，多変量解析でも前治療歴，PS，ヘモグロビン濃度とともに，AUC と血圧上昇の両方が PFS および OS の独立した影響因子である．したがって，血圧が上昇したからと安易にアキシチニブを減量するのではなく，降圧薬で血圧をコントロールしながらアキシチニブの治療強度を保つ必要がある．逆に 5 mg を 1 日 2 回で開始し，血圧もほかの副作用も問題なかった場合は 7 mg，10 mg と増量したほうが奏効割合が高くなることが，プラセボを用いたランダム化比較第Ⅱ相試験で示されている．

アキシチニブで治療した腎細胞がんにおいて，アキシチニブ治療による可溶性 VEGFR-2 の低下が奏効率，PFS，OS と相関することが示されているが，臨床的有用性は確立していない．

---

special population

1 高齢者

高齢者に限定した臨床試験は実施されていない．母集団薬物動態解析では 60 歳以上ではクリアランスが低下するが，減量は必要ない（薬物動態の項を参照）．

2 肝機能障害

アキシチニブ 5 mg を軽度および中等度の肝機能障害（Child-Pugh 分類 A および B）を有する被験者に単回投与すると，アキシチニブの曝露は Child-Pugh 分類 A では健康被験者と差がないが，Child-

3. アキシチニブ

Pugh 分類 B では 2 倍に増大し半減期も延長する．蛋白と結合していない遊離型薬物の割合は Child-Pugh 分類 B でも 0.4% と健康被験者と差がなく，遊離型薬物の曝露も総濃度と同様 2 倍になるので注意を要する．軽度の肝機能障害では単回投与後の薬物動態は変化しないが，がん患者での連日投与の安全性は確認されていないので，慎重な対応が必要である．

③ **腎機能障害**

アキシチニブは代謝を受けて 23% が尿中に排泄されるが，未変化体としてはほとんど尿には排泄されない．したがって，腎機能によって薬物動態は変化しないし，がん患者での忍容性も腎機能によらないため，腎機能による用量調節は不要である．

薬物相互作用

アキシチニブは CYP3A4 で代謝されるため，CYP3A4 を阻害するイトラコナゾールやミコナゾールなどのアゾール系抗真菌薬，エリスロマイシンやクラリスロマイシンなどのマクロライド系抗菌薬などと併用すると，クリアランスが低下し血中濃度が上昇する可能性がある．強力な CYP3A4 阻害作用を有するアゾール系抗真菌薬のケトコナゾールとの併用により，アキシチニブの曝露が 2 倍に増加する．グレープフルーツジュースも腸上皮の CYP3A4 を阻害するので注意する．

CYP3A4 のみならず CYP1A2 や UGT1A1 も，誘導するリファンピシンと併用すると薬物曝露は 20% まで低下する．リファンピシン以外にもフェノバルビタール，カルバマゼピンなど酵素誘導能を有する薬物と併用すると，アキシチニブの血中濃度が低下する可能性が高い．健康補助食品のセントジョーンズワートも CYP3A4 を誘導することが知られている．またアキシチニブは ABCB1 および ABCG2 で排泄されるので，これらトランスポーターでの薬物相互作用の可能性もあり注意が必要である．

文　献

1) Mukohara T et al：Cancer Sci **101**：963-968, 2010
2) Chen Y et al：Invest New Drugs **33**：521-532, 2015
3) Pithavala YK et al：Cancer Chemother Pharmacol **65**：563-570, 2010
4) Tortorici MA et al：Invest New Drugs **29** 1370-1380, 2011
5) Chen Y et al：Targ Oncol **11**：229-234, 2016
6) Rini BI et al：J Clin Pharmacol **53**：491-504, 2013
7) Rini BI et al：Lancet Oncol **14**：1233-1242, 2013

A 小分子化合物　③マルチキナーゼ阻害薬

4 パゾパニブ

商 ヴォトリエント

概　説

1 有効がん種

悪性軟部腫瘍，根治切除不能または転移性の腎細胞がんに使用される多標的チロシンキナーゼ阻害薬である．悪性軟部腫瘍の第Ⅲ相臨床試験[1]において脂肪肉腫が除外されている．腎細胞がんではスニチニブと比較した第Ⅲ相臨床試験[2]で非劣性を示した．

2 副作用

重大な副作用として肝機能障害や心機能障害，血栓症などに注意する．特に肝不全による死亡例報告もある．

頻度の高い副作用としては疲労（65%）や下痢（58%），悪心（54%），体重減少（48%），高血圧（41%），食欲減退，毛髪や皮膚の色素減少がある[1]．第Ⅲ相臨床試験[1]では高血圧，疲労，下痢，食欲不振，悪心・嘔吐，手足症候群，肝酵素上昇を理由に，39%（92例）でパゾパニブが減量された．抗VEGF療法に特有の高血圧，動・静脈血栓症，出血，蛋白尿，創傷治癒遅延などにも注意する．特に，高血圧はパゾパニブ開始後の早期に現れるため（中央値14日），血圧の自己測定を指導する．血圧上昇時にはARB，ACE阻害薬，Ca拮抗薬などで管理する．2週間以内にコントロールができない場合や高度の血圧上昇時には休薬する．QT間隔延長や心室性不整脈，心機能障害，可逆性後白質脳症症候群，血球減少，感染症，膵炎，間質性肺炎，甲状腺機能異常については，それぞれの臨床症状に注意し，投与中断か継続を検討し適切な処置を行う．特に感染症は好中球減少の有無にかかわらず発症しており，重篤な症状をきたすことがある．

4. パゾパニブ

作用機序と耐性機序

① 作用機序

VEGFR-1・2・3, PDGFR-α・β, および c-KIT のリン酸化を阻害し, 血管新生を阻害するほか, FGFR-1・2・3 や cRAF も阻害し, 直接的な腫瘍細胞への増殖抑制作用によって抗腫瘍効果を示す.

② 耐性機序

十分に解明されていない. 腎細胞がんでは, 血管新生阻害薬としてスニチニブ, ソラフェニブ, アキシチニブが使用されているが, 1 剤に耐性であっても他剤が効果を示すことがある.

薬物動態

① 吸収・分布

経口投与後, 急速に吸収され 2～4 時間後に C_{max} に達する.

高脂肪食摂取後の AUC は絶食下と比べ約 2.3 倍, 低脂肪食摂取後は約 1.9 倍に増加し, C_{max} は高脂肪食, 低脂肪食いずれも約 2.1 倍に増加するため, 食事の 1 時間以上前または食後 2 時間以降に投与する. 半減期は約 30 時間（日本人固形がん患者では 800 mg/日投与 22 日間において 37.8 時間）である. 血球移行性は低く, 放射線ラベルしたパゾパニブの血液/血漿比は 0.59～0.93, 投与量の平均 67％ が未変化体として便中排泄され, 経口吸収率は約 33％ と推定される.

800 mg/日投与群と 1,000 mg/日投与群との比較で, 800 mg/日以上では吸収が飽和し血中濃度はプラトーとなる[3,4].

② 代謝・排泄

肝臓で代謝され, 主経路として CYP3A4, 一部 CYP1A2・2C8 が関与する. 主排泄経路は便中であり, 未変化体が主成分で排泄率は便で約 82.2％, 尿で約 2.6％ である.

③ 蛋白結合

血漿蛋白結合率は 99％ 超と高い.

pharmacodynamics

基礎実験では, 抗腫瘍効果は 17.5μg/mL を超える血中薬物濃度で得られる[5]. 臨床試験では, 治療効果を認めた症例のほとんどで平均血中濃度が 20μg/mL 超であり[6,7], パゾパニブの有効血中濃度は ＞20μg/mL と考えられている. 用量制限毒性発症例では投与量によらず AUC が高い傾向がある. 副作用出現時には適切な対症療

Ⓐ 小分子化合物/③マルチキナーゼ阻害薬

法とともに必要に応じて減量するが，安易な減量は治療効果を失う可能性がある．

special population

1 高齢者

高齢者に限定した臨床試験は実施されていない．進行がん患者の臨床試験のメタ解析[8]では，alanine transaminase（ALT）＞施設上限値の8倍の肝機能障害と高齢者に相関を示した．肝機能障害発症の中央値が42日，その91％が18週以内であった．

生理機能が低下している高齢者では臨床検査（血液検査や肝・腎機能検査）を頻回に行うなど慎重に対応する．

2 肝機能障害

肝代謝型であり，肝機能低下時には慎重に投与する．

肝機能障害を有する患者98例を対象としたNational Cancer Institute Organ Dysfunction Working Group（NCI ODWG）による第Ⅰ相試験では，軽度肝機能障害群（ビリルビン上昇を伴わない）の最大耐用量は800 mg/日であったが，中等度障害群（ビリルビン値が施設上限値の1.5～3.0倍まで）と高度障害群（同3.0倍以上）はいずれも200 mg/日であった．中等度および高度障害群に200 mg/日投与した場合のAUCは，肝機能正常患者に800 mg/日を投与した場合のそれぞれ39％および15％しかなかった[9]．この結果から，中等度肝機能障害時の開始量には200 mg/日が推奨されているが，血中薬物濃度が治療域に達していない可能性がある．

3 腎機能障害

Ccr 30～150 mL/分における薬物動態の検討では，腎機能によるクリアランスの影響はみられていない．

投与スケジュール

1日1回800 mgを食事の1時間以上前または食後2時間以降に経口投与する．

肝機能障害は上述のように患者を適切に選択した上で，減量・休薬を行う．皮膚症状，高血圧などほかの分子標的治療薬と同様，症状に応じたコントロールを行いながらGrade 3以上では休薬し，回復後に再開する．心機能障害では無症候性の収縮能の低下時には再評価をしながら継続可能であるが，心室性不整脈，QT間隔延長（QTc＞0.48秒）では循環器科専門医にコンサルテーションの上，継続の可否を判断する．

薬理遺伝学

腎細胞がんに対する第Ⅱ・Ⅲ相試験における白人患者では，*UGT1A1* の遺伝子多型と高ビリルビン血症の関連が報告されている[10]．*UGT1A1*28* ホモ接合体をもつ患者は，ヘテロまたは野生型と比べ有意に高ビリルビン血症の頻度が高かった．パゾパニブはUGT1A1 阻害作用を有するため，UGT1A1 の発現量を減少させる遺伝子多型では，ビリルビン排泄が遅延したものと考えられる．パゾパニブ投与中に間接型優位のビリルビン上昇を認めた場合には，遺伝的要因が存在する可能性がある．

薬物相互作用

CYP3A4 阻害薬，グレープフルーツ（ジュース）との併用ではパゾパニブの血中濃度が上昇し，副作用が増強する．また，CYP3A4 誘導薬では血中濃度が低下する．一方，パゾパニブは CYP3A4 の基質であるミダゾラムの AUC，C_{max} を約 30％増加させた．同じく CYP3A4 の基質であるラパチニブの AUC，C_{max} を約 50～60％増加させた．

プロトンポンプ阻害薬は胃内の酸分泌を抑制し，胃内 pH を上昇させるため，パゾパニブの溶解度が低下し，吸収が低下する．実際，エソメプラゾールとの併用では AUC，C_{max} をそれぞれ約 40％および 42％低下させる．

機序は不明であるが，シンバスタチンとの併用でパゾパニブによる ALT 上昇リスクが増加するため，投与期間中の検査値の変動に注意する．

文 献

1) Van der Graaf WT et al：Lancet **379**：1879-1886, 2012
2) Motzer RJ et al：N Engl J Med **369**：722-731, 2013
3) Inada-Inoue M et al：Cancer Chemother Pharmacol **73**：673-683, 2014
4) Hurwitz H et al：Clin Cancer Res **15**：4220-4227, 2009
5) Kumar R et al：Mol Cancer Ther **6**：2012-2021, 2007
6) Suttle B et al：British J Cancer **111**：1909-1916, 2014
7) Glade Bender JL et al：J Clin Oncol **31**：3034-3043, 2013
8) Powles T et al：Eur J Cancer **51**：1293-1302, 2015
9) Shibata SI et al：Clin Cancer Res **19**：3631-3639, 2013
10) Xu CF et al：Br J Cancer **102**：1371-1377, 2010

| A 小分子化合物 | ③マルチキナーゼ阻害薬 |

5 レゴラフェニブ

🏷 スチバーガ

概　説

① 有効がん種

治癒切除不能な進行・再発結腸・直腸がん，ならびにがん化学療法後に増悪した消化管間質腫瘍．ソラフェニブによる治療後の肝細胞がんでも生存期間を延長させる．

② 副作用

手足症候群，高血圧，発疹，下痢，出血，血栓症などがあり，劇症肝炎による死亡例も報告されている．投与開始2ヵ月以内に出現することが多いが，非典型例も少なくない．特に投与初期には最低2週に1回以上の臨床症状と血液検査のモニタリングを行い，添付文書を参考に減量・休薬を行う．

③ 服薬時の注意点

空腹時や高脂肪食摂取後の投与により本薬および活性代謝物の血漿中濃度が低下する[1]ため，低脂肪食（脂肪含量8.2g以下）摂取後30分以内の服薬が望ましい．手足症候群や血圧上昇など，想定される有害事象を患者に説明し，体調に変化があれば早めに連絡することを指導する．特に手足症候群は1～3週に発症時期のピークがあるため，皮膚に強い発赤や水疱などの変化，疼痛などが出た際には休薬することを指導する．

作用機序

経口マルチキナーゼ阻害薬であり，血管新生にかかわるキナーゼ（VEGFR–1～3，TIE2），腫瘍微小環境にかかわるキナーゼ（PDGFR–β，FGFR），および腫瘍形成にかかわるキナーゼ（KIT，RET，RAF–1，BRAF V600E を含む BRAF）を阻害し抗腫瘍効果を発揮する．おもな代謝産物である M–2，M–5 も同様の薬理活性を有する．

5. レゴラフェニブ

薬物動態

1 吸収・分布

本薬 160 mg を 1 日 1 回, 21 日間反復投与した際の血漿中レゴラフェニブ濃度は, 投与約 4 時間後にピークを示し, 以後 48 時間にわたって二峰性のピークを示しながら推移することから, 吸収過程において腸肝循環が示唆されている. 吸収後は 99.5% 以上がアルブミンなど血漿蛋白に結合し体内に分布する[1].

2 代謝・排泄

おもに肝 CYP3A4 と肝 UGTIA9 により代謝される. 未変化体, M-2, M-5 の半減期は 28, 25, 51 時間である. 投与量の 90% が投与後 12 日以内に排泄され, 71% が便中, 19% が尿中に排泄される[1].

3 肝・腎機能障害患者における薬物動態

軽度・中等度の肝機能障害（Child-Pugh 分類 A・B）における単回投与, または軽度腎機能障害（eGFR 60〜89 mL/分/1.73 m^2）における 21 日間投与時の AUC と C_{max} は肝・腎機能が正常な患者と類似する[1]が, 重度の肝・腎機能障害患者については検討されていない.

投与スケジュール

1 日 1 回 160 mg を食後に 21 日間連日内服し, 7 日間休薬する. これを 1 サイクルとして繰り返す. 患者の状態により適宜減量する.

薬物相互作用

CYP3A4 活性を阻害または誘導する薬物との併用により, 本薬の血中薬物濃度が影響を受けることがある.

まとめ

本薬の対象となりうる患者は, 複数の化学療法を行われたあとの大腸がんや消化管悪性間質腫瘍の症例であり, 病勢の進行と長い治療期間により原疾患による症状や全身状態不良の場合も少なくない. 承認試験[2,3]では全身状態良好（PS 0 または 1）で臓器機能が保たれている患者を対象としていた点に留意し, 副作用マネジメントのため慎重な患者選択と適切な用量調整が求められる.

文 献

1) スチバーガ® 錠, 医薬品インタビューフォーム
2) Grothey A et al：Lancet **381**：303-312, 2013
3) Demetri GD et al：Lancet **381**：295-302, 2013

| A 小分子化合物 | ③マルチキナーゼ阻害薬 |

6 レンバチニブ

商 レンビマ

H_3C-O ... H_2N ... O ... Cl ... NH ... NH ... • H_3C-SO_3H

概　説

1 有効がん種

　甲状腺がん，肝細胞がん，胸腺がんに対しては単剤で，腎細胞がん，子宮体がんに対してはペムブロリズマブとの併用で有効性が示されている．

2 副作用

　高血圧，下痢，疲労，食欲不振，口内炎，手掌・足底発赤知覚不全症候群，蛋白尿などである．特に高血圧はGrade 3以上が40％を超えるため，降圧薬の併用や休薬・減量など適切な対応が必要である．また，肝細胞がん患者では投与2週間以内での肝性脳症の発現が肝予備能の低い患者で生じやすいことが示唆されており，適切な休薬・減量に加えて分枝鎖アミノ酸製剤の投与などの支持療法が重要である．ほかの血管新生阻害薬と同様に，重篤な副作用として出血，動脈血栓塞栓症，静脈血栓塞栓症，消化管穿孔/瘻孔形成，創傷治癒遅延などを起こすため，注意深い観察が必要である．

作用機序と耐性機序

1 作用機序

　レンバチニブは腫瘍血管新生などに関与するVEGFR1〜3，FGFR1〜4，PDGFRα，KIT，RETなどの受容体チロシンキナーゼを阻害することで，その効果を発揮する．二次発がんのリスクが報告されているRAF阻害，心血管の恒常性維持に関与するPDGFRβの阻害作用は弱い．

2 耐性機序

　現時点で明確な耐性機序は報告されていない．

6. レンバチニブ

薬物動態

1 吸収・分布

レンバチニブの血漿中濃度は，経口投与から約3時間でC_{max}に達する．また食事（高脂肪食）による臨床的に意味のある変化は報告されていない．肝細胞がん患者については，母集団薬物動態解析において低体重での血中濃度（AUC）の上昇が示されており，体重60 kg未満の患者では早期減量・中止が多く，8 mgが推奨用量とされた．動物実験では，レンバチニブの脳への移行性は低い．

2 代謝・排泄

血中濃度半減期は約32時間程度で，T_{max}は約3時間程度である．ヒトにおけるおもな代謝経路は，アルデヒドオキシダーゼ，CYP3Aおよびグルタチオン抱合である．さらに，非酵素的な過程もレンバチニブのおもな消失経路の1つであると推定されている．

固形がん患者6例に^{14}C標識レンバチニブ24 mgを単回経口投与したマスバランス試験の結果，投与した放射能の64%が便中，25%が尿中に排泄され，レンバチニブは投与量の0.38%および2.5%がそれぞれ尿および便中に排泄された．

3 蛋白結合

レンバチニブの蛋白結合率は96～98%程度で，おもな結合蛋白はアルブミンである．

special population

1 高齢者

高齢者を対象とした試験は実施していないが，母集団薬物動態解析ではレンバチニブの薬物動態パラメーターに年齢の有意な影響は認められていない．しかし，高齢者における安全性は十分に検討されておらず慎重に投与すべきである．

2 肝機能障害

肝機能正常被験者，軽度，中等度および重度肝機能障害被験者を対象とする単回経口投与試験では，軽度および中等度肝機能障害群のC_{max}，AUCに大きな差を認めなかった．しかし，担がん患者で肝機能障害時に長期投与した場合の安全性は確認されていない．重度肝機能障害群のAUCは1.7倍に増大し，半減期も延長がみられた．重度肝機能障害（Child-Pugh分類C）を有する患者に対しては慎重に投与を検討すべきである．肝細胞がん患者でレンバチニブの有用性を検証したランダム化比較試験にはChild-Pugh分類A

の患者が登録されていることに注意する．特定使用成績調査では4.3％（30/690 例）で肝性脳症を生じており，治療開始前の肝予備能がリスク因子とされている．

❸ 腎機能障害

腎機能正常被験者，軽度，中等度および重度腎機能障害被験者を対象とした単回経口投与試験では，レンバチニブの未変化体の尿中への排泄率は，いずれの群でも約 1％であり，腎機能障害の程度に影響を受けなかった．軽度，中等度および重度腎機能障害群の C_{max}，AUC，半減期は，それぞれ正常群（34.3 時間）と同程度であった．しかし，現時点で明確な減量基準はなく，腎機能障害を有する患者に対しては慎重に投与すべきである．

投与スケジュール

- 根治切除不能な甲状腺がん/切除不能な胸腺がん：1 日 1 回 24 mg を経口投与する．
- 切除不能な肝細胞がん：体重 60 kg 以上の場合，1 日 1 回 12 mg を経口投与する．体重 60 kg 未満の場合，1 日 1 回 8 mg を経口投与する．
- 根治切除不能または転移性の腎細胞がん/がん化学療法後に増悪した切除不能な進行・再発子宮体がん：ペムブロリズマブとの併用において 1 日 1 回 20 mg を経口投与する．

薬物相互作用

レンバチニブは P 糖蛋白および CYP3A の基質となる．このため，P 糖蛋白阻害薬との併用により血中濃度が上昇する可能性がある．また，CYP3A および P 糖蛋白誘導薬との併用により血中濃度が低下する可能性がある．

文 献

1）レンビマ® カプセル添付文書
2）レンビマ® カプセル，医薬品インタビューフォーム
3）Schlumberger M et al：N Engl J Med **372**：621-630, 2015
4）Shumaker R et al：J Clin Pharmacol **55**：317-327, 2015
5）Tamai T et al：J Clin Pharmacol **57**：1138-1147, 2017
6）Kudo M et al：Lancet **391**：1163-1173, 2018
7）Sato J et al：Lancet Oncol **21**：B43-B50, 2020
8）Motzer R et al：N Engl J Med **384**：1289-1300, 2021
9）Makker V et al：N Engl J Med **386**：437-448, 2022

A 小分子化合物

④ EGFR阻害薬

1 ゲフィチニブ

🏷 イレッサ，ゲフィチニブ

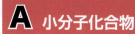

概 説

本薬はEGFRのチロシンキナーゼを選択的に阻害する．*EGFR*遺伝子変異陽性の手術不能または再発非小細胞肺がんに対して用いられる．おもな副作用は発疹・痤瘡，下痢，肝機能障害などであるが，注意を要する重大な副作用として急性肺障害・間質性肺炎がある．

作用機序と耐性機序

ゲフィチニブは，EGFR細胞内ドメインのATP結合部位に競合的に結合して自己リン酸化を阻害し，下流へのシグナル伝達を遮断することで抗腫瘍効果を発揮する[1]．また，その耐性機序には*T790M*などの*EGFR*遺伝子の二次変異や*MET*遺伝子や*HER2*遺伝子の増幅，および小細胞肺がんへのtransformationなどが挙げられる[2〜4]．

薬物動態

1 吸 収

日本人固形がん患者に本薬を1日1回反復経口投与したとき，血漿中濃度は投与開始7〜10日後に定常状態に達した．バイオアベイラビリティは約60％である．

欧米人健常者において，空腹時および食後に本薬250 mgを単回投与して薬物動態を比較したところ，食後投与したときのAUCおよびC_{max}は，空腹時投与と比較してそれぞれ37％および32％増加したが，臨床上問題となるものではない．制酸薬を用いて胃内pH

Ⓐ 小分子化合物/④EGFR 阻害薬

を 5 以上で維持して本薬を単回投与すると，AUC が 47%低下する[5]．そのため，無酸症が多い日本人高齢者では食後投与が望ましい．

② 分 布
　欧米人固形がん患者 19 例に本薬 50 mg を静脈内持続投与したときの定常状態での分布容積は 1,400 L である．

③ 代謝・排泄
　肝臓が代謝クリアランスにおいて重要な役割を果たしている．ヒトにおける血漿中の主代謝物は O-脱メチル体であり，未変化体から O-脱メチル体への代謝には CYP2D6 が関与している．遺伝学的に CYP2D6 活性が欠損した健康被験者では血漿中に O-脱メチル体は検出されなかった．その他の代謝経路はおもに CYP3A4 が関与し，ヒト肝ミクロソームを用いた in vitro 試験において O-脱メチル体の生成量はわずかであり，CYP3A4 阻害薬の共存下で O-脱メチル体を除く代謝物の生成量は明らかに減少した．

　欧米人固形がん患者に本薬を静脈内持続投与したときの血漿クリアランスは約 500 mL/分であった．欧米人健常者において未変化体および代謝物の大部分は便中に排泄され，尿中排泄は投与量の 4%未満であった．

④ 蛋白結合
　血漿蛋白結合率は約 90%で，血清アルブミン，α_1-酸性糖蛋白に結合する．

pharmacodynamics
　第Ⅰ相臨床試験において日本人および欧米人固形がん患者に本薬を 50～700 mg の用量範囲で単回経口投与したとき，血漿中未変化体濃度推移および薬物動態パラメータは類似していた．また，日本人および欧米人非小細胞肺がん患者を対象とした国際共同第Ⅱ相臨床試験における母集団薬物動態解析の結果，有意な民族差は認められなかった．

special population
　65 歳以上と 65 歳未満で血漿中濃度および副作用出現率に差はみられないが，一般的に高齢者は生理機能が低下していることが多いので，慎重に投与する．
　Child-Pugh 分類による軽度，中等度および重度の肝硬変による肝機能障害患者（非担がん患者）に本薬 250 mg を単回経口投与し

たとき，中等度および重度の肝機能障害患者では未変化体の AUC の平均は健康被験者の 3.1 倍を示したことから，肝機能障害患者に対しては慎重に投与すべきである．

投与スケジュール

ゲフィチニブとして 250 mg を 1 日 1 回，経口投与する．著しい低胃酸状態が持続する状態では血中濃度が低下するため，本薬は胃酸分泌が促進される食後投与が望ましい[6]．

薬物相互作用

本薬とビノレルビンとの併用で重篤な骨髄抑制が報告されている．

in vitro 試験において，CYP3A4 で代謝されることが示唆されているので，本酵素の活性に影響を及ぼす薬物と併用する場合には注意して投与する．

CYP3A4 活性を阻害する薬物との併用により本薬の代謝が阻害され，血中濃度が上昇する可能性がある．また，CYP3A4 誘導薬との併用により，本薬の代謝が促進され血中濃度が低下する可能性がある．

一方，in vitro 試験において CYP2D6 を阻害することが示唆されているので，CYP2D6 により代謝されるほかの薬物の血中濃度を増加させる可能性がある．

文 献

1) Baselga J et al：Drugs **60**：33-40, 2000
2) Kobayashi S et al：N Engl J Med **352**：786-792, 2005
3) Engelman JA et al：Science **316**：1039-1043, 2007
4) Yu HA et al：Clin Cancer Res **19**：2240-2247, 2013
5) イレッサ® 錠添付文書
6) Morihara M et al：Biol Pharm Bull **24**：313-315, 2001

| A 小分子化合物 | ④EGFR 阻害薬 |

2 エルロチニブ

商 タルセバ

概　説

　EGFR を標的とした選択的チロシンキナーゼ阻害薬で，ゲフィチニブとほぼ同様の作用機序を有する．切除不能な再発・進行性でがん化学療法施行後に増悪した非小細胞肺がん，*EGFR* 遺伝子変異陽性の切除不能な再発・進行性でがん化学療法未治療の非小細胞肺がんに対して承認されているほか，治癒切除不能な膵臓がんに対しても承認されている．

　おもな副作用は皮疹，下痢などである．特に間質性肺炎，放射線性肺臓炎，肺線維症など間質性肺疾患を有する患者への投与は慎重を要する．また，治療初期は入院またはそれに準ずる管理のもとで，間質性肺疾患などの観察を十分に行う．

作用機序と耐性機序

　EGFR 細胞内チロシンキナーゼ領域の ATP 結合部位において ATP と競合的に拮抗し，がん細胞の増殖抑制，アポトーシス誘導に基づいて抗腫瘍効果を示す．耐性機序はゲフィチニブと同様と考えられている．

薬物動態

1 吸　収

　健康成人におけるバイオアベイラビリティは約 59％と推定される．消化管からの吸収は比較的良好であるが，持続的な胃内 pH の上昇により溶解度が低下し，吸収が低下する．高脂肪，高カロリーの食後投与では C_{max} と AUC は有意に増加する．本薬の投与量は最大耐用量であり，食事の影響を避けるため，食前 1 時間から食後 2 時間の間は本薬の服用を避ける．

2. エルロチニブ

2 分布

健康成人にエルロチニブ 25 mg を短時間持続静脈内投与した際の分布容積は 83.84 L ± 17.56（平均値 ± SD）であった.

3 代謝・排泄

エルロチニブの代謝には主として肝チトクロム P450（おもに CYP3A4 と CYP1A2）が関与する. 主代謝経路の O-脱メチル化による代謝物の体内動態はエルロチニブと類似し, その血漿中濃度はエルロチニブの 10% 以下で推移した.

喫煙者では CYP1A2 が誘導されることにより血中濃度が半分程度に低下する[2].

健康成人に ^{14}C 標識エルロチニブ 100 mg を単回経口投与したとき, 264 時間（11 日間）で投与放射能の約 91% が回収され, 尿中に 8%, 便中に 83% が排泄された. また, 尿中および便中に排泄されたエルロチニブ未変化体は投与量の 2% 未満であった[1].

4 蛋白結合

血漿中のアルブミンおよび α_1-酸性糖蛋白と結合する. ヒトにおける血漿蛋白結合率は, 3.8 μg/mL の濃度において約 95% であった. また, ワルファリンおよびプロプラノロールの共存によっても結合率の変化は認めなかった.

pharmacodynamics

エルロチニブによる皮膚障害の重症度と薬物血中濃度は相関する.

special population

65 歳以上と 65 歳未満の症例で副作用の発現に顕著な差はみられなかったが, 高齢者では一般的に生理機能が低下していることが多く, 副作用が強く現れるおそれがあり, 患者の状態を観察しながら慎重に投与する.

主として肝チトクロム P450 によって代謝され, 肝機能障害患者では血中濃度が上昇する可能性があるため慎重に投与する. 総ビリルビン値が正常値上限の 3 倍以上, トランスアミナーゼが正常上限の 5 倍以上に上昇した場合, 用量調整, 治療中断を考慮する[3].

投与スケジュール

非小細胞肺がんに対しては 150 mg を, 治癒切除不能な膵臓がんに対してはゲムシタビンとの併用で 100 mg を, いずれも食事の 1 時間以上前または食後 2 時間以降に 1 日 1 回経口投与する.

Ⓐ 小分子化合物／④EGFR阻害薬

薬物相互作用

　CYP3A4阻害薬との併用により，本薬の代謝が阻害され血漿中濃度が上昇する可能性がある．CYP3A4誘導薬との併用では代謝亢進により血漿中濃度が低下する可能性がある．また，喫煙はCYP1A2を誘導し，本薬の代謝を亢進させ，血漿中濃度を低下させる[4]．

　in vitro試験においてUGT1A1の阻害が認められたため，消失過程でおもにUGT1A1によるグルクロン酸抱合を受ける薬物との相互作用の可能性がある．

文　献

1）タルセバ®錠，医薬品インタビューフォーム
2）Hughes AN et al：J Clin Oncol **27**：1220-1226, 2009
3）Cataldo VD et al：N Engl J Med **364**：947-955, 2011
4）Hamilton M et al：Clin Cancer Res **12**：2166-2171, 2006

A 小分子化合物　④EGFR 阻害薬

3 アファチニブ

商 ジオトリフ

概　説

本薬は不可逆的 ErbB ファミリー阻害薬であり，*EGFR* 遺伝子変異陽性の手術不能または再発非小細胞肺がんに対して使用する．

重大な副作用に間質性肺疾患，下痢，皮膚障害，肝機能障害などがある．重度の下痢では脱水症状から急性腎不全に至った症例も報告されており，適切な対処が必要となる．

作用機序と耐性機序

アファチニブは ErbB ファミリーに属する EGFR，HER2 ならびに ErbB4 の細胞内チロシンキナーゼ領域における ATP 結合部位に共有結合し，チロシンキナーゼのリン酸化を選択的に阻害することで抗腫瘍効果を発揮する．耐性化についてまとまった報告はない．耐性化症例での T790M 検出頻度は 33％との報告がある[1]．*in vitro* の報告では PI3K/AKT，ERK/MAPK 経路の活性化および上皮間葉転換の関与が示唆されている[2]．

薬物動態

1 吸　収

正確なバイオアベイラビリティは不明である．固形がん患者に本薬 40 mg を高脂肪食摂取後に単回経口投与したとき，空腹時投与に比べて AUC_{inf} および C_{max} はそれぞれ 39％および 50％低下した．

2 分　布

本薬を経口投与した際の分布容積は単回投与時で 1,940 L，定常状態で 2,770 L であった．

3 代謝・排泄

チトクロム P450（CYP450）による酸化的代謝をほとんど受けず，

A 小分子化合物/④EGFR阻害薬

おもに薬物代謝酵素が関与しないマイケル付加反応により代謝される.

外国人の健常男性に^{14}C標識アファチニブを単回経口投与後, 総放射能の89.5%が回収され, 便中に85.4%が, 尿中に4.3%が排泄された. 排泄物中の大部分は未変化体であった[3].

❹ 蛋白結合

in vitro でのヒト血漿蛋白との結合率は95%であった.

special population

Child-Pugh分類A・Bの肝機能障害を有する患者と健康被験者の間で, 本薬単回投与に伴う薬物曝露量に有意な差は認めなかった. Child-Pugh分類Cの肝機能障害患者では, 薬物動態は検討されていない.

本薬の単独投与を受けた927例の母集団薬物動態解析では, Ccrが79 mL/分 (中央値) の患者と比較して60 mL/分の患者で13%, 30 mL/分の患者で42% AUCが上昇したため, 腎機能障害患者では用量調整を考慮する.

投与スケジュール

1日1回40 mgを空腹時に投与する. 患者の状態により適宜増減するが, 1日1回50 mgまで増量できる.

食後に本薬を投与した場合, C_{max} およびAUCが低下するとの報告がある. 食事の影響を避けるため食事の1時間前から食後3時間までの間の服用は避ける.

薬物相互作用

アファチニブはP糖蛋白の基質であり阻害薬である. P糖蛋白阻害薬との併用は本薬の血中濃度を上昇させ, 副作用の発現頻度, 重症度を高めるおそれがある. P糖蛋白誘導薬の併用は本薬の血中濃度を低下させ, 効果を減弱させるおそれがある.

文献

1) Sequist L. V. et al：Int J Radiat Oncol **90**(Suppl)：S43-S44, 2014
2) Coco S et al：Target Oncol **10**：393-404, 2015
3) ジオトリフ®錠, 医薬品インタビューフォーム

| A 小分子化合物 | ④EGFR 阻害薬 |

4 オシメルチニブ

商 タグリッソ

概　説

　オシメルチニブは，*EGFR* T790M 遺伝子変異（T790M 変異）および活性化変異を選択的に阻害する，初めての不可逆的EGFR チロシンキナーゼ阻害薬である．*EGFR* 遺伝子変異陽性の手術不能または再発非小細胞肺がん，*EGFR* 遺伝子変異陽性の非小細胞肺がんにおける術後補助療法に用いられる．

　重大な副作用に間質性肺炎（3.3%），QT 間隔延長（7.4%），骨髄抑制（約 10%），肝機能障害（8.5%）などがある．

作用機序と耐性機序

　本薬は，モノアニリノピリミジン骨格を有する新規の化学構造を有することで，EGFR 活性型変異および ATP 結合部位に立体障害をもつ EGFR T790M に対して選択的な阻害活性を示す．

　本薬に対する耐性機序として EGFR C797S 変異の発現が知られている[1]．

薬物動態

１　吸　収

　オシメルチニブの絶対バイオアベイラビリティは約 70% であった．本薬の T_{max} は中央値で約 6 時間であり，終末相における消失半減期は平均で 48.6 時間であった．本薬投与時のオシメルチニブの C_{max} および投与後 0 時間から 72 時間までの AUC_{0-72} は 20〜240 mg の範囲で用量に比例して増加した．本薬の曝露量に食事の影響はない．

Ⓐ 小分子化合物／④EGFR阻害薬

② 分　布

　外国人進行非小細胞肺がん患者に本薬 80 mg を単回経口投与したときの見かけの分布容積は約 1,200 L であり，全身の組織に広く分布する．また，動物実験ではオシメルチニブおよびその代謝物が血液脳関門をある程度通過することが示唆された．

③ 代謝・排泄

　おもに肝で代謝され，主要な消失経路は CYP3A4/5 を介した酸化および脱アルキル化である．

　^{14}C 標識オシメルチニブを健康被験者に単回投与したとき，放射能の総回収率は約 82％であり，その多くは便中に排泄された（糞便排泄率は 67.8％）．また投与されたオシメルチニブの 1.7％が尿中に排泄された[2]．

④ 蛋白結合

　in vitro でのオシメルチニブの血漿蛋白結合率は約 95％である．

---

pharmacodynamics

　本薬の有効性と曝露量に明らかな関連性は認めなかった．安全性において発疹および下痢の発現確率は本薬の曝露量の増加に伴い増加した．また，間質性肺炎（ILD）または ILD 様事象を発現する頻度も同様に，用量とともに増加する．QTc も曝露量に関連する．

---

special population

　軽度の肝機能障害を有する患者および中等度肝機能障害を有する患者におけるオシメルチニブの CL/F（消失クリアランス／バイオアベイラビリティ）および曝露量は，肝機能が正常な患者と同程度であり，有害事象，Grade 3 以上の有害事象および重篤な有害事象の発現率に明確な差異は認めなかった．

　腎機能が正常（Ccr が 90 mL／分以上）な進行固形がん患者および重度（Ccr が 30 mL／分未満）の腎機能障害を有する進行固形がん患者に本薬 80 mg を単回経口投与したとき，オシメルチニブの C_{max} および AUC は腎機能正常者に比べ重度腎機能障害者においてそれぞれ 19％および 85％高値を示した．

　高年齢群では CTCAE Grade 3 以上の有害事象の発現率が高く，65 歳未満の患者の 27.7％，65 歳以上 75 歳未満の患者の 28.6％，75 歳以上の患者の 38.9％に Grade 3 以上の有害事象が発現している．高齢者は副作用が現れやすいので，患者の状態を観察しながら慎重に投与する．

4. オシメルチニブ

投与スケジュール

1日1回80mgを1日1回経口投与する.

薬物相互作用

in vitro 試験結果から，本薬を強力な CYP3A 誘導薬と併用投与したとき，本薬の曝露量は低下する可能性が示唆されている．また，*in vitro* 試験において，本薬が BCRP を阻害することが示された．また，進行非小細胞肺がん患者を対象に本薬を P 糖蛋白の基質であるフェキソフェナジンと併用して投与したとき，フェキソフェナジンの AUC および C_{max} はそれぞれ増加し，本薬が P 糖蛋白を阻害することが示されている．

また，オメプラゾールにより胃内 pH を上昇させた条件では，本薬の血中濃度に臨床上問題となる影響は認めなかった．

文　献
1) Thress KS et al：Nat Med **21**：560-562, 2015
2) タグリッソ®錠，医薬品インタビューフォーム

| A 小分子化合物 | ④EGFR 阻害薬 |

5 ダコミチニブ

商 ビジンプロ

概　説

　ダコミチニブは EGFR，HER2 および HER4 を阻害する pan-HER チロシンキナーゼ阻害薬で，*EGFR* 遺伝子変異（Ex19del および L858R）に対して，臨床的に意義のある薬理活性を示し，*EGFR* 遺伝子変異陽性の手術不能または再発非小細胞肺がんに用いられる．注意しなければならないおもな副作用は，間質性肺疾患（2.2%），重度の下痢（8.4%），重度の皮膚障害（31.7%），肝機能障害（28.6%）などである．特に間質性肺炎の治療には，患者に呼吸器内科医などの専門医の診断を受けさせるなど適切な処置を行う．

作用機序

　ダコミチニブは，EGFR，HER2 および HER4 のチロシンキナーゼ活性を不可逆的に阻害する[1~3]．ErbB 受容体ファミリーが形成するホモおよびヘテロダイマーによるシグナル伝達を阻害することで，持続的に異常シグナルを遮断する（ただし，HER3 はキナーゼ活性を有さない）．HER ファミリーの ATP 結合ポケットのシステイン残基と共有結合することで，チロシンキナーゼ活性を阻害する．

薬物動態

1 吸　収

　健康成人の絶対的バイオアベイラビリティは 80% であり，消化管からの吸収は良好である．C_{max} は投与 5~6 時間後であった[4]．

2 分　布

　健康成人に本薬 20 mg を単回静脈内投与したときの，定常状態における分布容積の平均値は 1,889 L であったことから，ダコミチニブは血管外に広範囲に分布すると考えられる．また，マウスを用いた前臨床の報告では，ダコミチニブ経口投与後の脳中および血漿

5. ダコミチニブ

中濃度は同程度であった.

❸ 代謝・排泄

ダコミチニブは酸化代謝およびグルタチオン抱合を受ける. ダコミチニブの酸化代謝にはチトクロム P450（CYP）2D6 が関与し, 活性代謝物である *O*-脱メチル体が生成する. 酸化代謝物の生成には CYP3A が関与する[2]. おもな抱合経路はα, β-不飽和アミド部分のグルタチオン抱合であり, その後, 開裂により未変化体のシステイン抱合体へと変換される. またダコミチニブおよびその代謝物は, おもに糞便中に排泄される.

❹ 蛋白結合

ダコミチニブのヒト血漿蛋白結合率は 98％である.

pharmacodynamics

妊娠可能な女性に本薬を投与する場合には, 本薬投与中および投与終了後は半減期を参考に少なくとも一定期間は避妊するよう指導する. 本薬 45 mg 単回投与時の $T_{1/2}$ は 80 時間（算術平均値）であり, 体内から消失するまでに少なくとも 17 日間（5 半減期）を要すると考えられている.

special population

臨床試験の本薬群での安全性に, 65 歳未満の患者と 65 歳以上の患者で大きな差は認められなかったが, 一般に高齢者では生理機能が低下していることが多いと考えられることから, 高齢者へ投与する際には注意して投与する.

軽度（Child-Pugh 分類 A）および中等度（Child-Pugh 分類 B）の肝機能障害を有する被験者での検討では, 軽度肝機能障害群での曝露量は同様であり, 中等度肝機能障害群では, AUC_{inf}および C_{max}はそれぞれ 15％および 20％減少した. 一方, 重度の肝機能障害患者では血中濃度が上昇するおそれがあることに留意する.

腎からの排泄はダコミチニブの排泄にほとんど寄与していないため, 軽度または中等度の腎機能障害を有する患者に対する開始用量の調整は不要と考えられる. 重度の腎機能障害を有する患者の十分なデータはない[4].

投与スケジュール

1 日 1 回 45 mg を経口投与する.

Ⓐ 小分子化合物/④EGFR阻害薬

薬物相互作用

　胃内pHを上昇させる薬物を併用すると，吸収の低下によりダコミチニブのバイオアベイラビリティが低下する．

　高脂肪・高カロリーの朝食摂取後の投与がダコミチニブの薬物動態に及ぼす影響を検討した小規模なパイロット試験の結果，AUC_{inf}およびC_{max}の変動は臨床的に問題となるものではないと考えられた[4]．

文　献

1) Engelman JA et al：Cancer Res **67**：11924-11932, 2007
2) Jänne PA et al：Clin Cancer Res **17**：1131-1139, 2011
3) Takahashi T et al：Invest New Drugs **30**：2352-2363, 2012
4) ビジンプロ®錠．医薬品インタビューフォーム

A 小分子化合物

⑤ HER2 阻害薬

1 ラパチニブ

商 タイケルブ

Ⅱ
1
分子標的治療薬

概　説

EGFR, HER2 のチロシンキナーゼドメイン ATP 結合部位に競合的に結合し, 受容体リン酸化を阻害することで, 腫瘍細胞の増殖を抑制する経口分子標的治療薬である.

1 有効がん種

HER2 過剰発現が確認された手術不能または再発乳がん.

2 副作用

国内第Ⅰ・Ⅱ相試験におけるラパチニブ単独療法の主要な副作用は, 下痢 73%, 口内炎 35%, 悪心 24%, 発疹 55% であった. そのうち, Grade 3 以上の発現は下痢 6% であった. トラスツズマブと比較すると心毒性の頻度は低い傾向にある[1].

作用機序と耐性機序

ラパチニブは EGFR と HER2 のチロシンキナーゼドメイン ATP 結合部位に競合的に結合し, 受容体リン酸化を阻害する. これにより下流のシグナル伝達経路活性化を妨げ, 腫瘍細胞増殖を抑制する. その他のキナーゼに対する作用は弱いか, またはほとんどない. HER2 陽性乳がんに対する抗腫瘍効果は, 複数の臨床試験で示されている. 一方, EGFR については in vitro, in vivo で EGFR 過剰発現細胞株に対して一定の抗腫瘍効果を認めるも, 臨床試験では十分な効果を認めず, 保険適用は HER2 陽性乳がんのみとなっている.

耐性機序では ER シグナル伝達系および PI3K/AKT 経路, RAS/RAF/MAPK 経路の活性化が重要と考えられている.

119

Ⓐ 小分子化合物/⑤HER2阻害薬

薬物動態

❶ 吸収・分布

ラパチニブを高脂肪食あるいは低脂肪食とともに投与すると，空腹時と比較しAUCは約2.7倍および4.3倍に増加するため，食後に投与する際には十分な時間をあける必要がある．

❷ 代謝・排泄

主として肝臓で，おもにCYP3A4およびCYP3A5により代謝される．投与されたラパチニブの大部分は便中に排泄される．

❸ 蛋白結合

動物およびヒトでのラパチニブの血漿蛋白結合率はきわめて高く（＞99％），濃度依存性もみられない．

special population

❶ 高齢者

カペシタビンとの併用による転移性乳がんに対する臨床試験では，65歳以上と65歳未満とで安全性，有効性に差はなかった[2]．

❷ 肝機能障害

肝機能障害患者12例（中等度8例，重度4例）にラパチニブ100mgを単回経口投与したとき，健康成人に比べラパチニブのAUCは中等度障害患者において56％，重度障害患者において85％増加した．

❸ 腎機能障害

ラパチニブは腎排泄がほとんどなく，薬物動態に及ぼす腎機能障害の影響は乏しい．血漿蛋白結合が強いため，血液透析は有効な除去法ではない．

投与スケジュール

カペシタビンとの併用ではラパチニブ1,250mgを1日1回，食事の1時間以上前か1時間以上あとに経口投与する．

薬理遺伝学

*HLA-DQA1*02：01* や *HLA-DRB1*07：01* といった特定のヒト白血球抗原（HLA）ハプロタイプを有する患者では，ラパチニブによる肝機能障害をきたすリスクが高いとされている[3]．

薬物相互作用

CYP3A4の誘導作用をもつ薬物との併用で，ラパチニブ血中濃度

は低下する．カルバマゼピンとの併用でラパチニブの AUC が約72％減少する．また CYP3A4，CYP2C8 で代謝される薬物や，P糖蛋白，BCRP の基質となる薬物との併用ではラパチニブ血中濃度が上昇するおそれがあり，パクリタキセルとの併用ではラパチニブの AUC が 21％，パクリタキセルの AUC が 23％増加し，臨床試験において併用時に下痢と好中球減少の発現率，重症度が増加した[4]．

文　献

1) Perez EA et al：Mayo Clin Proc **83**：679-686, 2008
2) Geyer CE et al：N Engl J Med **355**：2733-2743, 2006
3) 後藤友之ほか：がん分子標的治療 **13**：108-111, 2015
4) Di Leo A et al：J Clin Oncol **26**：5544-5552, 2008

A 小分子化合物

⑥ FGFR 阻害薬

1 ペミガチニブ

商 ペマジール

概　説

ペミガチニブは，線維芽細胞増殖因子受容体（fibroblast growth factor receptor：FGFR）1-3 受容体チロシンキナーゼに対する選択的な ATP 競合性の経口低分子チロシンキナーゼ阻害薬である[1~4].

1 有効がん種

●**がん化学療法後に増悪した FGFR2 融合遺伝子陽性の治癒切除不能な胆道がん**：承認された体外診断用医薬品または医療機器を用いて FGFR2 融合遺伝子が確認された患者に投与すること.

●**FGFR1 融合遺伝子陽性の骨髄性またはリンパ性腫瘍**：染色体検査または遺伝子検査により 8p11 染色体領域の転座を確認.

2 副作用

重大な副作用は網膜剥離（6.1%），網膜色素上皮剥離などの眼科毒性および高リン血症（59.5%）であり，その他 10%以上に発生する副作用は脱毛症（56.8%），爪障害（49.3%），口内炎（45.3%），下痢（42.6%），味覚異常（39.2%），疲労（36.5%），口内乾燥（35.1%），ドライアイ（33.8%），悪心・嘔吐，便秘，体重減少，食欲減退，低リン血症，関節痛，四肢痛，筋肉痛，鼻乾燥，手掌・足底発赤知覚不全症候群，皮膚乾燥などである.

本薬投与中は定期的に眼科検査など観察を十分に行う必要がある．また，眼の異常（霧視，飛蚊症，視野欠損，光視症，視力低下など）が認められた場合は速やかに対応する.

高リン血症に対しては，本薬投与中は定期的に血清リン濃度の測定を実施し，その変動に注意する.

副作用がみられたときは添付文書を参考に休薬・減量する.

122

1. ペミガチニブ

作用機序と耐性機序

1 作用機序

FGFR 融合遺伝子から合成される FGFR 融合蛋白は，細胞膜上に発現するとリガンド非依存的に二量体化し，恒常的に FGFR シグナル伝達を活性化することで，がん細胞の成長や増殖を促進する．ペミガチニブは FGFR チロシンキナーゼ活性を阻害する．FGFR 融合蛋白などのリン酸化を阻害し，下流のシグナル伝達分子のリン酸化を阻害することにより腫瘍増殖抑制作用を示す．

2 耐性機序

ペミガチニブに限らず，複数の FGFR 阻害薬に関する獲得耐性機序として FGFR2 キナーゼドメインの二次的変異が報告されており，N550 変異および V565 ゲートキーパー変異などが知られている．

薬物動態

1 吸収

● 食事の影響：進行固形がん患者に本薬 13.5 mg を食後（高脂肪食，高カロリー食）単回経口投与したとき，空腹時投与に対する食後投与におけるペミガチニブの C_{max} および AUC_{0-24h} の幾何平均値の比はそれぞれ 0.817 および 1.11 と大きな変化はなかった．

2 分布

ペミガチニブのヒト血漿蛋白結合率は 88.8％であり，おもにヒト血清アルブミンと結合していた（in vitro）．

3 代謝・排泄

ペミガチニブはおもに CYP3A4 によって代謝される（in vitro）．健康成人 7 例に ^{14}C 標識体を含む本薬 13 mg を単回経口投与したとき，主として投与 24 時間後までの血漿中に未変化体が検出された（血漿中総放射能に対する割合は 64.5％）．投与 240 時間後までに，投与した放射能の 82.4％および 12.6％が糞中および尿中に排泄された．また投与 144 時間後までに，投与した放射能の 1.4％が糞中に，投与 48 時間後までに，投与した放射能の 1.0％が尿中に，それぞれ未変化体として排泄された．

pharmacodynamics

ペミガチニブの薬物作用を反映する pharmacodynamics（PD）マーカーの 1 つである血清リン濃度に関しては，投与開始（治療サイク

123

ル1）8日目から15日目にかけて上昇し，休薬後は1週間でベースライン値へ速やかに低下すると報告されている．

special population

① 肝機能障害

中等度以上の肝機能障害患者（Child-Pugh分類BまたはC）に対しては減量を考慮するとともに，患者の状態をより慎重に観察し，副作用の発現に十分注意する．本薬の血中濃度が上昇することがあり，副作用が強く現れるおそれがある．

② 腎機能障害

重度の腎機能障害患者（eGFRが30 mL/分/1.73 m^2未満）に対しては減量を考慮するとともに，患者の状態をより慎重に観察し，副作用の発現に十分注意する．本薬の血中濃度が上昇することがあり，副作用が強く現れるおそれがある．

投与スケジュール

- **がん化学療法後に増悪したFGFR2融合遺伝子陽性の治癒切除不能な胆道がん**：通常，成人にはペミガチニブとして1日1回13.5 mgを14日間経口投与したあと，7日間休薬することを繰り返す．
- **FGFR1融合遺伝子陽性の骨髄性またはリンパ性腫瘍**：通常，成人にはペミガチニブとして1日1回13.5 mgを経口投与する．

薬物相互作用

CYP3A阻害薬（クラリスロマイシン，イトラコナゾール，ベラパミルなど）は，CYP3A阻害により本薬の血中濃度を上昇させる可能性がある．

CYP3A誘導薬（リファンピシン，フェニトイン，カルバマゼピンなど）は，CYP3A誘導により本薬の血中濃度を低下させる可能性がある．

文 献

1）ペマジール®錠，医薬品インタビューフォーム
2）ペマジール®錠，適正使用ガイド
3）Fujiwara Y et al：Cancer Med **12**：10597-10611, 2023
4）Qibiao Wu et al：Clin Cancer Res **30**：198-208, 2024

A 小分子化合物　⑥FGFR阻害薬

2 フチバチニブ

商 リトゴビ

概　説

フチバチニブは，線維芽細胞増殖因子受容体（FGFR）1-4受容体チロシンキナーゼに対する不可逆的・選択的な共有結合型（covalent inhibitor）の経口低分子チロシンキナーゼ阻害薬である[1~4]．

1 有効がん種

●がん化学療法後に増悪した *FGFR2* 融合遺伝子陽性の治癒切除不能な胆道がん：承認された体外診断用医薬品または医療機器を用いて *FGFR2* 融合遺伝子が確認された患者に投与すること．

2 副作用

重大な副作用は漿液性網膜剝離（1.0%），網膜色素上皮剝離（1.0%）などの眼科毒性および高リン血症（91.3%）であり，その他10%以上に発生する副作用は爪障害（46.6%），脱毛症（33.0%），口内乾燥（30.1%），下痢，口内炎，疲労，味覚障害，皮膚乾燥，手掌・足底発赤知覚不全症候群，ドライアイ，悪心，便秘などである．

本薬投与中は定期的に眼科検査など観察を十分に行う必要がある．また，眼の異常（霧視，飛蚊症，視野欠損，光視症，視力低下など）が認められた場合には，速やかに対応する．

高リン血症に対しては，本薬投与中は定期的に血清リン濃度を測定し，血清リン濃度の変動に注意する．

副作用出現時には添付文書を参考に休薬・減量する．

作用機序と耐性機序

1 作用機序

フチバチニブはFGFRのチロシンキナーゼ活性を不可逆的に阻害する．FGFR融合蛋白などのリン酸化を阻害し下流のシグナル伝達分子のリン酸化を阻害することにより，腫瘍増殖抑制作用を示す．

A 小分子化合物/⑥FGFR阻害薬

❷ 耐性機序

ペミガチニブと同様と考えられる.

薬物動態

❶ 吸 収

●**食事の影響**：健康成人に本薬 20 mg を食後（高脂肪食，高カロリー食）に単回経口投与したとき，空腹時投与に対する食後投与におけるフチバチニブの C_{max} および AUC_{inf} の幾何平均値の比は，それぞれ 0.576 および 0.888 と食後では吸収が低下するため，空腹時に投与する.

❷ 分 布

フチバチニブのヒト血漿蛋白結合率は約 95％であり，おもにヒト血清アルブミンおよび $α_1$ 酸性糖蛋白質と結合する.

❸ 代謝・排泄

フチバチニブはおもに CYP3A によって代謝される. 健康成人に ^{14}C 標識体を含むフチバチニブ 20 mg 溶液を単回経口投与したとき，血漿中のおもな本薬由来成分は未変化体であった（血漿中総放射能に対する割合は 59.19％）. 血漿中におけるおもな代謝物はシステイニルグリシン抱合体であった. 投与336時間後までに投与した放射能の 63.6％が糞中，6.47％が尿中に排泄された. 尿中および糞中に未変化体はほとんど排泄されない.

pharmacodynamics

フチバチニブの pharmacodynamics（PD）マーカーの 1 つである血清 FGF23 レベルに関して，フチバチニブ単回投与開始 8〜24 時間後に最低値となり，その後，24〜48 時間後に再上昇しベースライン値へ回復もしくはベースラインより高値を示す.

special population

❶ 肝機能障害

中等度以上の肝機能障害患者（Child-Pugh 分類 B または C）に対しては減量を考慮するとともに，患者の状態をより慎重に観察し，副作用の発現に十分注意する. 本薬の血中濃度が上昇することがあり，副作用が強く現れるおそれがある.

投与スケジュール

●がん化学療法後に増悪した *FGFR2* 融合遺伝子陽性の治癒切除

不能な胆道がん：通常，成人にはフチバチニブとして1日1回20 mgを空腹時に経口投与する．食後に本薬を投与した場合，本薬のCmaxおよびAUCが低下するため，食事の1時間前から食後2時間までの間の服用は避ける．

薬物相互作用

フチバチニブはペミガチニブと同様に，おもにCYP3Aで代謝されるため，CYP3Aを阻害あるいは誘導する薬との併用には同様に注意する．また，本薬はP糖蛋白およびBCRPの阻害作用を示し，P糖蛋白の基質となる薬物（ジゴキシン，ダビガトランエテキシラート，フェキソフェナジンなど）やBCRPの基質となる薬物（ロスバスタチン，アトルバスタチン，メトトレキサートなど）投与においては，これらの薬物の血中濃度が上昇する可能性がある．

文　献
1) リトゴビ® 錠，医薬品インタビューフォーム
2) リトゴビ® 錠　適正使用ガイド
3) Bahleda R et al：Ann Oncol **31**：1405-1412, 2020
4) Qibiao Wu et al：Clin Cancer Res **30**：198-208, 2024

A 小分子化合物

⑦ ALK 阻害薬

1 クリゾチニブ

商 ザーコリ

概　説

　未分化リンパ腫リン酸化酵素（anaplastic lymphoma kinase：ALK）および ROS1（がん原遺伝子チロシンプロテインキナーゼ Src）阻害薬である．非小細胞肺がんの一部において，第2染色体の転座により *EML4* 遺伝子と *ALK* 遺伝子が融合して形成される蛋白（EML4-ALK）は，二量体形成により ALK キナーゼを活性化し細胞のがん化を引き起こす．形成された腫瘍は *EGFR* および *KRAS* 遺伝子変異と相互排他的関係にあり，ALK 阻害薬により急速に消退する．また，ドライバー変異である *kinesin family member 5B*（*KIF5B*）遺伝子と *ALK* の融合遺伝子（*KIF5B-ALK*）も発見され，これら *ALK* 融合遺伝子は非小細胞肺がんの2〜5％に存在する．当初は MET 阻害薬として開発されたクリゾチニブは，第1世代 ALK 阻害薬として最初に臨床開発された[1〜6]．

1 有効がん種

　ALK 融合遺伝子陽性の切除不能な進行・再発の非小細胞肺がん，*ROS1* 融合遺伝子陽性の切除不能な進行・再発の非小細胞肺がん．

2 副作用

　重大な副作用は間質性肺疾患（2.1％），劇症肝炎（頻度不明），肝不全（0.2％），ALT，AST，ビリルビン，ALP などの上昇を伴う肝機能障害（33.9％），QT 間隔延長（3.2％），徐脈（10.1％），好中球減少症（21.2％），白血球減少症（14.3％），リンパ球減少症（4.5％），血小板減少症（3.0％），心不全（0.2％）である．その他の 10％以上に発生する副作用は，視覚障害（視力障害，光視症，霧視，硝子体浮遊物，複視，羞明，視野欠損，視力低下など）（59.0％），悪心（50.9％），下痢（48.4％），嘔吐（43.9％），便秘

1. クリゾチニブ

（32.2％），浮腫（末梢性浮腫，顔面浮腫，眼窩周囲浮腫など）（34.8％），疲労（26.8％），腹痛（上腹部痛，腹部不快感など）（12.6％），味覚異常（20.4％），浮動性めまい（14.3％），ニューロパチー（11.7％），発疹（11.1％）などである．

間質性肺疾患に対しては，息切れ，呼吸困難，咳嗽，発熱などの初期症状に注意し，胸部 CT 検査などを実施する．必要に応じて動脈血酸素分圧（PaO_2），動脈血酸素飽和度（SpO_2），肺胞気動脈血酸素分圧較差（$A\text{-}aDO_2$），肺拡散能力（DL_{CO}）などの検査を行う．

また肝機能障害や QT 間隔延長，徐脈，好中球減少，白血球減少などが現れることがあり，定期的に肝機能検査，心電図および電解質検査，血液検査（血球数算定，白血球分画など）を行う．

作用機序と耐性機序

1 作用機序

クリゾチニブは ALK，肝細胞増殖因子受容体（c-Met/HGFR）および recepteur d'origine nantais（RON）に対するチロシンキナーゼ阻害薬である．クリゾチニブは化学構造上アミノピリジン骨格をもち，標的となる EML4-ALK 融合キナーゼの ATP 結合部位に競合的に結合して阻害効果を発揮する．

2 耐性機序

ALK-TKI の獲得耐性のメカニズムとして，ゲートキーパー変異や ALK 遺伝子増幅，その他の ALK 遺伝子変異などが知られている．EGFR-TKI耐性とは異なり，ゲートキーパー変異以外の耐性を誘導する ALK 変異の数が多いことが特徴的である．

薬物動態

1 吸収

本薬の吸収部位は消化管であり，クリゾチニブ 250 mg 単回経口投与後の絶対的バイオアベイラビリティは約 43％である．食事が血中濃度に及ぼす影響は少なく，食前後・空腹時にかかわらず内服可能である．

2 分布

本薬 50 mg を静脈内投与したときの定常状態での分布容積は1,772 L であった．in vitro 試験から本薬は P 糖蛋白の基質であることが示唆されている．

3 代謝・排泄

CYP3A4/5 が本薬のおもな薬物代謝酵素であり，ヒトにおける主

Ⓐ 小分子化合物/⑦ALK阻害薬

たる代謝経路はピペリジン環の酸化によるクリゾチニブラクタム生成，ならびに *O*-脱アルキル化とそれに続く第Ⅱ相反応（*O*-脱アルキル化代謝物の抱合化）である．健康被験者6例に^{14}C標識クリゾチニブ250 mgを単回投与後，480時間までに投与放射能の63%が便中，22%が尿中に排泄された．また，便中および尿中に排泄されたクリゾチニブの未変化体は，それぞれ投与量の53%および2.3%であった．

④ 蛋白結合

ヒト血漿蛋白結合率は91%で，蛋白結合率に対する薬物濃度の影響は少ないとされている．

pharmacodynamics

クリゾチニブの標的受容体チロシンキナーゼ（RTK）に対する作用を酵素レベルで評価したところ，組換えヒトALKおよび組換えヒトc-Met/HGFRに対してATP競合的な阻害作用を示し，そのKi値はそれぞれ0.5 nmol/Lおよび0.6 nmol/Lであった．

special population

- 間質性肺疾患のある患者またはその既往歴：間質性肺疾患が発現または増悪するおそれがある．
- 肝機能障害患者：肝機能障害が増悪するおそれがあり，本薬の血漿中濃度上昇の報告がある．
- QT間隔延長のおそれまたはその既往歴のある患者：QT間隔延長が起こるおそれがある．
- 重度の腎機能障害患者：C_{max}およびAUCが上昇する可能性があり注意を要する．

投与スケジュール

通常，成人にはクリゾチニブとして1回250 mgを1日2回経口投与する．なお，患者の状態により適宜減量する．

薬物相互作用

本薬はCYP3A4/5により代謝され，CYP3AやCYP2B6を時間依存的に阻害する．これらの代謝酵素に影響を及ぼす薬物との併用は血中濃度が変化する可能性があるため十分な注意が必要である．

文　献

1) ザーコリ® カプセル添付文書
2) ザーコリ® カプセル，医薬品インタビューフォーム
3) Solomon BJ et al：N Engl J Med **371**：2167-2177, 2014
4) Shaw AT et al：N Engl J Med **371**：1963-1971, 2014
5) Shaw AT et al：N Engl J Med **368**：2385-2394, 2013
6) Camidge DR et al：Lancet Oncol **13**：1011-1019, 2012

| A 小分子化合物 | ⑦ALK 阻害薬 |

2 アレクチニブ

商 アレセンサ

概 説

　アレクチニブは，*ALK* 融合遺伝子に対する第2世代の経口受容体型チロシンキナーゼ阻害薬であり，ALK を選択的に阻害する（IC_{50} ＝1.9 nmol/L）．第1世代のクリゾチニブ耐性変異を有する細胞株に対しても腫瘍増殖抑制効果を認め，クリゾチニブとの比較試験でも PFS を延長させた．*ALK* 融合遺伝子検査では，免疫組織化学染色（IHC）法および蛍光 *in situ* ハイブリダイゼーション（FISH）法を測定原理とする承認された体外診断薬を用いる[1~3]．

1 有効がん種

a. *ALK* 融合遺伝子陽性の切除不能な進行・再発の非小細胞肺がん
b. 再発または難治性の *ALK* 融合遺伝子陽性の未分化大細胞リンパ腫

2 副作用

　重大な副作用は間質性肺疾患（5.3%），肝機能障害（頻度不明），好中球減少（11.1%），白血球減少（8.2%），消化管穿孔（頻度不明），血栓塞栓症（頻度不明）である．その他 10%以上に発生する副作用は便秘（29.8%），発疹（24.6%），味覚異常（23.4%），血中ビリルビン増加，AST 上昇，血中クレアチニン増加，血中 CK 増加などである．

　間質性肺疾患に対しては，息切れ，呼吸困難，咳嗽，発熱などの初期症状に注意し，胸部 CT 検査などを実施する．必要に応じて PaO_2，SpO_2，$A-aDO_2$，DL_{CO} などの検査を行う．

　肝機能障害や好中球減少，白血球減少などが現れることもあり，定期的に肝機能検査，血液検査（血球数算定，白血球分画等）を行う．

2. アレクチニブ

作用機序と耐性機序

1 作用機序

　ALK 融合遺伝子陽性の非小細胞肺がんおよび未分化大細胞リンパ腫では，ALK チロシンキナーゼ活性が異常に亢進しており，がん化および腫瘍増殖に関与している．アレクチニブは ALK チロシンキナーゼ活性を阻害し腫瘍細胞の増殖を抑制する．アレクチニブはクリゾチニブやセリチニブと異なる骨格を有し，EML4-ALK 融合キナーゼの ATP 結合部位に競合的に結合して阻害する．

2 耐性機序

　ALK-TKI の獲得耐性の機序としてゲートキーパー変異や *ALK* 遺伝子増幅，その他の *ALK* 遺伝子変異などがあり，ゲートキーパー変異以外の耐性を誘導する *ALK* 遺伝子変異の数が多い[4~6]．

　アレクチニブ治療後の耐性メカニズムの約半数は，ALK キナーゼ部位における *G1202R* 変異や *I1171N* 変異などの遺伝子変異が原因であり，このような耐性変異を有するがんにも第 3 世代 ALK 阻害薬のロルラチニブは有効である．ロルラチニブに対してさえ遺伝子変異が ALK キナーゼに 2 つ以上入る重複変異もある．

薬物動態

1 吸　収

　食事の影響を避けるため，本薬は臨床試験と同様に空腹時に投与することが望ましい．本薬 300 mg を食直後に単回経口投与したとき，アレクチニブの AUC と C_{max} はともに絶食下（投与前 10 時間，投与後 2 時間絶食）投与のおよそ 1.8 倍に増加し，T_{max} も 2.4 時間から 5.9 時間に延長した．一方で，1 回 300 mg を 1 日 2 回食直後に 21 日間反復経口投与したとき，アレクチニブの T_{max} の平均値は空腹時（投与前 2 時間，投与後 1 時間絶食）の 4.0 時間から食直後で 5.3 時間に延長したが，AUC と C_{max} は空腹時投与と同程度であった．

2 分　布

　血液脳関門通過性を有することが示唆されている．ヒト血液中における *in vitro* 血球移行率は約 80％であった．

3 代謝・排泄

　アレクチニブは肝臓において，おもに CYP3A4 により代謝され主要代謝物を生成する．

4 蛋白結合

　ヒト血漿蛋白結合率は 99％以上であり，おもにアルブミンに結

133

合し, α_1-酸性糖蛋白への結合はほとんど認められない.

pharmacodynamics

ヒトにおける本薬の主要代謝物 (M-4) も ALK に対して阻害活性を示し, IC_{50} は 1.2 nmol/L で本薬と同程度であった.

special population

間質性肺疾患, 肝機能障害があると, これらが増悪する危険がある. また, 肝機能障害時は本薬の血漿中濃度が上昇する.

投与スケジュール

● *ALK* 融合遺伝子陽性の切除不能な進行・再発の非小細胞肺がん: 通常, 成人にはアレクチニブとして 1 回 300 mg を 1 日 2 回経口投与する.

● *ALK* 融合遺伝子陽性の非小細胞肺がんにおける術後補助療法: 通常, 成人にはアレクチニブとして 1 回 600 mg を 1 日 2 回, 食後に経口投与する. ただし, 投与期間は 24 ヵ月間までとする. なお, 患者の状態により適宜減量する.

● 再発または難治性の *ALK* 融合遺伝子陽性の未分化大細胞リンパ腫: 通常, アレクチニブとして 1 回 300 mg を 1 日 2 回経口投与する. 体重 35 kg 未満の場合の 1 回投与量は 150 mg とする.

薬物相互作用

チトクロム P450 (おもに CYP3A4) によって代謝される. また *in vitro* 試験において, CYP3A4 の時間依存的阻害ならびに P 糖蛋白および BCRP の阻害が認められており, CYP3A4 の基質となる薬物を併用したときに併用薬の血漿中濃度を増加させる可能性が推察されている. これらの代謝酵素に影響を及ぼす薬物との併用は血中濃度の変化をきたす可能性があるため, 十分な注意が必要である.

文 献

1) アレセンサ® カプセル添付文書
2) アレセンサ® カプセル, 医薬品インタビューフォーム
3) Seto T et al: Lancet Oncol 14: 590-598, 2013
4) Katayama R et al: Clin Cancer Res 20: 5686-5696, 2014
5) Gadgeel SM et al: Lancet Oncol 15: 1119-1128, 2014
6) Ignatius Ou SH et al: J Thorac Oncol 9: 549-553, 2014

A 小分子化合物	⑦ALK 阻害薬

3 セリチニブ

® ジカディア

概　説

　セリチニブは ALK 阻害薬である[1~3].

1 有効がん種

　ALK 融合遺伝子陽性の切除不能な進行・再発の非小細胞肺がん.

2 副作用

　重大な副作用は間質性肺疾患（0.6%），肝機能障害（4.2%），QT間隔延長（7.5%），徐脈（1.8%），重度の下痢（1.1%），高血糖（2.9%）・糖尿病（0.2%），膵炎（0.2%）で，そのほか悪心（34.8%），下痢（50.6%）などの頻度が高い.

　副作用が現れた場合は添付文書を参考に休薬・減薬する.

作用機序と耐性機序

1 作用機序

　セリチニブは EML4-ALK の ATP 結合部位に競合的に結合し，ALK 活性を強力かつ選択的に阻害して，細胞増殖のシグナル伝達を抑制し，がん細胞の増殖を阻害する.

2 耐性機序

　ALK 遺伝子の種々の二次変異（*G1128A*, *G1202R*, *G1269A*, *I1171T + E1210K*）が報告されている.

薬物動態

1 分　布

　動物実験によると，セリチニブは血液脳関門を通過する.

2 代謝・排泄

　おもに肝臓でCYP3Aによる代謝を受け，大部分は糞中へ排泄される. ^{14}C 標識セリチニブ 750 mg を空腹時に単回経口投与したとき，尿中へは 1.3%，糞中へは 91.0% が排泄された.

Ⓐ 小分子化合物/⑦ALK 阻害薬

❸ 蛋白結合

in vitro の実験では，50〜10,000 ng/mL の濃度範囲で薬物濃度に依存せず平均97.2%の蛋白結合率であった.

pharmacodynamics

治療上有効な血中濃度に関するデータは得られていない.

セリチニブを，以前使用されていた用量である750 mg で1日1回反復経口投与したときの血中濃度は，反復投与開始後15日までに定常状態に達すると考えられている.

special population

❶ 肝機能障害・腎機能障害

軽度（Child-Pugh 分類 A）および中等度（Child-Pugh 分類 B）の肝機能障害被験者では単回投与後の薬物動態に明らかな影響は認めないが，重度（Child-Pugh 分類 C）肝機能障害被験者では血中濃度が増加するため，肝機能が悪化する可能性がある. 減量を考慮するとともに副作用の発現に十分注意する. 軽度・中等度肝機能障害でも，長期投与した際の安全性は不明である.

腎機能障害による用量調整は設定されていない.

投与スケジュール

成人にはセリチニブとして450 mg を1日1回，食後に経口投与する. 減量する場合の投与量は1段階減量で300 mg/日，2段階減量で150 mg/日. 150 mg/日で忍容性が得られない場合は投与を中止する. 休薬, 減量および中止の基準は添付文書を参照されたい.

薬物相互作用

併用禁忌薬はないが，セリチニブは CYP3A で代謝されるため，強力な CYP3A 阻害薬または誘導薬と併用した場合，セリチニブの血中濃度が上昇または低下したとの報告があるため注意を要する.

またセリチニブには QT 間隔延長，徐脈作用が報告されており，QT 間隔延長や徐脈を起こすことが知られている薬物と併用した場合は定期的な心電図測定などを行う.

文　献
1) ジカディア®錠，医薬品インタビューフォーム
2) ジカディア®錠　適正使用ガイド
3) Lin YT et al：Eur J Cancer **156**：1-11, 2021

A 小分子化合物　⑦ALK 阻害薬

4 ロルラチニブ

商 ローブレナ

概説

ロルラチニブは未分化リンパ腫キナーゼ（ALK）の受容体チロシンキナーゼに対する選択的な ATP 競合性の低分子チロシンキナーゼ阻害薬である[1〜4].

1 有効がん種

ALK 融合遺伝子陽性の切除不能な進行・再発の非小細胞肺がん.

2 副作用

重大な副作用は間質性肺疾患（0.9%），QT 間隔延長（5.2%），中枢神経系障害（20.8%），精神障害（15.8%），膵炎（10.1%），肝機能障害（18.2%）である. そのほか頻度の高い副作用として高コレステロール血症（77.1%），高トリグリセリド血症など（61.1%），浮腫（43.9%），体重増加（21.0%），末梢性ニューロパチー（27.1%）に注意が必要である.

副作用が現れた場合は添付文書に従い減量・休薬する.

作用機序と耐性機序

1 作用機序

ALK の発がん性変異体である ALK 融合蛋白および既存の ALK チロシンキナーゼ阻害薬（クリゾチニブ，アレクチニブおよびセリチニブ）に対して耐性となる，二次変異（*L1196M*, *G1269A*, *I1171T* および *G1202R* 変異）を有する ALK 融合蛋白のチロシンキナーゼ活性を阻害することにより，腫瘍の増殖を抑制する.

2 耐性機序

複数の遺伝子変異が同時に存在する重複変異が耐性機序として知られ，20 種類以上（*L1196M*＋*G1202R*, *C1156Y*＋*L1198F*, *I1171T*＋*E1210K* など）の重複変異が報告されている. 興味深いことに，これらロルラチニブ耐性を示す重複変異のなかにはクリゾ

Ⓐ 小分子化合物/⑦ALK 阻害薬

チニブやアレクチニブなどほかの ALK 阻害薬に対しては感受性を
示すものがある.

薬物動態

① 吸　収
ロルラチニブ 100 mg を空腹時単回経口投与後の絶対的バイオア
ベイラビリティは 80.8％であった.

② 分　布
ロルラチニブは脳脊髄液へ移行する.

③ 代謝・排泄
肝臓で代謝され, おもな代謝酵素は CYP3A および UGT1A4 であ
る. ^{14}C 標識ロルラチニブ 100 mg を単回経口投与したとき, 投与後
288 時間までに投与放射能の 47.7％が尿中, 40.9％が糞中に排泄さ
れた.

④ 蛋白結合
血漿蛋白結合率は 66％であった.

pharmacodynamics

治療上有効な血中濃度は 150 ng/mL と推定される. ロルラチニブ
100 mg を 1 日 1 回反復経口投与したときの血中濃度は, 反復投与
後 15 日までに定常状態に達すると考えられている.

special population

① 肝機能障害
ベースラインの肝機能障害および試験中の肝機能悪化に伴い,
反復投与時の定常状態におけるロルラチニブのクリアランスが変
化する傾向は認められなかった. したがって, 軽度の肝機能障害を
有する患者への用量調節は不要と考えられる. しかし, 中等度以上
の肝機能障害を有する患者における薬物動態データはないため,
そのような患者に対するロルラチニブの投与は慎重な状態観察を
行った上で検討する.

② 腎機能障害
腎機能正常被験者（eGFR≧90 mL/分）と比べて, 軽度（90 mL/
分＞eGFR≧60 mL/分）, 中等度（60 mL/分＞eGFR≧30 mL/分）お
よび重度（30 mL/分＞eGFR）の腎機能障害を有する被験者におけ
る本薬の AUC_{inf} はそれぞれ 104％, 119％および 141％であり, C_{max}
はそれぞれ 101％, 89％および 92％であった. なお, 透析患者にお

4. ロルラチニブ

ける検討は行われていない．腎機能障害患者では副作用の発現頻
度および重症度が高まるおそれがあるため，重度の腎機能障害患
者では減量を考慮し，中等度の腎機能障害患者では慎重な状態観
察を行った上での投与を検討する．

投与スケジュール

　通常，成人にはロルラチニブとして1日1回100 mgを経口投与
する．休薬，減量および中止の基準については添付文書を参照され
たい．

薬物相互作用

　リファンピシンの併用は，薬物相互作用を検討した試験におい
て全例で肝機能障害を発現したため併用禁忌と設定されている．

文　献
1）ローブレナ®錠，医薬品インタビューフォーム
2）ローブレナ®錠，適正使用ガイド
3）Yoda S et al：Cancer Discov **8**：714-729, 2018
4）Lin YT et al：Eur J Cancer **156**：1-11, 2021

| A 小分子化合物 | ⑦ALK 阻害薬 |

5 ブリグチニブ

® アルンブリグ

概　説

ブリグチニブは未分化リンパ腫キナーゼ（anaplastic lymphoma kinase：ALK）を阻害する経口チロシンキナーゼ阻害薬である．クリゾチニブ，アレクチニブ，ロルラチニブ，セリチニブに次いで2021 年に本邦で販売が開始された[1,2]．

① 有効がん種

ALK 融合遺伝子陽性の切除不能な進行・再発の非小細胞肺がん．

② 副作用

重大な副作用は間質性肺疾患（6.3%），膵炎（頻度不明），肝機能障害（32.2%）で，そのほか CK 上昇（54.8%），下痢（40.4%），高血圧，悪心，発疹，リパーゼ上昇，アミラーゼ上昇（各 20% 以上）が 20% 以上でみられる．ほかの ALK 阻害薬にはない副作用として高血圧と，投与初期に発現する間質性肺疾患（early onset pulmonary events：EOPE）が特徴的である．

作用機序と耐性機序

① 作用機序

ブリグチニブは ALK 融合蛋白のチロシンキナーゼ活性を阻害することにより，腫瘍の増殖を抑制する．クリゾチニブとは異なった骨格をもち，そこにジメチルホスフィンオキシドを結合させることで ALK に対する活性を増加させている．

② 耐性機序

ブリグチニブ投与後の病勢進行例の検体から *G1202R, E1210K, S1206Y/C, D1203N* などの耐性変異が報告されており，耐性機序に関わっていると考えられる．また，ブリグチニブを含めた第 2 世代以降の ALK 阻害薬には単一の耐性変異だけでなく複数の耐性変異

5. ブリグチニブ

が組み合わさった複合耐性変異の出現が報告され，これらが次治療の有効性の低下に関わっているとされる[3]．

薬物動態

1 吸収

ラットでのバイオアベイラビリティは 40% 程度である．ブリグチニブ 180 mg を高脂肪食摂取後に単回経口投与した場合，C_{max} は約 13% 低下したが AUC には影響がなく，食前後・空腹時にかかわらず内服可能である．

2 分布

ブリグチニブ 180 mg を 1 日 1 回経口投与したときの，定常状態における見かけの分布容積は 306.6 L であった．

3 代謝・排泄

ブリグチニブの主要代謝経路は肝細胞での N-脱メチル化であり，おもに CYP2C8 および CYP3A4 により代謝される．ブリグチニブ 180 mg を 1 日 1 回経口投与したときの定常状態における経口クリアランスは 8.88 L/時であり，$T_{1/2}$ は 23.9 時間であった．

4 蛋白結合

ブリグチニブ 90 mg を単回経口投与したときの血漿蛋白結合率は約 91% であった．また，蛋白結合に明らかな濃度依存性は認められなかった．

pharmacodynamics

本薬に特徴的な副作用である EOPE については，海外第 I / II 相試験で発現割合と開始用量に関連がみられ，180 mg 1 日 1 回投与の前に 7 日間の 90 mg 1 日 1 回投与期間を設けることで EOPE の発現割合が低下する．

special population

1 肝機能障害

重度の肝機能障害患者（Child–Pugh 分類 C）では非結合型ブリグチニブの AUC_{inf} が健康な成人より 37% 高く，投与にあたっては減量を考慮し副作用の発現に十分な注意が必要である．

2 腎機能障害

重度の腎機能障害患者（eGFR＜30 mL/分/1.73 m^2）では非結合型ブリグチニブの AUC_{inf} が健康な成人より 92% 高く，投与にあたっては減量を考慮し副作用の発現に十分な注意が必要である．

Ⓐ 小分子化合物/⑦ALK阻害薬

❸ 間質性肺疾患またはその既往歴

投与する場合は間質性肺疾患の出現・増悪に厳重に注意する[4].

投与スケジュール

1日1回90 mgを7日間経口投与し，その後1日1回180 mgを経口投与する．14日以上休薬し再開する場合は，休薬の理由を問わず最初の7日間は1日1回90 mgとする．

薬物相互作用

本薬の代謝にはおもにCYP3A4が関わっており，CYP3A4の阻害または誘導作用を有する薬剤や食品と併用した場合，血中濃度を変化させる可能性があるため十分な注意が必要である．

文　献

1) アルンブリグ®錠，医薬品インタビューフォーム（第3版）
2) アルンブリグ®錠添付文書
3) Gainor JF et al：Cancer Discov **6**：1118-1133, 2016
4) 特発性肺線維症の治療ガイドライン2023，第2版，「特発性肺線維症の治療ガイドライン」作成委員会（編），南江堂，東京，p56-57, 2023

A 小分子化合物

⑧ MET 阻害薬

1 テポチニブ

💊 テプミトコ

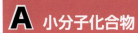

概　説

　テポチニブは経口チロシンキナーゼ阻害薬で,「*MET* 遺伝子エクソン 14 スキッピング変異陽性の切除不能な進行・再発の非小細胞肺がん」に有効である. おもな副作用に, 間質性肺疾患 (3.8％), 体液貯留 (61.5％), 肝機能障害 (13.1％), 腎機能障害 (20.0％) などが挙げられる. 特に間質性肺炎の治療には, 患者に呼吸器内科医などの専門医の診断を受けさせるなど適切な処置を行う. また体液貯留においては, 急激な体重の増加, 呼吸困難などの異常が認められた場合には本薬の投与を中止するなど適切な処置を行う. また, QT 間隔延長が現れる可能性があるため, 慎重に経過観察を行う[1].

作用機序

　テポチニブは間葉上皮転換因子 (mesenchymal-epithelial transition factor：MET) に対する阻害作用を有する低分子化合物であり, MET のリン酸化を阻害し, PI3K/AKT 経路および ERK 経路のシグナル伝達を阻害する. MET エクソン 14 スキッピング変異を有する NSCLC に対して腫瘍増殖抑制作用を示す[1〜3].

薬物動態

1 吸　収

　健康成人の絶対的バイオアベイラビリティは 71.6％であり, 消化管からの吸収は良好である. C_{max} は投与 8 時間後であった.

2 分　布

　母集団解析から推定された中央コンパートメントの見かけの分布容積 (Vc) は 1,140 L (相対標準誤差 2.00％) であった. なお, 健康成人 6 例に本薬 500 mg を単回経口投与し, 4 時間後に ^{14}C 標識

⒜ 小分子化合物/⑧MET 阻害薬

テポチニブを単回静脈内投与したときの分布容積（Vz）は 573.6 L（14.4％）［幾何平均値（幾何変動係数（CV）％）］であった.

❸ 代謝・排泄

本薬は CYP3A4 と CYP2C8 によって代謝される.

❹ 蛋白結合

テポチニブのヒト血漿蛋白結合率は 98％である.

pharmacodynamics

曝露量［1 日あたりの平均 AUC（$mAUC_{24h}$）］の四分位点で分割した各曝露量群と末梢性浮腫の初回発現のリスクとの間に関連が認められ，曝露量の増加に伴い，末梢性浮腫の初回発現のリスクが上昇することが示唆されている. 本薬の薬物動態に明確な国内外差は認められていない[3].

special population

本薬の代謝には CYP3A4 および 2C8 が関与する. 本薬および本薬の代謝物は胆汁を介して排泄されると考えられている. 重度の肝機能障害は本薬の曝露量に影響を及ぼす可能性があり，注意を要する. 重度の肝機能障害を有する患者に対する本薬のデータはない. また，本薬の消失における腎排泄の寄与は小さいことが示唆されていることから，腎機能障害を有する患者に対して本薬の用量を調節する必要はない[3].

投与スケジュール

成人にはテポチニブとして 1 回 500 mg を 1 日 1 回食後に経口投与する.

薬物相互作用

ミダゾラムに本薬を併用してもミダゾラムの曝露量は変化せず，CYP3A 基質との併用投与に関する注意喚起は不要と考えられている. P 糖蛋白阻害作用を示すため，P 糖蛋白の基質となる薬物（ダビガトラン，ジゴキシン，フェキソフェナジンなど）と併用すると，血中濃度が上昇するため注意を要する.

文　献

1) Schrock AB et al：J Thorac Oncol **11**：1493-1502, 2016
2) Wu YL et al：Cancer Treat Rev **61**：70-81, 2017
3) テプミトコ® 錠，医薬品インタビューフォーム

A 小分子化合物　　⑧MET 阻害薬

2 カプマチニブ

⓯ タブレクタ

・2HCl ・H₂O

概　説

　カプマチニブは間葉上皮転換因子（MET）に対する選択的な経口阻害薬で，*MET* 遺伝子エクソン 14 スキッピング変異の MET チロシンキナーゼ活性を選択的に阻害する．有効ながん種は，*MET* エクソン 14 スキッピング変異を有する切除不能な進行・再発の非小細胞肺がんである．重大な副作用として間質性肺疾患（2.1％），体液貯留（54.6％），肝機能障害（10.3％），腎機能障害（25.8％）が報告されている．

作用機序

　カプマチニブは，HGF をリガンドとする受容体型チロシンキナーゼである MET のチロシンキナーゼ活性の ATP 結合部位を競合的に阻害し，MET の活性化に基づく細胞増殖，生存，および遊走に対して阻害作用を示す．*MET* 遺伝子エクソン 14 スキッピング変異を有する MET に対して阻害活性を示す[1]．

薬物動態

1 吸　収

　健康成人の絶対的バイオアベイラビリティは明らかとなっていない．C_{max} は投与約 1 時間後であった．空腹時と比べ低脂肪食投与で AUC は 1〜2 倍，高脂肪食投与で 1.46 倍になるが，投与と食事との関係は想定されていない．

2 分　布

　外国人健康被験者 6 例に，^{14}C 標識カプマチニブ 600 mg を単回経口投与したときの見かけの分布容積は 473 L であった．

3 代謝・排泄

　カプマチニブはおもに CYP3A4 およびアルデヒドオキシダーゼ

145

A 小分子化合物/⑧MET 阻害薬

によって代謝される. カプマチニブの肝臓の代謝における CYP3A4 の寄与率は 40〜50％, アルデヒドオキシダーゼの寄与率は 40％と考えられている. 排泄経路は尿中および糞中である.

④ 蛋白結合

カプマチニブのヒト血漿蛋白結合率は 96％である.

pharmacodynamics

末梢性浮腫の発現率は血中濃度の上昇に伴い増加した. これはもっとも頻繁に報告された副作用の 1 つで, 52.6％の患者に認められた.

special population

肝機能障害については, 肝機能が正常な被験者と比べ, 軽度および中等度障害被験者でクリアランスおよび分布容積に違いは認められなかった. したがって軽度, 中等度および重度の肝機能障害を有する患者に対する本薬の用量調節は不要である.

腎機能障害についても薬物動態パラメータと Ccr の間に関連は認められなかったため, 腎機能障害を有する患者に対する本薬の用量調節は不要である[2].

肝・腎機能障害ともに長期投与時の安全性には注意する.

投与スケジュール

1 回 400 mg を 1 日 2 回経口投与する. なお, 患者の状態により適宜減量する.

薬物相互作用

カプマチニブはおもに CYP3A4 およびアルデヒドオキシダーゼによって代謝されるが, CYP1C2, P 糖蛋白および BCRP の阻害作用を示すことから, その基質となる薬物との併用には注意を要する.

文 献

1) Baltschukat S et al：Clin Cancer Res **25**：3164-3175, 2019
2) タブレクタ® 錠, 医薬品インタビューフォーム

A 小分子化合物

⑨ KRAS 阻害薬

1 ソトラシブ

🄬 ルマケラス

概　説

　ソトラシブは初の変異 KRAS 特異的阻害薬であり，G12C 変異を有する KRAS 蛋白に共有結合する．KRAS は GDP 結合時には不活型であり，上流シグナルにより活性化されると GTP 結合型になる．野生型 KRAS では活性化された KRAS は速やかに不活化されるが，変異 KRAS では不活化のプロセスが障害される．ソトラシブは GDP 型 KRAS に結合することで，活性化型 KRAS（KRAS–GTP）を減少させる．現在は，*KRAS G12C* 遺伝子変異を有する肺がんに対する二次治療薬として承認されている．野生型 KRAS には結合しないことから副作用は軽微とされるが，下痢，肝機能障害，間質性肺炎が認められる．

作用機序と耐性機序

① 作用機序

　ソトラシブは KRAS 蛋白の switch II 領域にはまり込み，*KRAS G12C* 変異により生じるシステインに共有結合するアロステリック阻害薬である．また，KRAS の 95 番目のアミノ酸であるヒスチジン周囲に形成される溝も利用している．不活型である GDP–KRAS に結合し，活性化型（GTP–KRAS）への移行を阻害する．

② 耐性機序

　KRAS 蛋白の二次性変異および *KRAS G12C* の遺伝子増幅による KRAS 自身の変化に加え，*NRAS* やほかのがん遺伝子の活性化変異や遺伝子増幅，下流の MAPK シグナルに関与する遺伝子異常が報

147

A 小分子化合物／⑨KRAS 阻害薬

告されている．また，遺伝子以外の変化として上皮間葉移行や扁平上皮がんへの分化誘導がある．

薬物動態

① 吸 収

ソトラシブは全身循環に入る前に多くは糞便排泄および代謝などによって消失すること，および腸管の PH では溶解度が低いことから，バイオアベイラビリティは低いものと考えられる．

② 分 布

投与後，広範な組織に対し可逆的に分布し，特に肝臓，腎臓，甲状腺，膵臓，眼窩外涙腺および眼窩内涙腺に多く分布する．血液脳関門の透過性については，まとまった解析はなされていない．

③ 代謝・排泄

おもに CYP3A により代謝され，糞便より排泄される．健康男性被験者 8 例に対しソトラシブ 720 mg を単回経口投与した検討では，糞便中排泄が 74.4%，尿中排泄が 5.81% であった．

④ 蛋白結合

ソトラシブのヒト血漿蛋白結合率は約 89% であり，ヒト血液/血漿中濃度比は約 0.7 であった．

pharmacodynamics

腫瘍および血漿中のソトラシブの曝露量は，用量の増加に伴い増加する．ソトラシブを 180 mg 1 日 1 回投与後の C_{max} の幾何平均値（平均値，CV%）は，day 1 および day 8 でそれぞれ 6,880 ng/mL（7,870 ng/mL，51%）および 6,440 ng/mL（7,630 ng/mL，67%）であり，非結合型の濃度に換算するとそれぞれ約 $1.4 \mu M$ および 1.3 μM と算出される．細胞株では KRAS の下流 ERK のリン酸化は 10 nM 程度で抑制されることから，ソトラシブは 180 mg/日の投与において下流シグナルを抑制していると考えられる．毒性の点では，承認用量である 960 mg/日においても用量制限毒性を認めていない．

special population

① 肝機能障害

肝障害時にも総血漿中濃度の AUC に大きな変化はないが，肝代謝であり，中等度以上の肝機能障害患者（AST もしくは ALT が基準値の 2.5 倍以上，または総ビリルビンが基準値の 1.5 倍以上）に対しては注意を要する．

❷ 免疫チェックポイント阻害薬投与後症例

本剤は二次治療で使用されるため，多くの症例で前治療として免疫チェックポイント阻害薬（ICI）が用いられる．機序は不明であるが，ICI投与後にソトラシブを使用すると肝障害の出現頻度が上昇することが報告されており，注意が必要である．ICIの最終投与からソトラシブ投与開始までの間隔が短いと，肝障害の出現頻度が上昇することが報告されている．

投与スケジュール

960 mgを1日1回経口投与する．

薬物相互作用

ソトラシブはCYP3Aの基質であり，CYP3Aの誘導作用およびP糖蛋白，BCRPの阻害作用を示す．したがって，CYP3A誘導薬やCYP3Aの基質となる薬物と併用すると有効性が減弱し，P糖蛋白やBCRPの阻害作用を有する薬物と併用すると副作用が増強する可能性がある．本薬の溶解度はpHの上昇により低下するため，胃内pHを上昇させる薬物（プロトンポンプ阻害薬，H_2受容体拮抗薬）の併用により有効性が減弱する可能性がある．

A 小分子化合物

⑩ BRAF 阻害薬

1 ベムラフェニブ

🅱 ゼルボラフ

概　説

1 有効がん種

　ベムラフェニブは *BRAF* V600E 遺伝子変異を有する BRAF の選択的キナーゼ阻害薬で，転移性または切除不能 *BRAF* V600E 遺伝子変異悪性黒色腫に対して承認されている．野生型 BRAF には有効性を示さないだけでなく，CRAF を介した MAPK シグナル経路の活性化をきたすため[1]，*BRAF* V600E 遺伝子変異の診断は必須である．MEK 阻害薬との併用療法，および悪性黒色腫以外の適応症はない．

2 副作用

　頻度の高い有害事象は皮膚障害，関節痛，疲労，光線過敏症，脱毛，消化器毒性である．そのほかに肝機能障害，QT 延長症候群，眼障害，アナフィラキシーなどに注意が必要である[2]．BRAF 阻害薬に共通する特徴的な副作用に皮膚扁平上皮がん，二次発がん（悪性黒色腫を含む）がある．これは BRAF が阻害されることによる MAPK シグナル経路の迂回路の活性化（paradoxical activation）によると考えられ，実際に MEK 阻害薬を併用することにより有棘細胞がんの発症頻度が低下する[3]．

作用機序と耐性機序

1 作用機序（図 1）

　BRAF V600E 遺伝子変異は BRAF キナーゼを活性化し下流の MEK，ERK を介してがん細胞の異常増殖と生存を引き起こす．ベムラフェニブは BRAF V600 キナーゼを ATP 競合的に阻害すること

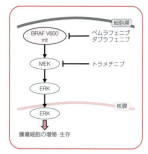
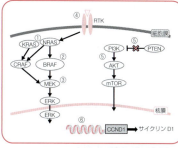

図1 *BRAF*遺伝子変異陽性腫瘍におけるMAPK経路

図2 BRAF・MEK阻害薬の耐性機序
①*NRAS*および*KRAS*遺伝子変異，②*BRAF*スプライシング多型および遺伝子増幅，③*MEK*遺伝子変異，④受容体型チロシンキナーゼ活性化および過剰発現，⑤PTEN不活化を含むPI3K経路の活性化，⑥*CDK4*遺伝子増幅によるサイクリンD1増幅.
(Ann Transl Med **3**：207, 2015. Front Oncol **3**：54, 2012. Nat Rev Clin Oncol **11**：385, 2014. Nat Rev Cancer **15**：577, 2015 を参考に作成)

によりMAPKシグナル経路を抑制し，抗腫瘍効果を示す．

2 耐性機序（図2）

耐性機序は内因性耐性機序と獲得耐性機序に分けられる．内因性耐性はPI3Kを抑制するPTENの機能低下やMAPKシグナル経路の下流にあるサイクリンD1の増幅によると考えられている．一方でベムラフェニブ投与によりサイクリンD1の発現が減少することやPTEN機能が消失していてもベムラフェニブが奏効する例が報告されており確定的ではない．

多くの悪性黒色腫はベムラフェニブ耐性後もMAPKシグナル経路に依存しており，獲得耐性の多くは*MEK1/2*遺伝子変異や*NRAS*遺伝子変異，*BRAF*遺伝子増幅，*BRAF*遺伝子のスプライシングによるBRAFの二量体化などMAPKシグナル経路内に生じていると考えられる．またMAPK非依存的な獲得耐性としてPI3K/AKT，cMET，FGFR，EGFRといったシグナル経路の活性化が考えられている．

薬物動態

1 吸収・分布

バイオアベイラビリティは不明であるが，食事の影響を受ける．高脂肪食摂取後投与と空腹時投与を比較すると，前者でC_{max}が2.5

Ａ 小分子化合物/⑩BRAF 阻害薬

倍，AUC が 4.7 倍に増加する．分布容積は 91 L である．ベムラフェニブの 99％以上はアルブミンまたはα_1-酸性糖蛋白に結合している[4]．

2 代謝・排泄

おもに肝臓の CYP3A4 で代謝され不活性代謝物となる．一部グルクロン酸抱合，グリコシル化を受ける．94％が便中に排泄され，尿中に排泄されるのは 1％未満である[4]．便中への排泄は胆汁を介しており，ベムラフェニブの代謝と排泄に肝機能の関与が高い．

special population

1 肝機能障害

悪性黒色腫に対する臨床試験で，軽度〜中等度肝障害において AUC は正常肝機能の患者と同程度であったが，肝で代謝・排泄を受けるので肝障害時には注意が必要と思われる．

投与スケジュール

960 mg/回を 1 日 2 回内服する．

薬物相互作用

ベムラフェニブは CYP3A4 を誘導し CYP1A2 および CYP2C9 を阻害するため，これらで代謝される薬物を併用する場合には併用薬物の血中濃度が低下あるいは上昇する可能性がある．また QT 間隔延長を引き起こすことが知られている薬物との併用により，QT 間隔延長作用が増強される可能性がある．

文 献

1) Poulikakos PI et al：Nature **464**：427-430, 2010
2) Larkin J et al：Lancet Oncol **15**：436-444, 2014
3) Larkin J et al：N Engl J Med **371**：1867-1876, 2014
4) ゼルボラフ® 錠，医薬品インタビューフォーム

A 小分子化合物　　⑩BRAF 阻害薬

2 ダブラフェニブ

商 タフィンラー

概　説

1 有効がん種

　MAPK シグナル伝達路における *BRAF* 遺伝子変異型キナーゼ活性を阻害する BRAF 阻害薬である．*BRAF* 遺伝子変異陽性の悪性黒色腫に対して単剤あるいはトラメチニブとの併用で有効性が示され，さらに *BRAF* 遺伝子変異陽性の非小細胞肺がんや，結腸・直腸がんを除くさまざまな固形腫瘍，および有毛細胞白血病に対して適応が拡大された．なお，悪性黒色腫においてのみ術後補助化学療法として適応がある．コンパニオン診断薬は適応症によって異なる．

2 副作用

　皮膚扁平上皮がん，二次発がんのほかに発熱，高血糖，関節痛・筋肉痛，眼障害，心機能障害，頭痛などがある．なお第 I 相試験の用量漸増コホートでは 300 mg×1 日 2 回まで増量したが，最大耐用量に達しなかった[1]．

作用機序と耐性機序

1 作用機序（p151，図 1 参照）

　V600 遺伝子変異陽性 BRAF キナーゼを ATP 競合的に阻害することで MAPK シグナル経路を抑制し，抗腫瘍効果を示す．

2 耐性機序（p151，図 2 参照）

　おもに MAPK シグナル経路に依存した獲得耐性と，非依存性の獲得耐性とがある．BRAF 阻害薬耐性後の 100 例を対象に，耐性機序を全エクソンシーケンスまたは PCR で解析した研究によれば，58％で耐性機序が同定され，頻度の高いものとして *NRAS* および *KRAS* 変異（20％），*BRAF* スプライシング多型（16％），*BRAF* 遺伝

子増幅（13％）などが認められた．MAPK 非依存性耐性は 11％で認められた．また腫瘍内および患者個体内で獲得耐性の不均一性が高頻度で認められたことも報告されている．

さらに全エキソーム解析によっても獲得耐性が同定されない場合が少なからず存在し，エピゲノムあるいはトランスクリプトームレベルでの耐性化機序，免疫学的な耐性化機序の存在が示唆されている[2]．

薬物動態

1 吸収・分布

バイオアベイラビリティは 94.5％である．高脂肪・高カロリー食摂取後に単回経口投与したとき，AUC および C_{max} は絶食時と比較しそれぞれ 31％，51％低下した．分布容積は 45.5 L である[3]．脳血液関門の透過性については，正常動物モデルでダブラフェニブ単回投与は脳内へ移行しないことが示されている一方[4]，反復投与では移行する可能性を示唆するものもある[5]．臨床では脳転移に対して 30〜40％の奏効割合が報告されている[5]．臨床では，悪性黒色腫脳転移症例やグリオーマに対する有効性が報告されている．

2 代謝・排泄

おもに CYP2C8・3A4・2C9 によって代謝される．血中では本薬は 11％程度で代謝物の濃度の方が高い．排泄経路は便中が 71％，尿中が 23％である[4]．

special population

母集団薬物動態解析によれば性別・体重は C_{max} などの薬物動態パラメーターに大きな影響は与えないと考えられる．また軽度および中等度の腎機能低下，軽度の肝機能低下ではダブラフェニブの経口クリアランスおよび血漿中代謝物濃度に影響はなかった[6]．

しかし本薬による肝機能障害もみられ，肝機能障害時には特に注意が必要である．

投与スケジュール

単剤投与時，トラメチニブとの併用時ともに，1 回 150 mg を 1 日 2 回空腹時に内服する．小児では体重に合わせて 1 回投与量が定められている．

2. ダブラフェニブ

薬物相互作用

　ダブラフェニブは CYP2C8・3A4 の基質であるとともに CYP2C9・3A4 を誘導する．CYP3A4 を阻害あるいは誘導する薬物と併用することにより，ダブラフェニブの血中濃度が変化する可能性がある．また胃内 pH に影響を与える薬物により，バイオアベイラビリティが変化する可能性がある．

文　献

1) Falchook GS et al：Lancet **379**：1893-1901, 2012
2) Johnson DB et al：Eur J Cancer **51**：2792-2799, 2015
3) Deton CL et al：J Clin Pharmacol **53**：955-961, 2013
4) タフィンラー®カプセル，医薬品インタビューフォーム
5) Long GV et al：Lancet Oncol **13**：1087-1095, 2012
6) Ouellet D et al：J Clin Pharmacol **54**：696-706, 2014

| A 小分子化合物 | ⑩BRAF 阻害薬 |

3 エンコラフェニブ

商 ビラフトビ

概　説

1 有効がん種

　エンコラフェニブはベムラフェニブ，ダブラフェニブと同様に*BRAF* V600E 遺伝子変異に対して抗腫瘍活性を示す経口 BRAF 阻害薬である．適応症はビニメチニブと同様であり，悪性黒色腫[1]，難治性甲状腺がんおよび甲状腺未分化がんではビニメチニブと併用し，結腸・直腸がんにおいてはセツキシマブとの併用，またはビニメチニブおよびセツキシマブと併用する[2]．いずれも *BRAF* V600E 遺伝子変異を有するがんが対象となる．

2 副作用

　用量制限毒性は，おもに関節痛，筋肉痛，疲労，無力症，不眠症，嘔吐などである．ほかの BRAF 阻害薬と同様，単剤で使用する際は皮膚悪性腫瘍に注意が必要である．その他眼障害，肝障害，手掌・足底発赤不全症候群などが特徴的である．QT 間隔延長をきたすことがある．

作用機序と耐性機序

　「Ⅱ-1-A-⑩-2．ダブラフェニブ」（p153）参照．

薬物動態

1 吸収・分布

　エンコラフェニブのバイオアベイラビリティはおよそ 86％である．食事の影響を検討した第Ⅰ相試験では空腹時および食後投与時で薬物動態に大きな差は認められず，食事条件は規定されていない[3]．

3. エンコラフェニブ

② 代謝・排泄

血漿中では 60％が未変化体として存在し，おもな代謝経路は肝臓での UGT1A1 によるグルクロン酸抱合である．それ以外に CYP2C19 および CYP2D6 も一部関与する．47.2％が便中に，47.2％が尿中に排泄される．

③ 蛋白結合

血漿中蛋白結合率は 86.1％である．

special population

① 肝機能障害

肝機能正常者と比較して，軽度肝機能障害患者（Child-Pugh 分類 A）の C_{max} および AUC は 1.21 倍および 1.55 倍に増加した．肝機能障害患者に使用する場合には減量を考慮するとともに，副作用の発現に十分注意を要する．

② 腎機能障害

母集団薬物動態解析の結果，腎機能正常者と比較して，軽度・中等度腎機能障害患者のクリアランスの低下は 5％未満であり，eGFR 30 mL/分/1.73 m^2 以上であれば影響は小さいと考えられる．

投与スケジュール

悪性黒色腫，甲状腺がんに対する治療ではエンコラフェニブは 450 mg を 1 日 1 回内服であるが，結腸・直腸がんに対して使用する場合は 300 mg を 1 日 1 回内服である．

薬物相互作用

CYP3A4 で代謝されるとともに，CYP3A4 を誘導する．リトナビルやジルチアゼムなどの CYP3A4 阻害薬と併用することでエンコラフェニブの血中濃度が上昇するおそれがある．また CYP3A 基質との併用により併用薬の血中濃度低下の可能性がある．エンコラフェニブは OATP1B1，PATP1B3，BRCP を阻害するため，ロスバスタチンなどの基質の血中濃度が上昇することがある．

文　献

1) Dummer R et al：Lancet Oncol **19**：1315-1327, 2018
2) Kopetz S et al：N Engl J Med **381**：1632-1643, 2019
3) ビラフトビ® カプセル，医薬品インタビューフォーム

A 小分子化合物

⑪ MEK 阻害薬

1 トラメチニブ

🏪 メキニスト

概　説

　　トラメチニブはマイトジェン活性化細胞外シグナル関連キナーゼ（MEK）阻害薬である.

1 有効がん種

　　ダブラフェニブとの併用療法として，*BRAF* 遺伝子変異陽性の進行悪性黒色腫，非小細胞肺がん，結腸・直腸がんを除く進行固形腫瘍および有毛細胞白血病に対して承認されている．悪性黒色腫においてのみ術後補助化学療法として適応がある．コンパニオン診断薬は適応症によって異なる.

2 副作用

　　単剤での用量制限毒性は皮膚毒性，下痢，中心性漿液性脈絡網膜症であった[1]．一方で併用療法では最大耐用量に達せず，ダブラフェニブ 150 mg・トラメチニブ 2 mg が推奨用量となった[2].

　　頻度の高い副作用は皮膚毒性，消化器毒性，疲労などである．単剤・併用療法で心不全，左室機能不全，不整脈といった心毒性が起こりうるため治療開始前および治療中は心機能検査を行う．眼障害（網膜剝離，網膜静脈閉塞など）をきたすことがあり有症状時には眼科医と連携する．その他の副作用として肺毒性，発熱，高血圧，末梢性浮腫，横紋筋融解症，血栓塞栓症などがある.

作用機序と耐性機序

1 作用機序（p151，図 1 参照）

　　遺伝子変異によって恒常的に活性化した BRAF は下流の MEK 蛋白（MEK1/2）をリン酸化し MAPK 経路を活性化させる．トラメチニブは可逆的・選択的な MEK1/2 のアロステリック阻害薬であり，

MEK蛋白の活性化およびキナーゼ活性を阻害することでMAPK経路を制御し抗腫瘍効果を発揮する.

またトラメチニブはBRAF阻害薬と併用することにより,BRAF阻害薬への耐性獲得抑制および腫瘍縮小効果の増強が期待される.さらにBRAF阻害薬によるMAPK経路のparadoxical activationを抑制することで皮膚扁平上皮がん発症頻度が低下する[3,4].

② 耐性機序(p151,図2参照)

併用療法に対する獲得耐性機序はダブラフェニブ単剤療法のそれに類似しており,MAPK経路内のBRAF増幅,*NRAS*遺伝子変異,*MEK*遺伝子変異などとの関連が示唆されている[5].一方でMAPK経路外の獲得耐性機序としてMcl-1過剰発現が報告されている[6].

■ 薬物動態

トラメチニブの薬物動態は単剤と併用療法時で同様である[7].

① 吸収・分布

バイオアベイラビリティは72%である.高脂肪食・高カロリー食摂取後投与では絶食投与と比較して,AUC,C_{max}がそれぞれ10%,70%低下する.分布容積は1,060 Lである.動物モデルではトラメチニブはわずかに脳内へ移行すると考えられている[7].脳内移行性の低さの理由としてトラメチニブが血液脳関門の排泄トランスポーターであるP糖蛋白の基質であることが考えられる[8].

② 代謝・排泄

おもにカルボキシエステラーゼ脱アセチル化される.排泄はおもに便中であり(>80%),尿中排泄は20%以下である[7].

■ special population

軽度の肝機能障害および軽度から中等度の腎機能障害ではクリアランスに変化はみられない[9].中等度以上の肝機能障害では曝露量が増加する可能性がある.

■ 投与スケジュール

2 mgを1日1回,空腹時に経口投与する.小児では体重に合わせて1回投与量が定められている.

■ 薬物相互作用

CYP2C8,2C9-2C19を阻害し,CYP3A4,2B6を誘導する.また

Ａ 小分子化合物/⑪MEK 阻害薬

P糖蛋白，BCRP，OATP1B1，OATP1B3，OAT1，OAT3，MATE1 などのトランスポーターも阻害する．

そのため，CYP2C8 で代謝されるダブラフェニブの AUC を 23% 増大させる．

文 献

1) Infante JR et al：Lancet Oncol **13**：773-781, 2012
2) Flaherty KT et al：N Engl J Med **367**：1694-1703, 2012
3) Long GV et al：Lancet **386**：444-451, 2015
4) Carlos G et al：JAMA Dermatol **151**：1103-1109, 2015
5) Long GV et al：Nat Commun **5**：5694, 2014
6) Fofaria NM et al：Oncotarget **6**：40535-40556, 2015
7) メキニスト® 錠，医薬品インタビューフォーム
8) Vaidhyanathan S et al：Drug Metab Dispos **42**：1292-1300, 2014
9) Ouellet D et al：Cancer Chemother Pharmacol **77**：807-817, 2016

A 小分子化合物　　⑪MEK 阻害薬

2 ビニメチニブ

® メクトビ

概　説

1 有効がん種

　ビニメチニブはトラメチニブと同様に経口投与可能なマイトジェン活性化細胞外シグナル関連キナーゼ（MEK）阻害薬であり，*BRAF* V600 遺伝子変異に対して抗腫瘍活性を示す．わが国での適応症はいずれもほかの抗悪性腫瘍薬との併用であるが，がん種によってその併用薬が異なる．悪性黒色腫[1]，難治性甲状腺がんおよび甲状腺未分化がんではエンコラフェニブと併用するが[2]，結腸・直腸がんにおいてはエンコラフェニブおよびセキツキシマブと併用する[3]．

2 副作用

　用量制限毒性は，脈絡網膜症とざ瘡様皮疹である[4]．特に注意を要する副作用として心機能障害，肝機能障害，横紋筋融解症などがあり，ベースラインおよび治療中のモニタリングが必要である．

作用機序と耐性機序

　「Ⅱ-1-A-⑪-1．トラメチニブ」（p158）参照．

薬物動態

1 吸収・分布

　ビニメチニブのバイオアベイラビリティはおよそ 50％である．食事の影響を検討した第Ⅰ相試験では空腹時および食後投与時で薬物動態に大きな差は認められず，食事条件は規定されていない．また制酸剤で胃内 pH が上昇しても吸収に影響はない．血漿中蛋白結合率は 97.2％である[5]．

A 小分子化合物/⑪MEK 阻害薬

② 代謝・排泄

おもな代謝経路は肝臓での UGT1A1 によるグルクロン酸抱合である．それ以外に CYP1A2 および CYP2C19 による N-メチル化も一部関与する．62.3％が便中に，31.4％が尿中に排泄される．P 糖蛋白，BCRP の基質となる．

③ 蛋白結合

血漿中蛋白結合率は 97.2％である．

special population

① 肝機能障害

肝機能正常者と比較し軽度，中等度，重度肝機能障害患者の AUC_{0-120h} は 1.22 倍，3.80 倍および 3.48 倍に増加した．また C_{max} も 1.28 倍，2.63 倍および 2.68 倍に増加しており，中等度以上の肝機能障害患者では血中濃度が増加することが考えられる．

② 腎機能障害

腎機能正常者と比較し重度腎障害患者では血漿中非結合ビニメチニブの C_{max} および AUC がそれぞれ 1.43 倍および 1.53 倍に増加した．

投与スケジュール

悪性黒色腫，甲状腺がんおよび結腸・直腸がんいずれの適応症に対して使用する場合でもビニメチニブは 1 回 45 mg を 1 日 2 回経口投与する．

薬物相互作用

CYP2B6 を阻害する．

文 献

1) Dummer R et al：Lancet Oncol **19**：1315-1327, 2018
2) Tahara M et al：Thyroid **34**：467-476, 2024
3) Kopetz S et al：N Engl J Med **381**：1632-1643, 2019
4) Bendell JC et al：Br J Cancer **116**：575-583, 2017
5) メクトビ®錠，医薬品インタビューフォーム

A 小分子化合物

⑫ RET 阻害薬

1 セルペルカチニブ

🄬 レットヴィモ

概　説

1 有効がん種

RET 融合遺伝子陽性の切除不能な進行・再発，非小細胞肺がん，*RET*遺伝子変異陽性の甲状腺髄様がん，*RET*融合遺伝子陽性甲状腺がん．

2 副作用

肝機能障害（AST/ALT 上昇），高血圧，下痢，浮腫，口渇，皮疹，倦怠感，QT 間隔延長など．肝機能障害は 20〜40％と高頻度に認められ，高血圧は Grade 3 以上も 10〜20％程度に認める．発現時期は中央値で 30〜40 日前後である．Grade 3 以上の肝機能障害が出現した際は速やかに休薬し，Grade 1 以下に回復後に再開する場合は 2 段階減量とし，再燃がなければ 1 段階ずつ増量も可能である．有害事象によるセルペルカチニブの減量は 30〜40％程度，中止は 2〜5％程度で必要である．

作用機序と耐性機序

1 作用機序

RET 受容体のチロシンキナーゼを阻害することで効果を発揮するが，VEGFR や FGFR などの受容体チロシンキナーゼも阻害する．

2 耐性機序

RET G810 のような solvent front の耐性変異や，*RET* Y806C/N などの hinge 領域の変異などが報告されている．ほかに *RAS* 遺伝子変異などの MAP kinase pathway の活性化や *MET* amplification などがある．

Ⓐ 小分子化合物/⑫RET 阻害薬

薬物動態

薬物動態は体重に依存し，日本人では AUC が 1.5 倍になる．

1 分布・吸収

血漿中濃度は経口投与から約 2 時間で C_{max} に達する．経口投与時の絶対的バイオアベイラビリティは 73.2％である．食事による臨床的に意味のある変化はないが，空腹時にプロトンポンプ阻害薬（PPI）と併用すると胃内 pH の上昇により血中濃度は低下する．よって PPI との併用が必要な場合には食後に投与する．セルペルカチニブはマウス中枢神経系に分布するが，血漿中濃度の 10％未満である．

2 代謝・排泄

血中濃度半減期は約 32 時間である．セルペルカチニブは主として CYP3A4 により代謝される．^{14}C 標識セルペルカチニブ 160 mg を単回経口投与したとき，放射能の 69％が便中，24％が尿中に排泄された．セルペルカチニブは P 糖蛋白および BCRP の基質で MATE-1 阻害作用を有する．

3 蛋白結合

血漿蛋白結合率は 96％で濃度依存性はなく，血液/血漿中濃度比は 0.7 である．

special population

1 高齢者

65 歳以上と 65 歳未満との比較検討では，明らかな有効性と安全性に違いはなかった．

2 肝機能障害

重度肝機能障害患者（Child-Pugh 分類 C）では，正常肝機能の被験者と比較して AUC が 3.3 倍に増加する．治療適応を慎重に検討し，投与する場合には減量を考慮すべきである．Child-Pugh 分類 A・B の患者では AUC は変化しない．

3 腎機能障害

軽度/中等度/重度腎機能障害被験者の薬物動態試験では，AUC の増大は 2 倍以下である．ただし，末期腎不全（eGFR＜15 mL/分）や血液透析患者におけるデータは存在しない．

投与スケジュール

●成人：1 日 1 回 160 mg を経口投与．

1. セルペルカチニブ

●**小児（12 歳以上）**：BSA 1.2 m^2 未満：80 mg/回，1.2 以上 1.6 m^2 未満：120 mg/回，1.6 m^2 以上：160 mg/回を経口投与.

薬物相互作用

おもに CYP3A4 で代謝され，CYP2C8 および CYP3A4 の阻害作用を有する. このため CYP3A4 阻害薬との併用により血中濃度が上昇し，CYP3A4 誘導薬との併用により血中濃度が低下する. CYP2C8 および CYP3A4 の基質との併用により，併用薬の血中濃度が上昇する可能性がある. P 糖蛋白/BCRP 阻害薬や MATE-1 の基質との併用による臨床的意義のある変化は認められないが，MATE-1 阻害作用により血清クレアチニン値の上昇を生じうる.

文　献

1）レットヴィモ® カプセル添付文書
2）レットヴィモ® カプセル，医薬品インタビューフォーム
3）Drilon A et al：N Engl J Med **383**：813–824, 2020
4）Wirth LJ et al：N Engl J Med **383**：825–835, 2020
5）Zhou C et al：N Engl J Med **389**：1839–1850, 2023
6）Hadoux J et al：N Engl J Med **389**：1851–1861, 2023

A 小分子化合物

⑬ ROS1/TRK 阻害薬

1 エヌトレクチニブ

🏪 ロズリートレク

概　説

1 有効がん種

　NTRK 融合遺伝子陽性の進行・再発の固形がん，*ROS1* 融合遺伝子陽性の切除不能な進行・再発の非小細胞肺がんに対して有効である．

2 副作用

　ほとんどの症例で有害事象がみられ，おもな副作用は，味覚異常（42.2％），便秘（31.1％），下痢（25.2％），浮動性めまい（28.2％），疲労（27.7％），体重増加（23.8％）で，重大な副作用は心不全，心室性期外収縮，心筋炎などの心臓障害，QT 間隔延長，認知障害，錯乱状態，精神状態変化，記憶障害，幻覚，運動失調，構語障害，間質性肺疾患などである．

3 服用時の注意点・相互作用

　食事による影響は少なく，おもに CYP3A4 によって代謝されるため，CYP3A 阻害薬，CYP3A 誘導薬との併用は注意する．またエヌトレクチニブは CYP3A の阻害作用も有し，ミダゾラム，リバーロキサバンなどの CYP3A の基質の AUC を増大させる．

作用機序と耐性機序

1 作用機序

　エヌトレクチニブは *NTRK* 融合遺伝子，*ROS1* 融合遺伝子，*ALK* 融合遺伝子などを有する腫瘍に対して，トロポミオシン受容体キナーゼ（TRK），ROS1，ALK などのチロシンキナーゼを阻害する低分子化合物であり，下流のシグナル伝達分子のリン酸化を抑制することにより，腫瘍増殖抑制作用を示す．

② 耐性機序

耐性機序については十分には解明されていないが，*NTRK* 融合遺伝子を有する固形がんの場合，*NTRK1* の *p.G667C* や *p.G595R*，*NTRK3* の *p.G623R*，*p.G696A*，*p.F617L* などの *NTRK* 遺伝子変異が存在すると耐性となり[1,2]，*ROS1* 融合遺伝子を有する非小細胞肺がんでは，*ROS1* 遺伝子変異（*L2026 M*，*G2032R*，*D2033N* など）による耐性[3] のほかに，*KRAS* などの遺伝子変異により ERK 経路の持続的活性化が耐性に寄与する可能性もある[4].

薬物動態

① 分 布

ラットおよびイヌを対象とした試験では，脳内にエヌトレクチニブが移行する．ラットで C_{max} が高かった組織は肝臓，肺，副腎，腎臓，腎皮質および甲状腺で，低かった組織は骨，精巣，眼球，精嚢および精巣上体である．

② 代謝・排泄

エヌトレクチニブは，肝臓において，主として CYP3A4 によって代謝される．ほとんどが糞中に排泄され，尿中への排泄は 10% 未満である．代謝物 M5 は未変化体と同程度の活性を有する．

③ 蛋白結合

エヌトレクチニブおよび M5 のヒト血漿中における *in vitro* 蛋白結合率はいずれも 99% 以上であった．

pharmacodynamics

用量反応関係および薬力学的反応については不明である．

special population

① 妊 婦

動物実験で，胎児に対する催奇形性がある．

② 授乳婦

母乳中のエヌトレクチニブおよびその代謝物についてのデータはない．授乳中の女性に対しては，エヌトレクチニブ投与中あるいは投与後 7 日間は授乳しないことが勧められる．

③ 高齢者

効果や有害事象についての情報は十分ではない．

④ 肝機能障害

中等度～高度の肝障害におけるエヌトレクチニブの適切な投与

Ⓐ 小分子化合物/⑬ROS1/TRK 阻害薬

量は不明であるが，Child-Pugh 分類 A，B，C で AUC はそれぞれ 1.6 倍，1.5 倍，1.8 倍になる．モニタリングをより頻回とする．米国の Drug Label Information では，軽度の肝機能障害（総ビリルビン ≦1.5×基準値上限）では減量不要としている[5]．

⑤ 腎機能障害

米国の Drug Label Information では，軽度～中等度の腎機能障害（Cockcroft-Gault 法でクレアチニンクリアランス 30 mL/分以上 90 mL/分未満）では減量不要としている．透析による除去率についてはデータがなく不明である．

投与スケジュール

成人にはエヌトレクチニブとして 1 日 1 回 600 mg を，小児にはエヌトレクチニブとして 1 日 1 回 300 mg/m² （600 mg を上限）を経口投与する．

文 献

1) Drilon A et al：N Engl J Med **378**：731-739, 2018
2) Russo M et al：Cancer Discov **6**：36-44, 2016
3) Ardini E et al：Mol Cancer Ther **15**：628-639, 2016
4) Ku BM et al：Invest New Drugs **38**：360-368, 2020
5) National Library of Medicine：DAYLYMED Drug Label Information, Rozlytrek ［https://dailymed.nlm.nih.gov/dailymed/drugInfo.cfm?setid=c7c71b0c-2549-4495-86b6-c2807fa54908］（2025/1）

A 小分子化合物

⑭ TRK 阻害薬

1 ラロトレクチニブ

商 ヴァイトラックビ

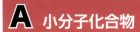

概説

1 有効がん種

NTRK 融合遺伝子陽性の進行・再発の固形がんに対して承認されている．

2 副作用

おもな副作用は疲労（24.0％），浮動性めまい（22.7％），悪心（20.0％）などで，重篤な有害事象は筋肉痛，ALT 増加，AST 増加，せん妄，腸管皮膚瘻，筋力低下などである．

3 服用時の注意点・相互作用

おもに CYP3A4/5 によって代謝されるため，CYP3A 阻害薬，CYP3A 誘導薬との併用には注意する．またラロトレクチニブが CYP3A を阻害するため，CYP3A の基質となる薬物との併用にも注意する．

作用機序と耐性機序

1 作用機序

ラロトレクチニブは *NTRK* 融合遺伝子を有する腫瘍に対して，トロポミオシン受容体キナーゼ（TRK）のチロシンキナーゼを阻害する低分子化合物であり，下流のシグナル伝達分子のリン酸化を阻害することにより，腫瘍増殖抑制作用を示す．

2 耐性機序

耐性機序については十分には解明されていないが，*NTRK1* の *p.G667C* や *p.G595R*，*NTRK3* の *p.G623R*，*p.G696A*，*p.F617L* など *NTRK* 遺伝子変異が存在すると耐性となることが報告されている[1,2]．

Ａ 小分子化合物/⑭TRK 阻害薬

薬物動態

ラロトレクチニブの C_{max} および AUC は，100〜400 mg の範囲で用量と相関し，比例量よりわずかに大きかった．ラロトレクチニブ 100 mg を 1 日 2 回投与された患者では，C_{max} は投与後約 1 時間で達成され，3 日以内に定常状態に達した．

1 分布

ラットでは，C_{max} が高かった組織は肝臓，腎臓（腎皮質および髄質を含む），小腸，甲状腺，大腸であった．もっとも C_{max} が低かったのは精巣，精巣上体，精嚢，有色および非有色皮膚および骨髄である．

2 代謝・排泄

ラロトレクチニブはおもに肝臓および小腸で代謝される．

3 蛋白結合

ラロトレクチニブのヒト血漿蛋白結合率は，約 70％であった．

pharmacodynamics

用量と有害事象の発現率に関連は認められていない．

special population

1 妊婦

動物実験結果からは，胎児に対する催奇形性があるとされる．

2 授乳婦

母乳中のラロトレクチニブおよびその代謝物についてのデータはない．授乳中の女性に対しては，ラロトレクチニブ投与中あるいは投与後 1 週間は授乳しないことが勧められる．

3 高齢者

臨床試験においてラロトレクチニブを投与された高齢患者数は少なく，効果や有害事象についての情報は十分ではない．

4 肝機能障害

ラロトレクチニブのクリアランスは中等度から高度（Child-Pugh 分類 B・C）の肝機能障害のある被験者で減少し，AUC は 2〜3 倍になる．これらの患者では投与量を 50％減量する．米国の Drug Label Information では，軽度の肝機能障害（Child-Pugh 分類 A）では減量不要としている[3]．

5 腎機能障害

米国の Drug Label Information では，程度にかかわらず腎機能障害

1. ラロトレクチニブ

では減量不要としている[3]．透析による除去率についてはデータがなく不明である．

投与スケジュール

成人にはラロトレクチニブとして1回100 mgを1日2回，食事にかかわらず経口投与する．小児にはラロトレクチニブとして1回100 mg/m²（1回100 mgを超えない）を1日2回，食事にかかわらず経口投与する．

文 献

1) Drilon A et al：N Engl J Med **378**：731-739, 2018
2) Russo M et al：Cancer Discov **6**：36-44, 2016
3) National Library of Medicine：DAILYMED Drug Label Information, Vitrakvi 〔https://dailymed.nlm.nih.gov/dailymed/drugInfo.cfm?setid=0c8ca614-58b2-4aa4-83d3-0387a8f782fd〕（2025/1）

A 小分子化合物

⑮ mTOR 阻害薬

1 エベロリムス

🈂 アフィニトール

概　説

PI3K/AKT 経路はセリン・スレオニンキナーゼである mammalian target of rapamycin（mTOR）を介し悪性腫瘍の細胞増殖にかかわる．エベロリムスは mTOR を特異的に阻害し，抗腫瘍活性を示す．

1 有効がん種

- 根治切除不能または転移性腎細胞がん（スニチニブ・ソラフェニブ治療歴のない患者や術後補助療法としての有効性は確立していない）
- 神経内分泌腫瘍
- 手術不能または再発乳がん（エストロゲンレセプター陽性，HER2 陰性患者が対象．非ステロイド性アロマターゼ阻害薬治療歴のない患者や術後療法としての有効性は確立していない）
- 結節性硬化症に伴う腎血管筋脂肪腫
- 結節性硬化症に伴う上衣下巨細胞性星細胞腫
- 結節性硬化症に伴うてんかん発作
- 免疫抑制薬として心移植，腎移植における拒絶反応の抑制にサーティカン® が適応

2 副作用（表1）

- 間質性肺疾患：重症化すれば致死的．ほかの薬剤性肺炎と異なり臨床症状が軽度であれば軽快後に再開可能．定期的な胸部 CT 検査や臨床症状の観察を行い早期発見に努める．

1. エベロリムス

表1　おもな副作用の特徴

副作用	間質性肺疾患	感染症	口内炎	皮疹	高血糖
頻度	11.6%	28.9%	62.1%	10%以上	8.6%
発現時期	治療期間全般を通し発現	治療期間全般を通し発現	28日以内に多く発現	56日以内に多く発現	治療期間全般を通し発現

- **感染症**：エベロリムスは免疫抑制薬でもあり感染リスクが高くなる．細菌，真菌，ウイルス感染の発現，悪化により死亡に至った症例も報告されている．
- **口内炎**：重症例は10%未満だが，軽症でも食事摂取時の疼痛など生活に影響する．また食事摂取低下に伴うエベロリムスの吸収亢進により口内炎がさらに増悪する悪循環に陥る．早期の減量・休薬による対応が重要である．
- **皮疹**：多くは軽症で，外用薬や減量・休薬で対応する．
- **高血糖**：インスリン受容体のシグナル伝達を阻害し，高血糖を生じる．糖尿病の既往があれば重症化する可能性がある．

作用機序と耐性機序

1 作用機序

　mTORはmTORC1とmTORC2の2種類の複合体からなる．細胞増殖に直接かかわるのはmTORC1と考えられ，エベロリムスはおもにmTORC1を阻害する．PI3K-Aktシグナル伝達系においてAktはmTORC1を活性化し，mTORC1は下流のS6K1や4E-BP1などを介して細胞増殖を促す．エベロリムスは細胞内でFKBP12と複合体を形成し，mTORC1に結合することでS6K1・4E-BP1のリン酸化を阻害し，腫瘍増殖を抑制する．結節性硬化症ではTSC1/TSC2複合体の機能が失われることでmTORの恒常的な活性化が引き起こされており，エベロリムスの効果が認められている．

2 耐性機序

　十分に解明されていないが，腫瘍細胞内における複雑な増殖系統のクロストーク，バイパス経路の獲得が関与すると考えられる．

薬物動態

1 吸収・分布

　高脂肪食，低脂肪食いずれの摂取後投与でもAUCが20〜30%低下する．空腹時もしくは食後のいずれか一定の条件で投与するこ

とが重要である．血漿蛋白結合率は約 74％，分布容積は 875±223 L（平均値±SD）である．

2 代謝・排泄

代謝部位は主として肝臓であるが，腸管でも代謝される．おもに CYP3A4 で代謝される．^{14}C 標識エベロリムスを単回経口投与したとき，約 80％が便中に，約 5％が尿中に排泄された．

3 蛋白結合

健康成人および中等度の肝機能障害患者における血漿蛋白結合率は約 74％であった[2]．

special population

1 高齢者

固形がん患者のデータを用いた母集団薬物動態解析では，年齢（27〜85 歳）は経口クリアランスに有意な影響を与えていない．

2 肝機能障害

軽度（Child-Pugh 分類 A），中等度（Child-Pugh 分類 B）および重度（Child-Pugh 分類 C）の肝機能障害時に 10 mg を単回経口投与したときの薬物動態を比較したところ，AUC は正常肝機能時と比較してそれぞれ 1.6 倍，3.3 倍，3.6 倍に増加した．

3 腎機能障害

腎機能の低下は薬物動態に影響しないと考えられている．しかし重篤な腎機能障害が出現することがあるので，エベロリムス投与開始後は定期的な腎機能の評価が必要である．

投与スケジュール

適応症により用法・用量が異なる．腎細胞がん，神経内分泌腫瘍，結節性硬化症に伴う腎血管筋脂肪腫の場合には 1 日 1 回 10 mg を空腹時に投与する[3]．乳がん患者を対象とした BOLERO-2 試験では 1 日 1 回 10 mg を食後に投与されていた[4]．結節硬化症に伴う上衣下巨細胞性星細胞腫およびてんかん発作の場合は 3.0 mg/m^2 を 1 日 1 回投与し，血中トラフ濃度を 5〜15 ng/mL の範囲で調整する．免疫抑制薬として使用する場合には血中トラフ濃度を 3.0〜8.0 ng/mL の範囲で調整する．

薬物相互作用

CYP3A4 誘導作用をもつ薬物との併用ではエベロリムス血中濃度が低下する．CYP3A4 で代謝される薬物や P 糖蛋白の基質となる

薬物との併用ではエベロリムスの血中濃度が上昇する（アゾール系抗真菌薬と併用で 15 倍，マクロライド系抗菌薬で 4.4 倍，ベラパミルで 3.5 倍，ミダゾラムで 1.3 倍エベロリムスの AUC 増加）.

文　献

1) Kovarik JM et al：Clin Pharmacol Ther **70**：425-430, 2001
2) Motzer RJ et al：Lancet **372**：449-456, 2008
3) Baselga J et al：N Engl J Med **366**：520-529, 2012

A 小分子化合物

⑯ AKT 阻害薬

1 カピバセルチブ

🏷 トルカプ

概　説

1 有効がん種

　カピバセルチブは，内分泌療法後に増悪した *PIK3CA*，*AKT1* または *PTEN* 変異を有する，ホルモン受容体陽性かつ HER2 陰性の乳がんに使用される．これらの遺伝子変異は承認された検査で確認し，フルベストラントと併用して用いる．周術期治療での有効性は示されていない．

2 副作用

　高血糖が問題となるため，投与開始前から投与中は空腹時血糖および HbA1c をモニターする．下痢も重要な副作用で 67％にみられる．発疹も 34％にみられ，多型紅斑など重篤な皮膚障害を起こすこともある．悪心・嘔吐，食欲不振，倦怠感の頻度も高い．

作用機序

　PIK3CA でコードされる PI3K は AKT を活性化し PTEN はこの過程を抑制するため，PIK3CA の活性化変異や PTEN の機能欠失変異は AKT を異常に活性化し，腫瘍増殖をきたす．カピバセルチブはセリン/スレオニンキナーゼである AKT のキナーゼ活性を阻害することにより下流のシグナルを抑え，腫瘍増殖抑制効果を示す．

薬物動態

1 吸収・分布

　内服約 2 時間後に最高血中濃度に達し，絶対的生物学的利用率（バイオアベイラビリティ）は 29％である．食事の影響は小さく，内服は食事の前後どちらでもよい．同様に制酸剤の影響も小さい．

2 代謝・排泄

　主として肝臓において CYP3A4 で代謝され，グルクロン酸抱合

には UGT2B7 が関与する．活性代謝物は同定されていない．^{14}C で標識した本薬を経口投与後，放射活性の 45％が尿中に，50％が糞中に排泄されるが，尿中に排泄される未変化体は 7.4％のみで，大部分は代謝物として排泄される．半減期は 8〜10 時間である．

❸ 母集団薬物動態解析

体重および年齢がクリアランス（CL/F）の有意な共変量であるが，曝露に対する影響は限定的である．臨床用量では投与量に比例して曝露が増加するが，480 mg 以上の高用量では増量以上に曝露は増大する[1]．本薬は CYP3A4 で代謝され，かつ CYP3A4 を阻害するためと思われる．

❹ 蛋白結合

ヒト血漿中では 77〜79％が蛋白と結合している．血液/血漿中濃度比は 1.4 で血球に多く分布する．

pharmacodynamics

臨床試験のデータでは，曝露量が増加すると減量や休薬の頻度が増加する傾向があるが，有害事象の発現率と曝露量の間に明確な関連はない．有効性に関しては，国際共同第Ⅲ相試験において曝露量と PFS や奏効割合との関連はみられていない．

special population

❶ 肝機能障害

肝代謝型の薬物であるが，肝機能障害を有する患者での薬物動態は調べられていない．肝機能障害時には曝露が上昇する可能性があるので注意が必要である．

❷ 腎機能障害

腎機能障害患者での臨床試験は実施されていない．

投与スケジュール

通常は 1 回 400 mg を 1 日 2 回，4 日間連続投与後に 3 日間休薬し，これを 1 サイクル（28 日間）としてフルベストラントと併用して繰り返すが，CYP3A で代謝されるため CYP3A 阻害作用を有する薬と併用する場合は 320 mg に減量する．副作用に応じた用量調節は添付文書に規定されているため，これを参考にする．

薬物相互作用

おもに CYP3A4 で代謝されるため，これを阻害するイトラコナ

Ａ 小分子化合物/⑯AKT 阻害薬

ゾールと併用すると本薬の曝露は 1.6 倍に上昇する．1 回投与量を 320 mg に減量しても，曝露はイトラコナゾールを併用せず 400 mg を投与したときの 1.3 倍である．したがって，イトラコナゾールなどのアゾール系抗真菌薬，クラリスロマイシンなどのマクロライド系抗菌薬など，強力な CYP3A 阻害作用を有する薬物との併用は極力避ける．グレープフルーツ含有食品も同様に避ける．中等度以下の CYP3A の阻害作用を有する薬物との併用時には 1 回 320 mg に減量するとともに，注意深い観察が必要である．また，P 糖蛋白，OCT2 の基質となるため，これらを介した相互作用にも注意する．

一方，本薬は弱い CYP3A4 阻害作用を示し，MATE1，MATE2-K および OCT2 も阻害するため，これらで代謝される薬物の曝露を上昇させる．*in vitro* 試験では CYP2C9，CYP2D6，UGT1A1，UGT1A4，BCRP，OATP1B1，OATP1B3，OAT3 も阻害するため，これらを介した相互作用の可能性がある．

文 献

1）Fernandez-Teruel C et al：Clin Pharmacokinet **63**：1191-1204, 2024

A 小分子化合物

⑰ HSP90 阻害薬

1 ピミテスピブ

商 ジェセリ

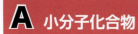

概 説

ピミテスピブは heat shock protein 90（HSP90）蛋白質を選択的に阻害し，HSP90 クライアント蛋白を減少，枯渇させることで抗腫瘍効果をもたらす．

世界初の選択的 HSP90 阻害薬であるが，限られた情報しかないため十分に注意して投与する必要がある．併用についての臨床試験は，現在進行中である．

1 有効がん種

がん化学療法後に増悪した（イマチニブ，スニチニブおよびレゴラフェニブによる治療後）消化管間質腫瘍（GIST）．

2 副作用

おもな副作用は下痢，貧血，味覚障害，ALT・AST 上昇，肝機能障害，腎機能障害，血中クレアチニン増加，食欲減退，悪心・嘔吐である．

作用機序と耐性機序

ピミテスピブは，HSP90 によるクライアント蛋白の高次構造の形成を阻害することにより，腫瘍の増殖に関与する蛋白の減少，アポトーシスの誘導などを介して腫瘍増殖抑制作用を示すと考えられている．非臨床試験においては，ヒト組換え HSP90α および β を選択的に阻害する．またヒト腫瘍細胞株では，クライアント蛋白である KIT，EGFR，HER2 などの発現量を減少させ，細胞増殖抑制作用を示す．

耐性機序については，現時点で明確なデータはない．

Ⓐ 小分子化合物/⑰HSP90阻害薬

薬物動態

C_{max} は 3〜4 時間，$T_{1/2}$ は 10〜11 時間である．

① 吸収・分布

胃切除および小腸切除は本薬の薬物動態に影響を与えない．

② 代謝・排泄

ピミテスピブの代謝経路はおもにアミド加水分解による M3 の生成と考えられ，肝臓で代謝される．未変化体の尿中排泄率は 2.2％であり，尿中排泄は主たる消失経路ではないと考えられる．

③ 蛋白結合

ピミテスピブの *in vitro* 血漿蛋白結合率は 93.1〜93.6％であり，ヒト血漿での主要結合蛋白はアルブミンと考えられる．

special population

① 肝機能障害

おもに肝臓で代謝されるため，血中濃度が上昇する可能性がある．なお，中等度（総ビリルビンが基準値上限 1.5 倍より高い）の肝機能障害患者を対象とした臨床試験は実施されていない．

② 生殖能を有する者

生殖機能が低下する可能性があるが，妊娠する可能性のある女性には，本薬投与中および最終投与後 7 ヵ月間の避妊の必要性および適切な避妊法について，男性には，本薬投与中および最終投与後 4 ヵ月間のバリア法（コンドーム）を用いての避妊の必要性について説明する．

③ 授乳婦

授乳しないことが望ましい．本薬が乳汁に移行する可能性があり，乳児に重篤な副作用が発現するおそれがある．

④ 小児など

小児などを対象とした臨床試験は実施されていない．

投与スケジュール[5]

成人にはピミテスピブとして 1 日 1 回 160 mg を空腹時に投与する．5 日間連続経口投与したのち 2 日間休薬し，これを繰り返す．なお，患者の状態により適宜減量する．

用法および用量に関連する注意は以下の通り．

● ほかの抗悪性腫瘍薬との併用について，有効性および安全性は確立していない．

1. ピミテスピブ

● 食後に本薬を投与した場合，C_{max} および AUC が上昇する．食事の影響を避けるため，食事の1時間前から食後2時間までの間の服用は避けること．

● 副作用がみられた場合は，症状，重症度に応じて添付文書の基準を考慮して休薬・減量する．

薬物相互作用

本薬は CYP3A，MATE1 および MATE2-K 阻害作用を示す．

文献

1) Neckers L et al：Clin Cancer Res **18**：64-76, 2012
2) Scaltriti M et al：Clin Cancer Res **18**：4508-4513, 2012
3) Saito Y et al：Br J Cancer **122**：658-667, 2020
4) 国内第Ⅲ相試験（10058030試験/CHAPTER-GIST-301試験）（承認年月日：2022年6月20日，CTD2.7.6.5）［承認時評価資料］
5) Kurokawa Y et al：Ann Oncol **33**：959-967, 2022

A 小分子化合物

⑱ PARP 阻害薬

1 オラパリブ

〔商〕リムパーザ

概　説

1 有効がん種

　白金系抗悪性腫瘍薬感受性の再発卵巣がん（維持療法），*BRCA* 遺伝子変異陽性の卵巣がん（初回化学療法後の維持療法），相同組換え修復欠損を有する卵巣がん（ベバシズマブを含む初回化学療法後の維持療法），がん化学療法歴のある *BRCA* 遺伝子変異陽性かつ HER2 陰性の手術不能または再発乳がん，*BRCA* 遺伝子変異陽性かつ HER2 陰性で再発高リスクの乳がん（術後薬物療法），*BRCA* 遺伝子変異陽性の遠隔転移を有する去勢抵抗性前立腺がん，*BRCA* 遺伝子変異陽性の治癒切除不能な膵がん（白金系抗悪性腫瘍薬を含む化学療法後の維持療法）[1,2]

2 副作用

　重要な副作用は，貧血（30.5%），好中球減少（13.7%），白血球減少（12.2%），血小板減少（6.5%），リンパ球減少（7.3%）などの骨髄抑制，間質性肺疾患（0.6%），肺塞栓症（0.4%），深部静脈血栓症（0.1%），肺炎（0.4%）などの感染症である．

　その他の 10% 以上に発生する副作用は悪心（48.3%），嘔吐，下痢，食欲減退，味覚異常，疲労・無力症（37.9%）である．

3 処方時の注意点

　副作用発現時には，添付文書を参考にして休薬・減量・中止する．

作用機序と耐性機序

1 作用機序

　合成致死性は，単独遺伝子欠損では細胞や個体に対する致死性を示さないが，複数の遺伝子の欠損が共存すると致死性を発揮す

182

1. オラパリブ

る現象である.

ポリアデノシン 5' 二リン酸リボースポリメラーゼ（PARP）は，DNA 一本鎖切断修復の主要酵素であり，PARP 阻害薬は自身の一本鎖切断阻害とほかの要因による二本鎖切断修復障害による合成致死性でがん細胞死を引き起こす．BRCA は DNA の二本鎖切断修復機構であり，*BRCA* 遺伝子変異を認める場合は二本鎖切断修復がされず，PARP 阻害により細胞死を誘導する.

2 耐性機序
- 相同組換え修正能の回復[3~5]：*HR* 遺伝子の野生株への復帰変異は PARP 阻害薬耐性患者の約 20～50％で特定されている.
- がん細胞が細胞周期を減速および複製フォークを安定化させることによる複製ストレスの軽減[5,6]
- 一本鎖 DNA 修復経路関連プロセスに含まれないが，PARP 阻害への反応性が変化する機序[3,4]

薬物動態

1 吸 収
AVC は食事の影響は受けない.

2 代謝・排泄
おもに CYP3A4/5 で代謝されるが，血漿中にはおもに未変化体として存在する．未変化体の尿中排泄率は 15％である.

3 蛋白結合
血漿蛋白結合率は 82％である.

pharmacodynamics

100 mg 錠と 150 mg 錠があるが，100 mg 錠は 150 mg 錠に比べ吸収速度が速く，生物学的同等性が示されていないため，減量時のみの使用に限る.

special population

1 肝機能障害患者
Child-Pugh 分類 A，B では AUC の増大は小さいが，重度の肝機能障害のある患者では本薬の血中濃度が上昇するおそれがある.

2 腎機能障害患者
本薬の血中濃度が上昇するおそれがあるため，減量を考慮するとともに，患者の状態をより慎重に観察し，有害事象の発現に十分注意する.

Ａ 小分子化合物/⑱PARP 阻害薬

3 生殖能を有する者

妊娠する可能性のある女性には6ヵ月間，男性には3ヵ月間において避妊する必要性について説明すること．

4 妊　婦

治療上の有益性が危険性を上回る場合にのみ投与すること．

5 授乳婦

授乳の継続または中止を検討する．本薬の乳汁中への移行は不明である．

6 高齢者

患者の状態を観察しながら慎重に投与すること．一般に高齢者では，生理機能が低下している．

7 小　児

小児を対象とした臨床試験は実施されていない．

投与スケジュール

● 白金系抗悪性腫瘍薬感受性の再発卵巣がんにおける維持療法，*BRCA* 遺伝子変異陽性の卵巣がんにおける初回化学療法後の維持療法，*BRCA* 遺伝子変異陽性の治癒切除不能な膵がんにおける白金系抗悪性腫瘍薬を含む化学療法後の維持療法：通常，成人にはオラパリブとして1回300 mg を1日2回，経口投与する．

● 相同組換え修復欠損を有する卵巣がんにおけるベバシズマブ（遺伝子組換え）を含む初回化学療法後の維持療法：ベバシズマブ（遺伝子組換え）との併用において，通常，成人にはオラパリブとして1回300 mg を1日2回，経口投与する．

● がん化学療法歴のある *BRCA* 遺伝子変異陽性かつHER2陰性の手術不能または再発乳がん，*BRCA* 遺伝子変異陽性かつ HER2 陰性で再発高リスクの乳がんにおける術後薬物療法：通常，成人にはオラパリブとして1回300 mg を1日2回，経口投与する．ただし，術後薬物療法の場合，投与期間は1年間までとする．

● *BRCA* 遺伝子変異陽性の遠隔転移を有する去勢抵抗性前立腺がん：通常，成人にはオラパリブとして1回300 mg を1日2回，経口投与する．ほかの薬剤と併用する場合は，アビラテロンおよびプレドニゾロンと併用すること．

薬理遺伝学

CYP3A4/5 が主代謝酵素である．

薬物相互作用

- **CYP3A 阻害薬**：オラパリブの C_{max} および AUC を増加させる.

外国人データでは，高度 CYP3A 阻害薬であるイトラコナゾールを併用投与したとき，オラパリブの C_{max} は 1.4 倍（90％CI：1.3〜1.5倍），AUC は 2.7 倍（90％CI：2.4〜3.0 倍）に増加した.

- **CYP3A 誘導薬**：オラパリブの C_{max} および AUC を低下させる.

外国人データでは，CYP3A 誘導薬であるリファンピシン 600 mg を投与後に本薬を併用投与したとき，オラパリブの C_{max} は 71％（90％CI：67〜76％），AUC は 87％（90％CI：84〜89％）低下した.

- **UGT1A1 を阻害**：濃度依存的に消化管・肝臓の UGT1A1 を阻害し，臨床的に影響する可能性がある.

文 献

1) Robson M et al：N Engl J Med **377**：523-533, 2017
2) Tutt ANJ et al：N Engl J Med **384**：2394-2405, 2021
3) Pilié PG et al：Nat Rev Clin Oncol **16**：81-104, 2019
4) Konstantinopoulos PA et al：Cancer Discov **5**：1137-1154, 2015
5) Lord CJ et al：Nat Med **19**：1381-1388, 2013
6) Talens F et al：Expert Opin Drug Discov **12**：565-581, 2017

A 小分子化合物	⑱PARP 阻害薬

2 ニラパリブ

商 ゼジューラ

概　説

1 有効がん種

　卵巣がんにおける初回化学療法後の維持療法，白金系抗悪性腫瘍薬感受性の再発卵巣がんにおける維持療法，白金系抗悪性腫瘍薬感受性の相同組換え修復欠損を有する再発卵巣がんに対して治療的に使用される[1~3]．

2 副作用

　用量制限毒性は倦怠感，肺炎，血小板減である．吐気，血小板減少，倦怠感，貧血，便秘，嘔吐，好中球減少，高血圧の頻度が高く，Grade 3・4 の重篤な有害事象は血小板減少，貧血，好中球減少の骨髄抑制が多い．

　ニラパリブは脈拍数および血圧に影響を及ぼす．ドパミントランスポーター（DAT），ノルアドレナリントランスポーター（NAT）およびセロトニントランスポーター（SERT）の薬理学的阻害に関連する可能性がある．

作用機序と耐性機序

1 作用機序

　「Ⅱ-1-A-⑱-1．オラパリブ」（p182）に同じ．その他，PARP 阻害が複製フォークの進行速度を上げて DNA 損傷を誘導するという報告もある[4]．

2 耐性機序

　PARP 阻害薬の耐性は BRCA1/2 遺伝子変異をもつ患者の約 40％に生じる．相同組換え修復機能の回復により，PARP 阻害薬の耐性が起こるが，そのメカニズムは BRCA 遺伝子などの二次変異，DNA の複製フォークの保護，エピジェネティックな変化，P 糖蛋白 MDR1 などにより細胞内からの排出，などが考えられる[5]．

2. ニラパリブ

薬物動態

T_{max} は 3〜4 時間，半減期は 36 時間，投与 21 日目におけるニラパリブの蓄積率は，200 mg で 2.64，および 300 mg で 3.65 である[6,7]．

1 分 布

血漿中蛋白結合率は約 83％である．

2 吸 収

ニラパリブを経口摂取することで約 73％が吸収され，血漿の C_{max} 到達時間は 3〜4 時間である．高脂肪食による吸収への影響はない．

3 代謝・排泄

おもにカルボキシエステラーゼにより代謝され，尿中・糞中に排泄される（尿中 47.5％，糞中 38.8％）．

pharmacodynamics

用量依存性に重症な血液毒性を起こす．また，非血液毒性の頻度も用量依存性である[8]．

NOVA 試験のニラパリブの開始用量は 300 mg/日であるが，有害事象による減量は 68.9％，治療中断は 14.7％と高い[2]．NOVA 試験で特に問題となった血小板減少に関連する患者の背景因子は，治療開始前の体重（77 kg 未満），血小板数（15 万未満）であった．

special population

1 肝機能障害

肝機能低下時には慎重投与の対象となる．ニラパリブ 300 mg を中等度（総ビリルビン値が基準値上限の 1.5 倍超 3 倍以下）の肝機能障害患者（8 例）に投与したとき，肝機能正常患者と比べて，AUC_{last} と AUC_{inf} はそれぞれ 45％，56％増加する．肝機能障害者では，200 mg/日に減量する[9]．

投与スケジュール

通常，1 日 1 回 200 mg を経口投与する．ただし，本薬初回投与前の体重が 77 kg 以上かつ血小板数が 150,000/μL 以上の成人にはニラパリブとして 300 mg を投与する．

薬物相互作用

ニラパリブを用いた正式な薬物相互作用試験は実施されていない．

in vitro では P 糖蛋白，乳がん耐性蛋白（BCRP），有機カチオントランスポーター（OCT）1，多剤・毒性化合物排出蛋白（MATE）1 および MATE2-K に対する阻害作用を示した．

文 献

1) González-Martín A et al：N Engl J Med **381**：2391-2402, 2019
2) Mirza MR et al：N Engl J Med **375**：2154-2164, 2016
3) Moore KN et al：Lancet Oncol **20**：636-648, 2019
4) Maya-Mendoza A et al：Nature **559**：279-284, 2018
5) He Li et al：Molecular Cancer **19**：107, 2020
6) ゼジューラ®錠添付文書
7) FDA：ZEJULA™（niraparib）capsules, for oral use［https://www.accessdata.fda.gov/drugsatfda_docs/label/2017/208447lbl.pdf］（2025/3）
8) Bruin MAC et al：Clin Pharmacokinet **61**：1649-1675, 2022
9) Akce M et al：Cancer Chemother Pharmacol **88**：825-836, 2021

A 小分子化合物

⑲ CDK4/6 阻害薬

1 パルボシクリブ

🄫 イブランス

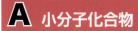

概　説

1 有効がん種

経口のサイクリン依存性キナーゼ（cyclin-dependent kinase：CDK）4 および 6 の低分子阻害薬である．ホルモン受容体陽性/HER2 陰性の手術不能または再発乳がんに対して適応承認がある[1]．

2 副作用（表 1）

表 1　おもな副作用

副作用		好中球減少	血小板減少	貧血	下痢	脱毛	間質性肺疾患
頻度	全 Grade	79〜80%	16〜19%	24〜26%	13〜15%	17〜32%	0.9
	Grade 3 以上	62〜67%	1.6〜2.3%	3〜5%	0〜0.2%	—	0〜0.2%

PALOMA-2 および PALOMA-3 の報告[2,3] より

- 好中球減少：パルボシクリブのもっとも特徴的な副作用であり発現頻度も高い．特に日本人は PALOMA-2，PALOMA-3 試験でも約 93% と頻度が高く，そのほとんどが Grade 3 以上であった[2,3]．一方，好中球減少性発熱の頻度は比較的低く，2% 程度である[1]．Grade 3 以上の場合は休薬し 1 週間以内に Grade 2 以下に回復すれば同一用量で再開可能であるが，繰り返す場合は減量を考慮する．Grade 4 や発熱性好中球減少をきたした場合は Grade 2 以下に回復したあとに 1 段階減量で再開する[4]．
- 血小板減少：好中球減少と同じく日本人では発現頻度が高い傾向にあり，PALOMA-2，PALOMA-3 試験においても全 Grade では約 37% であった[2,3]．しかし，Grade 3 以上はまれである．

A 小分子化合物/⑲CDK4/6 阻害薬

- **下痢**：アベマシクリブに比べて頻度は低く，Grade 3 以上はきわめてまれである[1]．
- **脱毛**：ほとんどは Grade 1 であるが頻度は高く，2％前後は Grade 2 になるため[1]，患者には事前に説明する．
- **間質性肺疾患**：頻度は低いが，添付文書に「警告」として明記されている[1]．FDA Adverse Event Reporting System からの報告でも欧米人に比べアジア人・日本人における頻度が高いことが示唆されており[5]，十分な警戒が必要である．出現した場合は，投与を中止しステロイド投与など適切な処置を行う．

作用機序と耐性機序

1 作用機序

CDK4 および 6-サイクリン D の複合体の活性を阻害し，retino-blastoma 蛋白（Rb）のリン酸化を阻害することにより，細胞周期 G1 から S 期の進行を停止し，腫瘍の増殖を抑制する[1]．

2 耐性機序

cyclin E1，cyclin E2，CDK2，FGFR1 の過剰発現，*PIK3CA* 活性型変異，PTEN の欠失などが CDK4/6 阻害薬の耐性機序として提唱されているが，臨床的に確立された耐性機序や克服法はない．

薬物動態

1 吸収・分布

カプセル剤は吸収に対する食事の影響の個人差が大きく錠剤が開発された．バイオアベイラビリティは46％で，T_{max}は4〜12時間である[6]．錠剤投与後のパルボシクリブのAUC_{inf}とC_{max}は，絶食状態で投与した場合と比較して，高脂肪・高カロリーの食事とともに投与するとそれぞれ 22％と 26％増加し，中脂肪・標準カロリーの食事では，それぞれ 9％と 10％増加したが，空腹時，食後のいずれでも内服可能である[6]．

パルボシクリブのヒト血漿蛋白質への結合率は約 85％であり，見かけの分布容積は 2,583 L と大きく組織移行性が高い[6]．

2 代謝・排泄

パルボシクリブはおもに肝代謝を受け，主として CYP3A および SULT2A1 により代謝される[1]．おもに代謝物として糞中，尿中へ排泄され，未変化体の糞中および尿中への排泄率は投与量のそれぞれ 2.3％および 6.9％である[1]．

1. パルボシクリブ

special population

❶ 肝機能障害

カプセル剤 75 mg を単回投与したときのパルボシクリブの非結合型濃度の AUC_{inf} は，正常肝機能の被験者と比較して，中等度（Child-Pugh 分類 B）および重度（Child-Pugh 分類 C）の肝機能障害を有する被験者ではそれぞれ 34％および 77％増加した[1]．Child-Pugh 分類 C）の肝機能障害時は 75 mg／日へ減量する[4,6]．

❷ 腎機能障害

カプセル剤 125 mg を単回投与したときのパルボシクリブの AUC_{inf} は，正常腎機能（CCr≧90 mL／分）の被験者と比較して，軽度（60 mL／分≦CCr＜90 mL／分），中等度（30 mL／分≦CCr＜60 mL／分）および重度（CCr＜30 mL／分）の腎機能障害を有する被験者でそれぞれ 39％，42％および 31％増加した[1]．しかし，この程度の増加は臨床的に重要な影響を及ぼさないと考えられ，腎機能による用量調節は不要である[4,6]．

投与スケジュール

成人にはパルボシクリブとして 1 日 1 回 125 mg を 3 週間連続して経口投与し，1 週間休薬する．これを 1 サイクルとして繰り返す[1]．

薬物相互作用

CYP3CA の強力な阻害薬（クラリスロマイシン，イトラコナゾール，ボリコナゾールなど）やグレープフルーツは避ける[7]．また，CYP3CA の強力な誘導薬（カルバマゼピン，フェニトイン，フェノバルビタールなど）との併用は避ける[7]．

文 献

1) イブランス®錠，医薬品インタビューフォーム
2) Mukai H et al：Int J Clin Oncol **24**：274-287, 2019
3) Masuda N et al：Int J Clin Oncol **24**：262-273, 2019
4) イブランス®錠，適正使用ガイド
5) Raschi E et al：Breast Cancer Res Treat **186**：219-227, 2021
6) IBRANCE®（palbociclib）tablets, FDA package insert〔https://www.accessdata. fda.gov/drugsatfda_docs/label/2019/212436lbl.pdf〕（2025/1）
7) UpToDate, Palbociclib：Drug information〔https://www.uptodate.com/contents/ palbociclib-drug-information?search=palbociclib&source=panel_search_result&s electedTitle=1％7E27&usage_type=panel&kp_tab=drug_general&display_ rank=1〕（2025/1）

| A　小分子化合物 | ⑲CDK4/6 阻害薬 |

2　アベマシクリブ

🈴 ベージニオ

概　説

　経口のサイクリン依存性キナーゼ（cyclin-dependent kinase：CDK）4 および 6 の低分子阻害薬である.

1 有効がん種

　ホルモン受容体陽性/HER2 陰性の手術不能または再発乳がん，あるいは再発高リスクの乳がんにおける術後薬物療法に適応承認がある[1].

2 副作用（表 1）

表 1　おもな副作用

副作用		下痢	AST 上昇/ALT 上昇	好中球減少	悪心	脱毛	肺臓炎	静脈血栓症
頻度	全 Grade	81〜86%	12〜16%	41〜46%	28〜45%	9.1〜27%	1.4〜2.1%	2.5〜4.9%
	Grade 3以上	8〜13%	2.8〜5.8%	20〜27%	6.9〜16%	—	0.2〜0.4%	1.3〜2.0%

MONARCH 2，MONRACH 3，monarch E[2] より

● 下痢：アベマシクリブのもっとも特徴的な副作用であり発現頻度も高い. 速やかにロペラミドなどの止瀉薬や水分補給など対症療法を行う. 適切な対症療法下にも Grade 2 以上の下痢が継続する場合は休薬し，Grade 1 以下に回復したあとも 1 段階減量して再開することを考慮する[2].

● AST 上昇/ALT 上昇：全 Grade/Grade 3 以上の AST 上昇は，13〜16%/4〜6%であったのに対し，日本人では 35〜47%/6〜24%と多く，民族間差が示唆される[2]. Grade 2 以上の AST または ALTの上昇が持続する場合はベースラインまたは Grade 1 以下に回復したあとに 1 段階減量して再開する[2]. Grade 4 や総ビリルビン＞

2. アベマシクリブ

2.0×施設上限値では投与を中止する[2].

● **悪心・嘔吐**：パルボシクリブに比べて悪心・嘔吐の頻度は高い.

● **骨髄抑制**：パルボシクリブに比べて好中球減少などの頻度は低く，Grade 3 以上はまれである[2].

● **脱毛**：ほとんどは Grade 1 であるが頻度は高く，2％前後は Grade 2 となるため[2]，患者には事前に説明する.

● **静脈血栓症**：頻度は低いものの，MONARCH 2，3，monarch E のいずれの比較試験においてもプラセボ群に比してアベマシクリブ群で頻度が高く注意が必要である[2].

● **間質性肺炎**：頻度は低いものの，重症化し致死的になることもあるため十分な警戒が必要である. 添付文書にも「警告」として明記されている[1]. FDA Adverse Event Reporting System からの報告では欧米人に比べアジア人・日本人における頻度が高いことが示唆されており[3]，本邦では特に注意が必要である. Grade 2 以上では投与を中止し適宜ステロイド治療を行う. Grade 1 に限り休薬によりベースラインに回復した場合は慎重に再開が検討される[2].

作用機序と耐性機序

「Ⅱ-1-A-⑲-1. パルボシクリブ」（p190）に同じ.

薬物動態

1 吸収・分布

バイオアベイラビリティは 45％で T_{max} は 8 時間である[4]. アベマシクリブとその活性代謝物の AUC および C_{max} は，高脂肪・高カロリーの食事とともに投与した場合，それぞれ 9％と 26％増加する. 空腹時，食後のいずれでも内服可能である[4].

in vitro におけるパルボシクリブおよび活性代謝物のヒト血漿蛋白質への結合率は 93〜98％であり，見かけの分布容積は 690 L と大きく組織移行性が高い[4].

2 代謝・排泄

パルボシクリブはおもに肝代謝を受け，主として CYP3A により代謝される[4]. CDK4/6 の阻害活性を有する活性代謝物として，M2，M20，M18 があり，おもな代謝経路は M2 を産生する経路である. おもに代謝物として糞中へ排泄され，未変化体の糞中の排泄率は投与量の 10％未満である[4].

Ａ 小分子化合物/⑲CDK4/6 阻害薬

special population

❶ 肝機能障害

正常な肝機能を有する被験者，肝機能障害を有する被験者にアベマシクリブ 200 mg を単回経口投与したとき，重度の肝機能障害を有する被験者（Child-Pugh 分類 C）では，総活性物質（アベマシクリブ，M2，M18 および M20 の合算）の非結合型の曝露量（AUC）が 2.69 倍増加し，アベマシクリブの消失半減期は 24 時間から 55 時間へ延長した[4]．一方，軽度または中等度（Child-Pugh 分類 A または B）の肝機能障害を有する被験者での曝露量は正常な肝機能を有する被験者と同程度であった[4]．Child-Pugh 分類 C の肝障害をもつ患者では，1 日 1 回投与が推奨される[4]．

❷ 腎機能障害

母集団薬物動態解析では腎機能障害はアベマシクリブの曝露量に影響を及ぼさなかった[4]．重度（CCr＜30 mL/分）の腎機能障害を有する患者，末期の腎疾患の患者，透析中の患者のデータは得られていない[4]．腎障害による特定の減量基準などは示されていない．

投与スケジュール

内分泌療法薬との併用において，通常，成人にはアベマシクリブとして 1 回 150 mg を 1 日 2 回経口投与する[1]．

薬物相互作用

CYP3CA の強力な阻害薬（クラリスロマイシン，イトラコナゾール，ボリコナゾールなど）と併用をする場合，アベマシクリブの投与量を 1 段階減量する[5]．同様にグレープフルーツジュースは避ける[5]．また，CYP3CA の中等度または強力な誘導薬（セントジョーンズワート，カルバマゼピン，フェニトイン，フェノバルビタールなど）との併用は避ける[5]．

文 献

1) ベージニオ® 錠添付文書
2) ベージニオ® 錠，適正使用ガイド
3) Raschi E et al：Breast Cancer Res Treat **186**：219-227, 2021
4) ベージニオ® 錠，医薬品インタビューフォーム
5) UpToDate, Abemaciclib：Drug information［https://www.uptodate.com/contents/abemaciclib-drug-information?search=abemaciclib&source=panel_search_result&selectedTitle=1%7E28&usage_type=panel&kp_tab=drug_general&display_rank=1]（2025/1）

A 小分子化合物

⑳ プロテアソーム阻害薬

1 ボルテゾミブ

商 ベルケイド

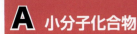

概 説

第1世代のプロテアソーム阻害薬である.

1 有効がん種

多発性骨髄腫（MM），マントル細胞リンパ腫，原発性マクログロブリン血症/リンパ形質細胞リンパ腫，全身性 AL アミロイドーシスに対して承認されている．

2 副作用

国外第Ⅲ相試験で認められたおもな有害事象は消化器毒性（悪心・嘔吐，下痢，便秘），疲労，末梢神経障害，発熱，血小板減少[1]で，国内第Ⅰ/Ⅱ相試験でのおもな有害事象は骨髄抑制（貧血，好中球減少，リンパ球減少，血小板減少），消化器毒性（悪心，下痢，便秘），末梢神経障害，発熱，疲労であった．致死的肺障害もみられ，剖検ではびまん性肺胞傷害，胸水，心囊液，気管支壁肥厚と内腔狭小化などが認められた[2].

個人輸入によりボルテゾミブ投与を受けた日本人 MM 患者 13 名中 4 名が重篤な肺障害を合併し，うち 2 名が死亡したことが報じられ，個人輸入による肺障害発生例が調査された[3]．市販後に実施された 1,010 例の本薬投与患者の肺毒性に関する検討では，肺疾患合併率は 4.5%，死亡率は 0.5% であり，欧米諸国からの報告より高値であるが，個人輸入例に基づく初期の報告よりは低値である[4].

Grade 3 以上の非血液毒性もしくは Grade 4 の血液毒性が発現した場合は休薬．投与再開の場合は，毒性回復確認後に減量（1.3 mg/m²→1.0 mg/m²，1.0 mg/m²→0.7 mg/m²）して投与再開する．本薬による末梢神経障害が非可逆性になる場合があるため末梢神経障害

Ⓐ 小分子化合物/⑳プロテアソーム阻害薬

に対しては Grade 1 は変更不要，日常生活動作に制限を及ぼさない疼痛を伴う Grade 1・2 は減量，日常生活動作に制限を及ぼす疼痛を伴う Grade 2・3 は回復まで休薬し，減量して再開する．Grade 4 は投与中止する．

作用機序と耐性機序

ボルテゾミブは，20S プロテアソームのβ5 サブユニット（キモトリプシン様活性）およびβ1 サブユニット（カスパーゼ様活性）に可逆的に結合し，プロテアソームを阻害する．これにより，ユビキチン化蛋白の蓄積，転写因子 NF-κB の活性阻害作用，がん抑制因子 p53 の分解抑制作用など複数の作用機序により，腫瘍細胞の増殖抑制，細胞周期停止，アポトーシスを誘導する．

薬物動態

1 血漿中濃度と分布

再発・難治性 MM 患者に対する国内第Ⅰ/Ⅱ相試験において，0.7，1.0，1.3 mg/m² を週 2 回，2 週（day 1，4，8，11）静脈内投与した際の day 1 と day 11 の血漿中濃度が検討された[2]．速やかな分布相と長い消失層の二相性低下を示し，分布容積より良好な組織移行性が示唆された．day 1 と比較し，day 11 において半減期延長，AUC 増大が認められた．同一の用量と投与スケジュールによる皮下投与では，静脈投与に比し C_{max} が約 1/10 に，T_{max} は 10 倍以上になるが AUC は同等であった．

2 代謝・排泄

ヒトにおける代謝経路は主として脱ホウ素化で，おもに CYP3A4，CYP2C19，CYP1A2 の基質とされる．脱ホウ素化代謝物は活性を示さない．ヒトにおける排泄経路は特定されていない．

3 蛋白結合

血漿蛋白結合率は 79〜86％ とされる．

special population

1 高齢者

米国第Ⅲ相試験における Grade 3 以上の有害事象の頻度は 50 歳以下で 64％（27/42），51〜64 歳で 78％（128/165），65 歳以上で 75％（93/124）と[1]，年齢による有害事象や有効性の差は指摘されていない．

196

1. ボルテゾミブ

② 腎機能障害

腎機能障害に伴う本薬のクリアランス低下は認められず，血液透析患者を含めて腎機能による本薬の用量調節は不要とされる[5]．

①間質性肺炎，肺線維症などの肺障害の既往，②肝機能障害，③高齢者は慎重投与の対象である．

投与スケジュール

国内承認された用法・用量は，ほかの抗悪性腫瘍薬との併用で1日1回，$1.3 \, mg/m^2$を以下のとおり静脈内投与または皮下投与する．

① 多発性骨髄腫

● A法：週2回，2週（day 1, 4, 8, 11）投与し，3週ごとに2または8サイクルまで繰り返す．3または9サイクル以降は，週1回，2週（day 1, 8）投与し，3週ごとに18サイクルまで繰り返す．

● B法：週2回，2週（day 1, 4, 8, 11）投与し，3週ごとに繰り返す．8サイクルを超えて継続投与する場合には，上記の用法・用量で投与を継続するか，または維持療法として週1回，4週（day 1, 8, 15, 22）投与し5週ごとに繰り返す．

② マントル細胞リンパ腫

週2回，2週（day 1, 4, 8, 11）投与し，3週ごとに6または8サイクルまで繰り返す．

③ 原発性マクログロブリン血症/リンパ形質細胞リンパ腫

週2回，2週（day 1, 4, 8, 11）投与し，3週ごとに繰り返す．

④ 全身性 AL アミロイドーシス

週1回，4週（day 1, 8, 15, 22）投与し，4週ごとに6サイクルまで繰り返す．

薬物相互作用

CYP3A4，CYP2C19 および CYP1A2 の基質となる．

文 献

1) Richardson PG et al：N Engl J Med **352**：2487-2498, 2005
2) Ogawa Y et al：Cancer Sci **99**：140-144, 2008
3) Gotoh A et al：Int J Hematol **84**：406-412, 2006
4) Yoshizawa K et al：Cancer Sci **105**：195-201, 2004
5) Leal TB et al：Cancer Chemother Pharmacol **68**：1439-1447, 2011

| A 小分子化合物 | ⑳プロテアソーム阻害薬 |

2 カルフィルゾミブ

商 カイプロリス

概　説

　第2世代のプロテアソーム阻害薬である．再発または難治性の多発性骨髄腫（MM）に対して承認されている．

1 副作用

　海外第Ⅲ相試験[1]で認められたおもな有害事象は骨髄抑制［好中球減少（34.2%），貧血（25.5%），血小板減少（22.4%）］，疲労（21.3%），下痢（18.6%），筋痙縮（18.4%），不眠（14.3%）で，国内第Ⅰ相試験[2]でのおもな有害事象は骨髄抑制［血小板減少（46.2%），リンパ球減少（42.3%）］，高血糖（38.5%），ALT増加（26.9%），発疹（26.9%），便秘（23.1%）であった．

　デキサメタゾン投与下での infusion reaction の発現頻度は，海外第Ⅲ相試験[1]および国内第Ⅰ相試験[3]において 22.4% および 26.9% であった．

作用機序と耐性機序

　カルフィルゾミブは，20S プロテアソームのキモトリプシン様活性を有する$\beta5$ サブユニットに不可逆的に結合し，プロテアソーム阻害を介して腫瘍細胞の細胞周期停止，アポトーシスを誘導する．耐性機序として，P糖蛋白の up-regulation の関与が推測されている．

薬物動態

1 血漿中濃度と分布

　再発・難治性 MM 患者に対する国内第Ⅰ/Ⅱ相試験において，15，20，20/27 mg/m^{2}を週2回，3週（day 1, 2, 8, 9, 15, 16）点滴静注した際の血漿中濃度は点滴静注後速やかに低下し，半減期

2. カルフィルゾミブ

は 1 時間以内であった．反復投与による蓄積性は認められず，day 16 の C_{max} および AUC_{last} は用量に比例して増加した．

2 代謝・排泄

おもな代謝経路はエポキシドおよびペプチド結合の加水分解であり，CYP の関与は少ない．

固形がん患者にカルフィルゾミブ 27 mg/m² を点滴静注したとき，未変化体の尿中への排泄は投与量の 1％未満であった．投与量の約 30％がペプチド結合の開裂した代謝物である M14 および M15 として尿中に排泄された．また，未変化体および代謝物の便中への排泄は 1％未満であった．

3 蛋白結合

血漿中蛋白結合率は 96.9～97.3％とされる．

pharmacodynamics

カルフィルゾミブの血中濃度と奏効割合および有害事象の発症頻度や重症度の間に明らかな相関関係は示されていない[4]．

special population

1 肝機能障害

正常肝機能患者と比較して，軽度および中等度肝機能障害患者における AUC_{last} は，それぞれ約 40～44％および 5.5～23％高値を示したものの，肝機能障害による AUC_{last} の上昇はおおむね変動係数（33.1～100.5％）の範囲内であった．

2 腎機能障害

正常腎機能（Ccr＞80 mL/分，8 例），軽度腎機能障害（Ccr 50～80 mL/分，9 例），中等度腎機能障害（Ccr 30～＜50 mL/分，5 例），重度腎機能障害（Ccr＜30 mL/分，5 例），血液透析が必要な腎機能障害（8 例）を有する多発性骨髄腫患者にカルフィルゾミブ 15 mg/m² を点滴静注したとき，カルフィルゾミブの C_{max} および AUC は腎機能低下の影響を受けなかった．ペプチド結合の開裂した代謝物である M14 および M15 の AUC は腎機能障害の重症度に応じて上昇した．

3 心機能障害

心機能障害（うっ血性心不全，心筋梗塞，QT 間隔延長など）や高血圧・高血圧クリーゼがみられる．心機能障害の合併または既往がある患者は，慎重に投与する必要がある．

A 小分子化合物/⑳プロテアソーム阻害薬

投与スケジュール

レナリドミドおよびデキサメタゾンとの併用において，カルフィルゾミブを1日1回，週2回，3週（day 1, 2, 8, 9, 15, 16）点滴静注し，4週ごとに12サイクルまで繰り返す．13サイクル以降は，1日1回，週2回，2週（day 1, 2, 15, 16）点滴静注し，4週ごとに繰り返す．本薬の投与量は1サイクル目のday 1, 2のみ20 mg/m²，それ以降は27 mg/m²とし，10分かけて点滴静注する．

なお，海外第Ⅲ相試験[3]の結果に基づいて，デキサメタゾンとの併用療法において週1回投与も可能となった．この場合，用法は上述の方法と同様で，投与量は1サイクル目のday 1, 2のみ20 mg/m²，それ以降は56 mg/m²とし，30分かけて点滴静注する．

薬物相互作用

カルフィルゾミブはCYP3Aを阻害し，Ki値は1.7 μmoL/Lであったが，ミダゾラムの薬物動態には影響を与えなかった．その他のCYP分子種（CYP1A2・2C8・2C9・2C19・2D6）を阻害せず，CYP1A2・3Aを誘導しなかった（*in vitro*）．

文 献

1) Stewart AK et al：N Engl J Med **372**：142-152, 2015
2) カイプロリス®点滴静注用，医薬品インタビューフォーム
3) Dimopoulos MA et al：Lancet Oncol **17**：27-38, 2016
4) Ou Y et al：J Clin Pharmacol **57**：663-677, 2017

A 小分子化合物　　⑳プロテアソーム阻害薬

3 イキサゾミブ

商 ニンラーロ

概　説

　第2世代のプロテアソーム阻害薬であり，同クラス唯一の経口薬である．多発性骨髄腫（MM）の再発または難治性の症例や維持療法に対して承認されている．

1 副作用

　おもな有害事象は下痢（45%），骨髄抑制［好中球減少（33%），貧血（29%），血小板減少（31%）］，便秘（35%），疲労（29%），嘔気（29%），浮腫（28%），末梢神経障害（27%）である[1]．

　自家移植後の維持療法でのおもな有害事象は悪心（39%），下痢（35%），嘔吐（27%），皮疹（30%），上気道感染症（26%）である[2]．

作用機序と耐性機序

　「Ⅱ-1-A-⑳-2．カルフィルゾミブ」（p198）に同じ．

薬物動態

1 血漿中濃度と分布

　再発・難治性 MM 患者に，4 mg を週1回，3週（day 1，8，15）経口投与した際の血漿中濃度は投与後約2時間までに最高値に達し，その後多相性の消失プロファイルを示し，投与15日目における終末相半減期は 137〜125 時間，蓄積率はそれぞれ 2.09〜1.78 である[3]．

2 代謝・排泄

　おもな代謝経路は脱ホウ素化，酸化，N-脱アルキル化および脱水素反応であり，CYP の関与は少ない．イキサゾミブ放射性標識体を進行がん患者5例に単回経口投与したとき，投与後34日までに投与した放射能の 62% が尿中に，22% が糞中に排泄された．また，投与後7日までに尿中に回収された未変化体は投与量の 3.2%

201

であった.

③ 蛋白結合

血漿蛋白結合率は約99%とされる.

pharmacodynamics

体内に投与されたイキサゾミブは,速やかに血液中の20Sプロテアソームを阻害し,腫瘍組織における小胞体ストレス応答（ATF3など）を誘導するものの,その発現程度と腫瘍抑制効果や有害事象の発現割合との間に相関関係は示されていない[4].

special population

① 肝機能障害

中等度および重度の肝機能障害を有する患者において,用量補正した非結合型の AUC_{0-last} は肝機能正常患者と比較してそれぞれ32%および23%高かった.

② 腎機能障害

重度腎機能障害患者（末期腎不全患者を含む）において,非結合型の AUC_{0-last} は腎機能正常患者と比較して38%高かった.

投与スケジュール

国内承認された用法・用量は,レナリドミドおよびデキサメタゾンとの併用において,イキサゾミブ4mgを1日1回,週1回,3週（day 1, 8, 15）経口投与し,4週ごとに繰り返す.維持療法の場合,4サイクルまではイキサゾミブ3mgと用量が異なることに注意する.

薬物相互作用

CYP3A阻害薬（クラリスロマイシン）と併用投与時にはイキサゾミブの薬物動態に明確な影響は認められなかった. CYP3A4誘導薬（リファンピシン）との併用投与時には,イキサゾミブの C_{max} が54%, AUC_{last} が74%減少した.

文献

1) Moreau P et al：N Engl J Med **374**：1621-1634, 2016
2) Dimopoulos MA et al：Lancet **393**：253-264, 2019
3) ニンラーロ® カプセル, 医薬品インタビューフォーム
4) Gupta N et al：Clin Pharmacokinet **58**：431-449, 2019

A 小分子化合物

㉑ FLT3 阻害薬

1 ギルテリチニブ

商 ゾスパタ

概 説

ギルテリチニブは，細胞増殖やアポトーシス抑制に関与する受容型チロシンキナーゼである FLT3 に対して活性化阻害作用を示す．再発または難治性の *FLT3* 遺伝子変異陽性の急性骨髄性白血病に対して使用される．

1 副作用

海外第Ⅲ相試験[1]で認められたおもな有害事象は発熱性好中球減少症（47％），貧血（47％），発熱（43％），ALT 増加（42％），AST 増加（40％），低 K 血症（29％），便秘（31％），疲労（29％），血小板減少（26％），咳嗽（29％），頭痛（26％）であった．また，国内外臨床試験において QT 間隔延長が 14.6％に認められた[1〜3]．

作用機序

FLT3 は，おもに造血前駆細胞に発現し，細胞の分化や増殖，生存に重要な役割を果たしている．急性骨髄性白血病の一部において遺伝子変異（*FLT3-ITD*，*FLT3-TKD*）による FLT3 の恒常的な活性化がみられ，RAF/MEK/ERK，PI3K/AKT，STAT5 などの下流シグナル伝達経路の活性化を介した細胞増殖促進やアポトーシス抑制が引き起こされる[4,5]．ギルテリチニブは FLT3 に対してチロシンキナーゼ阻害作用を示すことにより，白血病細胞の増殖，生存を抑制する．

Ⓐ 小分子化合物/㉑FLT3 阻害薬

薬物動態

1 血漿中濃度と分布

再発または難治性の日本人急性骨髄性白血病患者にギルテリチニブ（20〜300 mg）を単回経口投与したとき，未変化体のT_{max}は3〜7時間であった[5]．またギルテリチニブ（20〜200 mg）を1日1回反復経口投与したとき，未変化体濃度は15日目には定常状態に達し，$T_{1/2}$は84〜126時間であった．

また，空腹時投与に対する食後投与のC_{max}およびAUC_{inf}の幾何平均比は，それぞれ74.0％および93.8％であり，食事による影響はわずかである．

2 代謝・排泄

おもにCYP3A4により代謝され，P糖蛋白の基質である．血漿中の主成分は未変化体であり，認められた3種の代謝物の曝露量はいずれも未変化体の10％未満であった．

ギルテリチニブ（20〜300 mg）を反復経口投与したとき，未変化体の尿中排泄率は13％以下であった．放射性標識体を用いた単回経口投与試験では，投与後768時間までの放射能の尿中および糞中排泄率はそれぞれ16.4％および64.5％であった．

3 蛋白結合

血漿蛋白結合率は約90％である．

pharmacodynamics

ギルテリチニブの濃度依存的にQT間隔延長，肝機能異常およびCK上昇の発現頻度が高くなることが示唆されている[2]．

special population

1 肝機能障害

軽度および中等度肝機能障害患者において，肝機能正常者と比較して薬物動態に明らかな差はみられなかった．重度肝機能障害患者に対する臨床データはない．

2 腎機能障害

腎機能障害に伴う有害事象の発現割合に明らかな差はみられない．

投与スケジュール

1回120 mg，1日1回，経口，連日投与する．患者の状態に応じて1回200 mgまで増量可能である．

原則として，Grade 3 以上の非血液毒性を認めた場合には Grade 1 以下に回復するまで休薬し，1 段階減量し再開または中止する．

薬物相互作用

CYP3A および P 糖蛋白の阻害薬や誘導薬との併用に注意する．QT 間隔延長を増強させるおそれがあるため，QT 間隔延長を起こすことが知られている薬物との併用に注意する．

文　献
1）Perl AE et al：N Engl J Med **381**：1728-1740, 2019
2）Usuki K et al：Cancer Sci **109**：3235-3244, 2018
3）Perl AE et al：Lancet Oncol **18**：1061-1075, 2017
4）Gilliland DG et al：Blood **100**：1532-1542, 2002
5）ゾスパタ®錠，医薬品インタビューフォーム

| A 小分子化合物 | ㉑FLT3 阻害薬 |

2 キザルチニブ

商 ヴァンフリタ

概　説

　キザルチニブは，細胞増殖やアポトーシス抑制に関与する受容型チロシンキナーゼである FLT3 に対して活性化阻害作用を示す．*FLT3-ITD* 遺伝子変異陽性の急性骨髄性白血病に対して使用される．

① 副作用

　海外第Ⅲ相試験[1]で認められたおもな有害事象は発熱性好中球減少症（44%），好中球減少症（20%），発熱（42%），下痢（37%），低 K 血症（35%），悪心（34%），頭痛（28%），発疹（26%），嘔吐（25%），便秘（21%），QT 間隔延長（14%）であった．

　国内第Ⅱ相試験[2]で認められたおもな有害事象は発熱性好中球減少症（43%），血小板減少（38%），QT 間隔延長（35%），悪心（30%），貧血（27%），好中球減少症（22%），嘔吐（16%）であった．

作用機序

　「Ⅱ-1-A-㉑-1．ギルテリチニブ」（p203）に同じ．ただし，Ⅱ型阻害薬であるキザルチニブはギルテリチニブ（Ⅰ型阻害薬）と異なり，*FLT3-TKD* 遺伝子変異には阻害活性を示さない．

薬物動態

① 血漿中濃度と分布

　日本人の未治療の急性骨髄性白血病患者にキザルチニブ（17.7/35.4 mg）を 1 日 1 回反復経口投与したとき，キザルチニブの T_{max} は 2〜4 時間であり，AUC は用量に依存して増加した[3]．また，キザルチニブ 53 mg を 1 日 1 回反復経口投与したとき，$T_{1/2}$ はキザルチニブで 81 時間，活性代謝物（AC886）で 136 時間であった．

② 代謝・排泄

　おもに CYP3A により代謝される．血漿中のおもな代謝物は AC886 であり，キザルチニブと同様の薬理活性を有する．

206

放射性標識体を用いた単回経口投与試験では，投与後336時間までに76％が糞中に，2％が尿中に排泄された．

❸ 蛋白結合

血漿蛋白結合率は99％以上である．

special population

❶ 肝機能障害

おもに肝臓で代謝されるため，肝機能障害を有する患者では曝露量が増大するため十分に注意する．

投与スケジュール

未治療の場合，寛解導入療法および地固め療法としてのアントラサイクリンおよびシタラビンとの併用において，1回35.4 mg，1日1回，経口，2週間投与する．維持療法として使用する場合は1回26.5 mg，1日1回，2週間投与したあと1回53 mg，1日1回，連日投与する．

強いCYP3A阻害薬（ポサコナゾールなど）と併用する場合は半量に減量する．

QT間隔延長やGrade 3以上の有害事象を認めた場合は適宜減量・休薬し，回復の程度に応じて同量または1段階減量し再開または中止する．

薬物相互作用

CYP3Aの阻害薬や誘導薬との併用に注意する．QT間隔延長を増強させるおそれがあるため，QT間隔延長を起こすことが知られている薬物との併用に注意する．

文　献

1) Erba HP et al：Lancet **401**：1571-1583, 2023
2) Takahashi T et al：Int J Hematol **110**：665-674, 2019
3) ヴァンフリタ®錠，医薬品インタビューフォーム

A 小分子化合物

㉒ BCL-2 蛋白阻害薬

1 ベネトクラクス

⬡ ベネクレクスタ

概　説

1 有効がん種

再発・難治性の慢性リンパ性白血病（CLL）［小リンパ球性リンパ腫（SLL）を含む］と急性骨髄性白血病（AML）に適応がある．AML に対してはアザシチジンもしくはシタラビンと併用する．

2 副作用

おもな副作用は骨髄抑制と感染症である．そのほか悪心・嘔吐，下痢などの消化器症状が多くみられる．特に注意を要する副作用は腫瘍崩壊症候群で，これを予防するため初回治療開始時には投与量を漸増する．

作用機序と耐性機序

1 作用機序

経口で吸収される B 細胞リンパ腫-2（BCL-2）阻害薬である．BCL-2 蛋白はアポトーシス抑制的に働き，その過剰発現は腫瘍の発生，進行に関わっている．ベネトクラクスは，BCL-2 蛋白と結合することによりその働きを阻害し，腫瘍をアポトーシスに導く[1]．

2 耐性機序

抗アポトーシス作用をもつ BCL-X_L や MCL-1 を介する経路が活性化することで，耐性を獲得する[1]．

薬物動態

1 吸　収

CLL/SLL 患者にベネトクラクスを単回投与したところ，投与後

1. ベネトクラクス

$6 \sim 8$ 時間で C_{max} に達した[2]. 高脂肪食とともに摂取すると血中濃度は空腹時と比べ 5 倍になる[3].

② 分 布

ラットに ^{14}C 標識ベネトクラクスを経口投与した実験では，中枢神経組織では放射能を検出しなかった.

③ 代謝・排泄

ベネトクラクスはおもに CYP3A4 により代謝される.

^{14}C 標識ベネトクラクスを単回経口投与した試験によると，主として代謝物として便中に排泄され，尿中にはほとんど排泄されない[3].

④ 蛋白結合

高い血漿蛋白結合率を示し，非結合分画の比は0.01未満である[3].

pharmacodynamics

メチル化阻害薬と併用した $800 \sim 1,200$ mg の範囲内で，ベネトクラクスの定常状態の AUC（AUC_{ss}）と治療効果の間に関連性を認めなかった．シタラビンとの併用においても，$600 \sim 800$ mg の投与量で，AUC_{ss} と治療効果に関連性を認めなかった[4].

special population

① 高齢者

高齢者は一般に生理機能が低下していることが多く個人差も大きいため，骨髄抑制には十分注意する必要がある.

② 肝機能障害

重度の肝機能障害（Child-Pugh 分類 C）の患者においては減量が推奨される．肝機能障害患者を対象とした薬物動態試験では，軽度または中等度肝機能障害患者と肝機能正常者との間で有意な差は認めなかったが，それぞれ AUC は軽度で 1.3 倍，中等度で 1.4 倍になる．重度の肝機能障害患者では AUC が肝機能正常者と比べて 2.7 倍高値になる[5].

③ 腎機能障害

尿中にはほとんど排出されないため，腎機能によって用量調節をする必要はないと考えられる.

投与スケジュール

① 慢性リンパ性白血病

1 週間ずつ投与量を漸増する．1 週目は 20 mg，2 週目は 50 mg，

209

3週目は100 mg，4週目は200 mg，5週目は400 mgとする．それぞれ1日1回食後に投与する．6週目からは400mg1日1回の固定用量とし，リツキシマブを併用する場合は6週目の1日目に初回投与を行い，以後28日ごとに6回の投与を行う．

2 急性骨髄性白血病・アザシチジンとの併用療法

1日目に100 mg，2日目に200 mg，3日目に400 mgを1日1回食後に投与する．その後は400 mgを1日1回投与するが，患者の状態により，減量や休薬期間を設けるなど適宜調整を行う．アザシチジンは75 mg/m^{2}を1日目より7日間投与し，21日間休薬する．これを28日ごとに繰り返すが，患者の状態により減量や休薬期間の延長を行う．

3 急性骨髄性白血病・少量シタラビンとの併用療法

1日目に100 mg，2日目に200 mg，3日目に400 mg，4日目に600 mgを1日1回食後に投与する．その後は600 mgを1日1回投与するが，患者の状態により減量や休薬期間を設けるなど適宜調整を行う．シタラビンは20 mg/m^{2}を1日1回10日間皮下投与し，18日間休薬する．これを28日ごとに繰り返すが，患者の状態により，減量や休薬期間の延長を行う．

薬物相互作用

主としてCYP3Aで代謝されるため，CYP3A阻害作用のある薬物と併用すると血中濃度が上昇する．強力なCYP3A阻害薬（クラリスロマイシンやボリコナゾールなど）と併用する場合，CLL患者においては用量漸増期には併用禁忌であり，その後の維持期では併用下で100 mgを投与する．AML患者においては，アザシチジン，シタラビン併用にかかわらず，1日目に10 mg，2日目に20 mgを投与し，3日目以降は50 mgとして維持量とする．中程度のCYP3A阻害薬と併用する場合には，投与量を半量以下にする．

文 献

1) Bose P et al：Leuk Lymphoma **58**：2026-2039, 2017
2) Davids MS et al：J Clin Oncol **35**：826-833, 2017
3) Tariq S et al：Cureus **12**：e8908, 2020
4) Brackman D et al：Hematol Oncol **40**：269-279, 2022
5) Salem AH et al：Clin Pharmacokinet **58**：1091-1100, 2019

A 小分子化合物

㉓ EZH2 阻害薬

1 タゼメトスタット

🄬 タズベリク

概　説

　タゼメトスタットは，ヒストンなどのメチル基転移酵素である EZH2 の酵素活性を阻害する．再発または難治性の EZH2 遺伝子変異陽性の濾胞性リンパ腫に対して使用される．

❶ 副作用

　海外第Ⅱ相試験[1]でのおもな有害事象は脱毛症（14％），悪心（19％），無力症（13％），下痢（12％），疲労（11％）であった．
　国内第Ⅱ相試験[2]では味覚障害（50％），リンパ球減少症（25％），口内炎（35％），CK 増加（25％），便秘（20％），上気道感染症（20％），好中球減少症（15％），血小板減少症（15％），悪心（15％），胃炎（15％），体重減少（15％），脱毛症（15％），発疹（15％）を認めた．

作用機序と耐性機序

　EZH2 は，ヒストン蛋白 H3 の 27 番目のリジン残基（H3K27）のメチル化を特異的に触媒するメチル基転移酵素であり，種々の遺伝子発現を制御する．EZH2 遺伝子の機能獲得型変異による H3K27 のメチル化の亢進は，発がんおよび腫瘍増殖に重要な役割を担う[3]．タゼメトスタットは，変異型 EZH2（Y646F など）を選択的に阻害し，がん関連遺伝子の発現を抑制することにより細胞周期停止およびアポトーシス誘導，腫瘍増殖抑制作用を示す[4]．

薬物動態

❶ 血漿中濃度と分布

　タゼメトスタット 800 mg を単回および反復経口投与したときの T_{max} は 1～2 時間，$T_{1/2}$ は 4.6～7.6 時間であった[5]．また，反復投与第 15 日目における累積率は 1.09 であった．

211

A 小分子化合物/㉓EZH2阻害薬

❷ 代謝・排泄

おもに CYP3A4 により代謝される. 放射性標識体を用いた経口投与試験では, 血漿中の総放射能曝露量に対するタゼメトスタットおよびおもな代謝物である EPZ-6930, EPZ006931 の割合は, それぞれ 22.4%, 31.8%および 11.0%であった. また 79%が糞中, 15%が尿中に排泄された.

❸ 蛋白結合

血漿蛋白結合率は 87.7〜91.1%である.

pharmacodynamics

タゼメトスタットは用量・濃度依存的に H3K27me3 レベルを低下させる. また, 高い血中濃度は Grade 3 以上の有害事象の増加と関連することが示されているが, 有効性との相関は判明していない[6].

special population

❶ 肝機能障害

おもに肝臓で代謝されるため, 中等度以上の肝機能障害のある患者では本薬の血中濃度が上昇する可能性がある.

投与スケジュール

1 回 800 mg, 1 日 2 回, 経口, 連日投与する. 原則として, Grade 3 以上の有害事象を認めた場合には Grade 1 以下またはベースラインに回復するまで休薬し, 1 段階減量し再開または中止する.

薬物相互作用

CYP3A の阻害薬や誘導薬との併用に注意する. また, タゼメトスタットは CYP2C8 阻害作用を有するため, CYP2C8 の基質となる薬物との併用に注意する.

文 献

1) Morschhauser PF et al：Lancet Oncol **21**：1433-1442, 2020
2) Izutsu K et al：Cancer Sci **112**：3627-3635, 2021
3) Green MR：Blood **131**：595-604, 2018
4) McCabe MT et al：Nature **492**：108-112, 2012
5) タズベリク®錠, 医薬品インタビューフォーム
6) Orleni M et al：Cancer Chemother Pharmacol **93**：509-517, 2024

A 小分子化合物

㉔ EZH1/2阻害薬

1 バレメトスタット

商 エザルミア

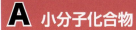

概説

バレメトスタットは，ヒストンなどのメチル基転移酵素であるEZH1/2の酵素活性を阻害する．再発または難治性の成人T細胞白血病リンパ腫に対して使用される．

1 副作用

国内第Ⅱ相試験[1]で認められたおもな有害事象は血小板数減少（80％），貧血（52％），脱毛症（40％），味覚不全（36％），リンパ球数減少（24％），好中球数減少（28％）であった．

作用機序と耐性機序

「Ⅱ-1-A-㉓-1．タゼメトスタット」（p211）に同じ．

薬物動態

1 血漿中濃度と分布

健康成人にバレメトスタット（50/100/200 mg）を単回経口投与したとき，T_{max}は3.5～4.5時間，$T_{1/2}$は20～23時間であり，C_{max}およびAUCは用量依存性に増加がみられるが個体間差は大きい[2]．

再発または難治性成人T細胞白血病リンパ腫患者にバレメトスタット200 mgを反復経口投与したとき，投与15日目における累積係数は1.19であった．

2 代謝・排泄

おもにCYP3Aにより代謝される．放射性標識体を用いた経口投与試験では，血漿中に主として未変化体および代謝物CALZ-1809aが検出された．血漿中総放射能のAUC_{inf}に対する未変化体の割合は54.6％，未変化体に対するCALZ-1809aのAUC_{inf}の割合は83.0％であった．また，投与360時間後までに，尿中および糞中にそれぞ

A 小分子化合物/㉔EZH1/2 阻害薬

れ投与量の 15.6％および 79.8％が排出された.

3 蛋白結合

血漿蛋白結合率は約 94〜95％である.

special population

1 肝機能障害

おもに肝臓で代謝されるため，中等度以上の肝機能障害のある患者では本薬の血中濃度が上昇する可能性がある.

投与スケジュール

1 回 200 mg，1 日 1 回，経口，連日投与する. 原則として，Grade 4 以上の血液毒性や Grade 3 以上の非血液毒性を認めた場合には，休薬の上，同量または減量で再開または中止する.

薬物相互作用

CYP3A の阻害薬や誘導薬との併用に注意する. また，バレメトスタットはP糖蛋白の基質かつP糖蛋白の阻害作用を示すためP糖蛋白の阻害薬や基質となる薬物との併用に注意する.

文　献
1) Izutsu K et al：Blood 141：1159-1168, 2023
2) エザルミア® 錠, 医薬品インタビューフォーム

A 小分子化合物

㉕ ヒストン脱アセチル化酵素阻害薬

1 ロミデプシン

商 イストダックス

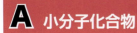

概 説

1 有効がん種

再発または難治性の末梢性 T 細胞リンパ腫に適応を有する.

2 副作用

おもな有害事象は消化器毒性（悪心・嘔吐，下痢，味覚異常，食思不振など），脱力感（疲労感，倦怠感など），血小板減少，好中球減少，発熱である．大半の有害事象は Grade 1〜2 であるが，腫瘍崩壊症候群もみられる．Grade 3 以上の有害事象としては，血小板減少と好中球減少の頻度が高い．

Grade 3 以上の有害事象および治療中止の大半は第 1〜2 コースで発現しており，それ以降には減少傾向となる[1]．ロミデプシンを含むヒストン脱アセチル化酵素（HDAC）阻害薬で発現する血小板減少症は，投与後に急峻に認められるが休薬によって速やか（鋸歯状）に回復する[1]．これは，HDAC 阻害薬による血小板減少が，殺細胞性抗がん薬で認められる骨髄抑制や血小板寿命の短縮ではなく，おもに巨核球からの血小板の分離・放出抑制に起因するためと考えられている[2]．

3 調製時の注意

専用溶解用液に溶解する．5 mg/mL となるように専用溶解用液を必ず 2.2 mL 抜き取り，ゆっくりとバイアル内に注入する．注入後はただちにバイアルを澄明で均一になるまで，泡立てないように静かに回して十分に溶解させ，溶解後は 8 時間以内に使用する．必要量を生理食塩液 500 mL で希釈し，速やかに使用する．なお，やむを得ず保存を必要とする場合でも，24 時間以内に使用する．

215

Ⓐ 小分子化合物/㉕ヒストン脱アセチル化酵素阻害薬

作用機序と耐性機序

1 作用機序

ロミデプシンは二環式デプシペプチドで，HDAC Class I に対する選択的な阻害活性を有する．ヒストン蛋白および非ヒストン蛋白のアセチル化リシン残基からのアセチル基の切断を阻害し，遺伝子発現調節，転写誘導，G1 および G2/M 期での細胞周期停止，細胞増殖阻害，アポトーシス誘導，および血管新生阻害などの多様な作用を示す．HDAC の阻害はヒストンの高アセチル化を誘導するだけでなく，非ヒストン蛋白（p53 や HSP など）のアセチル化にも影響し，これらが細胞の分化やアポトーシスにかかわる遺伝子発現を促進し細胞死をもたらす．

2 耐性機序

ロミデプシンを含む HDAC 阻害薬の耐性機序は明らかではないが，STAT3 活性化[3]，特定の HDAC の構造や発現の変化，エピジェネティックな変化，腫瘍細胞の酸化ストレスへの耐性増加などが推測されている[4]．

薬物動態

ロミデプシン 14 mg/m²を day 1，8，15 に 4 時間静脈内投与した際の day 1（単回投与時）および day 15（反復投与時）の消失半減期はいずれも約 3 時間であり，反復投与による蓄積性は認められない．

1 分布

ロミデプシンは高い血漿蛋白結合率を示す．おもな結合蛋白質はα_1-酸性糖蛋白質であり，またロミデプシンは P 糖蛋白の基質となる．in vitro でロミデプシンは能動的取り込み過程（経路は明らかでない）を介してヒト肝細胞に蓄積する．

2 代謝・排泄

ロミデプシンはおもに CYP3A4 によって代謝される．CYP3A5，CYP1A1，CYP2B6 および CYP2C19 による代謝はわずかである．ロミデプシン 14 mg/m²を 4 時間投与したときの投与 24 時間後までの尿中排泄率は 0.5％未満である．

3 蛋白結合

ロミデプシンのヒト血漿中での蛋白結合率は，50〜1,000 ng/mL の濃度範囲で 92〜94％である．

special population

❶ 肝機能障害

特に肝機能障害を有する患者を対象とした臨床試験は行われていない．軽度肝機能障害では投与に際して大きな問題はないが，中等度以上では減量を含めた慎重な対応を要する．

❷ 節外性 NK/T 細胞リンパ腫

海外で行われた節外性 NK/T 細胞リンパ腫に対するロミデプシンの医師主導治験で，EB ウイルス再活性化による肝不全（死亡も含む）が発現した．

投与スケジュール

ロミデプシンとして $14\,mg/m^2$ を day 1，8，15 に 4 時間静脈内投与し，その後休薬する．28 日を 1 コースとして繰り返す．

薬物相互作用

CYP3A を阻害する抗真菌薬（ケトコナゾール）併用下に，ロミデプシンを 4 時間投与した際に，AUC，C_{max} はロミデプシン単独投与時と比してそれぞれ増加する．そのほか，リファンピシンや P 糖蛋白基質との併用にも留意が必要である．

文 献

1) Foss F et al：Biomark Res **2**：16, 2014
2) Bishton MJ et al：Blood **117**：3658-3668, 2011
3) Takahashi Y et al：Blood **140**（Suppl 1）：5971-5972, 2022
4) Marks PA et al：J Cell Biochem **107**：600-608, 2009

A　小分子化合物　　㉕ヒストン脱アセチル化酵素阻害薬

2　ツシジノスタット

(商) ハイヤスタ

概　説

1 有効がん種

　再発または難治性の成人 T 細胞白血病・リンパ腫と末梢性 T 細胞リンパ腫に対して適応がある.

2 副作用

　血小板や好中球減少などの骨髄抑制, 間質性肺疾患, QT 間隔延長を含む不整脈, 食欲不振や下痢がみられる[1]. 副作用が出現した場合は添付文書に従って休薬・減量する.

作用機序と耐性機序

　詳細な作用機序は不明であるが, ヒストン脱アセチル化酵素（HDAC）1, 2, 3（Class Ⅰ）, HDAC10（Class Ⅱb）を選択的に阻害し, ヒストンなどの脱アセチル化を抑制する. その結果, クロマチン構造が疎になり転写が促進され, *p53* などのがん抑制遺伝子や *BAX* などのアポトーシス誘導作用のある遺伝子の発現が増強し, 腫瘍増殖が抑制されると推測されている[1].

　正常 T 細胞, 特に濾胞ヘルパー T 細胞の分化と維持には HDAC1/2 が必須であること, 末梢性 T 細胞リンパ腫（PTCL）では HDAC1/2/6 が豊富に発現し HDAC6 高発現は PTCL の予後不良マーカーとなることが報告されている. 本薬での検証は少数例に限られるが, 類薬において PTCL のなかでも血管免疫芽球性 T 細胞リンパ腫に代表される濾胞ヘルパー T 細胞由来のリンパ腫への有効性が高いことが報告されている[2,3].

　耐性機序は明らかにされていない.

薬物動態

　本邦での第Ⅰ相試験（n＝14）において, 投与量および投与回数にかかわらず, 投与後 3〜6 時間で C_{max} に到達し, $T_{1/2}$ は約 17〜22

時間であった[1].

1 吸 収

健常成人（n＝16）において，高脂肪食摂取 30 分後投与では絶食下投与に比べて，T_{max}は 2.5 時間遅延し，C_{max}および AUC_{inf}の幾何平均値の比［90％CI］は，それぞれ 0.757［0.615，0.932］および1.094［0.968，1.237］であった[1].

2 代謝・排泄

おもに肝で CYP3A4 により代謝され，40 mg の単回投与時には，総投与量の 25％が投与後 72 時間までに尿中に未変化体として排泄された[1].

3 蛋白結合

ヒト血漿蛋白結合率は 88.9〜89.4％である[1].

special population[1]

1 肝機能障害

おもに肝臓で代謝されるため，血中濃度が上昇する可能性がある.

2 腎機能障害

Ccr の低下に伴って AUC が上昇する傾向がある.

3 高齢者

加齢に伴い見かけの全身クリアランスの低下傾向がある.

4 女 性

見かけの全身クリアランス，見かけの中央コンパートメントにおける分布容積とも男性に比べて女性で有意に低かった.

5 その他

骨髄抑制や QT 間隔延長の副作用があることから，骨髄機能の低下している患者や QT 間隔延長や不整脈のある患者では注意する.

投与スケジュール

1 日 1 回 40 mg を週 2 回，3 または 4 日間隔で食後に経口投与する.

薬物相互作用[1]

- 強い CYP3A 阻害薬（イトラコナゾール，ボリコナゾール，クラリスロマイシンなど）やグレープフルーツ含有食品の併用は，本薬の代謝が阻害され血中濃度が上昇し，副作用が増強する可能性があるため，本薬の減量を考慮する.
- 抗不整脈薬（アミオダロン，ジソピラミド，プロカインアミドなど）や QT 間隔を延長させることが知られている他の薬物（クラ

Ａ 小分子化合物/㉕ヒストン脱アセチル化酵素阻害薬

リスロマイシン，モキシフロキサシン，ベプリジルなど）は，相加的な QT 間隔延長を起こすことが予想されるため併用を避ける．併用する場合には，患者の状態をより慎重に観察する．

文　献

1) ハイヤスタ®錠，医薬品インタビューフォーム
2) Rai S et al：Haematologica **108**：811-821, 2023
3) Ghione P et al：Blood Adv **4**：4640-4647, 2020

A 小分子化合物

㉖ JAK 阻害薬

1 ルキソリチニブ

商 ジャカビ

概説

骨髄増殖性腫瘍（myeloproliferative neoplasm：MPN）のうち，真性多血症（polycythemia vera：PV），本態性血小板血症（essential thrombocythemia：ET），骨髄線維症（myelofibrosis：MF）においてJAK2V617F変異が近年同定され，WHO分類において診断基準に取り入れられている．ルキソリチニブはJAK1/2阻害薬で，原発性MF（PMF），ETやPVから移行した骨髄線維症に対して，脾腫の縮小や全身症状・QOLの改善を認める．

1 有効がん種

- 骨髄線維症．
- 真性多血症（既存治療が効果不十分または不適当な場合に限る）．
- 造血幹細胞移植後のGVHD（ステロイド薬の投与で効果不十分な場合）．

2 副作用

用量制限毒性は血小板減少であり，治療開始時の血小板数により用量を変える．そのほか貧血，AST・ALT増加，下痢もみられる．

作用機序と耐性機序

1 作用機序

JAK1/2のリン酸化を阻害する経口チロシンキナーゼ阻害薬で，JAK/STAT経路シグナル伝達を抑制する．骨髄線維症は，巨脾（それに伴う疼痛，早期腹満感など），倦怠感，盗汗，瘙痒感など多彩な症状によってQOL低下をきたすが，本薬は異常なサイトカイン産生を抑制することで，脾腫の縮小や症状の改善が得られる．

2 耐性機序

JAK阻害薬治療によって一度縮小した脾腫が再増大する例も報

A 小分子化合物/㉖JAK 阻害薬

告されている．その機序の 1 つとして，JAK リン酸化阻害下でも，TYK2 などほかの JAK ファミリー蛋白と JAK2 がヘテロダイマーを形成し，JAK/STAT 下流シグナルが活性化される機序がある．

薬物動態

1 吸収

健康成人男性にルキソリチニブ 10，25，50，100 mg を単回投与した試験で，C_{max} および AUC は用量に比例して増加したことから，吸収に飽和はない．

2 代謝・排泄

おもな代謝酵素は CYP3A4 であり，CYP2C9 も一部寄与すると考えられている．主として肝臓で代謝され，活性代謝物を含む多くの代謝物が腎臓を介して排泄される．

3 蛋白結合

ヒト血漿中での蛋白結合率は，0.3～10 μmol/L の範囲で 95.2～96.7％であった．

special population

65 歳以下と比較し 65 歳超の高齢者で心不全，血小板減少などの発現率が高い傾向があり，高齢者では慎重に投与する．また，JAK1/2 阻害により結核の免疫防御機構のサイトカインの産生を抑制すると考えられ，既感染者では結核を再活性化させるおそれもある．結核感染の有無を確認し，症状・状態を注意深く観察しながら慎重に投与する．

ルキソリチニブによる血中サイトカインの産生抑制は可逆性であり，投与中止後にその血中濃度が再上昇し，症状の再発をきたす可能性がある．ルキソリチニブ中止時には 7～10 日間以上かけて漸減し，全身性ステロイドによるカバーも検討する．

投与スケジュール

1 骨髄線維症

1 日 2 回，12 時間ごとを目安に経口投与する．用量は 1 回 5～25 mg の範囲とする．

2 真性多血症

1 日 2 回，12 時間ごとを目安に経口投与する．成人は 1 回 10 mg を開始用量とし，1 回 25 mg 1 日 2 回を超えない範囲で適宜増減する．

1. ルキソリチニブ

❸ 造血幹細胞移植後の GVHD

　1日2回，12時間ごとを目安に経口投与する．成人および12歳以上の小児には1回 10 mg とする．

薬物相互作用

　CYP3A4 阻害薬，CYP3A4 誘導薬，CYP2C9 阻害薬との併用に注意する．

文　献

1) Verstovsek S et al：N Engl J Med **366**：799-807, 2012
2) Harrison C et al：N Engl J Med **366**：787-798, 2012
3) Koppikar P et al：Nature **489**：155-159, 2012

B 抗体薬

① 抗 HER2 抗体

1 トラスツズマブ

商 ハーセプチン

概　説

1 有効がん種

　ヒト化モノクローナル抗体薬である．免疫グロブリン（immuno-globulin：Ig）G1 型抗体であり，可変領域のうち相補性決定領域のみがマウス由来で，その他の領域はヒト化されている．HER2 過剰発現の確認された乳がん，HER2 過剰発現の確認された治癒切除不能な進行・再発胃がん，HER2 陽性の根治切除不能な進行・再発の唾液腺がん，がん化学療法後に増悪した HER2 陽性の治癒切除不能な進行・再発の結腸・直腸がんに適応承認を得ている[1]．

2 投与時の注意点

　投与に際し約 40%に infusion reaction が現れる．症状は発熱，悪寒，悪心・嘔吐，発疹，呼吸困難感などさまざまである．時に血圧低下，気管支痙攣，気管支狭窄，急性呼吸窮迫症候群（ARDS）などアナフィラキシー様反応を呈する．infusion reaction は初回投与時に多く，2 回目以降は頻度，程度とも減少する．投与中のみならず，投与後 24 時間以内はその発現に注意が必要である[1]．

　infusion reaction がみられた場合は，軽症〜中等症の場合はトラスツズマブの投与速度を緩めることで対処できることもあるが，適宜投与の中断，解熱鎮痛薬，抗ヒスタミン薬の使用を考慮する．アナフィラキシー様反応では，酸素吸入とともに，β刺激薬・ステロイドを使用する．重症例では，投与の再開，次回以降の投与の適否を判断する一定の基準はない．投与する場合は抗ヒスタミン薬，ステロイドの前投与などの対策を講ずる[1]．

3 副作用

　infusion reaction とともに問題となる副作用が心毒性である．左心機能低下のほか，高血圧，不整脈なども誘導しうる．投与前には，心疾患，心機能を十分に評価する．左室駆出率は心エコーまたは MUGA スキャンで継時的なモニタリングが必要である．頻度に関しては絶対的な規定はないが FDA の package insert は投与前と投与中は 3 ヵ月ごと，術後療法として用いられた場合，終了後少なく

とも 2 年間は 6 ヵ月ごとにモニタリングすることを推奨している[2]. 実臨床で転移性がんに長期間用いる場合には, 心機能低下がない限りモニタリングの間隔を延長させていくことが多い. 左室駆出率が治療前値または施設正常値に比べ 16% 以上低下した場合, あるいは治療前値に比べ 10% 以上低下した場合は投与を中断する[2]. また, 心機能低下があり, 投与を中断した場合には 4 週ごとのモニタリングが必要である. トラスツズマブによる心機能低下は多くの場合可逆的である[2]. 回復した場合, リスク・ベネフィットを十分考慮した上で再開できることもあるが, 可否を決定する一定の基準はない.

その他の重篤な副作用として肺毒性が挙げられる. 間質性肺炎, ARDS などさまざまな病態をとりうる. 投与中から 24 時間以内に起こりやすい. 特に, 肺に基礎疾患や広範な肺転移巣をもつ患者では注意が必要である.

作用機序と耐性機序

❶ HER2 の生理的・病理的役割

HER2 は HER1 (EGFR ともよばれる), HER3, HER4 とともに ErbB ファミリーに属する受容体型チロシンキナーゼである. HER2 は 20〜25% の乳がんで過剰発現しており, 予後不良因子として報告されている. 一方, 胃がんでの HER2 過剰発現は報告により 7〜42% と幅があるが, 承認申請に用いられた第Ⅲ相試験 (ToGA 試験) における過剰発現率は 22.1% であった. その他, 結腸・直腸がんでは約 5%, 唾液腺がんでは約 15% に HER2 の過剰発現が認められる.

❷ HER2 の測定

トラスツズマブの開発と並行して, HER2 を臨床検体で評価するための標準化されたアッセイキットも開発された. 現在, 大きく分けて 3 つの方法が保険承認されている. 1 つは, HER2 蛋白質を半定量する免疫組織染色と, もう 1 つは HER2 遺伝子のコピー数を可視化する FISH 法または DISH 法である. 免疫組織染色で 3 + または ISH 法で遺伝子増幅陽性であれば HER2 過剰発現ありとする (陽性). まず免疫組織染色を行い, 3 + であればそのままトラスツズマブ治療の適応と考え, 2 + であれば FISH 法まで行い適応を検討するのが一般的である. 乳がん, 胃がんでは複数の IHC 法, ISH 法が体外診断用医薬品として承認を得ているが, 唾液腺がん, 結腸・直腸がんでは特定の検査法がコンパニオン診断薬として承認されて

B 抗体薬/①抗 HER2 抗体

おり，それらを用いた HER2 の測定が必須となる[3]．これらに加えて，結腸・直腸がん，乳がんでは，それぞれ Guardant360 CDx，FoundationOne® CDx による *HER2* 遺伝子コピー数解析もコンパニオン診断として承認されている．

❸ 作用機序

作用機序は必ずしも明らかになっていないが，前臨床試験を中心に 2 つの作用機序が示唆されている．1 つは HER2 にトリガーされる細胞内刺激伝達系の抑制で，もう 1 つは抗体依存性細胞傷害（ADCC）や補体依存性細胞傷害（CDC）といった腫瘍免疫を介した機序である．

❹ 耐性機序

耐性機序は特に乳がんで盛んに研究されている．トラスツズマブの結合部位である細胞外領域が欠失した分子量 95 kDa の HER2（p95HER2）の発現が，乳がんの細胞株および臨床検体で確認されている．その他，インスリン様成長因子 1 受容体（IGF-1R）からの側副シグナル経路や，PI3K の負の調節分子である PTEN の発現量低下，*PIK3CA* 遺伝子の活性型変異により，トラスツズマブの作用下にも HER2 非依存的に細胞内シグナルが活性化を保つ機構も提唱されている[4~6]．その他，*HER2* 遺伝子変異，HER3 の過剰発現などもトラスツズマブ耐性機序として提唱されている[7,8]．

薬物動態

高分子ゆえ血液脳関門を通過しないと考えられている．4 mg/kg を単回投与した場合の血中半減期は約 3 日，初回投与時 8 mg/kg，2 回目以降 6 mg/kg を 90 分間点滴静注にて 3 週間に 1 回投与し定常状態に達したサイクル 18 における血中半減期は約 16 日であった[1]．

special population

● 妊婦：トラスツズマブを投与した妊婦に羊水過少が起きたとの報告があるため，投与中および投与終了後最低 7 ヵ月間は，適切な避妊法を用いるよう指導する[1]．

投与スケジュール

1 日 1 回，初回投与時には 4 mg/kg を，2 回目以降は 2 mg/kg を 90 分以上かけて 1 週間間隔で点滴静注する A 法と，初回投与時には 8 mg/kg を，2 回目以降は 6 mg/kg を 90 分以上かけて 3 週間隔

226

で点滴静注する B 法がある[1]．乳がんでは A 法または B 法を，ほかの適応症では B 法を，単剤または他剤との併用で用いる．具体的な投与法に関しては「Ⅲ 各領域におけるがん薬物療法のとらえ方」（p559〜）を参照されたい．

薬物相互作用

●**アントラサイクリン**：アントラサイクリンと併用すると心毒性が増強するため，これらの薬剤の併用はできる限り避ける[9]．

文 献

1) ハーセプチン® 注射用添付文書
2) HERCEPTIN® （trastuzumab） Intravenous Infusion, FDA package insert
3) 日本病理学会病理診断ガイドライン委員会．固形癌 HER2 病理診断ガイダンス第 2 版補遺
4) Lu Y et al：J Natl Cancer Inst **93**：1852-1857, 2001
5) Nagata Y et al：Cancer Cell **6**：117-127, 2004
6) Eichhorn PJ et al：Cancer Res **68**：9221-9230, 2008
7) Cocco E et al：Sci Signal **11**：eaat9773, 2018
8) Sergina NV et al：Nature **445**：437-441, 2007
9) ハーセプチン® 注射用，医薬品インタビューフォーム

B 抗体薬 　　　　　　　　①抗 HER2 抗体

2 ペルツズマブ

商 パージェタ

概　説

IgG1 型のヒト化モノクローナル抗体である．可変領域のうち，相補性決定領域のみがマウス由来で，その他の領域はヒト化されている．

1 有効がん種

HER2 陽性の転移乳がんに，トラスツズマブおよびほかの抗悪性腫瘍薬との併用において適応承認を得ている[1]．臨床試験の結果に基づいてほかの抗がん薬はドセタキセルを用いることが多い．HER2 陽性早期乳がんの術前・術後薬物療法として投与期間を 12 ヵ月までとして承認されている[2]．

がん化学療法後に増悪した HER2 陽性の治癒切除不能な進行・再発結腸・直腸がんに対しても，トラスツズマブとの併用において承認を得ている[3]．

トラスツズマブ，ボルヒアルロニダーゼアルファの合剤による皮下注製剤が承認されており，選択可能である[4]．

2 副作用

トラスツズマブおよびドセタキセルとの併用療法での代表的な副作用に，下痢（58.0％），脱毛症（57.0％），倦怠感（52.1％），好中球減少症（50.9％），悪心（36.6％），爪の異常（35.6％），神経障害（31.0％），発疹（30.7％）などが挙げられる．アジア人で毒性が強く出ることが報告されており，慎重に投与する必要がある[5]．

特に注意すべき副作用に，infusion reaction があり，13％程度にみられる．投与開始後 24 時間以内に発生することが多い．トラスツズマブの infusion reaction と同様に対応する．

作用機序と耐性機序

1 作用機序

ペルツズマブはトラスツズマブとの併用により抗腫瘍効果を発揮する．HER2 の細胞外に可逆的に結合し，ホモ二量体やヘテロ二量体形成（特に HER2-HER3 ヘテロ二量体）を阻害する．HER2 の異なる部位に結合するトラスツズマブと併用することで，下流の

2. ペルツズマブ

シグナル伝達経路（PI3K/AKT/mTOR 経路や RAS/MEK/ERK/MAP 経路など）を抑制する効果を高める．ほかに，シグナル伝達経路抑制によるアポトーシスの誘導や ADCC 活性により抗腫瘍効果を発揮すると考えられているが，ペルツズマブ単剤での有効性は示されていない[6]．

2 耐性機序

HER2 の変異（細胞外領域が欠損した p95HER2 など）によりペルツズマブの HER2 への親和性が低下し，耐性を示すと考えられている．また，IGF-1R などを介したほかのシグナル伝達経路の亢進や PIK3CA の活性型変異，PTEN の欠損なども耐性化に関与している．

薬物動態

2 回目投与以降に血中濃度が安定すると考えられている．代謝経路については不明である．一般に，ヒト IgG は生体内で低分子ペプチドやアミノ酸に分解されると報告されている．

トラスツズマブとの合剤で，固定用量の皮下注製剤が存在する．iv と sc で C_{trough} が比較され，平均 C_{trough} が sc で 93.7 μg/mL（SD31.5）に対し iv で 78.5 μg/mL（SD26.8）と sc での非劣性が示された[7]．

pharmacodynamics

3 週投与での半減期は 18 日である．

special population

心機能低下［左室駆出率（LVEF）低下］を起こすことがある．アントラサイクリン投与歴や左胸部への放射線治療歴のある患者，心疾患の既往のある患者では心機能低下のリスクが高まるため，慎重なモニタリングが必要である．投与前に心エコー検査などで LVEF を評価し，定期的なモニタリングを行う．LVEF が 45％未満へ低下した場合や，45〜49％で投与前より 10％以上低下した場合は，少なくとも 3 週間投与を延期する．投与延期によっても心機能が回復しない場合は投与中止を検討する．

妊娠中および授乳中は投与しない．妊娠可能な女性では適切な避妊を行う．

投与スケジュール

初回投与時には 840 mg（皮下注製剤では 1,200 mg）を，2 回目以

B 抗体薬/①抗 HER2 抗体

降は 420 mg（皮下注製剤では 600 mg）を 60 分かけて 3 週間隔で点滴静注または皮下注射する．点滴静注の場合，初回投与の忍容性が良好であれば 2 回目以降は投与時間を 30 分まで短縮可能である．皮下注射の場合，トラスツズマブ，ボルヒアルロニダーゼとの合剤として，初回 8 分以上，2 回目以降 5 分以上かけて皮下注射する．毒性などの理由でほかの抗がん薬を中止する場合，ペルツズマブの投与を継続する際はトラスツズマブと併用する．

　何らかの理由で投与が延期となった場合は，前回投与から 6 週間未満であれば 420 mg（皮下注製剤では 600 mg）を投与する．6 週間以上間隔があいた場合は，840 mg（皮下注製剤では 1,200 mg）を投与した後，420 mg（皮下注製剤では 600 mg）を 3 週間隔で点滴静注する．

文　献

1) Swain SM et al：N Engl J Med **372**：724-734, 2015
2) von Mickwitz G et al：N Engl J Med **377**：122-131, 2017
3) Nakamura Y et al：Nat Med **27**：1899-1903, 2021
4) Tan AR et al：Lancet Oncol **22**：85-97, 2021
5) Swain SM et al：Oncologist **19**：693-701, 2014
6) Cortés J et al：J Clin Oncol **30**：1594-1600, 2012
7) Tan AR et al：Lancet Oncol **22**：85-97, 2021

B 抗体薬

② 抗 EGFR 抗体

1 セツキシマブ

® アービタックス

概　説[1~3]

1 有効がん種

　RAS 遺伝子野生型の治癒切除不能な進行・再発大腸がん，頭頸部がん．また，*BRAF* V600E 遺伝子変異陽性の切除不能進行再発大腸がんに対してはエンコラフェニブ±ビニメチニブと併用される．

2 副作用

　EGFR 阻害薬に特徴的で頻度の高い皮疹と下痢などに加え，疲労感が副作用に挙げられる．また，注意すべき副作用としては infusion reaction，間質性肺炎，低マグネシウム血症などがある．

3 調製時の注意点

　必要投与量を生理食塩液で希釈，あるいは希釈せずに投与する．

作用機序と耐性機序

1 作用機序[1]

　ヒト IgG1 の定常領域とマウス抗体の可変領域からなるキメラ型抗 EGFR モノクローナル抗体であり，EGFR に対して高い親和性で特異的に結合することにより，EGF，TGF-αなどの内因性 EGFR リガンドの EGFR への結合を阻害する．その結果，PI3K/AKT，RAF/MEK/ERK，JAK/STAT などの細胞内シグナル伝達経路を阻害して，細胞増殖，細胞生存，細胞運動，腫瘍内血管新生および細胞浸潤など，腫瘍増殖・転移に関与する多くの細胞機能を抑制する．

　また，IgG1 型であり NK 細胞やマクロファージなどのエフェクター細胞を介して，ADCC 活性も作用基機序の 1 つと考えられるが，実際は IgG2 型のパニツムマブと臨床的には同等の効果である．

2 耐性機序[4,5]

　理論上，EGFR 非依存性のシグナル経路やシグナル経路下流に位置する因子の常時活性化，セツキシマブ存在下でも受容体に結合できる EGFR リガンドなどは，セツキシマブに自然耐性を呈する可能性がある．大腸がんの *KRAS* 遺伝子変異，*NRAS* 遺伝子変異および *BRAF* 遺伝子変異は耐性のバイオマーカーである．

231

B 抗体薬／②抗EGFR抗体

獲得耐性としては，EGFR細胞外ドメインの変異，*MET*遺伝子発現，*ERBB2*遺伝子増幅，*RAS*遺伝子変異または*BRAF*遺伝子変異を有するクローンの出現などがある．

薬物動態[6]

セツキシマブ100〜500 mg/m²を点滴静注すると，投与量の増加以上にC_{max}およびAUCが増加する．クリアランスは100〜250 mg/m²の投与量範囲では投与量とともに減少し，250 mg/m²以上で一定となり，セツキシマブと抗原の結合が飽和すると考えられる．半減期は投与量の増加とともに延長し，推奨用量では91時間であった．定常状態での分布容積（V_{ss}）値は脈管内容積に近い値を示し，セツキシマブはおもに血管内に分布すると考えられる．

1 分 布

非臨床試験において，組織分布は検討されていない．

2 代謝・排泄

抗体-受容体複合体を形成し，血中から取り除かれる．

pharmacodynamics[1]

免疫染色によるEGFR発現の有無は奏効率と相関せず，投与前のEGFR発現の確認は臨床的に意義がない．

また，セツキシマブの効果と皮疹の程度は相関する．イリノテカン耐性となった大腸がんにおいてセツキシマブとイリノテカン併用の有用性が報告されているが，その機序としてセツキシマブ投与によるアポトーシス誘導や血管新生阻害が考えられている．

special population[6]

セツキシマブの薬物動態の変動要因が母集団薬物動態解析により評価され，体表面積が1.3 m²から2.3 m²に増加するとクリアランス値は1.8倍増加した．女性は男性よりクリアランスが25％低いが，臨床試験で安全性に男女差がないため，性別に基づく用量調節は不要である．腎機能，肝機能，年齢などは薬物動態に影響しない．

投与スケジュール

成人には，1週間隔投与の場合には，初回は400 mg/m²を2時間かけて，2回目以降は250 mg/m²を1時間かけて1週間隔で点滴静注する．2週間隔投与の場合には，500 mg/m²を2時間かけて2週間隔で点滴静注する．

キメラ型モノクローナル抗体のため infusion reaction が 0〜4.7％（Grade 3 以上）に出現し，必ず抗ヒスタミン薬（ジフェンヒドラミンなど）の前投薬を行う．セツキシマブ投与前にステロイドを投与すると infusion reaction が軽減されるため，本邦では前投薬として抗ヒスタミン薬とステロイドが併用されることが多い．

薬理遺伝学[5,7)]

RAS 遺伝子に変異があると，RAS 蛋白が恒常的に活性化し下流にシグナルが送られ，抗 EGFR 抗体薬に不応となる．*KRAS* 遺伝子のエクソン 2 のコドン 12・13 の変異は大腸がんの約 40％に認められる．さらに，*KRAS* 遺伝子エクソン 2 野生型のうち，15〜20％に *KRAS* 遺伝子エクソン 3・4 や *NRAS* 遺伝子エクソン 2・3・4 の変異が認められ，大腸がんの約 50％を占める *RAS* 遺伝子変異は抗 EGFR 抗体薬の負の治療効果予測因子（negative predictive factor）となる．

BRAF 遺伝子変異は，*KRAS* 遺伝子変異と相互排他的であり，抗 EGFR 抗体薬の negative predictive factor である．また，RAF/MEK/ERK 経路以外の PTEN や PI3K，EGFR のリガンドである amphiregulin，epiregulin の過剰発現も，抗 EGFR 抗体薬の効果予測因子として報告されている．

大腸がんにおいては原発巣部位により腫瘍分子生物学的に違いがあり，*RAS/BRAF* 遺伝子野生型かつ左側原発の症例に対して，抗 EGFR 抗体薬併用療法が一次治療の第一選択レジメンとして推奨されている．

薬物相互作用

薬物動態は従来型抗がん薬との併用の影響を受けない．

文献

1）Hicklin DJ：Clin Cancer Res **21**：1505-1507, 2015
2）Fakih MG：J Clin Oncol **33**：1809-1824, 2015
3）Kopetz S et al：N Engl J Med **381**：1632-1643, 2019
4）De Mattia E et al：Drug Resist Updat **20**：39-70, 2015
5）Chen C et al：Am Soc Clin Oncol Educ Book **40**：161-173, 2020
6）Tan AR et al：Clin Cancer Res **12**：6517-6522, 2006
7）Watanabe J et al：JAMA **329**：1271-1282, 2023

B 抗体薬	②抗 EGFR 抗体

2 パニツムマブ

🈯 ベクティビックス

概　説[1]

1 有効がん種

大腸がんで有効性が確認され，治癒切除不能な進行・再発大腸がんの適応[2]（化学療法との併用投与または単独投与）で承認されている．

2 副作用

EGFR 阻害薬に特徴的で頻度の高い皮疹と下痢などに加え，疲労感が副作用に挙げられる．また，注意すべき副作用としては間質性肺炎，低マグネシウム血症，infusion reaction などがある．

3 調製時の注意点

1 回投与量として 6 mg/kg となるように必要量を抜き取り，生理食塩液に添加して全量を約 100 mL とする．1 回投与量として 1,000 mg を超える場合は，生理食塩液で希釈し約 150 mL とする．なお，生理食塩液で希釈後の点滴溶液中の本薬の最終濃度は 10 mg/mL を超えないようにする．

作用機序と耐性機序

1 作用機序[1]

パニツムマブはヒト IgG2 のヒト型抗 EGFR モノクローナル抗体であり，EGFR 発現細胞の EGFR に対して高い親和性で結合する．パニツムマブは EGFR に特異的に結合することにより，EGF，TGF-α などの内因性 EGFR リガンドの EGFR への結合を阻害する．その結果，PI3K/AKT，RAF/MEK/ERK，JAK/STAT などの細胞内シグナル伝達経路を阻害して，細胞増殖，細胞生存，細胞運動，腫瘍内血管新生および細胞浸潤など，腫瘍増殖・転移に関与する多くの細胞機能を抑制する．また，パニツムマブは細胞表面上の EGFR の down-regulation を誘導し，受容体シグナルの減少をもたらす．IgG2 のため，ADCC 活性の関与はない．

2 耐性機序

「Ⅱ-1-B-②-1．セツキシマブ」（p231）参照．

薬物動態[3,4]

固形がん患者にパニツムマブ 0.75〜9 mg/kg を単回点滴静注したときには，投与量の増加に伴い，AUC は上昇型の非線形性を呈した．0.75 mg/kg から 9 mg/kg へ投与量が増加するに従い，クリアランスは 30.6 mL/日/kg から 4.6 mL/日/kg へ減少した．しかし，2 mg/kg を超える投与量では AUC は線形性を認め，EGFR への結合の飽和が示唆された．

推奨投与量である 6 mg/kg，1 時間点滴静注，2 週間ごとの投与では，パニツムマブの血清中濃度は 3 回投与で定常状態に達し，そのピークおよびトラフ濃度（平均値±SD）はおのおの 213±59，39±14 μg/mL，半減期の平均値は 7.5 日であった．

推奨用量を 3 回投与したときの平均ピーク濃度は，日本人では 160±13.5 μg/mL と欧米人に比較して低値であった．母集団薬物動態解析ではピーク濃度およびトラフ濃度は体重の増加に伴い高くなる傾向が認められたことから，日本人と外国人の間で認められた薬物動態の差は，体重の差に起因すると考えられている．

1 分 布

非臨床試験において，組織分布は検討されていない．

2 代謝・排泄

^{125}I で標識したパニツムマブをサルに投与したとき，240 時間までに放射活性の 90% 以上が尿中に排泄される．

pharmacodynamics[3]

用量設定目的の第 I 相試験では，用量依存性に皮膚毒性の頻度が増加し，2 mg/kg の毎週投与で 100% の症例で皮膚毒性を認めプラトーに達した．投与回数を減らすため，6 mg/kg を 2 週ごとと 9 mg/kg を 3 週ごとの投与法が検討（あるいは比較）され，2.5 mg/kg を毎週とほぼ同等の薬力学的効果が示された．また，パニツムマブの効果と皮疹の程度は相関することが報告されている．

special population

先述のように，母集団薬物動態解析においてピーク濃度およびトラフ濃度が体重の増加に伴い高くなる傾向が認められたものの，腎機能，肝機能，年齢，性がパニツムマブの薬物動態に及ぼす影響は認められていない．一方で，ピーク濃度の差がないもののトラフ濃度は女性で 15% 高く，また，75 歳以上の高齢者では血清中濃度

B 抗体薬/②抗 EGFR 抗体

が 10％高くなるという報告もあり，注意が必要である．

投与スケジュール

通常，成人には 2 週間に 1 回，パニツムマブ（遺伝子組換え）として 1 回 6 mg/kg（体重）を 60 分以上かけて点滴静注する．投与にあたっては，インラインフィルター（0.2 μm または 0.22 μm）を使用する．1 回投与量として 1,000 mg を超える場合は，生理食塩液で希釈し約 150 mL とし，90 分以上かけて点滴静注する．

ヒト型モノクローナル抗体のため抗ヒスタミン薬（ジフェンヒドラミンなど）の前投薬は不要であるが，infusion reaction の頻度は低いものの Grade 3 以上の infusion reaction が約 0.5〜1％に認められるため十分な注意が必要である．

薬理遺伝学

「Ⅱ-1-B-②-1. セツキシマブ」（p233）参照．

薬物相互作用

薬物動態は従来型抗がん薬との併用の影響を受けない．

文 献

1) Messersmith WA et al：Clin Cancer Res **13**：4664-4666, 2007
2) Fakih MG：J Clin Oncol **33**：1809-1824, 2015
3) Weiner LM et al：Clin Cancer Res **14**：502-508, 2008
4) Rowinsky EK et al：J Clin Oncol **22**：3003-3015, 2004

B 抗体薬　　②抗 EGFR 抗体

3 ネシツムマブ

🏢 ポートラーザ

概　説

1 有効がん種

切除不能な進行・再発の扁平上皮非小細胞肺がんに対し，ゲムシタビンとシスプラチンの併用療法（GC）に上乗せ（GC＋N）して用いる．薬物療法未治療の同疾患に対し，GC に本薬を併用したところ OS が延長した[1]．

2 副作用

骨髄抑制，消化器毒性は，GC＋N と GC に差を認めなかった．抗 EGFR 抗体特有の副作用として，低マグネシウム血症（Grade 3 以上が 9％），皮疹（Grade 3 以上が 7％）が認められる．infusion reaction には注意を要するが，完全ヒト抗体の特徴として頻度は低い．

3 分　類

EGFR に対する遺伝子組換え完全ヒト抗体であり，サブクラスは IgG1 である．

4 調製時の注意点

本薬 50 mL（800 mg）を生理食塩液 200 mL と混和する．他剤・電解質との混和・混注はしない．調製後は速やかに使用する．

作用機序と耐性機序

EGFR 細胞外ドメインⅢ（リガンド結合部位）に強く結合する．これによりリガンドの結合を阻止すると同時に，EGFR 分子の立体構造を変化させ二量体形成も阻害することにより，EGFR のリン酸化と下流 MAPK 経路の活性化抑制による抗腫瘍活性を示す．EGFR に結合した抗体は ADCC 活性を誘導し，これによる抗腫瘍活性も認める[2]．EGFR 下流経路の活性化，EGFR 非依存性シグナル伝達経路の活性化などが耐性機序として考えられる．

薬物動態

標的媒介薬物分布（target-mediated drug disposition）を示し，EGFR への結合体は受容体介在性エンドサイトーシスにより消失する．

237

したがって低濃度では薬物のほとんどが受容体に結合するため血中からの消失は線形モデルに従うが，濃度上昇に伴い受容体の薬物結合率が高くなると消失速度は遅くなる（非線形性を示す）．さらに高濃度となり受容体への結合能力を超えると，受容体に結合しない薬物が排泄されるため再び線形モデルに従った消失を示す．添付文書の反復使用では線形モデルに従った消失を示し，半減期は2週間，3〜4コースで安定的血中濃度に至る．年齢，性，人種による影響を認めない[3]．

pharmacodynamics

EGFR 発現がある症例で生存期間延長効果が高い傾向を認めた[4]が確定的な結果ではなく，EGFR 発現によって本薬の使用が制限されることはない．

special population

心筋梗塞，脳血管障害，肺血栓塞栓症が悪化・再発するおそれがある．間質性肺疾患との関係は不明であるが，併用薬のゲムシタビンが禁忌となるため，本薬も使用されない．妊婦への安全性は不明であるが，EGFR は着床，胎盤形成，胎児の器官形成に重要である．ヒト IgG は母乳中に移行する．

投与スケジュール

ゲムシタビン（1,250 mg/m², day 1, 8），シスプラチン（75 mg/m², day 1）とともにネシツムマブ 800 mg/body を days 1 と 8 に投与し，3週ごとに繰り返す．

薬物相互作用

明らかな薬物相互作用は認めない[3]．

文 献

1) Thatcher N et al：Lancet Oncol **16**：763-774, 2015
2) Thakur MK et al：Lung Cancer（Auckl）**8**：13-19, 2017
3) Long A et al：Clin Pharmacokinet **56**：505-514, 2017
4) Paz-Ares L et al：Ann Oncol **27**：1573-1579, 2016

B 抗体薬

③ 抗VEGF作用薬

1 ベバシズマブ

商 アバスチン

概　説[1]

　抗VEGFヒト化モノクローナル抗体である．VEGF-AのVEGFR-1とVEGFR-2への結合を阻害する．

1 有効がん種

1) 治癒切除不能な進行・再発結腸・直腸がん[1]

　フッ化ピリミジン系抗がん薬を含む標準化学療法との併用により，一次治療および二次治療において全生存期間（OS）または無増悪生存期間（PFS）の延長を示した．一次治療にベバシズマブを3ヵ月以上使用し不応になった症例において，二次治療にもベバシズマブを継続して使用する（bevacizumab beyond progression：BBP）ことにより生存期間の延長を示した．1回5 mg/kg（添付文書上10 mg/kgも投与可能であるが，実臨床において使用されることはまれである）を2週間ごと，または，1回7.5 mg/kgを3週間ごとに点滴静注する．

2) 扁平上皮がんを除く切除不能な進行・再発非小細胞肺がん[2,3]

　標準化学療法（カルボプラチン＋パクリタキセル＋/－アテゾリズマブ療法，ゲムシタビン＋シスプラチン療法）との併用により，OSまたはPFSの延長を示した．1回15 mg/kgを3週間ごとに点滴静注する．導入化学療法としてベバシズマブ＋/－アテゾリズマブが併用された場合，維持療法としてベバシズマブ＋/－アテゾリズマブを病勢増悪まで用いる．

3) 卵巣がん[4]

　FIGO Stage Ⅲ以上の卵巣がん患者において，カルボプラチン＋パクリタキセル療法6コースとの併用（2コース目より併用）によりPFSが延長する．併用療法終了後はベバシズマブ単剤投与を継続する．1回15 mg/kgを3週間ごとに点滴静注する．また，白金製剤感受性症例ではカルボプラチン＋ゲムシタビン療法との併用，白金製剤抵抗性症例では毎週パクリタキセル，ノギテカン，またはリポソーム化ドキソルビシンとの併用によりPFSが延長する．

239

B 抗体薬/③抗 VEGF 作用薬

4) 手術不能または再発乳がん[5]

パクリタキセルとの併用により PFS が延長する．パクリタキセル投与後に 1 回 10 mg/kg を 2 週間ごとに点滴静注する．

5) 悪性神経膠腫[6]

初発悪性神経膠腫では放射線照射およびテモゾロミドとの併用により PFS が延長する．放射線照射とテモゾロミドの併用期間（6週間）中は，10 mg/kg（第 1 日目から 2 週間隔，4 回投与）とし，テモゾロミドの 4 週間休薬期間中はベバシズマブも休薬する．その後，テモゾロミドの維持療法期間中は，10 mg/kg，2 週ごとを併用投与し，テモゾロミド維持療法終了後はベバシズマブ単剤 15 mg/kg を 3 週間ごとに継続投与する．既治療の再発悪性神経膠腫では，単アームの第 II 相試験の結果から，10 mg/kg の 2 週間隔投与が行われる．

6) 切除不能な肝細胞がん[7]

アテゾリズマブとの併用において，OS および PFS を延長する．15 mg/kg（体重）を 3 週間ごとに点滴静注する．

7) 進行または再発の子宮頸がん[8,9]

化学療法（シスプラチン＋パクリタキセル療法またはパクリタキセル＋ノギテカン療法）との併用により OS が延長する．15 mg/kg を 3 週間ごとに点滴静注する．ペンブロリズマブと併用する場合には，カルボプラチン＋パクリタキセル療法が併用療法として使用される．

2 副作用

従来の殺細胞性抗がん薬と異なり，消化器毒性などはほとんど認められない．頻度の高い副作用は，高血圧，蛋白尿，鼻出血である．まれではあるが重篤化する可能性のある，消化管穿孔，瘻孔，創傷治癒遅延，血栓塞栓症，可逆性後白質脳症，間質性肺炎，血栓性微小血管症などに注意が必要である．殺細胞性抗がん薬と併用することが多いが，抗がん薬の骨髄抑制を増強する．

3 調製時の注意点

必要量を注射筒で抜き取り，生理食塩液に添加して約 100 mL とする．5%ブドウ糖溶液を混合した場合，ベバシズマブの力価の減弱が生じるおそれがある．

作用機序と耐性機序[10]

1 作用機序

VEGF は血管新生の主要な調節因子であり，ほとんどのヒト腫瘍

において発現が亢進し，腫瘍の増殖・転移に関与している．ベバシズマブは VEGF と選択的に結合し，VEGF と血管内皮細胞上に発現しているその受容体（VEGFR-1・2）との結合を阻害する．VEGF のシグナル伝達経路を遮断することで，VEGF による腫瘍組織での血管新生を抑制し，腫瘍の発育を阻害する．

ベバシズマブは腫瘍血管を形態的に正常化するのみならず，機能的にも血管透過性を低下させ，腫瘍組織で亢進している間質圧を軽減する．この間質圧の軽減により，いわゆる従来型の抗がん薬の組織内移行性が高まると考えられている．

❷ 耐性機序

ベバシズマブの耐性機序は明らかになっていない．自然耐性には，腫瘍組織の VEGFR-1 や neuropilin-1（NRP1）の発現が関連するとの報告がある．また，獲得耐性に関して，血管新生に依存しない腫瘍増殖の可能性も指摘されているが，VEGF 以外の血管新生因子を介して耐性を獲得するという報告が多い．ベバシズマブ耐性では，腫瘍内に骨髄由来血管前駆細胞が遊走し，腫瘍や間質から分泌される FGF，plasma placental growth factor（PIGF），HGF，b-HGF，PDGF，IL-8 などが血管新生を促すと考えられている．

薬物動態[10,11]

ベバシズマブは低用量（0.1 および 0.3 mg/kg）では，1～10 mg/kg 投与に比較してクリアランスが大きく，また，そのばらつきも大きい．ベバシズマブ 3・5 または 10 mg/kg を 90 分間点滴静注したときのベバシズマブの半減期は約 21 日で，AUC は投与量に比例して線形性に増加する．

1～20 mg/kg の用量のベバシズマブを 1 週間隔，2 週間隔，もしくは 3 週間隔で点滴静注した491 例の患者の母集団薬物動態解析では，半減期は 20 日（11～50 日）で定常状態に達するまでは 100 日を要すると推定された．

ベバシズマブのクリアランスは，体重，性，腫瘍量の影響を受ける．体重補正後のクリアランスと中心コンパートメントの分布容積（Vc）は，女性に比較して男性で大きい（クリアランス：男性 0.262 L/日，女性 0.207 L/日，Vc：男性 3.25 L，女性 2.66 L）．腫瘍量の多い患者は少ない患者に比較して，ベバシズマブのクリアランスは大きくなる．しかし，性別と腫瘍量がベバシズマブの臨床効果に影響を及ぼす可能性は証明されていない．また，低アルブミン血症の状態では，ベバシズマブのクリアランスは大きくなる．

B 抗体薬/③抗 VEGF 作用薬

1 分　布

　ヒトにおけるベバシズマブの組織分布は検討されていない．ウサギにおける検討ではいずれの組織にも特異的な取り込みはなく，ヒトでの分布容積も 60〜73 mL/kg 程度であることを考えるとベバシズマブはおもに血漿に分布すると考えられている．

2 代謝・排泄

　ヒトにおけるベバシズマブの代謝・排泄に関する試験は行われていない．

pharmacodynamics[11]

　ベバシズマブは VEGF に結合するため，血清または血漿中にベバシズマブ-VEGF 複合体が形成され，その結果，総血清または血漿中 VEGF 濃度が上昇することが前臨床試験で確認されている．しかし，総 VEGF，遊離型 VEGF の測定には試料中のベバシズマブの存在が VEGF の定量性に影響を及ぼすこともあり，VEGF の定量法の確立が待たれる．

special population

1 高齢者

　加齢とともにほとんどの有害事象は増加し，特に疲労，下痢，無力感，脱水は発現率が上昇する．特に 65 歳以上では動脈血栓症の発現率が増加する．

2 肝機能障害

　便秘，鼻出血などの有害事象はわずかに増加する程度であり，忍容性はあると考えられている．

3 腎機能障害

　少数の検討であるが，忍容性はおおむね良好とされている．

投与スケジュール

　通常，初回投与時は 90 分かけて点滴静注する．初回投与の忍容性が良好であれば，2 回目の投与は 60 分間で行ってもよい．2 回目の投与においても忍容性が良好であれば，それ以降の投与は 30 分間投与とすることができる．具体的な投与量とスケジュールは，「有効がん種」（p239）の項を参照．

薬理遺伝学[12]

　VEGF-A のプロモーター領域，VEGFR-1・2 のイントロン領域，

IL-8, *CXR2* の遺伝子多型がベバシズマブの治療応答性に影響するという報告もあるが，その臨床的意義はいまだ確立されていない.

薬物相互作用[13]

フルオロウラシル，イリノテカン，その活性体の SN38，カペシタビン，オキサリプラチン，カルボプラチン，パクリタキセル，シスプラチン，ゲムシタビンの薬物動態にはベバシズマブは影響を及ぼさないと考えられている．しかし，99 例のカルボプラチン＋パクリタキセル療法を行った非小細胞肺がん患者において，ベバシズマブ併用により 4 コース目以降（63 日目）のパクリタキセル血中濃度が 1 コース目と比較して低値を示したという報告もある.

文 献

1) Fakih MG：J Clin Oncol **33**：1809-1824, 2015
2) Vokes EE et al：Ann Oncol **24**：6-9, 2013
3) Socinski MA et al：N Engl J Med **378**：2288-2301, 2018
4) Garcia A et al：Ther Adv Med Oncol **5**：133-141, 2013
5) Miller K et al：N Engl J Med **357**：2666-2676, 2007
6) Gilbert MR et al：N Engl J Med **370**：699-708, 2014
7) Finn RS et al：N Engl J Med **382**：1894-1905, 2020
8) Tewari KS et al：N Engl J Med **370**：734-743, 2014
9) Colombo N et al：N Engl J Med **385**：1856-1867, 2021
10) Lu JF et al：Caner Chemother Phamacol **62**：779-786, 2008
11) Gerber HP et al：Cancer Res **65**：671-680, 2005
12) Lambrechts D et al：J Clin Oncol **31**：1219-1230, 2013
13) Shih T et al：Clin Ther **28**：1779-1802, 2006

| B 抗体薬 | ③抗 VEGF 作用薬 |

2 ラムシルマブ

商 サイラムザ

概　要

VEGFR-2 に対するヒト型抗 VEGFR-2 モノクローナル抗体（遺伝子組換えヒト IgG1）である．VEGF-A，VEGF-C および VEGF-D の VEGFR-2 への結合を阻害する．

1 有効がん種

胃がん（単剤またはパクリタキセルとの併用で 2 週間ごと）[1,2)]，大腸がん（フルオロウラシル＋レボホリナート＋イリノテカンとの併用で 2 週間ごと）[3)]，非小細胞肺がん（ドセタキセル[4)]または *EGFR* 遺伝子変異陽性の場合はエルロチニブ[5)]またはゲフィチニブとの併用で 3 週間ごと），血清 AFP 値が 400 ng/mL 以上の肝細胞がん（単剤を 2 週間ごと）[6)]で有効性が示されている．

2 副作用

血管新生阻害薬に特徴的な高血圧，蛋白尿，鼻出血などに加え，頻度は低いものの血栓塞栓症，消化管穿孔，消化管出血，うっ血性心不全，創傷治癒遷延などの重篤な副作用も報告されている．

3 調製時の注意点

必要量を注射筒で抜き取り，点滴静注用容器にて生理食塩液と混和して全量 250 mL として用いる．

作用機序と耐性機序[5)]

VEGF-A，VEGF-C および VEGF-D の VEGFR-2 への結合を阻害することにより，VEGFR-2 の活性化を阻害し，内皮細胞の増殖，遊走および生存を阻害し，腫瘍血管新生を阻害する．VEGF リガンドを介した VEGFR-2 シグナル伝達阻害に加えて，細胞膜受容体の内在化により VEGFR-2 の機能を阻害する可能性があることも示唆されている．耐性機序は現時点では不明である．

薬物動態[7,8)]

1 分　布

サルにおけるラムシルマブの血管外分布容積が比較的小さく，ヒトでの母集団薬物動態解析でも定常状態での分布容積は 5.5 L と

2. ラムシルマブ

血漿量とほぼ等しいことから，ラムシルマブは血管内にとどまっていると考えられる．

② 代謝・排泄

ヒトまたは動物におけるラムシルマブの代謝・排泄に関する試験は行われていない．

③ 薬物パラメーターと効果

前臨床試験では，$2\,\mu g/mL$ を超える血中濃度で抗腫瘍効果が確認されている．

単回投与後の C_{max} は $161\,\mu g/mL$，半減期は約 8 日であった．3 回反復投与した場合，C_{max} は $282\,\mu g/mL$ と上昇し 3 回反複投与したときにほぼ定常状態に達し，AUC は単回投与後の約 1.5 倍であった．パクリタキセル併用下で反復投与したときのトラフ濃度の幾何平均値は，3 回目投与後が $45.0\,\mu g/mL$，6 回目投与後が $62.8\,\mu g/mL$ であった．

pharmacodynamics[7]

血漿 VEGF-A は投与直後より用量依存性に上昇し，初回投与以降 1.5〜3.5 倍に増加した状態が持続する．これと対照的に，血漿 VEGFR-1，VEGFR-2 は投与直後より減少し，投与中止により投与前のレベルに上昇する．

ダイナミック造影 MRI を用いた検討で，69％の患者で腫瘍血管減少と血管透過性低下を認めた．母集団薬物動態モデルによる exposure-response 解析では，C_{min} が高いほど生存期間が延長していた．

special population

① 高齢者

母集団薬物動態解析では年齢の影響は認められず，65 歳以上および 65 歳未満の部分集団で有害事象のプロファイルに臨床的に意義のある違いはなかった．しかしながら，高齢者では一般的に生理機能が低下していることが多いため，注意が必要である．

② 臓器障害

母集団薬物動態解析では，肝機能，腎機能の影響は認められなかった．しかし，重度の肝機能障害［重度の肝硬変（Child-Pugh 分類 B または C），肝性脳症を伴う肝硬変，肝硬変による著明な腹水，肝腎症候群］を有する患者において，本薬投与により肝機能が悪化したとの報告がある．

245

B 抗体薬/③抗 VEGF 作用薬

投与スケジュール

2 週間に 1 回の場合は 8 mg/kg（体重）を，3 週間に 1 回の場合は 10 mg/kg（体重）をおよそ 60 分かけて点滴静注する（最大 25 mg/分の投与速度）．忍容性が良好であれば，2 回目以降の投与時間は 30 分まで短縮できる．投与には，蛋白質透過型のフィルター（0.2 μm または 0.22 μm）を使用する．

infusion reaction が 0.8〜5.8％に出現するため，抗ヒスタミン薬（ジフェンヒドラミンなど）の前投与を考慮する．

薬物相互作用

薬物動態の相互作用は考えにくいが，RAINBOW 試験における Grade 3 以上の好中球減少症は，パクリタキセル単剤で 18％に対しラムシルマブ併用で 41％と頻度は高まる．

文 献

1) Fuchs CS et al：Lancet **383**：31-39, 2014
2) Wilke H et al：Lancet Oncol **15**：1224-1235, 2014
3) Tabernero J et al：Lancet Oncol **16**：499-508, 2015
4) Garon EB et al：Lancet **384**：665-673, 2014
5) Nakagawa K et al：Lancer Oncol **20**：1655-1669, 2019
6) Zhu AX et al：Lancet **20**：282-296, 2019
7) Javle M et al：Clin Cancer Res **20**：5875-5881, 2014
8) Casak SJ et al：Clin Cancer Res **21**：3372-3376, 2015

B 抗体薬　　　③抗 VEGF 作用薬

3 アフリベルセプト ベータ

🔖 ザルトラップ

概　説

VEGFR-1 のドメイン 2 と VEGFR-2 のドメイン 3 を，ヒト IgG1 抗体の Fc ドメインに融合させた遺伝子組換え融合糖蛋白質（分子量：約 115 kDa）である．

1 有効がん種[1]

オキサリプラチンを含む化学療法による治療中または治療後に増悪した治癒切除不能な進行・再発の結腸・直腸がん患者に対して，フルオロウラシル，レボホリナート，イリノテカンと併用する．

2 副作用[2]

ベバシズマブなどと同様の副作用を認める．ベバシズマブと直接比較した臨床試験はないが，Grade 3/4 以上の高血圧や蛋白尿は本薬で高頻度に認められる．殺細胞性抗がん薬の骨髄抑制を増強する．

3 調製時の注意点

生理食塩液または 5%ブドウ糖液で希釈し，0.6〜8 mg/mL の濃度になるように調製する．

作用機序と耐性機序[2]

本薬は VEGF-A，VEGF-B，PlGF と結合し，VEGF-A が VEGFR-1 と VEGFR-2 へ，VEGF-B と PlGF が VEGFR-1 へ結合するのを阻害し，腫瘍における血管新生，腫瘍増殖抑制作用を示す．

耐性機序は不明だが，ベバシズマブと同様と推測される．

薬物動態[3]

4 mg/kg 初回投与時の遊離形アフリベルセプトの半減期は 5.54 日で，AUC は投与量に比例して増加する．4 mg/kg を 2 週ごとに反復投与したとき，遊離形アフリベルセプトのトラフ濃度は 5 サイクルで定常状態（18.4 μg/mL）に達し，母集団薬物動態解析では初回投与時に対する定常状態の AUC の比は 1.2 と推定された．

1 分　布

定常状態の分布容積（Vss）が血漿容積と同程度であったことか

B 抗体薬/③抗 VEGF 作用薬

ら，組織移行性が低く，おもに循環血中に分布すると考えられる．

② 代謝・排泄

蛋白分解経路などを介して消失することから，代謝に関する検討は行われておらず，また，腎排泄の寄与は小さいとされている．

pharmacodymanics[2]

アフリベルセプト ベータは VEGF-A および VEGF-B に加えて PlGF と VEGFR の結合も阻害するため，ベバシズマブおよびラムシルマブと比較して強い腫瘍増殖抑制作用を示す可能性があると予測されるが，これを裏付ける臨床試験成績はない．

special population

① 高齢者

65 歳以上では 65 歳未満に比べ下痢，無力症，体重減少，脱水が 5% 以上と高率に発現する．年齢による投与量調節は推奨されていない．

② 肝機能障害

軽度および中等度では正常患者と薬物動態はほぼ同一である．重度の肝機能障害患者における薬物動態は不明である．

③ 腎機能障害

軽度，中等度，重度でも正常患者と薬物動態はほぼ同一である．

投与スケジュール[1]

通常，2 週間に 1 回，アフリベルセプト ベータとして 1 回 4 mg/kg（体重）を 60 分かけて点滴静注する．

薬理遺伝学[4]

RAS 遺伝子変異や BRAF V600E 遺伝子変異の有無，原発部位によらず，全生存期間はアフリベルセプト ベータ併用により延長する．

薬物相互作用[3]

本薬が他の薬物動態に影響を及ぼす可能性は低いと考えられる．

文 献
1) Van Cutsem E et al：J Clin Oncol **30**：3499-3506, 2012
2) Tang PA et al：Therap Adv Gastroenterol **6**：459-473, 2013
3) Yoshino T et al：Invest New Drugs **31**：910-917, 2013
4) Wirapati P et al：J Clin Oncol **35**（15_suppl）：3538, 2017

B 抗体薬

④ 抗 CLDN 抗体

1 ゾルベツキシマブ

🏷 ビロイ

概　説

1 有効がん種

　ヒトクローディン 18 のスプライシングバリアント 2（CLDN18.2）に対するマウスモノクローナル抗体の可変部と，ヒト IgG1 の定常部からなるキメラ型抗体である．治癒切除不能な進行・再発の胃がんに用いる．CLSN18.2 の発現は承認された方法で確認する．HER2 陰性の胃がんを対象とした臨床試験で有用性を示したので，実際に使用する際には HER2 陰性であることも確認する[1]．

2 副作用

　悪心・嘔吐は Grade 3 以上も含め 60％に認める，高頻度かつ重要な副作用である．フェレットを用いた非臨床試験では投与後 15 分の段階ですでに胃粘膜障害を認め[2]，ホスアプレピタントメグルミン，オンダンセトロン，デキサメタゾンが制吐効果を示した．本薬の投与に際しては十分な制吐剤の予防投与が必要である．胃粘膜障害が悪心・嘔吐の原因であるかどうかは不明であるが，臨床試験で胃切除歴のない患者では，切除歴のある患者よりも悪心・嘔吐は高頻度かつ高度にみられている．

　infusion reaction も高頻度にみられるため投与開始時は低流量で開始することが規定されているが，infusion reaction は投与を繰り返していると頻度も重症度も低下する．アナフィラキシーを含む過敏症も高頻度に認める．その他，単剤の臨床試験で，倦怠感（43％），食欲不振（30％），便秘（26％），下痢（26％），浮腫（22％）などを認めている．

作用機序

　CLDN18.2 に結合し抗体依存性細胞傷害活性および補体依存性細胞傷害活性により抗腫瘍活性を示すと考えられている．ヒト正常組織を用いた交差反応性試験では正常胃粘膜上皮の細胞膜にも結合する．フェレット同様にヒトでも胃粘膜障害が起きている可能性がある．

249

B 抗体薬/④抗 CLDN 抗体

薬物動態

　抗体薬であるため分布容積は 5〜14 L と小さい．クリアランスは 7〜49 mL/時と個体間差は大きいが用量によらず一定で，したがって曝露量は用量に比例して増加する．抗体医薬品であり蛋白分解経路を介して消失すると考えられ，半減期は 2〜3 週間である．

　抗ゾルベツキシマブ抗体が 3〜6％で検出され，これらの患者でのゾルベツキシマブの血清中濃度は低いが，有効性・安全性に与える影響は不明である．

　母集団薬物動態解析では，体表面積，性別，アルブミンおよび胃切除歴の有無がクリアランスに対する有意な共変量として選択され，胃切除歴のない患者に比較して胃切除歴のある患者では最低血中濃度は 1.4〜1.8 倍高値であるが，AUC や C_{max} には臨床的意義のある差はなかった．

pharmacodynamics

　臨床試験の解析において，全投与期間における平均血中濃度，初回投与後の最低血中濃度（C_{min}），最終投与後の C_{min} および AUC が PFS および OS と相関することが示唆されているが，抗原量での補正が行われておらず，その意義および真偽は不明である．

　loading dose を採用したことにより初回投与後に C_{max} は高くなるが，初回投与後の C_{max} が高いと Grade 3 以上および Grade2 以上の悪心・嘔吐，注入に伴う反応などの副作用が増大する．

special population

● **肝機能障害・腎機能障害**：肝機能障害や腎機能障害患者での臨床試験は実施されていないが，抗体薬であることを考えると，これらが薬物動態に影響する可能性は低いと考えられる．

投与スケジュール

　初回は 800 mg/m^2，2 回目以降は 600 mg/m^2 を 3 週間隔または 400 mg/m^2 を 2 週間間隔で 2 時間以上かけて点滴静注すると規定されている．しかし，クリアランスは用量に依存せず一定であり loading dose が必要な科学的根拠は乏しい[3]．投与速度も 800，600，400 mg/m^2 のときはそれぞれ 100，75，50 mg/m^2/時で投与開始し，忍容性が良好の場合は 2〜4 倍の投与速度に速められるように規定されている．これは infusion reaction を懸念して規定されていると思われ

るが，infusion reaction がみられなくなる繰り返し投与後において
も低流量から開始しなければならない科学的根拠もない．

　副作用に応じた用量調節は添付文書に規定されているため，こ
れを参考にする．

文　献

1）Türeci O et al：Ann Oncol **30**：1487-1495, 2019
2）Kinugasa F et al：J Pharmacol Sci **156**：161-170, 2024
3）Sahin U et al：Eur J Cancer **100**：17-26, 2018

B 抗体薬

⑤ 抗 GD2 抗体

1 ジヌツキシマブ

🄫 ユニツキシン

概　説

❶ 有効がん種

　大量化学療法後の神経芽腫（フィルグラスチムまたはテセロイキンとの併用）．

❷ 副作用

　おもな副作用は発熱などの infusion reaction，疼痛，毛細血管漏出症候群，眼障害，低血圧などである．

❸ 調製時の注意点

　各サイクル開始前に毎回，体表面積に基づきジヌツキシマブの投与量を決定し，生理食塩液に加え，0.044～0.52 mg/mL の希釈範囲となるように調製する．希釈液は，凍結を避け2～8℃で保存し，調製から4時間以内に投与を開始する．

作用機序

　神経芽腫細胞の細胞膜上に発現する GD2 に結合し，抗体依存性細胞傷害（ADCC）作用および補体依存性細胞傷害（CDC）活性により，腫瘍増殖抑制作用を示す．また，フィルグラスチムおよびテセロイキンと本薬を併用することで ADCC エフェクター細胞である好中球や NK 細胞などを活性化し，本薬による ADCC 活性が増強する．

薬物動態

　3～10歳の神経芽腫患者における分布容積は 2.3 L と小さく，半減期は 66 時間であった．

投与スケジュール[1]

　フィルグラスチムおよびテセロイキンとの併用において，ジヌツキシマブとして1日1回 17.5 mg/m²（体表面積）を 10～20 時間かけて点滴静注する．28 日間を1サイクルとし，計6サイクル行う．1，3，5サイクルはフィルグラスチム併用，2，4，6サイクル

1. ジヌツキシマブ

はテセロイキン併用で投与する．ジヌツキシマブの前投薬として，ヒドロキシジンおよびアセトアミノフェンを静脈内投与する．ヒドロキシジンは以後 4〜6 時間ごとを目安にジヌツキシマブ投与終了まで定期的に投与する．ヒドロキシジンおよびアセトアミノフェン投与後に，モルヒネをボーラス投与しその後投与 2 時間後まで持続投与を行う．

● フィルグラスチム併用レジメン（1，3，5 サイクル）

1〜14 日目までフィルグラスチム 5 μg/kg を皮下投与する．4〜7 日目にジヌツキシマブを点滴静注する．

● テセロイキン併用レジメン（2，4，6 サイクル）

テセロイキンは 1〜4 日目，8〜11 日目に 75 万単位/m^{2}を 24 時間持続点滴する．ジヌツキシマブは 8〜11 日目に点滴静注する．

文 献

1) Hara J et al：J Pediatr Hematol Oncol **43**：e358-e364, 2021

B 抗体薬

⑥ 免疫チェックポイント阻害薬(抗PD-1抗体)

1 ニボルマブ

商 オプジーボ

概　説

生体に備わる抗腫瘍免疫応答を増強することにより抗腫瘍効果を示すがん治療薬の1つである[1]. cytotoxic T lymphocyte-associated protein 4 (CTLA-4) や programmed cell death protein 1 (PD-1) に代表される共抑制分子(リンパ球の活性化を補助的に負に調節する分子群) は, 免疫チェックポイント分子ともよばれ, 活性化リンパ球の細胞表面に発現し, 本来リンパ球の過剰な活性化に伴う炎症性組織傷害を抑制する生体の防御機構の1つである. がん細胞は, その機構を利用して免疫細胞による監視/攻撃から逃避している. 本薬は, PD-1 に対する遺伝子組換えヒト IgG4 モノクローナル抗体であり ADCC 活性をもたず, PD-1 とそのリガンドとの結合を特異的に阻害し, がん細胞特異的なリンパ球の再活性化を起こす[2].

1 有効がん種

悪性黒色腫, 切除不能な進行・再発の非小細胞肺がん, 非小細胞肺がんにおける術前補助療法, 根治切除不能または転移性の腎細胞がん, 再発または難治性の古典的 Hodgkin リンパ腫, 再発または遠隔転移を有する頭頸部がん, 治癒切除不能な進行・再発の胃がん, 切除不能な進行・再発の悪性胸膜中皮腫, 悪性中皮腫 (悪性胸膜中皮腫を除く), がん化学療法後に増悪した治癒切除不能な進行・再発の高頻度マイクロサテライト不安定性 (MSI-High) を有する結腸・直腸がん, 根治切除不能な進行・再発の食道がん, 食道がんにおける術後補助療法, 原発不明がん, 尿路上皮がんにおける術後補助療法, 根治切除不能な進行・再発の上皮系皮膚悪性腫瘍.

2 副作用

投与開始後 (多くは初回投与時の1時間以内) に, アレルギー様反応として infusion reaction (発熱, 悪寒, 瘙痒症, 発疹, 高血圧, 低血圧, 呼吸困難など) を生じることがある.

自己抗原に対する免疫賦活化に伴う有害事象[免疫関連有害事象 (immune related adverse events: irAE)] として, 胃腸障害, 肝機能障害, 肺臓炎, 皮膚障害 (中毒性表皮壊死症を含む), 神経障害,

1. ニボルマブ

内分泌障害（甲状腺機能低下，副腎不全，下垂体炎など）などが起こることがある[3]．特に間質性肺疾患は重症化し致死的となる場合があり，血清マーカーや胸部X線検査のモニタリングとともに初期症状（息切れ，呼吸困難，咳嗽，易疲労など）の出現に十分な注意が必要である．これらの副作用は治療中だけでなく，治療終了後数ヵ月して発症する場合もある．また，内分泌障害などを示唆する臨床症状とともに，定期的な内分泌学的検査（甲状腺機能，副腎機能など）のモニタリングが必要である．

　Grade 2以上のirAEが生じた場合は原則的に治療中断（延期）し，全身ステロイド投与（例：メチルプレドニゾロン 0.5～1.0 mg/kg/日）の使用を考慮する．ステロイドは，症状が軽快してもただちに減量するのではなく，1週間ごとを目安に漸減し，4週間以上かけて中止することが推奨される．ステロイド投与開始から48時間(～72時間）以内に明らかな症状の改善を認めない場合は，免疫抑制薬（インフリキシマブ，ミコフェノール酸モフェチルなど）の併用を検討する[4]．高齢者や糖尿病などの合併症のある患者などステロイドの長期投与が困難な症例では，irAEの早期発見とステロイドの減量に配慮する．

❸ 調製時・投与時の注意点

- ●調製時：生理食塩液または5％ブドウ糖注射液に希釈する．なお，1回 240 mg，360 mg，480 mg 投与時の総液量は体重 30 kg 以上の患者には 150 mL 以下，体重 30 kg 未満の患者には 100 mL 以下とする．3 mg/kg 投与時は最終濃度が 0.35 mg/mL 以上となるように希釈する．本薬は高分子抗体製剤であり，溶解時に凝集して微粒子を生じる可能性があるため，激しい振盪や撹拌は避ける．
- ●投与時：特に初回および2回目投与時は infusion reaction に注意し，30分以上かけて点滴静注する．微粒子を除くためインラインフィルター（0.2 μm または 0.22 μm）を使用する．

作用機序

　PD-1は活性化リンパ球（T細胞，B細胞，NK細胞）の細胞表面に発現し，抗原提示細胞やがん細胞に発現するPD-1リガンド（PD-L1およびPD-L2）に結合するとリンパ球の活性を抑制する．

　本薬は，PD-1の細胞外領域（リガンド結合領域）に結合し，リガンドとの結合を阻害してがん細胞に対する細胞傷害活性を増強する．殺細胞性抗がん薬に比し治療効果の発現が遅いことがあり，治療開始直後の病勢増悪は必ずしも真の増悪を示すものではない

B 抗体薬/⑥免疫チェックポイント阻害薬（抗 PD-1 抗体）

可能性があるため，治療効果の判定時には注意する[5,6]．

薬物動態

- 1 時間以上かけて単回静脈内投与した場合：全身クリアランスは 1～20 mg/kg でおおむね同様の値を示し，分布容積は血漿量（約 50 mL/kg）に近い値を示した．
- 2 mg/kg を 3 週間に 1 回反復静脈内投与した場合：投与終了時の血清中濃度およびトラフ濃度は投与 18 週以降おおむね一定に推移し，投与 18 週目には定常状態に達した．

special population

臓器移植（造血幹細胞移植を含む）患者では，移植臓器に対する拒絶反応や移植片対宿主病が発現することがある．

高齢者では一般に生理機能が低下していることが多いため，慎重に投与する．妊婦・産婦・授乳婦，小児での安全性および有効性は確立していない．

間質性肺疾患の合併またはその既往のある症例，自己免疫性疾患の合併または慢性もしくは再発性の自己免疫性疾患の既往歴のある症例では，本薬の投与により増悪・再燃するおそれがあるため慎重に投与する．

感染症（COVID-19，インフルエンザなど）を合併している患者では，他の免疫チェックポイント阻害薬と同様に外来抗原（病原体）に対する過剰な免疫応答（サイトカイン放出症候群など）を誘導するおそれがあり，感染症が落ち着くまで投与を控える．

投与スケジュール

- **悪性黒色腫**：1 回 240 mg を 2 週間隔または 1 回 480 mg を 4 週間隔で点滴静注する．ただし，悪性黒色腫における術後補助療法の場合は，投与期間は 12 ヵ月間までとする．根治切除不能な悪性黒色腫に対してイピリムマブと併用する場合は，1 回 80 mg を 3 週間隔で 4 回点滴静注する．その後，1 回 240 mg を 2 週間隔または 1 回 480 mg を 4 週間隔で点滴静注する．
- **切除不能な進行・再発の非小細胞肺がん，治癒切除不能な進行・再発の胃がん**：ほかの抗悪性腫瘍薬と併用する場合は，1 回 240 mg を 2 週間隔または 1 回 360 mg を 3 週間隔で点滴静注する．
- **非小細胞肺がんにおける術前補助療法**：ほかの抗悪性腫瘍薬との併用において，1 回 360 mg を 3 週間隔で点滴静注する．ただ

し，投与回数は3回までとする．

● **根治切除不能または転移性の腎細胞がん（カボザンチニブと併用する場合）**：化学療法未治療の根治切除不能または転移性の腎細胞がんに対してイピリムマブと併用する場合は，1回240 mgを3週間隔で4回点滴静注する．

● **再発または難治性の古典的Hodgkinリンパ腫**：小児にはニボルマブ（遺伝子組換え）として，1回3 mg/kg（体重）を2週間隔で点滴静注する．なお，体重40 kg以上の小児には，1回240 mgを2週間隔または1回480 mgを4週間隔で点滴静注することもできる．

● **再発または遠隔転移を有する頭頸部がん，悪性中皮腫（悪性胸膜中皮腫を除く），原発不明がん，根治切除不能な進行・再発の上皮系皮膚悪性腫瘍**：イピリムマブと併用する場合は，1回240 mgを2週間隔または1回360 mgを3週間隔で点滴静注する．

● **がん化学療法後に増悪した治癒切除不能な進行・再発の高頻度マイクロサテライト不安定性（MSI-High）を有する結腸・直腸がん**：イピリムマブと併用する場合は，1回240 mgを3週間隔で4回点滴静注する．

● **根治切除不能な進行・再発の食道がん**：ほかの抗悪性腫瘍薬と併用する場合は，1回240 mgを2週間隔，1回360 mgを3週間隔または1回480 mgを4週間隔で点滴静注する．

● **食道がんにおける術後補助療法，尿路上皮がんにおける術後補助療法**：投与期間は12ヵ月間までとする．

薬物相互作用

各種の生ワクチン・弱毒化ワクチン・不活化ワクチンを併用した場合，本薬のT細胞活性化作用により過度の免疫反応を生じる可能性がある．

文献

1) Mellman I et al：Nature **480**：480-489, 2011
2) Postow MA et al：J Clin Oncol **33**：1974-1982, 2015
3) Topalian SL et al：N Engl J Med **366**：2443-2454, 2012
4) Schneider BJ et al：J Clin Oncol **39**：4073-4126, 2021
5) Wolchok JD et al：Clin Cancer Res **15**：7412-7420, 2009
6) Seymour L et al：Lancet Oncol **18**：e143-e152, 2017

| B 抗体薬 | ⑥免疫チェックポイント阻害薬（抗PD-1抗体） |

2 ペムブロリズマブ

⑯ キイトルーダ

概　説

　ニボルマブ同様 PD-1 に対する抗体薬である．ヒト化 IgG4κ モノクローナル抗体であり，ニボルマブと同様に作用する．

1 有効がん種

　悪性黒色腫，切除不能な進行・再発の非小細胞肺がん，再発または難治性の古典的 Hodgkin リンパ腫，がん化学療法後に増悪した根治切除不能な尿路上皮がん，がん化学療法後に増悪した進行・再発の高頻度マイクロサテライト不安定性（MSI-High）を有する固形がん（標準的な治療が困難な場合に限る），根治切除不能または転移性の腎細胞がん，腎細胞がんにおける術後補助療法，再発または遠隔転移を有する頭頸部がん，根治切除不能な進行・再発の食道がん，治癒切除不能な進行・再発の高頻度マイクロサテライト不安定性（MSI-High）を有する結腸・直腸がん，PD-L1 陽性のホルモン受容体陰性かつ HER2 陰性の手術不能または再発乳がん，ホルモン受容体陰性かつ HER2 陰性で再発高リスクの乳がんにおける術前・術後薬物療法，がん化学療法後に増悪した切除不能な進行・再発の子宮体がん，がん化学療法後に増悪した高い腫瘍遺伝子変異量（TMB-High）を有する進行・再発の固形がん（標準的な治療が困難な場合に限る），進行または再発の子宮頸がん，再発または難治性の原発性縦隔大細胞型 B 細胞リンパ腫，治癒切除不能な進行・再発の胃がん，治癒切除不能な胆道がん．

2 副作用

　「Ⅱ-1-B-⑥-1．ニボルマブ」（p254）参照．投与開始後（多くは初回投与時の 1 時間以内）に，アレルギー様反応として infusion reaction を生じることがある．

　海外臨床試験において高頻度（≧20%）に認められた副作用は，疲労，瘙痒，皮疹，便秘，下痢，悪心，食欲減退，呼吸困難，咳嗽などである．

　irAE の種類については，ニボルマブと同様と考えられる．

2. ペムブロリズマブ

作用機序

　「Ⅱ-1-B-⑥-1. ニボルマブ」（p255）参照.

薬物動態

　海外臨床試験において，1〜10 mg/kg を 2 週ごと，または 2〜10 mg/kg を 3 週ごとに投与されたときの定常状態での分布容積は 7.38 L，血中半減期は 27 日であった.

special population

　「Ⅱ-1-B-⑥-1. ニボルマブ」（p256）参照. 重度の腎機能障害（eGFR≦15〜30 mL/分），または中等度以上の肝機能障害（総ビリルビン値が施設上限値の 1.5 倍以上）を認める患者では，安全性は確立されていない.

投与スケジュール

　1 回 200 mg を 3 週間隔または 1 回 400 mg を 6 週間隔で 30 分間かけて点滴静注する. その他，がん種によって異なる内容を以下に示す.

- ●悪性黒色腫：術後補助療法の場合は，投与期間は 12 ヵ月間までとする.
- ●根治切除不能または転移性の腎細胞がん，PD-L1 陽性のホルモン受容体陰性かつ HER2 陰性の手術不能または再発乳がん，進行または再発の子宮頸がん，治癒切除不能な進行・再発の胃がん：ほかの抗悪性腫瘍薬と併用して投与する.
- ●腎細胞がんにおける術後補助療法：投与期間は 12 ヵ月間までとする.
- ●根治切除不能な進行・再発の食道がん：フルオロウラシルおよびシスプラチンと併用して投与する. がん化学療法後に増悪した PD-L1 陽性の根治切除不能な進行・再発の食道扁平上皮がんに対しては，本薬を単独投与することもできる.
- ●ホルモン受容体陰性かつ HER2 陰性の再発高リスクの乳がんにおける術前・術後薬物療法：投与回数は，3 週間隔投与の場合，術前薬物療法は 8 回まで，術後薬物療法は 9 回まで，6 週間隔投与の場合，術前薬物療法は 4 回まで，術後薬物療法は 5 回までとする.
- ●がん化学療法後に増悪した切除不能な進行・再発の子宮体が

Ⅱ

1

分子標的治療薬

259

B 抗体薬/⑥免疫チェックポイント阻害薬（抗 PD-1 抗体）

ん：レンバチニブと併用して投与する.
● **治癒切除不能な胆道がん**：ゲムシタビンおよびシスプラチンと併用して投与する.

バイオマーカー

本薬の臨床開発において，一部の腫瘍で治療効果と腫瘍細胞上の PD-L1 の発現に高い相関を認めた．特に，本薬は非小細胞肺がんにおいて，類薬のニボルマブとは異なり，腫瘍細胞上の PD-L1 発現を認めることが使用時の条件である．コンパニオン診断薬として国内承認されている免疫組織化学染色用キットである PD-L1 IHC 22C3 pharDx（DACO）を用いて，PD-L1 発現率［tumor proportion score（TPS）：1＋〜3＋のいずれかの染色強度で細胞膜が染色される陽性腫瘍細胞の割合（%）］を測定する．投与基準は**表 1**の通りである.

表 1　ペムブロリズマブ投与基準

対象患者	投与方法	投与基準
切除不能な進行・再発の非小細胞肺がん	ペムブロリズマブ単独	TPS≧1%
根治切除不能な進行・再発の食道がん	ペムブロリズマブ単独	CPS≧10%
ホルモン受容体陰性かつ HER2 陰性の手術不能または再発乳がん	ペムブロリズマブ＋化学療法	CPS≧10%

TPS：染色されない（0），弱く染色される（1＋），中等度に染色される（2＋），強く染色される（3＋）.
・CPS：Combined Positive Score.
・CPS＝（PD-L1 を発現しているがん細胞＋リンパ球＋マクロファージの総数)/がん細胞の総数×100
・切除不能な進行・再発の非小細胞肺がん，根治切除不能な進行・再発の食道がんについては，PD-L1 発現陰性の場合は化学療法との併用でペムブロリズマブの投与可能.

B 抗体薬

⑥免疫チェックポイント阻害薬（抗PD-1抗体）

3 セミプリマブ

🅢 リブタヨ

概 説

PD-1受容体に対する高親和性のヒトヒンジ安定化IgG4モノクローナル抗体で，ニボルマブなどと同様に作用する．

1 有効がん種

がん化学療法後に増悪した進行または再発の子宮頸がん．

2 副作用

ほかの免疫チェックポイント阻害薬（特に抗PD-1抗体ニボルマブ，ペムブロリズマブ）と同様に，投与開始後（多くは初回投与時の1時間以内）に，アレルギー様反応としてinfusion reactionや免疫関連有害事象（irAE）を生じる．

3 調製時・投与時の注意点

●調製時：必要量7 mL（350 mg）をバイアルから抜き取り生理食塩液または5%ブドウ糖注射液の点滴バッグに注入し，最終濃度を1〜20 mg/mLとする．点滴バッグをゆっくり反転させて混和し，激しく撹拌しないこと．

●投与時：1回350 mgを3週間間隔で30分間かけて点滴静注する．微粒子を除くためインラインフィルター（0.2 μmまたは0.5 μm）を使用する．

作用機序

「Ⅱ-1-B-⑥-1．ニボルマブ」（p255）参照．

薬物動態[1]

●単回投与：日本人の進行固形がん患者に，本薬350 mgを3週間隔で静脈内投与したときの初回投与後の血清中濃度推移および薬物動態パラメータ（平均値±標準偏差）は，C_{trough} 41.0±6.91 mg/L（6例），C_{max} 157±21.9 mg/L（7例），AUC_{3w} 1,345±99.7 mg/day/L（6例）であった．

●反復投与：化学療法歴のある進行または再発の子宮頸がん患者295例（日本人患者28例を含む）に，本薬350 mgを3週間隔で静脈内投与したときの血清中濃度（平均値±標準偏差）は，初回

B 抗体薬／⑥免疫チェックポイント阻害薬（抗 PD-1 抗体）

投与後（サイクル 1，1 日目）C_{max} 134±58.7 mg/L（284 例），定常状態（サイクル 4，1 日目）C_{trough} 65.6±30.0 mg/L（113 例），C_{max} 186±60.8 mg/L（112 例）であった（1 サイクル：6 週間）．

special population

「Ⅱ-1-B-⑥-1．ニボルマブ」（p256）参照．
小児などを対象とした臨床試験は実施していない．

投与スケジュール

成人にはセミプリマブとして 1 回 350 mg を 3 週間隔で 30 分間かけて点滴静注する．

文 献
1) Kitano S et al：Cancer Chemother Pharmacol **87**：53-64, 2021

B 抗体薬

⑦ 免疫チェックポイント阻害薬(抗PD-L1抗体)

1 アテゾリズマブ

圖 テセントリク

概　説

　PD-L1（B7-H1, CD274）は B7 ファミリーに属するリガンドで，PD-1 分子と結合して抑制シグナルを伝達する．抗 PD-L1 抗体は，この経路をブロックすることで抗腫瘍免疫活性を増強する[1]．本薬は，PD-L1 に対する遺伝子組換えヒト化 IgG1 モノクローナル抗体であり，各重鎖の CH2 ドメインにある 298 位のアミノ酸残基がアスパラギンからアラニンに置換されているため，N 結合型糖鎖を欠き，Fcγ 受容体に対する結合性を示さないため ADCC 活性はほとんどない[2]．

1 有効がん種

- ●テセントリク® 点滴静注 1,200 mg：切除不能な進行・再発の非小細胞肺がん，PD-L1 陽性の非小細胞肺がんにおける術後補助療法，進展型小細胞肺がん，切除不能な肝細胞がん．
- ●テセントリク® 点滴静注 840 mg：PD-L1 陽性のホルモン受容体陰性かつ HER2 陰性の手術不能または再発乳がん．

2 副作用

　ほかの免疫チェックポイント阻害薬と同様に，免疫関連有害事象（irAE）を生じる．

3 調製時・投与時の注意点

- ●調製時：本薬は生理食塩液（それ以外は使用しないこと）に添加し，最終濃度を 3.2〜12.0 mg/mL とした上で点滴静注する．調製時は静かに転倒混和する．
- ●投与時：特に初回および 2 回目投与時は infusion reaction に注意し，インラインフィルター（0.2 μm または 0.22 μm）を使用し 30 分以上かけて点滴静注する．

作用機序と耐性機序

　PD-L1/PD-1 経路および PDL1/B7-1（CD80）経路に由来する抑制性シグナルを遮断し，T 細胞の再活性化を促進することにより抗腫瘍免疫応答を誘導する[2]．

263

B 抗体薬/⑦免疫チェックポイント阻害薬（抗 PD-L1 抗体）

薬物動態

●**単回投与**：10 mg/kg または 20 mg/kg を 90 分（±15 分）間点滴
静注したときの投与後の半減期は 11.7〜13 日である．全身クリ
アランスは同程度の値を示し，分布容積は 3.7〜3.8 L とほぼ血漿
容量に相当した．

●**反復投与**：10 mg/kg または 20 mg/kg を 3 週間隔で投与したとき
の血清中アテゾリズマブ濃度は 168 日以降一定に推移した．

special population

「Ⅱ-1-B-⑥-1．ニボルマブ」（p256）参照．

投与スケジュール

1 1 回 1,200 mg を 60 分かけて 3 週間隔で点滴静注する

その他，がん種によって異なる内容を以下に示す．

●**化学療法未治療の扁平上皮がんを除く切除不能な進行・再発の
非小細胞肺がん**：ほかの抗悪性腫瘍薬と併用して投与する．

●**化学療法未治療の PD-L1 陽性の切除不能な進行・再発の非小細
胞肺がん**

●**化学療法既治療の切除不能な進行・再発の非小細胞肺がん**

●**PD-L1 陽性の非小細胞肺がんにおける術後補助療法**：投与期間
は 12 ヵ月間までとする．

●**進展型小細胞肺がん**：カルボプラチンおよびエトポシドと併用
して投与する．

●**切除不能な肝細胞がん**：ベバシズマブと併用して投与する．

2 1 回 840 mg を 60 分かけて 2 週間隔で点滴静注する

●**PD-L1 陽性のホルモン受容体陰性かつ HER2 陰性の手術不能
または再発乳がん**：パクリタキセルと併用して投与する．なお，
初回投与の忍容性が良好であれば 2 回目以降の投与時間は 30 分
間まで短縮できる．

薬物相互作用

「Ⅱ-1-B-⑥-1．ニボルマブ」（p257）参照．

文 献

1) Topalian SL et al：Current opinion in immunology **24**：207-212, 2012
2) Cha E et al：Semin Oncol **42**：484-487, 2015

B 抗体薬

⑦免疫チェックポイント阻害薬(抗PD-L1抗体)

2 デュルバルマブ

商 イミフィンジ

概　説

PD-L1に対するヒト免疫IgG1κモノクローナル抗体である．定常領域に3ヵ所のアミノ酸変異を導入し，補体蛋白C1qへの結合能を低下させ，抗体依存性細胞傷害（ADCC）活性を惹起するFcγ受容体に対するFc領域の親和性を低下させている[1]．このため，本薬は補体依存性細胞傷害（CDC）活性およびADCC活性が大幅に低下している[2]．

1 有効がん種

切除不能な局所進行の非小細胞肺がんにおける根治的化学放射線療法後の維持療法，切除不能な進行・再発の非小細胞肺がん，進展型小細胞肺がん，切除不能な肝細胞がん，治癒切除不能な胆道がん．

2 副作用

ほかの免疫チェックポイント阻害薬と同様に，免疫関連有害事象（irAE）を生じる．

3 調製時・投与時の注意点

● 調製時：本薬は，生理食塩液または5%ブドウ糖注射液の点滴バッグに注入し，最終濃度を1〜15 mg/mLとする．点滴バッグをゆっくり反転させて混和すること．希釈液を凍結または振盪しない．

● 投与時：インラインフィルター（0.2 μmまたは0.22 μm）を使用して60分以上かけて点滴静注する．

作用機序と耐性機序

「Ⅱ-1-B-⑦-1. アテゾリズマブ」（p263）参照．

薬物動態

AUCは0.1〜3 mg/kgの範囲で用量比を上回って上昇し，3〜20 mg/kgの範囲で用量に比例して増大したため，PD-L1への結合は臨床用量よりも低い用量で飽和していると考えられる．

B 抗体薬／⑦免疫チェックポイント阻害薬（抗 PD-L1 抗体）

special population

「Ⅱ-1-B-⑥-1．ニボルマブ」（p256）参照.

投与スケジュール

原則，1 回 1,500 mg を 4 週間隔で 60 分間以上かけて点滴静注する. その他，がん種によって異なる内容を以下に示す.
- 切除不能な局所進行の非小細胞肺がんにおける根治的化学放射線療法後の維持療法：投与期間は 12 ヵ月間までとする.
- 切除不能な進行・再発の非小細胞肺がん：最初の 4 コースはトレメリムマブおよび白金系抗悪性腫瘍薬を含む他の抗悪性腫瘍薬と併用して投与する. その後，本薬のみ 4 週間隔で投与する.
- 進展型小細胞肺がん：最初の 4 コースは白金系抗悪性腫瘍薬およびエトポシドと併用して投与する. その後，本薬のみ 4 週間隔で投与する.
- 治癒切除不能な胆道がん：ゲムシタビンおよびシスプラチンとの併用において，3 週間隔で 1 回 1,500 mg を 60 分間以上かけて点滴静注する. 3 週間隔での繰り返し投与後，1 回 1,500 mg を 4 週間隔で 60 分間以上かけて点滴静注する. ただし，体重 30 kg 以下の場合の 1 回投与量は 20 mg/kg（体重）とする.

薬物相互作用

「Ⅱ-1-B-⑥-1．ニボルマブ」（p257）参照.

文 献
1) Oganesyan V et al：Acta Crystallogr D Biol Crystallogr **64**（Pt 6）：700-704, 2008
2) Stewart R et al：Cancer Immunol Res **3**：1052-1062, 2015

B 抗体薬

⑦免疫チェックポイント阻害薬(抗PD-L1抗体)

3 アベルマブ

⑱ バベンチオ

概　説

　PD-L1に対するヒト免疫IgG1λモノクローナル抗体である．T細胞活性化を増強し，PD-L1発現腫瘍の増殖を抑制する[1]．ほかの抗PD-L1抗体とは異なり，強いADCC活性を有するため，PD-L1陽性腫瘍に対する直接的な抗腫瘍効果を発揮する可能性がある．

1 有効がん種

　根治切除不能なMerkel細胞がん，根治切除不能または転移性の腎細胞がん，根治切除不能な尿路上皮がんにおける化学療法後の維持療法．

2 副作用

　IgG1由来の抗体薬であるため，投与開始後（多くは初回投与時の1時間以内）に，アレルギー様反応としてinfusion reaction（発熱，悪寒，瘙痒症，発疹，高血圧，低血圧，呼吸困難など）の頻度がほかの免疫チェックポイント阻害薬（ICI）よりもやや高い傾向にある．

　ほかのICIと同様に免疫関連有害事象（irAE）を生じる．

3 調製時・投与時の注意点

●調製時：本薬の必要量を注射筒で抜き取り，通常250 mLの生理食塩液に添加して希釈する．泡立たないように静かに転倒混和し，激しく撹拌しない．

●投与時：インラインフィルター（0.2 μm）を使用して60分以上かけて点滴静注する．

作用機序

　「Ⅱ-1-B-⑦-1．アテゾリズマブ」（p263）参照．

　さらに本薬の特徴として，副次的に腫瘍に対する抗体依存性細胞傷害（ADCC）を誘導することにより，治療効果をもたらすことが期待される．

薬物動態

　用量漸増試験で3 mg/kg以上の用量でクリアランスはほぼ一定

B 抗体薬/⑦免疫チェックポイント阻害薬（抗 PD-L1 抗体）

となったので，PD-L1への結合は飽和しているものと思われる．半減期は 94〜122 時間，分布容積は 61〜74 mL/kg である．

special population

「Ⅱ-1-B-⑥-1．ニボルマブ」（p256）参照．

投与スケジュール

1 回 10 mg/kg（体重）を 2 週間隔で 1 時間以上かけて点滴静注する．
- 根治切除不能な Merkel 細胞がん，根治切除不能な尿路上皮がんにおける化学療法後の維持療法
- 根治切除不能または転移性の腎細胞がん：アキシチニブと併用して投与する．

薬物相互作用

「Ⅱ-1-B-⑥-1．ニボルマブ」（p257）参照．

文 献

1) Boyerinas B et al：Cancer Immunol Res **3**：1148-1157, 2015

B 抗体薬

⑧ 免疫チェックポイント阻害薬(抗CTLA-4抗体)

1 イピリムマブ

🏷 ヤーボイ

概　説

　細胞傷害性T細胞抗原4（CTLA-4）を標的とするIgG κ軽鎖の完全ヒト型モノクローナル抗体であるためADCC活性を有する.

1 有効がん種

　根治切除不能な悪性黒色腫，根治切除不能・転移性の腎細胞がん，がん化学療法後に増悪した治癒切除不能な進行・再発の高頻度マイクロサテライト不安定性（MSI-High）を有する結腸・直腸がん，切除不能な進行・再発の非小細胞肺がん，切除不能な進行・再発の悪性胸膜中皮腫，根治切除不能な進行・再発の食道がん.

2 副作用

　投与開始後（多くは初回投与時の1時間以内）に，アレルギー様反応としてinfusion reactionを生じることがある．また自己抗原に対する免疫賦活化に伴う有害事象（irAE）をきたすことがある．ニボルマブと同様の副作用を生じるが，本薬では特に皮疹，瘙痒症，疲労，下痢，内分泌障害のうち下垂体不全などが高頻度に生じる．ほかの免疫チェックポイント阻害薬と同様の対応が必要となる.

3 調製時・投与時の注意点

- ●調製時：そのまま，あるいは生理食塩液または5％ブドウ糖注射液で1〜4 mg/mLの濃度に希釈する.
- ●投与時：90分かけて点滴静注する．微粒子を除くためインラインフィルター(0.2〜1.2 μm)を用い，独立したラインから投与する.

作用機序

　CTLA-4はTリンパ球が活性化すると速やかに細胞内から細胞表面に移行する受容体で，リガンドと結合すると機能抑制性のシグナルを伝達する．本薬はCTLA-4に対する抗体であり，CTLA-4とそのリガンドである抗原提示細胞上のB7.1（CD80）およびB7.2（CD86）分子との結合阻害により，活性化T細胞における抑制的調節を遮断し，腫瘍抗原特異的なT細胞の増殖，活性化および細胞傷害活性の増強により腫瘍増殖を抑制する[1]．また，CTLA-4を発現

B 抗体薬/⑧免疫チェックポイント阻害薬（抗 CTLA-4 抗体）

する制御性 T 細胞（Treg）の機能低下および腫瘍組織における Treg 数の減少により，腫瘍免疫反応を亢進させると考えられている．効果判定においてもニボルマブと同様の注意を要する[2,3]．

薬物動態

単回投与における C_{max} 84.5μg/mL（変動係数 38%），AUC_{0-21d} 1,283μg/時/mL（変動係数 32%），T_{max} 1.75 時間（1.5, 4.0），半減期（$T_{1/2}$）17.3（標準偏差 11.0）日である．

生物化学的経路で小さなペプチド分子やアミノ酸に分解され，排泄あるいはほかの蛋白合成に再利用されると考えられる．

pharmacodynamics

活性化 T 細胞の割合およびリンパ球絶対数（ALC）平均値は，本薬の投与開始および治療期間中に増加する．

special population

「Ⅱ-1-B-⑥-1．ニボルマブ」（p256）参照．

投与スケジュール

● 根治切除不能な悪性黒色腫：成人にはイピリムマブとして，1 日 1 回 3 mg/kg を 3 週間隔で 4 回点滴静注する．

● 根治切除不能または転移性の腎細胞がん，がん化学療法後に増悪した治癒切除不能な進行・再発の高頻度マイクロサテライト不安定性（MSI-High）を有する結腸・直腸がん：ニボルマブとの併用において，成人にはイピリムマブとして，1 日 1 回 1 mg/kg を 3 週間隔で 4 回点滴静注する．

● 切除不能な進行・再発の非小細胞肺がん：ほかの抗悪性腫瘍薬との併用において，成人にはイピリムマブとして，1 日 1 回 1 mg/kg を 6 週間隔で 4 回点滴静注する．

● 切除不能な進行・再発の悪性胸膜中皮腫，根治切除不能な進行・再発の食道がん：ニボルマブとの併用において，成人にはイピリムマブとして，1 日 1 回 1 mg/kg を 6 週間隔で点滴静注する．

文献

1）Leach DR et al：Science **271**：1734-1736, 1996
2）Wolchok JD et al：Clin Cancer Res **15**：7412-7420, 2009
3）Seymour L et al：Lancet Oncol **18**：e143-e152, 2017

| B 抗体薬 | ⑧免疫チェックポイント阻害薬(抗CTLA-4抗体) |

2 トレメリムマブ

商 イジュド

概　説

免疫チェックポイント阻害薬である.

ヒト細胞傷害性Tリンパ球抗原-4（CTLA-4）に対する遺伝子組換えヒトIgG2モノクローナル抗体であるためADCC活性はほとんどない[1,2].

1 有効がん種

切除不能な進行・再発の非小細胞肺がん，切除不能な肝細胞がん.

2 副作用

イピリムマブと同様である.

3 調製時・投与時の注意点

● 調製時：生理食塩液または5%ブドウ糖注射液で0.1〜10 mg/mLの濃度に希釈する.

● 投与時：60分以上かけて点滴静注する. 微粒子を除くためインラインフィルター（0.2〜0.22 μm）を用い，独立したラインから投与する.

作用機序

本薬は，ヒトCTLA-4に対する抗体であり，イピリムマブと同様に作用する.

CTLA-4を発現する制御性T細胞（Treg）の機能低下によっても腫瘍免疫反応を亢進させると考えられるが，イピリムマブと異なりIgG2由来のモノクローナル抗体であるためADCC活性はほとんど有さず，Treg数を減少させる作用はほとんどないと考えられる.

薬物動態

半減期は25日である.

pharmacodynamics

活性化T細胞の割合およびリンパ球絶対数（ALC）平均値は，本薬の投与開始および治療期間中に増加する.

B 抗体薬/⑧免疫チェックポイント阻害薬（抗CTLA-4抗体）

special population

「Ⅱ-1-B-⑥-1．ニボルマブ」（p256）参照．

投与スケジュール

● **切除不能な進行・再発の非小細胞肺がん**：デュルバルマブおよび白金系抗悪性腫瘍薬を含むほかの抗悪性腫瘍薬との併用において，成人にはトレメリムマブとして，1回75 mgを3週間隔で4回点滴静注する．その後，7週間の間隔を空けて，トレメリムマブとして，75 mgを1回点滴静注する．

● **切除不能な肝細胞がん**：デュルバルマブとの併用において，成人にはトレメリムマブとして，300 mgを60分間以上かけて単回（1回のみ）点滴静注する．ただし，体重30 kg以下の場合の投与量は4 mg/kgとする．

文献

1) Camacho LH et al：J Clin Oncol **27**：1075-1081, 2009
2) Ribas A et al：Oncologist **12**：873-883, 2007

B 抗体薬

⑨ 抗CD20抗体

1 リツキシマブ

商 リツキサン，リツキシマブBS

概　説

　CD20はヒト成熟Bリンパ球の細胞膜上に存在する分化抗原で，リツキシマブはマウス-ヒトキメラIgG1型抗CD20モノクローナル抗体薬である．B細胞リンパ腫以外にも，その有効性と安全性から，さまざまな自己免疫病態に対しても臨床応用されている．

1 有効がん種

　腫瘍性疾患では，CD20陽性のB細胞腫瘍（非Hodgkinリンパ腫，慢性リンパ性白血病）および免疫抑制状態下のリンパ増殖性疾患に対して承認されている．また，CD20を標的とした放射線免疫療法であるイブリツモマブ チウキセタン（^{111}In，^{90}Y）投与時の前投薬としても承認された．

　自己免疫病態では，難治性の免疫性血小板減少症，血栓性血小板減少性紫斑病などの血液疾患に加えて，一部の血管炎症候群や難治性のループス腎炎，ネフローゼ症候群など，さまざまな領域の免疫抑制目的で保険適用が拡大されている．臓器移植後の抗体依存型拒絶反応の抑制にも用いられる．

　バイオシミラー製剤も使用されるが，一部適応病名が異なるため，確認が必要である．

2 おもな副作用

● infusion reaction（IR）：リツキシマブとB細胞が反応すると種々のサイトカインが放出され，発熱，悪寒，皮疹，咽頭違和感などの症状が出現する．投与開始後24時間以内に出現するこれらの症状はinfusion reactionとよばれ，抗体薬治療における重要な副作用である．反応が高度な場合は，血圧低下，気管支攣縮などのアナフィラキシー様反応がみられる．腫瘍細胞が多い場合や，巨大脾腫を伴う場合などは，特に注意が必要である．適切な前投薬，輸注速度にて投与を行い，IR出現時には投与を中断し，症状・所見に応じて速やかにステロイド薬の投与，抗ヒスタミン薬・解熱鎮痛薬の追加投与，酸素吸入，昇圧薬などを投与する．アレルギー反応とは違い，IRは初回投与時に頻度・重症度とも

273

B 抗体薬／⑨抗 CD20 抗体

に高く，2 回目以降は重篤なものも含めて頻度が減少していく．

●**腫瘍崩壊候群**：腫瘍細胞の急速な崩壊が起こると，大量の核酸，リン酸，カリウムが血中に放出され，致命的な電解質異常や腎不全が生じる．適宜補液や尿酸生成阻害薬の投与とともに，投与後急性期には腎機能や電解質のチェックを行う．腎機能低下例では特に注意する．

●**感染症**：易感染傾向をきたすため，状態に応じて ST 合剤などの予防投与を行うとともに，感染症が生じた場合には速やかに原因微生物に応じた治療を行う．高度の血清免疫グロブリン減少が遷延する場合には，免疫グロブリン製剤の補充療法も検討する．なおリツキシマブによる治療後は B リンパ球減少が遷延するため，一定期間ワクチンに対する免疫が得られにくいことに留意する．B 型肝炎ウイルス（HBV）再活性化については後述する．

●**血球減少**：リツキシマブ最終投与後 4 週以降に好中球減少（＜1,500/μL）をきたしうるが［遅発性好中球減少（LON）］，多くの場合一過性で自然回復する[1]．

●**その他**：ごくまれであるが，リツキシマブ投与後の皮膚粘膜障害，間質性肺炎，進行性多巣性白質脳症などの発現が報告されている．

作用機序と耐性機序

リツキシマブはヒト B 細胞表面上の CD20 抗原に結合し，直接作用によるアポトーシス誘導や増殖抑制シグナル伝達のほか，補体依存性細胞傷害（CDC）活性，NK 細胞などエフェクター細胞が介在する抗体依存性細胞傷害（ADCC）活性などにより，標的細胞を攻撃する[2]．

リツキシマブに対する耐性機序には未解明の部分も多いが[3]，その 1 つとして腫瘍細胞における CD20 の欠失が挙げられる[4]．

薬物動態[5]

リツキシマブは比較的長く血中に留まり，最終投与後 3 ヵ月ではほとんどの例で残存し，6 ヵ月後でも残存する例もある[6]．中枢神経系にはほとんど移行しない．

pharmacodynamics

リツキシマブの投与により，末梢血中の B 細胞および組織中の B

1. リツキシマブ

表1 B細胞腫瘍に対するリツキシマブの用量・用法

効能または効果	投与量		投与間隔	投与回数
CD20陽性のB細胞性非Hodgkinリンパ腫	単独投与	375 mg/m²	1週間隔	最大8回
	化学療法併用	375 mg/m²	併用する化学療法に合わせる	最大8回
	維持療法	375 mg/m²	8週間を目安	最大12回
CD20陽性の慢性リンパ性白血病	初回	375 mg/m²	併用する化学療法に合わせる	最大6回
	2回目以降	500 mg/m²		
免疫抑制状態下のCD20陽性のB細胞性リンパ増殖性疾患	375 mg/m²		1週間隔	最大8回
イブリツモマブ チウキセタン（¹¹¹In, ⁹⁰Y）投与の前投与	250 mg/m²			1回

細胞は急速かつ持続的に消失する．B細胞リンパ腫に対する臨床試験で，リツキシマブ投与後のB細胞数減少は治療後6～9ヵ月の間持続し，B細胞数の回復は治療終了約6ヵ月後から始まり，基準範囲までの回復に中央値で12ヵ月要する[7]．

special population

1 血液中に腫瘍細胞が多い場合（＞25,000/μL）

重篤なIRや腫瘍崩壊症候群（TLS）が生じうるため，ほかの化学療法により腫瘍量を減少させたあとのリツキシマブ投与を考慮する．

2 HBV再活性化

HBVキャリアあるいは既往感染者に対してリツキシマブを含めた治療を行った場合，HBVが再増殖することが知られている（再活性化）．HBV再活性化による肝炎は重症化しやすく，時に致命的となるため，ガイドラインに基づいてHBVモニタリングおよび抗ウイルス治療を行う[8]．

投与スケジュール

B細胞腫瘍に対する用法および用量は表1のようになっている．単独での投与のほか，CHOP療法をはじめとして，さまざまな化学療法レジメンと組み合わせて用いられる．注入速度については添付文書，適正使用ガイドを参照のこと．

B 抗体薬/⑨抗 CD20 抗体

文　献

1) Athni TS et al：Ann Allergy Asthma Immunol **130**：699-712, 2023
2) Weiner GJ：Semin Hematol **47**：115-123, 2010
3) Rezvani AR et al：Best Pract Res Clin Haematol **24**：203-216, 2011
4) Beers SA et al：Blood **115**：5191-5201, 2010
5) リツキサン® 点滴静注，医薬品インタビューフォーム
6) Cartron G et al：Crit Rev Oncol Hematol **62**：43-52, 2007
7) McLaughlin P et al：J Clin Oncol **16**：2825-2833, 1998
8) 肝炎診療ガイドライン作成委員会（編）：B 型肝炎治療ガイドライン，第 4 版，2022

| B 抗体薬 | ⑨抗 CD20 抗体 |

2 オビヌツズマブ

🏪 ガザイバ

概　説

　抗 CD20 モノクローナル抗体は，CD20 との結合様式により補体依存性細胞傷害（CDC）活性が強い type I 抗体と，直接的な細胞死誘導活性が強い type II 抗体に分類され，オビヌツズマブは type II のヒト化モノクローナル IgG1 抗 CD20 抗体薬である．type I 抗体であるリツキシマブに比べ直接的な細胞死の誘導活性が高いほか，糖鎖改変により高い抗体依存性細胞傷害（ADCC）活性および抗体依存性細胞貪食（ADCP）活性を示す[1,2]．

1 有効がん種

　CD20 陽性の濾胞性リンパ腫（FL），慢性リンパ性白血病・小リンパ球性リンパ腫（CLL/SLL）に対して承認されている．FL では CHOP 療法や CVP 療法，あるいはベンダムスチンとの併用療法，そして単剤による維持療法として用いられる．CLL/SLL ではアカラブルチニブとの併用療法にて用いられる．

2 おもな副作用

● infusion reaction (IR)：「II-1-B-⑨-1. リツキシマブ」（p273）参照．リツキシマブより頻度・重症度ともに高い．添付文書・適正使用ガイドに準じた前投薬，輸注速度での投与を行うとともに，IR 出現時には投与中断，抗ヒスタミン薬やステロイド薬の投与などの処置をただちに行う．

● 腫瘍崩壊症候群：「II-1-B-⑨-1. リツキシマブ」（p274）参照．重症例の報告もある．

● 血球減少：好中球，赤血球，血小板ともに，リツキシマブ併用療法より高頻度に減少する．また，初回サイクルでの投与中から投与 24 時間後までに急激な血小板減少をきたすことがあるので注意を要する[3]．リツキシマブ同様に遅発性好中球減少（LON）もある[4]．

● 感染症：日和見感染を含めさまざまな感染症の危険がある．特にベンダムスチンとの併用では，治療期間中，高度に CD4 陽性リンパ球が減少し[5]，高度の細胞性免疫低下の懸念がある．ST 合剤や抗ヘルペスウイルス薬の予防投与とともに，感染症出現時の

277

B 抗体薬/⑨抗 CD20 抗体

迅速な治療薬の投与，化学療法の中断を検討する．遷延する低γグロブリン血症に対しては，適宜免疫グロブリン製剤の投与を検討する．B型肝炎ウイルス再活性化についてはリツキシマブの項を参照のこと．

●その他：頻度は低いが，進行性多巣性白質脳症（PML），間質性肺炎などの報告がある．

作用機序と耐性機序

1 作用機序

B細胞腫瘍に発現するCD20の細胞外ドメインに対して高い親和性で選択的に結合し，直接的な細胞死誘導，ADCC活性およびADCP活性にて腫瘍増殖を抑制する．

2 耐性機序

Fas・Fasリガンド系のシグナル伝達異常がオビヌツズマブによるADCC活性の減弱に関与するが[6]，ステロイド薬やベンダムスチンの併用によりADCC活性の増強を得られるとの報告がある[6,7]．

薬物動態

初回投与後の血中濃度半減期は1週間以上であり，その後の反復投与にて濃度が保たれ，治療最終サイクル後の血中濃度半減期はおよそ40日弱とされる[2]．200～1,200 mgではクリアランス半減期は一定である．

pharmacodynamics

再発難治B細胞リンパ腫に対するオビヌツズマブ単剤投与試験にて，全例で速やかな末梢血中のB細胞の消失がみられた[8]．

投与スケジュール

●FL：オビヌツズマブ1,000 mg固定用量で点滴静注する．CHOP療法などとの併用では3週1サイクル，ベンダムスチンとの併用療法では4週1サイクルとし，1サイクル目は1，8，15日目，2サイクル目以降は1日目に投与する．維持療法では，単独投与により2ヵ月に1回，最長2年間投与を繰り返す．

●CLL/SLL：アカラブルチニブとの併用で，オビヌツズマブを1サイクル目の1日目に100 mg，2日目に900 mg，8日目および15日目に1,000 mg，2サイクル目以降は1日目に1,000 mgを点滴静注する．4週1サイクルとし，最大6サイクル繰り返す．

文　献

1）Marshall MJE et al：Front Immunol **8**：1245, 2017
2）ガザイバ® 点滴静注，医薬品インタビューフォーム
3）Mechelfekh Y et al：Br J Haematol **202**：168-172, 2023
4）Shimony S et al：Leuk Lymphoma **62**：2921-2927, 2021
5）Hiddemann W et al：J Clin Oncol **36**：2395-2404, 2018
6）Kawasaki N et al：Mol Biol Rep **49**：4421-4433, 2022
7）Yamashita-Kashima Y et al：Int J Hematol **115**：860-872, 2022
8）Ogura M et al：Cancer Sci **104**：105-110, 2013

B 抗体薬

⑩ 抗CD38抗体

1 ダラツムマブ

® ダラザレックス

概　説

1 有効がん種

多発性骨髄腫の初発・未治療および再発・難治状態を含めてあらゆる段階での適応があり，多発性骨髄腫の腫瘍細胞表面に発現するCD38抗原に結合することにより作用を発揮する．

2 副作用

重大な副作用として，infusion reaction，骨髄抑制，感染症，腫瘍崩壊症候群，間質性肺疾患がある．そのほか低γグロブリン血症などもみられる．infusion reaction の症状として，アナフィラキシー，鼻閉，咳嗽，悪寒，眼障害（脈絡膜滲出，急性近視，急性閉塞隅角緑内障など），気管支痙攣，低酸素症，呼吸困難などが出現する可能性があり，投与開始から約60～120分後に発現しやすい．

3 調製時の注意点

生理食塩液を用いて希釈後の総量を 1,000 mL とし，50 mL/時の速度で点滴静注を開始する．infusion reaction が認められなかった場合には，患者の状態を観察しながら 200 mL/時を上限として投与速度を上げることができる．ほかの薬物と同じ静注ラインでの同時注入は行わない．本薬の希釈液を投与する際，パイロジェンフリー（エンドトキシンフリー）で蛋白結合性の低いポリエーテルスルホン，ポリスルホン製のインラインフィルター（ポアサイズ 0.22 μm または 0.2 μm）を用いて投与する．また，ポリウレタン，ポリブタジエン，ポリ塩化ビニル，ポリプロピレンまたはポリエチレン製で輸液ポンプを備えた投与セットを用いる．

作用機序と耐性機序

1 作用機序

ダラツムマブは CD38 に対するヒト化モノクローナル抗体で，補体依存性細胞傷害（CDC）作用，抗体依存性細胞傷害（ADCC）作用，抗体依存性細胞貪食（ADCP）作用[1]のほか，CD38 クロスリンキングを介した直接的な殺細胞効果として，CD38 酵素活性の調節

作用，アポトーシス誘導作用によって骨髄腫細胞を傷害する．

2 耐性機序

骨髄腫細胞の細胞表面の CD38 発現の低下，補体制御因子である CD55，CD59 の発現上昇（CDC 活性能の低下），Fc 受容体の多型（ADCP の活性低下），マクロファージからの貪食を回避する"Don't eat me"シグナルである CD47 の発現上昇（ADCP の活性低下）など，抗体薬の作用機序に拮抗するメカニズムが報告されている[2]．

▌ 薬物動態

約 17 日の消失半減期（$T_{1/2}$）で低下する．

1 分 布

分布容積が血漿容積とほぼ同様の値であり[3]，血管外組織への分布は限られていると考えられる．

2 代謝・排泄

内因性 IgG と同様に生体内の非特異的な異化経路を介して小ペプチド，さらにはアミノ酸レベルへと分解されたあと，排泄または再利用されると考えられる．

▌ *pharmacodynamics*

ダラツムマブの投与量（曝露量）は有効性と強い相関があり，曝露量と有効性の関係は最大効果モデルに従うが，曝露量は副作用の発症頻度・Grade とは相関しない．

1 免疫調節作用

先述した作用機序（骨髄腫細胞に対する抗腫瘍効果）に加えて，免疫調節作用が報告されている[4]．末梢血での CD38 陽性制御性 T 細胞（Treg）の比率は，ダラツムマブ投与期間中に減少し末梢血および骨髄での T 細胞数が増加し，CD4 陽性 T 細胞および Treg に対する CD8 陽性 T 細胞の比率が増加する．

2 臨床検査結果に及ぼす影響

ダラツムマブは赤血球上の CD38 と結合し，抗体スクリーニングや交差試験などの適合性試験に干渉する．本薬による間接クームス試験への干渉を回避するために，ジチオスレイトール（DTT）処理（本薬と赤血球上の CD38 との結合を阻害する）を考慮する[5]．Kell 血液型抗原は DTT 処理で変性するので，不規則抗体スクリーニングにおいて Kell 血液型抗原に対する抗体の評価が不能となる．

ダラツムマブはヒト IgGκ型モノクローナル抗体であり，血清中 M 蛋白の血清蛋白電気泳動法および血清免疫固定法に干渉する可

B 抗体薬/⑩抗 CD38 抗体

能性がある．IgGκ型多発性骨髄腫細胞を有する患者における完全奏効（CR）の評価および CR からの再発の評価に影響を及ぼす可能性がある．

special population

❶ 高齢者

高齢者では一般に生理機能が低下しており，臨床試験において高齢者における重篤な有害事象の発現頻度は高く，おもな重篤な有害事象は肺炎，敗血症であった．

❷ 慢性閉塞性肺疾患もしくは気管支喘息のある患者，またはそれらの既往歴のある患者

遅発性を含む気管支痙攣の発現リスクが高く，本薬の投与後処置として気管支拡張薬および吸入ステロイド薬の投与を考慮する．

❸ B 型肝炎ウイルスキャリアの患者，または HBs 抗原陰性で HBc 抗体陽性もしくは HBs 抗体陽性の患者

肝機能検査値や肝炎ウイルスマーカーのモニタリングを行い，B型肝炎ウイルスの再活性化の徴候や症状に注意するとともに，B型肝炎に関して専門知識をもつ医師と相談するのが望ましい．

投与スケジュール

プロテアソーム阻害薬やレナリドミドなどの抗悪性腫瘍薬とダラツムマブ 1 回 16 mg/kg を併用する．抗悪性腫瘍薬の投与サイクルを考慮して，以下の A 法または B 法の投与間隔で点滴静注する．なお，初回は分割投与（ダラツムマブ 1 回 8 mg/kg を 1 日目および 2 日目に投与）することもできる．

ダラツムマブによる infusion reaction を軽減するため，投与開始1～3 時間前に副腎皮質ホルモン，解熱鎮痛薬および抗ヒスタミン薬を投与する．また，遅発性の infusion reaction を軽減するために，必要に応じて本薬投与後に副腎皮質ホルモンなどを投与する．

●**A 法**：ダラツムマブを，1 週→2 週→4 週間隔の順で投与する．
●**B 法**：ダラツムマブを，1 週→3 週→4 週間隔の順で投与する．

文 献

1) Overdijk MB et al：MAbs **7**：311-321, 2015
2) Nijhof IS et al：Blood **128**：959-970, 2016
3) Iida S et al：Int J Hematol **106**：541-551, 2017
4) Krejcik J et al：Blood **128**：384-394, 2016
5) Chapuy CI et al：Transfusion **56**：2964-2972, 2016

| B 抗体薬 | ⑩抗 CD38 抗体 |

2 ダラツムマブ・ボルヒアルロニダーゼアルファ配合

㊟ ダラキューロ

概　説

　ダラツムマブと同一の有効成分を含む皮下投与製剤である.

1 有効がん種

　ダラツムマブ・ボルヒアルロニダーゼアルファ配合（以下，本薬）は，ダラツムマブと同様，多発性骨髄腫のほかに全身性免疫グロブリン軽鎖（AL）アミロイドーシスにも適応がある．全身性 AL アミロイドーシスの病態生理は多発性骨髄腫に類似しており，骨髄で増殖している CD38 陽性形質細胞の CD38 に結合することにより治療効果を発揮すると考えられる.

2 副作用

　「Ⅱ-1-B-⑩-1．ダラツムマブ」（p280）参照．溶血・注射部位反応もみられる.

3 調製時・投与時の注意点

　本薬の投与には，ポリプロピレンまたはポリエチレンのシリンジとステンレス鋼製の注射針を用いる．翼状針で投与する場合は，ポリプロピレン，ポリエチレンまたはポリ塩化ビニル（PVC）のチューブ，コネクターなどを用いる．注射針の詰まりを避けるために，投与直前に皮下注射針または皮下投与セットをシリンジに取り付ける．臍から左または右に約 7.5 cm の腹部皮下に，本薬 15 mL を約 3～5 分かけて投与する．ほかの部位への投与はデータがないため避け，同一部位への反復注射は行わない．皮膚の発赤，挫傷，圧痛，硬結または瘢痕がある部位には注射しないこと．患者が痛みを感じた場合は，注射速度を減速または注射を中断する．減速しても痛みが軽減しない場合は，残りを左右逆側の腹部に投与する．本薬投与中は，同一部位に他剤を皮下投与しないこと.

作用機序と耐性機序

　「Ⅱ-1-B-⑩-1．ダラツムマブ」（p280）参照.

薬物動態

　本薬 1,800 mg またはダラツムマブ 16 mg/kg を単剤療法にて投与

したとき，低体重の患者（65 kg 以下）では本薬群における最高 C_{trough} が，ダラツムマブ群より約 67％高値であった．高体重の患者（85 kg 超）では，逆に本薬群における C_{trough} の平均値が，ダラツムマブ（静注）群より約 14％低値であった[1]．

❶ 吸 収

ダラツムマブのバイオアベイラビリティは 68.9％であった．

❷ 分 布

ダラツムマブの項参照．

❸ 代謝・排泄

「Ⅱ-1-B-⑩-1．ダラツムマブ」（p281）参照．

pharmacodynamics

「Ⅱ-1-B-⑩-1．ダラツムマブ」（p281）参照．

special population

「Ⅱ-1-B-⑩-1．ダラツムマブ」（p282）参照．

投与スケジュール

ダラツムマブと同様に，infusion reaction を軽減させるための措置を行う．

- **多発性骨髄腫**：通常，成人には本薬 1 回 15 mL（ダラツムマブとして 1,800 mg およびボルヒアルロニダーゼ アルファとして 30,000 単位（2,000 単位/mL）を，併用する抗悪性腫瘍薬の投与サイクルを考慮し投与する．ダラツムマブと同様の A 法・B 法による投与法で行われる．

- **全身性 AL アミロイドーシス**：多発性骨髄腫と同様であるが，投与間隔は，1 週間隔，2 週間隔および 4 週間隔の順とする．

文 献

1) Mateos MV et al：Lancet Haematol **7**：e370-e380, 2020

B 抗体薬　　　⑩抗CD38抗体

3 イサツキシマブ

商 サークリサ

概　説

1 有効がん種

再発・難治状態の多発性骨髄腫.

イサツキシマブ（以下，本薬）は，骨髄腫細胞表面上のCD38抗原を認識するモノクローナル抗体で，免疫学的な機序および直接的な作用で抗腫瘍効果を示す.

2 副作用

ダラツムマブと同様に，重大な副作用として，infusion reaction,骨髄抑制，感染症，腫瘍崩壊症候群が挙げられる．infusion reactionの症状として，アナフィラキシー，呼吸困難，咳嗽，悪寒，気管支痙攣，鼻閉，高血圧，嘔吐，悪心などが現れることがあり，多くの場合は初回投与時にみられるが，2回目以降の投与時にも認められている.

3 調製時の注意点

本薬を加えて総量250 mLの希釈液を調製する．本薬の投与量が2,000 mgを超える場合，希釈液の濃度が8 mg/mLを超えない範囲で2バッグに分けて調製する．点滴バッグはポリオレフィン（ポリエチレン，ポリプロピレンなど）製，DEHP［di-(2-ethylhexyl) phthalate：フタル酸ジ-(2-エチルヘキシル)］を含むポリ塩化ビニル製あるいはエチレン-酢酸ビニル製を使用する.

作用機序と耐性機序

1 作用機序

本薬は，IgGの定常領域（Fc）に依存する補体依存性細胞傷害（CDC），抗体依存性細胞傷害（ADCC）および抗体依存性細胞貪食（ADCP）作用を示すだけでなく，Fc領域に依存しない直接的なアポトーシス誘導により腫瘍細胞死を導くと考えられている．また，CD38の細胞外酵素活性阻害作用，NK細胞の活性化作用および制御性T細胞阻害作用を有する.

2 耐性機序

ダラツムマブと同様であるが，イサツキシマブはCD38結合部位

B 抗体薬／⑩抗 CD38 抗体

がダラツムマブとは異なることや，CD38 の外部酵素機能をダラツムマブよりも強力に阻害することなどから，ダラツムマブと交差反応を起こさない可能性がある．

薬物動態

半減期は約 28 日と推定される[1]．

1 分 布

母集団薬物動態解析では分布容積は 8.75 L で，イサツキシマブも既知の IgG1 抗体薬と同様に，血管外組織への分布は限られていると考えられる．

2 代謝・排泄

ダラツムマブと同様と考えられる．

pharmacodynamics

本薬による間接クームス試験への干渉や血清中 M 蛋白の血清蛋白電気泳動法および血清免疫固定法はダラツムマブと同様である．

special population

ダラツムマブと同様である．

投与スケジュール

● ポマリドミドおよびデキサメタゾン併用投与またはカルフィルゾミブおよびデキサメタゾン併用投与：通常，成人にはイサツキシマブ（遺伝子組換え）として 1 回 10 mg/kg を点滴静注する．28 日間を 1 サイクルとし，最初のサイクルは 1 週間隔で 4 回（1, 8, 15, 22 日目），2 サイクル以降は 2 週間隔で 2 回（1, 15 日目）点滴静注する[2,3]．

● デキサメタゾン併用投与または単独投与：通常，成人にはイサツキシマブ（遺伝子組換え）として 1 回 20 mg/kg を点滴静注する．28 日間を 1 サイクルとし，最初のサイクルは 1 週間隔で 4 回（1, 8, 15, 22 日目），2 サイクル以降は 2 週間隔で 2 回（1, 15 日目）点滴静注する．

文 献

1) Sunami K et al：Cancer Sci 111：4526-4539, 2020
2) Attal M et al：Lancet 394：2096-2107, 2019
3) Moreau P et al：Lancet 397：2361-2371, 2021

B 抗体薬

⑪ 抗CD52抗体

1 アレムツズマブ

Ⓢ マブキャンパス

概　説

　CD52に対する遺伝子組換えヒト化モノクローナル抗体薬である．CD52は血液細胞系に広く発現するが，なかでも成熟BおよびTリンパ球の表面に強く発現しており[1]，さまざまなリンパ系腫瘍においても高発現している[2]．

1 有効がん種

　再発または難治性の慢性リンパ性白血病（CLL）に対して承認されているほか，同種造血幹細胞移植の前治療としても承認され，移植片対宿主病（GVHD）予防を目的として用いられる．海外のガイドラインではT細胞性前リンパ球性白血病（T-PLL）に対する有効性も指摘されているが，保険適用外である．また欧米では多発性硬化症に対しても適応があるが，本邦では未承認である．

2 副作用

- ●血球減少：重篤な血球減少が出現する場合があり，好中球減少および血小板減少の程度に応じて，休薬・中止などの対応が必要となる．
- ●感染症：著明なリンパ球減少により易感染傾向が生じるため，ST合剤などの予防投与とともに，サイトメガロウイルス再活性化を含め，さまざまな感染症のモニタリングを要する．
- ●B型肝炎ウイルス再活性化：「Ⅱ-1-B-⑨-1．リツキシマブ」（p274）参照．
- ●infusion reaction（IR）：「Ⅱ-1-B-⑨-1．リツキシマブ」（p273）参照．添付文書・適正使用ガイドに準じた前投薬，輸注速度にて投与する．
- ●腫瘍崩壊症候群：「Ⅱ-1-B-⑨-1．リツキシマブ」（p274）参照．

作用機序

　CD52はさまざまな血液細胞に発現しており，アレムツズマブの作用点は多岐にわたると考えられるが，おもに抗体依存性細胞傷害（ADCC）活性[3,4]，補体依存性細胞傷害（CDC）活性により，殺

B 抗体薬/⑪抗 CD52 抗体

細胞効果を示す[5,6]．一部，直接的な細胞傷害活性も有する[7]．

薬物動態

反復投与により半減期の延長，クリアランス，分布容積の低下が
みられ，安定した血中濃度が得られる[8]．

pharmacodynamics

in vitro でヒト T 細胞に対して ADCC および CDC の両機序を介し
て細胞溶解作用を示すことが確認されている[8]．

投与スケジュール

● **再発・難治 CLL**：1 日 1 回 3 mg の連日点滴静注から開始し，1 日
1 回 10 mg を連日点滴静注したあと，1 日 1 回 30 mg を週 3 回隔
日に点滴静注する．最長 12 週間までの投与とし，患者の状態に
より適宜減量する．
● **同種造血幹細胞移植の前治療**：1 日 1 回 0.16 mg/kg を 6 日間点滴
静注する．

文 献

1) Rossmann ED et al：Hematol J **2**：300-306, 2001
2) Ginaldi L et al：Leuk Res **22**：185-191, 1998
3) Golay J et al：Haematologica **89**：1476-1483, 2004
4) Zent CS et al：Leuk Res **28**：495-507, 2004
5) Crowe JS et al：Clin Exp Immunol **87**：105-110, 1992
6) Hale G et al：J Immunol **134**：3056-3061, 1985
7) Mone AP et al：Leukemia **20**：272-279, 2006
8) マブキャンパス® 点滴静注，医薬品インタビューフォーム

B 抗体薬

⑫ 抗 SLAMF7 抗体

1 エロツズマブ

🄫 エムプリシティ

概　説

　本薬は，マウス抗ヒト SLAM ファミリー7（signaling lymphocytic activation molecule family 7：SLAMF7）抗体の相補性決定部，ならびにヒト IgG1 のフレームワーク部および定常部からなるヒト化 IgGκモノクローナル抗体であり，血清中 M 蛋白の血清蛋白電気泳動法および免疫固定法の両方で検出される可能性がある．IgGκ型の多発性骨髄腫患者において，効果および再発の評価に影響を及ぼす可能性がある．

1 有効がん種

　再発または難治性の多発性骨髄腫に適応承認を得ている．

2 副作用

　再発または難治性の多発性骨髄腫に対する国際共同第 Ⅲ 相試験[1]において，10％に発熱，悪寒，高血圧などの infusion reaction が出現した．Grade 4 以上は認められず，投与中止は 1％であった．初回投与時に多く報告されているが（70％），2 回目以降の投与時にも出現する可能性があるため十分に注意する．

　その他のおもな有害事象は，骨髄抑制［リンパ球減少（77％），好中球減少（34％），血小板減少（19％），貧血（19％）］，疲労（47％），下痢（47％），発熱（37％），便秘（36％）であった．

作用機序と耐性機序

1 生理的・病理的役割

　SLAMF7 は CD2 ファミリーに相同性を有する細胞表面糖蛋白質であり，多発性骨髄腫においては，細胞遺伝学的異常にかかわらず骨髄中の骨髄腫細胞の大部分（＞95％）に SLAMF7 が発現する[2]．そのほか形質細胞，免疫芽細胞および NK 細胞に発現し，その他の正常細胞には発現がみられない．SLAMF7 は EWS/Fli1-activated transcript-2（EAT-2）分子と結合し NK 細胞を介した細胞傷害の活性化に関与する[3]．

289

B 抗体薬/⑫抗 SLAMF7 抗体

② 作用機序

エロツズマブは骨髄腫細胞上の SLAMF7 蛋白に結合し，Fcγ受容体（CD16）を介して骨髄腫細胞と NK 細胞の相互作用を促進して，ADCC により細胞死を惹起する[4]．また，エロツズマブが NK 細胞上の SLAMF7 へ結合することにより，NK 細胞が直接活性化される作用も有すると考えられている[3]．

薬物動態

増量により AUC は非線形性に増大するため，標的分子を介した消失過程に飽和現象が想定されている．クリアランスは体重と相関するため，投与量は体重で補正する．

special population

① 腎機能障害

腎機能が正常な患者と，重度腎機能障害および末期腎不全患者との間に，臨床的に重要な薬物動態の違いは認められない．

投与スケジュール

- ●レナリドミドおよびデキサメタゾン併用：1 回 10 mg/kg を点滴静注する．28 日間を 1 サイクルとし，最初の 2 サイクルは 1 週間間隔で 4 回（day 1，8，15，22），3 サイクル以降は 2 週間隔で 2 回（day 1，15）点滴静注する．
- ●ポマリドミドおよびデキサメタゾン併用：28 日間を 1 サイクルとし，最初の 2 サイクルは 1 回 10 mg/kg を 1 週間隔で 4 回（day 1，8，15，22），3 サイクル以降は 1 回 20 mg/kg を 4 週間隔（day 1）で点滴静注する．

文 献

1) Lonial S et al：N Engl J Med **373**：621-631, 2015
2) Hsi ED et al：Clin Cancer Res **14**：2775-2784, 2008
3) Veillette A et al：Crit Rev Oncol Hematol **88**：168-177, 2013
4) Collins SM et al：Cancer Immunol Immunother **62**：1841-1849, 2013

B 抗体薬

⑬ 抗 CCR4 抗体

1 モガムリズマブ

商 ポテリジオ

概　説

　モガムリズマブはケモカイン受容体CCR4（CC chemokine receptor 4）に対する IgG1 型ヒト化モノクローナル抗体薬で，POTELLI-GENTTM 技術による低フコース処理により抗体薬の作用機序である抗体依存性細胞傷害（ADCC）活性が 100 倍以上に高められている．前臨床試験で認められた特性の proof of concept を確認しつつ，安全性と有効性が確かめられてきた本邦発の抗体薬である．

1 有効がん種

　CCR4 陽性成人 T 細胞性白血病リンパ腫（ATL），再発・難治の CCR4 陽性末梢性 T 細胞リンパ腫，再発・難治の皮膚 T 細胞リンパ腫に対して有効性を示す[1~4]．未治療高齢者 ATL に対しては，最近 CHOP 療法との併用試験の結果が公表された[5]．

2 副作用[6,7]

　おもな副作用は，血液毒性，急性輸注反応，皮膚障害，免疫障害（感染症，自己免疫疾患），肝機能障害，B 型肝炎ウイルス再活性化，腫瘍崩壊症候群，間質性肺炎などである．本薬は，CCR4 を発現している制御性T細胞に対しても作用することから，皮膚障害や自己免疫疾患などの副作用が発現すると考えられている．皮膚障害はもっとも注意すべき副作用である．皮膚障害と原疾患の皮膚病変の増悪との鑑別は困難な場合があり，皮膚科医および病理医と綿密に連携を行い，副作用の場合には，重篤化する前に早期に適切な対処を行う．その他の副作用で可能なものは発症予防を行う．

3 調製時の注意点[6]

　体重あたり 1 mg/kg を抜き取り，200〜250 mL 生理食塩液に注入し，激しく振らず，静かに混和する．調製後は速やかに使用する．

作用機序と耐性機序

　おもな作用は，ADCC 活性によるものである．CDC 活性および標的細胞に対する直接作用（アポトーシス誘導作用や増殖阻止作用）は認められていない．

B 抗体薬/⑬抗 CCR4 抗体

腫瘍における CCR4 発現の程度と有効性との関連など，耐性機序は現時点で報告されていない．

薬物動態[8]

1 分 布

抗体薬であり，ほとんどが血漿に分布するものと考えられる．

2 代謝・排泄

IgG1 型抗体であるため，網内系組織で代謝され，低分子のペプチドまたはアミノ酸に分解されるものと推察されている．

3 蛋白結合

分子量約 149 kDa の IgG1 型抗体であることから，薬物動態に血漿蛋白との結合は関与しないと考えられる．

pharmacodynamics

ATL 細胞と同一患者由来のエフェクター細胞（autologous 条件）を用いた ADCC 活性試験では，CD16 陽性細胞数が ADCC 活性に影響する重要な因子であることが示唆されている[9,10]．

special population

CCR4 を発現している制御性 T 細胞に対しても作用することから，同種造血幹細胞移植前後に使用することで移植片対宿主病（GVHD）の頻度と重症度を増強することが懸念されている．

投与スケジュール[6]

● CCR4 陽性 ATL：モガムリズマブとして，1 回量 1 mg/kg を 1 週間隔で 8 回点滴静注する．ほかの抗がん薬との併用では，1 回量 1 mg/kg を 2 週間隔で 8 回点滴静注する．化学療法未治療例に対してはほかの抗がん薬と併用する．

● 再発・難治性 CCR4 陽性末梢性 T 細胞リンパ腫，CCR4 陽性皮膚 T 細胞性リンパ腫：1 回量 1 mg/kg を 1 週間隔で 8 回点滴静注する．

文 献

1) Ishida T et al：Br J Haematol **169**：672-682, 2015
2) Ishida T et al：J Clin Oncol **30**：837-842, 2012
3) Ogura M et al：J Clin Oncol **32**：1157-1163, 2014
4) Yamamoto K et al：J Clin Oncol **28**：1591-1598, 2010

1. モガムリズマブ

5）Choi I et al：J Clin Oncol **41**：16_suppl（2023 ASCO Annual Meeting） Abstract 7504〔https://doi.org/10.1200/JCO.2023.41.16_suppl.7504〕（2025/3）
6）協和発酵キリン株式会社：ポテリジオ点滴静注 20 mg 適正使用ガイド
7）協和発酵キリン株式会社：ポテリジオの皮膚障害対策臨床医が推奨する対処法
8）ポテリジオ®点滴静注，医薬品インタビューフォーム
9）Ishii T et al：Clin Cancer Res **16**：1520-1531, 2010
10）Ito A et al：Cancer Immunol Immunother **58**：1195-1206, 2009

B 抗体薬

⑭ 二重特異性 T 細胞誘導抗体

1 ブリナツモマブ

商 ビーリンサイト

概　説

1 有効がん種

B 細胞性急性リンパ性白血病に対して用いられる．適応症は再発・難治性のものに限られる．

2 副作用

もっとも多くみられる副作用は発熱である．注意すべき重要な副作用として，腫瘍崩壊症候群，サイトカイン放出症候群，神経学的事象がある．これらの副作用を減らすため，腫瘍量が多い場合にはデキサメタゾンによる前治療が推奨されている．また，段階的に投与量を増量する投与スケジュールとなっている．B 細胞が傷害されるため，低γグロブリン血症も注意すべき副作用である．

3 調製時の注意点

1 バイアルを注射用水 3 mL で溶解する（12.5 μg/mL の濃度となる）．生理食塩液 270 mL に輸液安定化液 5.5 mL を加え攪拌する．必要量のブリナツモマブ溶液をバッグに注入する．溶液は室温で 4 日間（96 時間）まで安定のため，バッグの交換スケジュールを考慮して薬物の必要量を計算する．輸液セットは 0.2 μm 無菌フィルター付きのものを使用する．可塑剤としてフタル酸-2-エチルヘキシル（DEHP）を使用した輸液セットは推奨されない．

作用機序と耐性機序

1 作用機序

CD19 および CD3 に対する 2 つのマウスモノクローナル抗体から遺伝子工学的手法により作成された，一本鎖抗体である．CD19 は B 細胞，CD3 は T 細胞上に発現しており，ブリナツモマブはそれらに結合することで，B 細胞腫瘍と細胞障害性 T 細胞を一過性に架橋し，その結果 T 細胞が活性化されて，B 細胞腫瘍を傷害する[1]．

2 耐性機序

CD19 発現の喪失や減弱が耐性機序と考えられている[2]．しかし，ブリナツモマブに不応となった症例の CD19 喪失率は 10〜20% 程度

といわれており，腫瘍細胞の PD-L1 発現の増強など[3]，細胞障害性
T細胞の作用が低下するようないくつかの機序が推定されている[1].

薬物動態

1 分 布

分布容積は 6.0 L とほぼ血漿分画に等しい.

2 代謝・排泄

ブリナツモマブは Fc 部分をもたないため半減期が短く，2 時間
程度である．投与されたブリナツモマブは，より小さなペプチドや
アミノ酸へと速やかに分解される．尿中に排泄される未変化のブ
リナツモマブは 0.2％である[1].

pharmacodynamics

点滴静注されたブリナツモマブは，まず B 細胞に，続いて T 細
胞に結合する．このときの T 細胞の活性化には，主要組織適合抗原
複合体（MHC）による抗原提示を必要としない．中和抗体ができ
る頻度は 1％未満である[1].

special population

1 高齢者

薬物動態には個体間差が大きいが，年齢による変動は認められ
ないため，高齢者に対して投与量を調整する必要はない[2].

2 肝機能障害

肝酵素による代謝を受けないため，影響はないと考えられる.

3 腎機能障害

尿中にほとんど排泄されないため，腎機能によって用量調節を
する必要はないと考えられる.

投与スケジュール

28 日間の持続点滴静注を行う.

骨髄中の芽球が 50％超，または末梢血中の芽球が 15,000/μL 以
上の場合など，腫瘍量が多い場合には前治療としてデキサメタゾ
ンを投与する．臨床試験では，1 日 10 mg/m^2 以下の量を最大 5 日
間，特に必要と判断した場合には最大 24 mg までを静脈内投与でき
るとされた.

各サイクルの投与開始 1 時間前および用量増量時の投与 1 時間前
に，デキサメタゾン 20 mg を必ず前投与する.

B 抗体薬/⑭二重特異性Ｔ細胞誘導抗体

体重 45 kg 以上と 45 kg 未満で投与量が異なる．45 kg 以上の場合，1 サイクル目の day 1〜7 までは 9 μg/日を投与する．その後 day 8〜28 までは 28 μg/日を投与し，14 日間休薬する．2 サイクル目からは 28 μg/日を 28 日間投与し，14 日間休薬する．これを 5 サイクルまで投与可能である．その後，同量を 28 日間投与し，56 日間休薬するサイクルを最大 4 回まで追加することができる．

体重 45 kg 未満の場合は，1 サイクル目の day 1〜7 までは 5 μg/m²/日を投与し，day 8 以降は 15 μg/m²/日を先述の投与方法と同様に投与する．ただし，投与量は 45 kg 以上の場合のそれぞれ 9 μg，28 μg を超えない．

薬物相互作用

ブリナツモマブ自体には，特に相互作用で問題となる薬物はない．しかし，投与後に増加する可能性のあるインターロイキン-6 は，チトクロム P450 の活性を抑制するため，これによる代謝を受ける薬物の血中濃度が上昇する可能性がある[1]．

文献

1) Macquot P et al：J Clin Pharm Ther **47**：1337-1351, 2022
2) Braig F et al：Blood **129**：100-104, 2017
3) Köhnke T et al：J Hematol Oncol **8**：111, 2015

B 抗体薬　　　　⑭二重特異性 T 細胞誘導抗体

2 エプコリタマブ

🏷 エプキンリ

概　説

　エプコリタマブは，CD3 および CD20 に結合するヒト化 IgG1 二重特異性モノクローナル抗体である．CD20 陽性の再発または難治性の大細胞型B細胞リンパ腫や濾胞性リンパ腫に対して使用される．

1 副作用

　海外第Ⅰ/Ⅱ相試験[1]で認められたおもな有害事象はサイトカイン放出症候群（CRS）（50%），発熱（24%），疲労（23%），好中球減少（22%），下痢（20%），悪心（20%），注射部位反応（20%），貧血（18%）であった．

作用機序

　エプコリタマブはヒト化 IgG1 二重特異性モノクローナル抗体であり，T 細胞の細胞膜上に発現する CD3 と B 細胞腫瘍の細胞膜上に発現する CD20 の両者に結合する．これによって T 細胞の増殖および活性化を誘導し，CD20 陽性の B 細胞性腫瘍に対する傷害作用を発揮する．

薬物動態

1 血漿中濃度と分布

　日本人の非 Hodgkin リンパ腫患者にエプコリタマブ（0.16/0.8/48/48 mg）を週 1 回反復皮下投与したとき，エプコリタマブの T_{max} は 95 時間であり，AUC は用量に依存して増加した[2]．また，$T_{1/2}$ は 22〜24 日であった．

2 代謝・排泄

　一般的な蛋白異化経路により，小ペプチドおよびアミノ酸に代謝されると推定される．

special population

1 生殖能を有する者，妊婦，授乳婦

　エプコリタマブを用いた生殖発生毒性試験は実施されていないものの，IgG1 に胎盤通過性があることが知られており，本薬の曝

露により，B細胞リンパ球減少症および正常な免疫反応の変化など，胎児に有害な影響を及ぼす可能性がある．また，ヒトIgGは母乳中へ移行するため，授乳の中止を検討する必要がある．

投与スケジュール

28日間を1サイクルとして，CRSを軽減するため，1サイクル目は1日目に0.16 mg，8日目に0.8 mg，15日目および22日目に48 mgを皮下投与する．その後は1回48 mgを2〜3サイクル目は週1回，4〜9サイクル目は2週間に1回，10サイクル目以降は4週間に1回，皮下投与する．

有害事象により休薬を行った場合には，休薬前の用量および休薬期間に応じて適宜減量して再開または中止する．

CRS/ICANSに対するマネジメント

エプコリタマブをはじめとする二重特異性モノクローナル抗体を使用する際には，CRSや免疫エフェクター細胞関連神経毒性症候群（ICANS）の発現に注意する必要がある[1,3]．発熱，低血圧，低酸素，悪寒，意識レベルの変化，痙攣発作などの症状の観察を十分に行う．CRS/ICNASの発症を疑う場合には，輸液や酸素投与などの支持療法に加えて，ステロイドやトシリズマブの投与など適切な処置が必要となる[4]．院内での対応手順書作成や，集中治療部や脳神経内科など複数診療科との連携のほか，外来時における患者や家族に対する教育が重要である．

文 献

1) Thieblemont C et al：J Clin Oncol **41**：2238-2247, 2023
2) エプキンリ®皮下注，医薬品インタビューフォーム
3) Izutsu K et al：Cancer Sci **114**：4643-4653, 2023
4) Santomasso BD et al：J Clin Oncol **39**：3978-3992, 2021

B 抗体薬 ⑭二重特異性T細胞誘導抗体

3 エルラナタマブ

商 エルレフィオ

概　説

　エルラナタマブは，CD3およびBCMAに結合するヒト化IgG2二重特異性モノクローナル抗体である．再発または難治性の多発性骨髄腫に対して使用される．

1 副作用

　海外第Ⅱ相試験[1]で認められたおもな有害事象はサイトカイン放出症候群（CRS）（58％），貧血（49％），好中球減少（49％），下痢（42％），疲労（37％），食欲低下（33％），血小板減少（31％），発熱（30％），リンパ球減少（27％），注射部位反応（27％），悪心（27％），低K血症（26％），咳嗽（25％），頭痛（24％）であった．

作用機序

　エルラナタマブはヒト化IgG2二重特異性モノクローナル抗体であり，T細胞の細胞膜上に発現するCD3と，形質細胞および骨髄腫細胞の細胞膜上に発現するBCMAの両者に結合する．これによってT細胞の増殖および活性化を誘導し，BCMA陽性の骨髄腫細胞に対する傷害作用を発揮する．

薬物動態

1 吸　収

　多発性骨髄腫患者の皮下投与時の絶対的バイオアベイラビリティの平均値は56.2％であった[2]．

2 血漿中濃度と分布

　日本人を含む多発性骨髄腫患者にエルラナタマブ（12/32/72 mg）を反復皮下投与したとき，定常状態における非結合型エルラナタマブの C_{avg} および C_{max} は24週目で32.7 μg/mLおよび33.6 μg/mL，48週目で18.4 μg/mLおよび20.1 μg/mLであった[2]．また，母集団薬物動態解析に基づき，非結合型エルラナタマブの半減期の幾何平均値は22日と推定された．抗体薬であり，母集団薬物動態解析による中心コンパートメントの分布容積は4.8 L，末梢コンパートメントは2.8 Lと小さい．

B 抗体薬/⑭二重特異性 T 細胞誘導抗体

3 代謝・排泄

一般的な生物学的製剤と同様に，おもにエンドサイトーシスにより単核貪食細胞系の細胞内に取り込まれたあと，異化作用によって代謝されると考えられる．

special population

1 生殖能を有する者，妊婦，授乳婦

エルラナタマブを用いた生殖発生毒性試験は実施されていないものの，IgG1 には胎盤通過性があることが知られている．本薬の曝露により，B 細胞リンパ球減少症および正常な免疫反応の変化など胎児に有害な影響を及ぼす可能性がある．また，ヒト IgG は母乳中へ移行するため，授乳の中止を検討する必要がある．

投与スケジュール

CRS を軽減するため 1 日目に 12 mg，4 日目に 32 mg を 1 回皮下投与する．8 日目以降は 1 回 76 mg を 1 週間隔で皮下投与する．24 週間以上投与し，奏効が認められている場合は投与間隔を 2 週間隔とする．

有害事象により休薬を行った場合には，休薬前の用量および休薬期間に応じて適宜減量し再開または中止する．

副作用に対するマネジメント

エプコリタマブと同様に，CRS や免疫エフェクター細胞関連神経毒性症候群（ICANS）の発現に注意する必要がある[1,3,4]．特に発現割合が高い初回および 2 回目の投与は入院での管理を行い，症状の早期発見や早期治療に努める．

原疾患の特性や，本薬投与に伴う好中球減少やリンパ球減少，低γグロブリン血症のため易感染性を呈する．発熱性好中球減少症や真菌感染症，サイトメガロウイルス再活性化，Pneumocystis jirovecii 肺炎などに対する予防やモニタリングを適切に実施する必要がある．

文 献

1）Lesokhin AM et al：Nat Med **29**：2259-2267, 2023
2）エルレフィオ®皮下注，医薬品インタビューフォーム
3）Iida S et al：Jpn J Ckin Oncol **54**：991-1000, 2024
4）Santomasso BD et al：J Clin Oncol **39**：3978-3992, 2021

B 抗体薬

⑮ 抗体薬物複合体（ADC）

1 トラスツズマブ エムタンシン（T-DM1）

商 カドサイラ

※トラスツズマブ1分子に平均3.5個の
DM1が結合している

概　説

　IgG1型抗体のヒト化モノクローナル抗体であるトラスツズマブにエムタンシン（DM1）とよばれるチュブリン阻害薬をリンカーを介して結合させた抗体薬物複合体（ADC）である．トラスツズマブ1分子に対し，平均3.5個のDM1が結合している[1]．

　HER2過剰発現が確認された乳がんに使用する．トラスツズマブ使用後の二次治療，三次治療以降で有効性が示されている[1,2]．術前薬物療法により病理学的完全奏効が得られなかった乳がんの術後薬物療法としての有効性も示されている[3]．

　代表的な副作用として，倦怠感（41.0%），悪心（33.7%），血小板減少（29.6%），肝機能障害（20.4%）などが挙げられる．

作用機序と耐性機序

① 作用機序

　T-DM1はHER2に結合し，細胞内へ取り込まれる．リソソームによってトラスツズマブおよびDM1とその代謝物に分解され，DM1のチュブリン重合阻害作用により細胞死をもたらす（図1）．トラスツズマブ部分は，HER2に結合することで下流シグナルを抑制し，またADCCにより細胞死を誘導する．

② 耐性機序

　T-DM1特異的な耐性化の機序はわかっていない．トラスツズマブと同様，HER2の変異（細胞外領域が欠損したp95HER2など）によりT-DM1のHER2への親和性が低下し，耐性を示すと考えられ

301

B 抗体薬/⑮抗体薬物複合体（ADC）

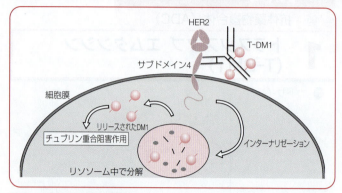

図1 T-DM1の作用機序

ている．また，IGF-1Rなどを介したほかのシグナル伝達経路の亢進やPIK3CAの活性型変異，PTENの欠損なども耐性化に関与していると考えられている．

薬物動態

1 分 布

血液脳関門の通過性は低い．胎盤への移行が認められ，マウスでは催奇形性および胎児毒性が認められている．乳汁へも移行する．

2 代謝・排泄

生体内でリンカー部分が開裂し，DM1が遊離してトラスツズマブ，DM1がそれぞれ代謝される経路と，T-DM1として通常のIgG1と同様の代謝を受ける経路が考えられている．DM1は主としてCYP3A4で代謝され，代謝産物はおもに便中に排泄される．DM1はP糖蛋白の基質であることが示唆されている．

special population

心機能低下［左室駆出率（LVEF）低下］を引き起こすことがある．アントラサイクリン投与歴や左胸部への放射線治療歴のある患者，心疾患の既往のある患者では心機能低下のリスクが高まるため，慎重なモニタリングが必要である．投与前に心エコー検査などでベースラインのLVEFを評価し，定期的にモニタリングする．LVEFが40％未満へ低下した場合や，40～45％でベースラインより10％以上低下した場合は，投与を延期する．投与延期によっても心

1. トラスツズマブ エムタンシン（T-DM1）

機能が回復しない場合は投与を中止する.

投与スケジュール

3.6 mg/kg（体重）を 90 分かけて，3 週間隔で点滴静注する．初回投与の忍容性が良好であれば，2 回目以降の投与時間は 30 分まで短縮できる．

文 献

1）Verma S et al：N Engl J Med **367**：1783-1791, 2012
2）Krop IE et al：Lancet Oncol **15**：689-699, 2014
3）von Minckwitz G et al：N Engl J Med **380**：617-628, 2019

B 抗体薬　　　　　　　　　　　　　　⑮抗体薬物複合体（ADC）

2　トラスツズマブ デルクステカン（T-DXd）

商 エンハーツ

*トラスツズマブ1分子に平均約8個のDXdが結合している

概　説

　IgG1型抗体のヒト化モノクローナル抗体であるトラスツズマブにデルクステカン（DXd）とよばれるトポイソメラーゼI阻害薬をリンカーを介して結合させた抗体薬物複合体（ADC）である．トラスツズマブ1分子に対し，平均約8個のDXdが結合している[1]．

　乳がん，胃がん，非小細胞肺がんへの適応がある．乳がんでは，1または2レジメン以上の化学療法歴のあるHER2陽性およびHER2低発現の手術不能・再発乳がんにおける有用性が示されている[2~5]．HER2低発現乳がんへのT-DXdの適応決定にはコンパニオン診断による検査が必要である．化学療法後に増悪したHER2陽性の治癒切除不能な進行・再発胃がん，ならびに化学療法後に増悪したHER2（*ERBB2*）遺伝子変異陽性の切除不能な進行・再発非小細胞肺がんに対しても有効性を示す[6,7]．なお，副作用の代表的なものに，悪心（70.3％），骨髄抑制（58.0％），疲労（46.9％），脱毛症（35.2％），間質性肺炎（10.1％），心毒性（1.6~4.6％），infusion reaction（1.5％）などが挙げられる．

作用機序と耐性機序

❶ 作用機序

　T-DXdはHER2に結合し，細胞内へ取り込まれ，リンカーが加水分解される．遊離したDXdがトポイソメラーゼIを阻害し抗腫瘍効果をもたらす．トラスツズマブ部分は，HER2に結合することで下流シグナルを抑制し，また抗体依存性細胞傷害により細胞死

2. トラスツズマブ デルクステカン（T-DXd）

を誘導する．DXd は腫瘍細胞を傷害したあと，周囲の細胞にもバイスタンダー効果を示す[8]．

② 耐性機序

HER2 発現量の低下および DNA 修復蛋白をコードする *SLX4* 遺伝子の変異が関与していると考えられている[9]．

薬物動態

① 分　布

胎盤への移行が認められ，ラット，ウサギにて催奇形性および胎児毒性が認められている．乳汁へも移行が報告されている．

② 代謝・排泄

生体内でリンカー部分が開裂し，DXd が遊離してトラスツズマブ，DXd がそれぞれ代謝される経路が考えられている．一部リンカーから遊離した DXd は末梢血でも検出される．DXd は *in vitro* では主として CYP3A で代謝される．代謝産物はおもに胆汁中・便中に排泄され，一部尿中にも排泄される．

③ 蛋白結合

ヒトにおける血漿蛋白結合率は 96.8～98.0％であった．

special population

薬剤性間質性肺障害（ILD）を引き起こすことが多く，リスク因子として高齢，ベースラインの腎機能障害，間質性肺炎を含む喘息，慢性閉塞性肺疾患などの肺合併症，がんの初回診断時からの期間が 4 年を超える，ベースラインの SpO_2＜95％などがある[10]．また，日本人においては ILD の発症頻度が約 2 倍高いと報告されている．投与開始前に胸部 CT，胸部 X 線検査，動脈血酸素飽和度検査，問診および KL-6，SP-D などの測定を行う．投与中は労作時あるいは安静時の呼吸困難，咳嗽，発熱などの症状に注意し定期的な画像検査，必要に応じて血液検査を行い，慎重にモニタリングする．ILD が疑われた場合には Grade にかかわらず投与を中止し鑑別診断を行い，確定診断時には投与を中止し原則再開しない．ただし，すべての所見が消失し，かつ治療上の有益性が危険性を大きく上回ると判断された場合のみ，1 用量レベル減量して投与再開することもできる．再発した場合は，投与を中止する[11]．

その他，肝機能障害，心機能低下［左室駆出率（LVEF）低下］を引き起こすことがある．アントラサイクリン投与歴や左胸部への放射線治療歴のある患者，心疾患の既往のある患者では心機能低

B 抗体薬/⑮抗体薬物複合体（ADC）

下のリスクが高まるため，慎重なモニタリングが必要である．投与前に心エコー検査などでベースラインの LVEF を評価し，定期的なモニタリングを行う．LVEF が 40％未満へ低下した場合や，40～45％でベースラインより 10％以上低下した場合は，投与を延期する．投与を延期しても心機能が回復しない場合は投与を中止する．

投与スケジュール

乳がん，肺がんでは 5.4 mg/kg（体重）を 90 分かけて，3 週間隔で点滴静注する．肺がんでは 6.4 mg/kg と 5.4 mg/kg の 2 つの臨床試験が実施され，5.4 mg/kg で有効性が保たれ，有害事象が減っていた．胃がんでは 6.4 mg/kg（体重）を 90 分かけて，3 週間隔で点滴静注する．初回投与の忍容性が良好であれば，2 回目以降の投与時間は 30 分まで短縮できる．

文 献

1) Ogitani Y et al：Cancer Sci **107**：1039-1046, 2016
2) Modi S et al：N Engl J Med **382**：610-621, 2020
3) Modi S et al：N Engl J Med **387**：9-20, 2022
4) Cortés J et al：N Engl J Med **386**：1143-1154, 2022
5) André F et al：Lancet **401**：1773-1785, 2023
6) Li BT et al：N Engl J Med **386**：241-251, 2022
7) Shitara K et al：N Engl J Med **382**：2419-2430, 2020
8) Suzuki M et al：Clin Cancer Res **27**：3970-3979, 2021
9) Guidi L et al：Cancers（Basel）**15**：1130, 2023
10) Powell CA et al：ESMO Open **7**：100554, 2022
11) 第一三共株式会社：エンハーツ® 適正使用ガイド

B 抗体薬　　　　　　　　　　⑮抗体薬物複合体（ADC）

3 エンホルツマブ ベドチン

商 パドセブ

概　説

1 有効がん種

　がん化学療法後に増悪した根治切除不能な尿路上皮がんに対して使用する．本薬は Nectin-4 に対する抗体に MMAE を結合させた薬物複合体である．Nectin-4 は尿路上皮がんをはじめとする上皮性悪性腫瘍で高発現する細胞接着分子であり，腫瘍細胞の成長と増殖に寄与すると考えられている．

2 副作用

　重大な副作用は，重度の皮膚障害，高血糖，末梢性ニューロパチー，骨髄抑制，感染症，腎機能障害，間質性肺疾患である．その他の頻度 10% 以上の副作用は脱毛，瘙痒症，下痢，悪心，疲労，体重減少，無力症，食欲減退，味覚不全，斑状丘疹状皮疹，皮膚乾燥，AST 上昇である．

3 調製時の注意点

　注射用水により溶解し本薬を 10 mg/mL の濃度とする．必要量をバイアルから抜き取り，希釈後の濃度が 0.3～0.4 mg/mL となるように 5% ブドウ糖注射液，生理食塩液または乳酸リンゲル液などの輸液バッグに加える．なお希釈後 16 時間以内に使用すること．

作用機序と耐性機序

1 作用機序

　本薬はがん細胞表面の標的 Nectin-4 と結合し，A 複合体を形成する．この複合体は細胞内に移行し，リゾチーム小胞に輸送され，そこでリンカー型蛋白質分解酵素によって切断されることによりペイロードである monomethyl auristatin E（MMAE）が放出される．

B 抗体薬/⑮抗体薬物複合体（ADC）

細胞内に放出された MMAE はチュブリン重合を阻害し，細胞周期を G2/M 期に停止させアポトーシスを引き起こす．

2 耐性機序

本薬の耐性メカニズムは詳細には判明していない．一説によると治療標的である Nectin-4 の downregulation ではなく，ペイロードである MMAE に対する耐性がおもな要因であるとの報告がある．すなわち，MMAE 排出にかかわる ATP-binding cassette トランスポーターの増加などが耐性化に関係していると報告されている[2]．

薬物動態

1 分 布

母集団薬物動態解析では，分布容積は本薬が 12.8 L，MMAE の見かけ上の分布容積は 183.5 L である．Nectin-4 を発現しない MMAE の細胞内濃度は検出限界未満レベルであった．

2 代謝排泄

MMAE はおもに肝臓で CYP3A4 を主経路として代謝される．投与後 48 時間後までに 95% が尿中または糞中に排泄される．

3 蛋白結合

MMAE のヒト血漿蛋白に対する in vitro での結合率は 68〜82% である．

pharmacodynamics

高用量では Grade 2 以上で末梢神経障害，Grade 3 以上で高血糖の発生頻度が増える．一方で用量と有効性についての関係性は十分に判明していない．

special population

1 高齢者

臨床試験では 65 歳以上または 75 歳以上の高齢者と若年者の間で明らかな安全性の違いはなかった．しかし一般的に高齢者においては生理機能が低下していることが多いため骨髄抑制や末梢神経障害が強く現れる可能性があり，注意深く経過観察する．

2 肝機能障害

MMAE はおもに肝代謝により消失することから，肝機能障害では MMAE の血中濃度が上昇する可能性がある．FDA のパッケージインサートによると，中等度から重度の肝機能障害を有する患者（総ビリルビン≧1.5×ULN）での投与は避ける．

3. エンホルツマブ ベドチン

表1　減量方法

減量段階	投与量
通常投与量	1.25 mg/kg（最大 125 mg）
1 段階減量	1.0 mg/kg（最大 100 mg）
2 段階減量	0.75 mg/kg（最大 75 mg）
3 段階減量	0.5 mg/kg（最大 50 mg）

❸　腎機能障害

　本薬では腎機能障害を有する患者であっても標準投与用量が推奨される．

投与スケジュール

　1 回 1.25 mg/kg を 30 分以上かけて点滴静注．週 1 回投与を 3 週連続し，4 週目は休薬する．これを 1 サイクルとして投与を繰り返す．ただし，1 回量として 125 mg を超えないこと．なお，患者の状態により適宜減量する（表1）．

　また，ほかの抗悪性腫瘍薬との併用について有効性および安全性は確立していない．

薬物相互作用

　MMAE はおもに CYP3A4 で代謝されるため，イトラコナゾール，リトナビル，クラリスロマイシンなどの CYP3A4 阻害薬との併用により MMAE の代謝が阻害され，MMAE の血中濃度が上昇する可能性がある．結果，副作用の発現頻度および重症度が増加するおそれがある．

文　献

1) Kotono M et al：IJU Case Rep **7**：173-176, 2024

| B 抗体薬 | ⑮抗体薬物複合体（ADC） |

4 ブレンツキシマブ ベドチン

㊙ アドセトリス

概　説

　CD30 は，Hodgkin リンパ腫細胞株 L428 に対するモノクローナル抗体の対応抗原であり，Hodgkin リンパ腫の Reed-Sternberg 細胞，未分化大細胞リンパ腫およびその他の末梢 T 細胞リンパ腫の一部に発現している．一部の活性化したリンパ球でも認められるが，免疫系細胞以外では検出されず，CD30 陽性リンパ腫治療においてよい標的となる．

　ブレンツキシマブ ベドチンは，CD30 に対するキメラモノクローナル抗体に，リンカーを介して微小管阻害薬 monomethyl auristatin E（MMAE）を結合させた抗体薬物複合体である[1]．

　再発・難治 CD30 陽性 Hodgkin リンパ腫に対する単剤，初発 CD30 陽性 Hodgkin リンパ腫に対する AVD 療法（ドキソルビシン，ビンブラスチンおよびダカルバジン）との併用，初発 CD30 陽性末梢性 T 細部リンパ腫に対する CHP 療法（シクロホスファミド，ドキソルビシンおよびプレドニゾロン）との併用の有用性が示された．

❶ 有効がん種

　CD30 陽性の Hodgkin リンパ腫，末梢 T 細胞リンパ腫，再発または難治の皮膚 T 細胞リンパ腫に対して承認されている．

❷ 副作用

　単剤の海外の第Ⅱ相試験で頻度が 20% 以上の副作用は，末梢性感覚ニューロパチー（42%），悪心（32%），疲労（30%）であった[2,3]．その他重大な副作用として骨髄抑制（21%），感染症（17%），infusion reaction（11%）がある．

　AVD 療法との併用では発熱性好中球減少症が 19% 認められ，G-CSF 製剤による一次予防が推奨された．実臨床でも G-CSF 製剤による一次予防が望ましい[4]．

4. ブレンツキシマブ ベドチン

CHP療法との併用の第III相試験では，発熱性好中球減少症は18％に観察された．末梢神経障害の頻度は52％であり，その64％はGrade 1であった[5]．

作用機序と耐性機序

1 作用機序

ブレンツキシマブ ベドチンが腫瘍細胞表面のCD30に結合すると，インターナリゼーションにより細胞内に取り込まれる．その後リソソームで加水分解酵素によりリンカーが切断され，MMAEが細胞内に放出される．MMAEはチュブリンに結合し，微小管形成が阻害され，細胞周期が停止しアポトーシスが誘導され抗腫瘍効果を示す[6]．

2 耐性機序

耐性化の機序としては，CD30発現低下，MMAE耐性，MDR1発現による細胞内MMAE濃度低下が推定されている[7]．

薬物動態

ブレンツキシマブ ベドチンは投与直後に最大血中濃度に達するが，MMAEが最大血中濃度に達するのは投与2〜3日後である．最大血中濃度，AUCともに投与量に比例し増加する[6]．

pharmacodynamics

抗腫瘍効果は細胞内MMAE濃度に依存するが，生体でのデータはない．

special population

肝機能障害患者，腎機能障害患者において，MMAE血中濃度が上昇する傾向にあり，副作用が強く出現する可能性がある．

投与スケジュール

- 未治療CD30陽性Hodgkinリンパ腫：AVD療法との併用で，ブレンツキシマブ ベドチンを以下の用量で2週間に1回，最大12回点滴静注する．用量は成人には1回 1.2 mg/kg，小児には1回 48 mg/m^2 とする．
- 未治療CD30陽性末梢性T細胞リンパ腫：CHP療法との併用において，ブレンツキシマブ ベドチンを3週間に1回 1.8 mg/kgを最大8回点滴静注する．

311

B 抗体薬/⑮抗体薬物複合体（ADC）

●再発または難治性の CD30 陽性の Hodgkin リンパ腫，末梢性 T 細胞リンパ腫および皮膚 T 細胞リンパ腫：ブレンツキシマブ ベドチンを 3 週間に 1 回 1.8 mg/kg 点滴静注する.

薬物相互作用

ブレオマイシンとの併用は禁忌である．ABVD 療法（ドキソルビ シン＋ブレオマイシン＋ビンブラスチン＋ダカルバジン）との併用 で 25 例中 11 例に非感染性の肺毒性が認められ，2 例が死亡した[8].

文 献

1) Francisco JA et al：Blood **102**：1458-1465, 2003
2) Younes A et al：J Clin Oncol **30**：2183-2189, 2012
3) Pro B et al：J Clin Oncol **30**：2190-2196, 2012
4) Connors JM et al：N Engl J Med **378**：331-334, 2018
5) Horwitz S et al：Lancet **393**：229-240, 2019
6) Younes A et al：N Engl J Med **363**：1812-1821, 2010
7) Chen R et al：Mol Cancer Ther **14**：1376-1384, 2015
8) Younes A et al：Lancet Oncol **14**：1348-1356, 2013

B 抗体薬　⑮抗体薬物複合体（ADC）

5 ポラツズマブ ベドチン

🄬 ポライビー

概　説

　B 細胞表面に発現する CD79b 抗原に対するヒト化 IgG1 モノクローナル抗体と，リンカーを介して微小管阻害薬 monomethyl auristatin E（MMAE）を結合させた抗体薬物複合体（ADC）である．

1 有効がん種

　びまん性大細胞型 B 細胞リンパ腫．

　未治療例および再発難治性例いずれにおいても承認されているが，前者ではリツキシマブ，シクロホスファミド，ドキソルビシン，プレドニゾロン（またはメチルプレドニゾロン）との併用（Pola-R-CHP 療法），後者ではベンダムスチン，リツキシマブとの併用（Pola-BR 療法）において用いられる．

2 副作用

●血球減少：Pola-R-CHP 療法，Pola-BR 療法ともに Grade 3 以上の好中球減少が半数以上に出現する．出現時には G-CSF 製剤の予防投与，次コースの延期や併用化学療法の減量などの対策を考慮する．貧血，血小板減少も出現し，高度となる場合には次コースの延期・併用化学療法の減量も考慮する．

●感染症：高頻度に日和見感染を含め種々の感染症が出現するため，抗菌薬などの投与を含め，時宜を得た適切な対応が必要である．また，細胞性免疫低下の対策として，ST 合剤，抗ヘルペスウイルス薬，抗真菌薬などの予防投与も考慮する．B 型肝炎ウイ

B 抗体薬/⑮抗体薬物複合体（ADC）

ルス再活性化については「Ⅱ-1-B-⑨-1．リツキシマブ」（p274）
参照．
● **末梢性ニューロパチー**：遊離 MMAE による神経障害のため，感
覚鈍麻・異常知覚，疼痛，灼熱感，筋力低下・脱力など末梢性
ニューロパチーの症状が高頻度に出現する．症状の性質，重症度
によって，休薬，減量，中止などを検討する．
● infusion reaction（IR）：「Ⅱ-1-B-⑨-1．リツキシマブ」（p273）
参照．添付文書・適正使用ガイドに準じた前投薬，輸注速度にて
投与する．
● **腫瘍崩壊症候群**：「Ⅱ-1-B-⑨-1．リツキシマブ」（p274）参照．
● **その他**：重篤ではないが，下痢が比較的高頻度に報告されてい
る．

作用機序[1]と耐性機序

1 作用機序

腫瘍細胞の細胞膜上に発現する CD79b に結合し，細胞内に取り
込まれたあとに蛋白分解酵素によりリンカーが切断され，MMAE
が細胞内に遊離する．遊離 MMAE が微小管に結合すると，細胞分
裂が阻害され，細胞死が誘導される．

2 耐性機序

腫瘍細胞の細胞膜，リソソーム膜上における MDR1（P 糖蛋白）
の高発現が MMAE への耐性機序の 1 つとされている[2]．

薬物動態

ポラツズマブ ベドチン 1.8 mg/kg の投与後の血中半減期は 1 週
間程度で，血中遊離 MMAE 濃度はきわめて低い[3,4]．組織移行性に
ついては明らかとなっていないが，MMAE の血漿蛋白への結合率
は 71〜77％である[5]．

pharmacodynamics

ポラツズマブ ベドチンは B 細胞表面上で抗 CD20 抗体とは競合
せずに，併用により腫瘍増殖抑制効果が増強することが示されて
いる[1]．

special population

1 肝機能障害

MMAE はおもに肝臓で代謝されるため，肝機能障害のある患者

314

5. ポラツズマブ ベドチン

では MMAE の血中濃度が上昇する可能性があり，またポラツズマブ ベドチン自体によっても肝機能障害が出現する．

投与スケジュール

Pola-R-CHP 療法，Pola-BR 療法のなかで，ポラツズマブ ベドチン 1.8 mg/kg を 3 週間隔で 6 回点滴静注する．初回投与時は 90 分かけて投与し，忍容性が良好であれば 2 回目以降の投与時間は 30 分まで短縮できる．

薬物相互作用

MMAE はおもに CYP3A によって代謝されるため，イトラコナゾール，リトナビル，クラリスロマイシンなどの強い CYP3A 阻害薬との併用によりポラツズマブ ベドチンの代謝が阻害され，MMAE の血中濃度が上昇する可能性があるため[6,7]，注意が必要である．

文 献

1）ポライビー®点滴静注，医薬品インタビューフォーム
2）Liu-Kreyche P et al：Front Pharmacol **10**：749, 2019
3）Shemesh CS et al：Cancer Chemother Pharmacol **85**：831-842, 2020
4）Kinoshita T et al：Jpn J Clin Oncol **51**：70-77, 2021
5）Deeks ED：Drugs **79**：1467-1475, 2019
6）Han TH et al：J Clin Pharmacol **53**：866-877, 2013
7）Samineni D et al：J Clin Pharmacol **60**（Suppl 1）：S120-S131, 2020

| B 抗体薬 | ⑮抗体薬物複合体（ADC） |

6 イノツズマブ オゾガマイシン

商 ベスポンサ

n=約6
※イノツズマブの Lys 残基のアミノ酸

概　説

　アントラサイクリン系抗がん薬であるカリケアマイシン誘導体を，ヒト化抗 CD22 モノクローナル抗体（イノツズマブ）にリンカーを介して共有結合させた抗体薬物複合体（ADC）薬剤である[1].

❶ 有効がん種

　再発または難治性の CD22 陽性の急性リンパ性白血病.

❷ 副作用

　重要な副作用として，静脈閉塞性肝疾患（VOD）/類洞閉塞症候群（SOS）を含む肝障害がある．ほかの副作用として，骨髄抑制，感染症，infusion reaction，出血，腫瘍崩壊症候群，膵炎などがある.

❸ 調製時の注意点

　調製時は光を避ける.

● **溶解**：1 バイアルに日局注射用水 4 mL を加え，穏やかに混和し溶解する．溶解後は速やかに使用する．速やかに使用できない場合は 2～8℃ で遮光保存する.

● **希釈**：必要量を溶解後のバイアル（調製後溶液：濃度 0.25 mg/mL）から抜きとり，総液量約 50 mL となるように点滴容器（生理食塩液）に加える．点滴容器は，ポリ塩化ビニル製，ポリオレ

6. イノツズマブ オゾガマイシン

フィン製または EVA 製が望ましい.

作用機序と耐性機序

1 作用機序

腫瘍細胞表面の CD22 抗原に抗体が結合すると,CD22-イノツズマブ オゾガマイシン複合体はエンドサイトーシスにより細胞内に取り込まれ,リソソームと融合する.リソソーム内部の酸性環境下でリンカーが加水分解され,カリケアマイシン誘導体のジスルフィド結合が還元的に開裂され活性体 [N-アセチル-γ-カリケアマイシン ジメチルヒドラジド(DMH)] となり,DNA 二重らせん構造の副溝に部位特異的に結合して DNA の 2 本鎖を切断し,アポトーシスを誘導する[1,2].

2 耐性機序

腫瘍細胞からの CD22 抗原の消失,リンカー消化にかかわるリソソーム機能の低下,薬物排出蛋白発現など.

薬物動態

1 分 布

イノツズマブ オゾガマイシンの定常状態(4 サイクル目)における総分布容積は約 12 L と推定されている.N-アセチル-γ-カリケアマイシン DMH は,P 糖蛋白の基質であることが示されている.N-アセチル-γ-カリケアマイシン DMH はヒト血清中にはほとんど検出されない[1].

2 代謝・排泄

イノツズマブ オゾガマイシンの定常状態(4 サイクル目)におけるクリアランスは 0.0333 L/時であり,終末相の半減期は 12.3 日と推定されている[1].

3 蛋白結合

N-アセチル-γ-カリケアマイシン DMH のヒト血漿蛋白に対する結合率は約 97% である.

pharmacodynamics

国際共同第Ⅲ相試験(1022 試験)の結果,大部分の患者が投与 3 サイクル目までに寛解および MRD 陰性を達成する.また,本薬投与後の造血幹細胞移植(HSCT)施行例では投与サイクル数の増加に伴って VOD/SOS の発現リスクが高まる[3].

317

B 抗体薬/⑮抗体薬物複合体（ADC）

special population

- ●以下の患者では，VOD/SOS の発現リスクが高くなる：HSCT 施行歴のある患者，本薬投与後に HSCT を施行する患者，肝疾患患者，高齢者[3].
- ●本薬投与後に HSCT を施行する患者：前処置として 2 種類のアルキル化薬は避ける.
- ●末梢血芽球数が 10,000/μL を超える患者：本薬による治療前に，末梢血芽球数を 10,000/μL 以下にすることが望ましい.
- ●妊婦：治療上の有益性が危険性を上回ると判断される場合にのみ投与.

投与スケジュール

　イノツズマブ オゾガマイシンとして 1 日目は 0.8 mg/m^2（体表面積），8 および 15 日目は 0.5 mg/m^2（体表面積）を 1 日 1 回，1 時間以上かけて点滴静脈内投与したあと休薬．成人には，1 サイクル目は 21〜28 日間，2 サイクル目以降は 28 日間を 1 サイクルとし，投与を繰り返す[1].

1 投与サイクル数

- ●HSCT 施行を予定している場合：本薬の効果が得られる最小限のサイクル数とする．やむを得ないと判断される場合を除き，3 サイクル終了までに投与を中止する.
- ●HSCT の施行を予定していない場合：6 サイクルまで投与を繰り返すことができる．ただし，3 サイクル終了までに本薬の効果が得られない場合には投与を中止する[1].

文 献

1）ベスポンサ® 点滴静注用，医薬品インタビューフォーム
2）Fu Z et al：Signal Transduct Target Ther **7**：93, 2022
3）Kantarjian H et al：N Engl J Med **375**：740-775, 2016

B 抗体薬　　⑮抗体薬物複合体（ADC）

7 ゲムツズマブ オゾガマイシン

🈺 マイロターグ

概　説

　ゲムツズマブオゾガマイシン（GO）は，ヒト化抗 CD33 モノクローナル抗体（hP67.6）に，アントラサイクリン系抗がん薬であるカリケアマイシンの誘導体を結合させた抗体薬物複合体（ADC）薬剤である.

1 有効がん種

　再発または難治性の CD33 陽性の急性骨髄性白血病（AML）.

　本薬の使用はほかの再寛解導入療法の適応がない以下のいずれかの患者を対象とする.

- ●再寛解導入療法（シタラビン大量療法など）に不応あるいは抵抗性があると予測される難治性の患者
- ●高齢者（60 歳以上の初回再発患者）
- ●再発を 2 回以上繰り返す患者
- ●同種造血幹細胞移植後の再発患者
- ●急性前骨髄球性白血病患者で，再寛解導入療法（トレチノイン療法など）に不応あるいは抵抗性があると予測される患者

2 副作用

　重篤な骨髄抑制，重症肺障害を含む infusion reaction，重篤な静脈閉塞性肝疾患（VOD）を含む肝障害，感染症，出血，腫瘍崩壊症候群など.

3 調製時の注意点

　調製中および投与中は薬液を遮蔽する.

- ●溶解：1 バイアルに注射用水 5 mL を加え 1 mg/mL とし，静かに回転させながら溶解する. 溶解後，速やかに希釈する. 希釈前にやむを得ず溶解液を保存する場合は，2〜8℃ で 16 時間，あるいは 30℃ 未満で 3 時間まで保存可能である.
- ●希釈：必要量を生理食塩液 100 mL で希釈する. 希釈後，速やかに点滴バッグを遮光し，ただちに使用する. やむを得ず希釈液を保存する場合は，希釈から投与終了までの時間を 2〜8℃ で 24 時間以内とする. あるいは，希釈から投与終了までの時間注を 30℃ 未満で 6 時間以内とする.

B 抗体薬/⑮抗体薬物複合体（ADC）

作用機序と耐性機序

CD33 蛋白は正常細胞では，顆粒球・単球系，ならびに巨核球の一部に発現し，骨髄系白血病細胞においては 1 細胞当たり 1 万〜2 万コピー過剰発現している．造血幹細胞における発現については有りなし両方の報告がある[1]．白血病細胞表面の CD33 蛋白に GO が結合すると CD33-GO 複合体は内在化し，リソソーム内でリンカーが加水分解され，カリケアマイシン誘導体が遊離して活性を示す[2]．遊離カリケアマイシンは DNA の二重鎖切断を起こし，殺細胞効果を示す．耐性機序として，内在化からリソソームにおけるリンカー分解を経て DNA 結合へ至る段階，P 糖蛋白によるカリケアマイシン排泄が報告されている[3]．

薬物動態

① 分 布

骨髄，末梢血の顆粒球系細胞，肺，肝臓，腎臓などの組織に広く分布する．

② 代謝・排泄

1 コース目で腫瘍量減少後，2 コース目では 1 コース目と比べて抗体部分である hP67.6 の C_{max} は増加し，半減期も延長して，AUC は 2 倍近くになる．細胞内におけるカリケアマイシン誘導体の主代謝経路は，酸化および脱メチル化で，酸化には CYP3A4 の関与が示唆されている．

pharmacodynamics

一部の巨核球表面における CD33 蛋白発現のため，寛解到達後も血小板数回復が遅延する例がある．

special population

- ●末梢血中白血病細胞数が多い場合：肺障害，腫瘍崩壊症候群のリスクが高くなるため，投与時の末梢血中の白血病細胞数は 30,000/μL 以下とする．
- ●感染症を合併している患者：骨髄抑制により感染症が増悪することがある．
- ●肺疾患のある患者：肺障害が増悪することがある．
- ●末梢血中白血球数が 30,000/μL 以上の患者：本薬投与前に末梢血中白血球数を 30,000/μL 以下に抑えるよう，白血球除去を考

慮する．末梢血芽球数が多い患者は重篤な過敏症や，重症肺障害を含む infusion reaction の発現リスクが高い．

- ●造血幹細胞移植（HSCT）の施行前または施行後に本薬を投与する患者：VOD を含む肝障害の発現リスクが高くなる．
- ●肝機能障害患者：VOD を含む肝障害の発現リスクが高くなる．

投与スケジュール

- ●1 コース目：9 mg/m² を 2 時間かけて静脈内に投与する．
- ●2 コース目：少なくとも 14 日間の間隔をおいて投与する．投与回数は以上の 2 回である．

薬物相互作用

チトクロム P450 酵素に関連する薬物については薬物相互作用の可能性がある．

文　献
1) Taussig DC et al：Blood **106**：4086-4092, 2005
2) Jawad M et al：Leukemia **24**：74-80, 2010
3) Collados-Ros A et al：Biomedicines **12**：208, 2024

B 抗体薬

⑯ IL-2 ジフテリア毒素融合蛋白

1 デニロイキン ジフチトクス

商 レミトロ

概　説

ジフテリア毒素（DT）から受容体結合部位を除いた部分的アミノ酸配列（DT ドメイン）にヒトインターロイキン-2（IL-2）の全配列（IL-2 ドメイン）をつなげた遺伝子組換え融合蛋白質（標的とするレセプターに対するドメインと毒素を組み合わせた immunotoxin）である[1,2].

1 有効がん種

再発または難治性の末梢性 T 細胞リンパ腫と皮膚 T 細胞性リンパ腫に対して適応がある.

2 副作用

重大な副作用として毛細血管漏出症候群，横紋筋融解症がそれぞれ 13.5%，5.4%，そのほか視力障害や色覚異常，肝機能障害，骨髄抑制，不整脈，虚血性心疾患，中毒性表皮壊死融解症などが出現している. 半数以上の患者で輸注反応がみられている[2].

作用機序と耐性機序

デニロイキン ジフチトクス（DD）は IL-2 ドメインにより腫瘍細胞の細胞膜上の IL-2 受容体（IL-2R）に結合し，エンドサイトーシスによりエンドソームに取り込まれる. その後セリンプロテアーゼによって DT ドメインが切断され，遊離した DT の N 末端断片はアデノシン二リン酸（ADP）リボシル化酵素活性を有し，ペプチド鎖伸長因子 2（elongation factor-2：EF-2）の ADP リボシル化を触媒して不活性化し，その結果，蛋白質合成を阻害し細胞死を誘導する. 同時に CD25 を発現する正常の制御性T細胞も除去する[1,2].

なお IL-2 受容体（IL-2R）には α（CD25），β（CD122），γ（CD132）の 3 サブユニットがあり，高親和性（$\alpha\beta\gamma$型）の IL-2R はα，β，γの三量体から，中親和性（$\beta\gamma$型）の IL-2R はβ，γの二量体から構成される. DD は$\alpha\beta\gamma$型，$\beta\gamma$型のいずれの IL-2R を発現している細胞に取り込まれ細胞死を誘導すると考えられることから，その効果は CD25 発現細胞には限定されない. 耐性機序は解明されていない.

薬物動態

1 分 布

雌ラットに^{35}S標識DD 25μg/kgを単回静脈内投与後15分で投与放射能量の62%が血漿中，13.4%が肝臓，3.7%が腎臓に存在する．肝臓および腎臓にIL-2Rは発現していないため，DDの分布はIL-2Rを介さない非特異的な分布によると考えられている[2]．

2 代謝・排泄

投与後速やかに消失する．本薬投与後に抗DD抗体を35例中74.3%，中和活性のある抗DD抗体を57.1%，抗IL-2抗体を54.3%で認める[1,2]．$T_{1/2}$はサイクル1で96分である．抗DD抗体の抗体価の増加に伴い血清中DD濃度は減少する．抗DD抗体の抗体価が低いときは，血清中DD濃度の減少はみられないことから，血清中DD濃度の低下には抗DD抗体の抗体価が影響する．

DDは蛋白分解酵素により，DT部分の2領域を連結しているアルギニンリッチループ部分のアミド結合が切断されnicked DDとなる．nicked DDはDDと同等以上の細胞傷害性をもつ活性代謝物である．雌雄ラットに^{35}S標識DD 25μg/kgを静脈内投与後，48時間までに尿中および糞中に放射能の総和の25%未満が排泄された[2]．

3 蛋白結合

ヒト血漿に^{35}S標識DD 2μg/mLを添加後，高速サイズ排除クロマトグラフィー（HPSEC）で分析したところ，DDモノマーに相当する分子量（およそ60 kDa）画分に60〜70%，高分子量（＞350 kDa）画分に30〜40%の放射能が回収されたことから，投与量の30〜40%が蛋白に結合するものと考えられる[2]．

special population

骨髄機能低下がある患者で血球減少が増悪する可能性がある．それ以外は明確な情報がない．

投与スケジュール

1日1回9μg/kgを1時間かけて5日間点滴静注後，16日間休薬する．この21日間を1サイクルとして最大8サイクル投与を繰り返す．

文 献

1) 椎葉洋之ほか：日薬理誌 **157**：376-382，2022
2) レミトロ® 点滴静注用，医薬品インタビューフォーム

A 代謝拮抗薬

① アルキル化薬

1 シクロホスファミド

商 エンドキサン

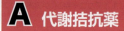

概　説

1 有効がん種

シクロホスファミド（CPA）はアルキル化薬で，未変化体に活性はなく代謝物が抗腫瘍効果を示すプロドラッグである．多発性骨髄腫，悪性リンパ腫，急性白血病，慢性リンパ性白血病，乳がん，横紋筋肉腫，絨毛性疾患，神経腫瘍，骨腫瘍など多くのがん種に効果がある．また造血幹細胞移植の前治療に使用される．標準治療としては使用されないが，肺がん，子宮頸がん，子宮体がん，卵巣がん，咽頭がん，胃がん，膵臓がん，肝臓がん，結腸がん，睾丸腫瘍，悪性黒色腫，慢性骨髄性白血病，真性多血症に保険適用が認められている．

2 副作用

ほかのアルキル化薬と同様，骨髄，消化管上皮，毛根および生殖器に作用し，骨髄抑制，悪心・嘔吐，脱毛および性腺機能障害などを生じる．特徴的な副作用で特に注意を要するものとして，出血性膀胱炎および急性心毒性がある．長期毒性として二次性白血病，膀胱がんおよび皮膚がんがある．

1）出血性膀胱炎

造血幹細胞移植の前治療などの高用量使用時や，低用量であっても尿排泄が不十分の場合に起こりうる．CPA の代謝物であるアクロレインが尿中に排泄され，尿路粘膜を傷害し発現する．メスナが予防目的で使用される．メスナは組織移行が少なく，およそ90％が腎で排泄され，尿中でアクロレインと結合し無害化する．メスナは CPA 投与量の 40％を 1 回量として，治療開始時，開始 4 時間後および開始 8 時間後に投与する．また出血性膀胱炎の予防のために，投与時には水分を多めに摂るよう患者に説明する．

1. シクロホスファミド

2) 急性心毒性

高用量使用時に急性心毒性が起こりうる. 可逆性の心機能の低下が50%以上に認められる. また$1.55\,g/m^2/$日では不可逆性の心機能低下が25%に出現する. アクロレインがグルタチオンを消費するために起こると考えられる.

■ 作用機序と耐性機序

1 作用機序

生体内で活性化されたあと, 腫瘍細胞のDNAをアルキル化することにより, その合成を阻害し抗腫瘍効果を示す.

2 耐性機序

はっきりわかってはいないが, 細胞内のグルタチオン増加, DNA修復能力の増加などが考えられる. また, 代謝酵素の1つであるアルデヒドデヒドロゲナーゼの濃度上昇が耐性に関与しているという報告がある.

■ 薬物動態

1 吸収

経口投与での吸収率は比較的高く, 85〜100%である.

2 分布

体全体の水分量と近似するとされ, およそ$0.5〜0.8\,L/kg$である. 脳脊髄液への移行は比較的よく, 脳腫瘍患者では血漿濃度の50%という報告がある.

3 代謝・排泄

肝臓で4-ヒドロキシシクロホスファミドに代謝され, さらにアルドホスファミド, ホスファミドマスタードなどのアルキル化活性を有する代謝物を生じる. おもに腎臓より排泄され, およそ70%はアルドホスファミドの代謝産物であるカルボキシホスファミドで, 未変化体での腎排泄は20%未満である. またアルドホスファミドの代謝産物であるアクロレインが出血性膀胱炎の原因となる.

CPAの代謝にはautoinductionがみられる. これは連日投与によりCPA自身が肝代謝能を上昇させ, CPAのクリアランスが増大し, 半減期が短縮されるものである. autoinductionは投与開始後24時間以内に起きる[1].

4 蛋白結合

蛋白結合率は低く, 20%程度である. 代謝産物の蛋白結合率はお

Ⓐ 代謝拮抗薬/①アルキル化薬

表1 腎機能障害時のシクロホスファミドの減量基準

クレアチニンクリアランス（mL/分）	投与量
10～29	75～100%
＜10	50%，75%または100%

（Boyiadzis MM et al：Hematology-Oncology Therapy 第3版，McGraw Hill, New York, p2611, 2022 を参考に作成）

よそ50%である.

special population

1 小 児
小児は活性代謝物が増加するという報告がある.

2 肝機能障害
肝で代謝を受けるためクリアランスが低下し，半減期が延長する．肝機能障害患者のクリアランスおよび半減期は45 L/kg，12.5時間であるのに対し，正常肝機能患者では63 L/kg，7.6時間であった[2]．しかし肝機能障害時に必ずしも副作用が強くなるわけではない．これはCPAがプロドラッグであり，肝機能障害時には活性化が低下するためと考えられる．そのため肝機能障害時のCPAの減量についてコンセンサスは得られていない.

3 腎機能障害
腎機能低下時はCPAのクリアランスが低下し，半減期が延長する．高度の腎機能障害患者でCPAのクリアランスが49 mL/kg/時（コントロールは59 mL/kg/時）に低下し，半減期は12.5時間（コントロールは7.6時間）に延長する．そのため中等度以上の腎機能患者にCPAを投与する場合は減量する．表1[3]に腎機能障害時の減量基準を示す．CPAは投与後12～24時間で血中測定閾値より低下する．そのため透析はCPA投与から1日以上あけて行う.

4 体重増加時
CPAのクリアランスは体重の増加に伴い低下する．そのため特に高用量のCPAで治療を行う際は標準体重で用量を決める.

投与スケジュール
多くのがん種に点滴，内服，動注，局注，胸腹腔内投与などさまざまな方法で使用されている.

1. シクロホスファミド

薬物相互作用

1 併用禁忌

- **ペントスタチン**：「Ⅱ-2-A-①-2. イホスファミド」(p331)参照.

2 併用注意

- **フェノバルビタール**：酵素誘導により CPA の活性型への変換が促進され，CPA の作用が増強することがある.
- **クロラムフェニコール**：肝における代謝を競合的に阻害し活性化を抑制するため，CPA の作用が減弱することがある.
- **インスリン**：インスリン抗体の生成を阻害するため遊離インスリンが増加し，血糖降下作用が増強されることがある.

文 献

1) de Jonge ME et al：Clin Pharmacokinet **44**：1135-1164, 2005
2) Juma FD：Eur J Clin Pharmacol **26**：591-603, 1984
3) Boyiadzis MM et al：Hematology-Oncology Therapy, 3rd ed, McGraw Hill, New York, p2611, 2022

| A 代謝拮抗薬 | ①アルキル化薬 |

2 イホスファミド

商 イホマイド

（化学構造式）

概　説

1 有効がん種

　小細胞肺がん，前立腺がん，子宮頸がん，骨軟部肉腫，再発・難治性の胚細胞腫瘍，悪性リンパ腫および小児悪性固形腫瘍など多くのがん種に有効である．治癒を目標とした治療では高用量の治療も行われる．用量制限毒性は骨髄抑制と出血性膀胱炎である．

2 副作用

1）出血性膀胱炎

　泌尿器系の副作用はおよそ30％の頻度で認められる．出血性膀胱炎は治療開始後2〜5日で出現する．イホスファミド（IFM）を投与する日は毎朝尿検査を行う．顕微鏡的血尿（＞10 RBCs/HPF）が出現したら，以降の投与は顕微鏡的血尿が消失するまで中断する．投与中止により大部分は回復する．代謝物であるアクロレインが尿中排泄され，尿路粘膜を傷害することが原因である．予防として大量の水分補給と炭酸水素ナトリウムの投与により尿をアルカリ化する．またメスナにより泌尿器系の副作用を予防できる［作用機序は「II-2-A-①-1. シクロホスファミド」（p325）参照］．一般的にメスナはIFM投与量の20％を1回量として，治療開始時，開始4時間後および開始8時間後に投与する．泌尿器系副作用が出現した場合，メスナの投与量を最大IFM投与量まで増量する．IFM投与量以上のメスナを使用した場合，IFMの抗腫瘍効果が低下すると報告されている．

2）中枢神経障害

　意識障害（0.1％未満），幻覚，錯乱，錐体外路症状（0.1〜5％未満），脳症（0.1％未満）がみられる．薬物投与終了後数時間から出現し，意識障害の場合は1〜5日で回復する．中枢神経毒代謝産物であるクロロアセトアルデヒドによる．

　リスク因子は肝機能低下，腎機能低下，腫瘍などによる尿道閉塞，シスプラチン使用による腎機能低下などである．また女性や高

齢者で頻度が高いとされている．低アルブミン血症や，CYP2B6 阻害薬の併用，そしてオピオイド併用が中枢神経障害のリスクを高めるという報告がある．IFM 短時間投与のほうが持続投与より C_{max} が高くなるため，リスクが高くなると考えられる．

メチレンブルーが中枢神経障害の予防と治療に有効である可能性が報告されている[1]．

作用機序と耐性機序

1 作用機序

シクロホスファミド同様，アルキル化薬に分類されるプロドラッグである．おもに CYP3A4 で代謝され，活性化された代謝物質が腫瘍細胞の DNA 合成を阻害する．

2 耐性機序

詳細は不明だが，細胞内のグルタチオン（毒物を細胞外に排出する作用）増加，および DNA 修復能力の増加などが考えられる．

薬物動態

1 分　布

体内の水分と相関し，分布容量は体重の 60〜70% になる．加齢により分布は増加するが，これは脂肪の割合が増加するためと考えられる．

2 代謝・排泄

肝臓で 4-ヒドロキシイホスファミドに代謝され，さらにアルキル化作用を有する化合物を生じる．おもに腎臓から排泄され，代謝過程で生じたアクロレインが出血性膀胱炎の原因となる．また，別の代謝経路で生じたクロロアセトアルデヒドが中枢神経毒性を起こす．

半減期は，用量，用法，年齢，肥満，肝・腎機能の影響を受ける．高用量で半減期が延長し，1〜2 g/m² では 6 時間未満であるが，3.8〜5.0 g/m² ではおよそ 15 時間である[2]．また連日投与では代謝酵素の autoinduction によりクリアランスが上昇し半減期が短縮する．IFM の血中濃度は低下するが活性代謝物の濃度は上昇するため，投与スケジュールに注意が必要である．また小児は成人より排泄能力が高いため，半減期が短い．高齢者・肥満の患者は分布が増加するために，半減期が延長する．肝腎機能低下では代謝・排泄が遅延し，半減期が延長する．

Ａ 代謝拮抗薬/①アルキル化薬

表1 肝機能障害時のイホスファミドの減量基準

総ビリルビン値（mg/dL）	投与量
>3	25%

ほかにも減量を必要とする肝機能異常があると考えられるが，明確な基準はない．
（Boyiadzis MM et al：Hamatology-Oncology Therapy, 第3版，McGraw Hill, New York, p2619, 2022を参考に作成）

表2 腎機能障害時のイホスファミドの減量基準

クレアチニンクリアランス（mL/分）	投与量
46～60	80%
31～45	75%
≦30	70%

（Boyiadzis MM et al：Hamatology-Oncology Therapy, 第3版，McGraw Hill, New York, p2619, 2022を参考に作成）

❸ 蛋白結合

蛋白結合率は低く，20％程度である．蛋白結合していないIFMは血液脳関門を通過しうる．脳脊髄液のIFM濃度は血漿中濃度の5～30％と報告されている．

special population

❶ 高齢者

加齢に伴い脂肪の割合が増加するため，IFMの分布容積が増大し半減期が延長する．年齢による用量の調節について決まったものはない．

❷ 肝機能障害

IFMは肝臓で代謝されるので，肝機能障害時は代謝が遅延する．減量する場合の参考を表1[3]に示す．

❸ 腎機能障害

中等度から重度の腎機能障害時は，IFMの投与は推奨できないといわれている．また軽度の腎機能障害時は減量が必要である．減量する場合の参考を表2[3]に示す．

投与スケジュール

通常，成人には1日1.5～3.0g（30～60 mg/kg）を3～5日間連日静脈内に投与する．肉腫では短時間投与が持続投与よりも抗腫瘍効果が高いと報告されている（1コースは3～4週である）．

薬理遺伝学

ALDH1A1, *ALDH1A3*, *CYP2B6*, *CYP3A4*, *CYP3A5* の遺伝子多型が出血性膀胱炎や中枢神経障害に関係しているという報告がある[1].

薬物相互作用

1 併用禁忌

類薬であるシクロホスファミド（CPA）投与中のペントスタチン併用で心毒性による死亡の報告がある．機序は不明であるが，CPAと IFM には用量依存性の心毒性があり，ペントスタチンもアデノシン三リン酸（ATP）の代謝を阻害するため，併用により心毒性が増強される可能性がある．そのためペントスタチンと CPA および IFM の併用は禁忌である．

2 併用注意

- ●ドセタキセル：IFM のクリアランス上昇が報告されている[4].
- ●フェノバルビタール：酵素誘導により IFM の活性型への変換が促進され，作用が増強される．
- ●インスリン・スルホニル尿素系製剤：インスリン抗体の生成を阻害し，遊離のインスリン量が多くなり，血糖降下作用が増強される．

文 献

1) Idle JR et al：Pharmacol Ther **243**：108366, 2023
2) Fleming RA：Pharmacotherapy **17**：146S-154S, 1997
3) Boyiadzis MM et al：Hamatology-Oncology Therapy, 3rd ed, McGraw Hill, New York, p2619, 2022
4) Schrijvers D et al：Am J Coll Cardiol **23**：358-363, 2000

A 代謝拮抗薬　　　①アルキル化薬

3 ブスルファン

🄬 ブスルフェクス，マブリン

H₃C—S—O～～O—S—CH₃

概　説

1 有効がん種

散剤は最近あまり使用されないが「慢性骨髄性白血病」と「真性多血症」に対して，注射剤は「同種造血幹細胞移植の前処置」あるいは「Ewing肉腫ファミリー腫瘍，神経芽細胞腫，悪性リンパ腫における自家造血幹細胞移植の前治療」として使用される．

2 副作用

肝類洞閉塞症候群/肝中心静脈閉塞症（SOS/VOD）は重要な副作用であり，ブスルファンを含む前処置を用いた造血幹細胞移植はSOS/VOD発症のリスク因子となる[1]．ほかに感染症，ショック・アナフィラキシー，痙攣，肺障害，消化管障害などがある．

3 調製時の注意点

注射剤は10倍量の生理食塩液または5%ブドウ糖液に添加し，十分に混和して使用する．希釈後，安定性が低下するので，室温で用時調製し，調製から8時間以内に投与を終了する．ポリカーボネート製の容器・シリンジなど，およびポリエーテルスルホン製のシリンジフィルターは使用しない．投与時，ポリカーボネート製の三方活栓や延長チューブなどを使用した場合，そのコネクター部分にひび割れが発生し，血液および薬液漏れ，空気混入などの可能性があるので注意する．

作用機序と耐性機序

1 作用機序

DNA鎖間またはDNA鎖内架橋形成などを介して細胞増殖を抑制する．

2 耐性機序

ほかの薬物と同様，DNA修復能の亢進，細胞内への輸送の低下などがある．

3. ブスルファン

薬物動態

1 吸 収

内服でのバイオアベイラビリティは小児で22〜120％，成人で47〜103％と個人によってばらつきが大きい[2]．

2 分 布

悪性腫瘍患者に，1回0.8 mg/kgの用量で6時間ごとに1日4回，4日間静脈内投与したとき，血漿中未変化体濃度は投与時間の経過とともに上昇し，投与終了直前でC_{max}が観察され，投与終了後速やかに減少した．反復投与による薬物動態の変化はみられなかった[3]．

3 代謝・排泄

ブスルファンは，グルタチオンS-トランスフェラーゼ（GST）によるグルタチオン抱合を第一段階とする代謝あるいは内因性物質との非特異的アルキル化による共有結合生成によって不活化される．

1 mg/kgのブスルファンを経口投与した際，24時間以内の尿中への未変化体として排泄される割合は約2％である[4]．

4 蛋白結合

1 mg/kgのブスルファンを経口投与した際の蛋白結合率は2.7〜14.7％である[4]．

pharmacodynamics

AUCが高い場合，SOS/VODの発症が懸念されるが[5]，注射剤では安定した薬物動態が得られ，SOS/VODの発症割合は減少した[6]．

special population

肝・腎機能障害時の用量調節には確立されたものはない．ただ，移植前の肝障害はSOS/VODの発症リスク因子でもあり[7]，注意が必要である．

投与スケジュール

小児では体重により定められた量を，成人では1回0.8 mg/kgを6時間ごとに2時間かけて点滴静注するか1回3.2 mg/kgを3時間かけて（2〜）4日間点滴静注する．

薬理遺伝学

*GSTA1*の遺伝子多型がブスルファンの薬物動態に影響する[8]．

A 代謝拮抗薬/①アルキル化薬

薬物相互作用

　機序は不明だが，イトラコナゾール[9]，メトロニダゾール[10]，デフェラシロクス[11]との併用でブスルファンの作用が増強しうる.

文献

1）Yakushijin K et al：Bone Marrow Transplant **51**：403-409, 2016
2）Hassan M et al：Blood **84**：2144-2150, 1994
3）Andersson BS et al：Biol Blood Marrow Transplant **8**：477-485, 2002
4）Hassan M et al：Eur J Clin Pharmacol **36**：525-530, 1989
5）Dix SP et al：Bone Marrow Transplant **17**：225-230, 1996
6）Kashyap A et al：Biol Blood Marrow Transplant **8**：493-500, 2002
7）Mohty M et al：Bone Marrow Transplant **58**：749-754, 2023
8）Bremer S et al：Ther Drug Monit **37**：493-500, 2015
9）Buggia I et al：Anticancer Res **16**：2083-2088, 1996
10）Nilsson C et al：Bone Marrow Transplant **31**：429-435, 2003
11）Sweiss K et al：Bone Marrow Transplant **47**：315-316, 2012

| A　代謝拮抗薬 | ①アルキル化薬 |

4　メルファラン

商　アルケラン

（構造式：4-[ビス(2-クロロエチル)アミノ]フェニルアラニン）

概　説

1　有効がん種

錠剤（2 mg）は「多発性骨髄腫」，注射剤（50 mg）は造血幹細胞移植の前処置として「白血病，悪性リンパ腫，多発性骨髄腫，小児固形腫瘍」に対して使用される．

2　副作用

錠剤では悪心・嘔吐，粘膜障害（口内炎，下痢など），骨髄抑制のほか，ショック・アナフィラキシー，肝障害，間質性肺炎がある．注射剤ではこれらに加え心筋症，不整脈などがある．

3　調製時の注意点

メルファラン 50 mg に専用溶解液 10 mL を加え，激しく振盪して完全に溶解する．糖類を含む輸液と配合すると分解しやすいので，希釈する場合には 100 mL 以上の生理食塩液を用いる．溶解後，室温では経時的に安定性が低下するので速やかに投与を開始し，調製から 1.5 時間以内に投与を終了する必要がある．

作用機序と耐性機序

1　作用機序

DNA 鎖間または DNA 鎖内架橋形成あるいは DNA-蛋白架橋形成を通して抗腫瘍作用を示す．

2　耐性機序

DNA 修復能の亢進，細胞内への輸送の低下，微小環境の変化など多くの要因が考えられている[1]．

薬物動態

1　吸　収

経口投与の約 2 時間後に C_{max} に到達する．食物は本薬の吸収を妨げるため，空腹時に投与する（バイオアベイラビリティは食後の場

335

A 代謝拮抗薬/①アルキル化薬

合58%，空腹時の場合85％であった[2]）．

2 分 布

一般に一次反応速度論に従うため，分布は濃度依存性である．

3 代謝・排泄

メルファランはモノヒドロキシ体およびジヒドロキシ体に加水分解されるが，代謝酵素は関与しない．尿からの薬物回収率が60％であり，腎排泄がメルファランのおもな排泄経路であることが示唆される[3]．

4 蛋白結合

in vitro でのヒト血漿蛋白への結合率は $0.1 \sim 9.0\,\mu$M の濃度範囲で $55 \sim 76\%$であった[4]．

pharmacodynamics

メルファランは投与量と腎機能により曝露量が決定され，高用量・腎機能障害は，重篤な粘膜障害のリスク因子である[5]．多発性骨髄腫における自家移植で，メルファラン $200\,\mathrm{mg/m^2}$ は $100\,\mathrm{mg/m^2}$ より PFS に優れていたが毒性が強い．$140\,\mathrm{mg/m^2}$ と $200\,\mathrm{mg/m^2}$ とでは差がなかった[6]．

special population

腎機能障害患者ではクリアランス低下のため副作用が増強するが，減量の目安は確立していない．また，心機能障害，肝機能障害のある患者では各臓器障害の増悪に注意が必要である．

投与スケジュール

経口製剤の代表的な投与法は 1 日 1 回 $6 \sim 12\,\mathrm{mg}$ を 4（〜10）日間投与後，通常 2〜6 週間休薬して骨髄機能の回復を待ち，反復する．注射製剤の代表的な投与法は 1 日 1 回 $100\,\mathrm{mg/m^2}$ を 2 日間投与する．

薬理遺伝学

骨髄腫における大量療法で，*ALDH2*，*GSTT2*，*BRCA1* などが治療効果と，*BRCA1*，*CDKN1A* および *XRCC1* が重篤な粘膜炎の発症と相関する[7]．

薬物相互作用

ブスルファンで肝毒性のリスク増加，デキサメタゾンでメル

ファランの DNA 架橋能の増加，ラベプラゾールやファモチジンで
メルファランの効果減弱などが知られている[1].

文　献

1）Pahwa R et al：Eur J Med Chem **238**：114494, 2022
2）Reece PA et al：Cancer Chemother Pharmacol **16**：194-197, 1986
3）Reece PA et al：Cancer Chemother Pharmacol **22**：348-352, 1988
4）Greig NH et al：Eur J Clin Pharmacol **32**：179-185, 1987
5）Shaw PJ et al：Bone Marrow Transplant **49**：1457-1465, 2014
6）Auner HW et al：Haematologica **103**：514-521, 2018
7）Dumontet C et al：Bone Marrow Transplant **45**：1316-1324, 2010

A 代謝拮抗薬	①アルキル化薬

5 ベンダムスチン

商 トレアキシン

（化学構造式：ベンダムスチン塩酸塩 · HCl）

概　説[1]

1 有効がん種

　低悪性度 B 細胞性非 Hodgkin リンパ腫およびマントル細胞リンパ腫，再発または難治性のびまん性大細胞型 B 細胞性リンパ腫，慢性リンパ性白血病，腫瘍特異的 T 細胞輸注療法の前処置に適応がある．

2 副作用

　リンパ球減少（97.5％），白血球減少（98.1％），好中球減少（91.1％），血小板減少（68.2％），ヘモグロビン減少（40.1％）などの骨髄抑制が生じる．10％以上の頻度で静脈炎，便秘，悪心・嘔吐，食欲不振，肝機能異常，味覚異常，頭痛，疲労，倦怠感，体重減少などがみられる．皮膚症状（発疹や瘙痒）・ショック・アナフィラキシーなど過敏症様反応が生じることがある．

　ベンダムスチンは炎症性抗がん薬とする報告[2]と壊死性抗がん薬とする報告[3]がある．本薬が血管外に漏れると難治性潰瘍が生じる可能性があるため，適切な処置を行う．

3 調製時の注意点

　凍結乾燥製剤と液剤があるが，溶解性や安定性の観点から液剤が望ましい．10 分かけて投与する場合は 50 mL，1 時間かけて投与する場合には 250 mL に生理食塩液で最終投与量を調製する．

● 凍結乾燥製剤：生理食塩液には非常に溶解しにくいため，必ず注射用水で溶解したあとに生理食塩液で希釈して，最終投与量を250 mL に調製する．調製後は加水分解により急速に安定性が低下するため，3 時間以内に投与を終了する．

● 液剤：患者体表面積から換算した必要量を投与時間に応じて希釈する．室温保存では 6 時間以内，2～8℃保存では 24 時間以内に投与を終了する．

5. ベンダムスチン

作用機序と耐性機序

ベンダムスチンは，アルキル化薬のナイトロジェンマスタード基と代謝拮抗薬のプリンアナログ様化学構造を併せ持つが，おもな作用機序はアルキル化作用による DNA 損傷と考えられる[4]．p53 依存性[5,6]および非依存性[7]のアポトーシス誘導，ならびに有糸分裂期のチェックポイント阻害による分裂期崩壊誘導[5]など複数の機序を介して殺細胞作用を示すとされるが，完全には解明されていない．また，耐性機序に関しても明らかではない．

薬物動態

半減期は 30 分と短い．120 mg/m^2/日を 10 分かけて点滴静注したときと，1 時間かけて点滴静注したときの AUC は同等であった．

1 分布

ラットに^{14}C 標識ベンダムスチン 3 mg/kg を単回静脈内投与すると，5 分後に大半の組織で平均放射能の最高値を認めた．投与後 5 分の血液 6.4 μg salt equiv/g に対して，腎臓 34.2 μg salt equiv/g，肝臓 18.6 μg salt equiv/g と腎臓および肝臓がもっとも高値であった．放射能は広く分布したあと全組織から急速に消失した．脳内濃度は血中濃度の 2％程度であり，血液脳関門通過性は低い．

2 代謝・排泄

主として CYP1A2 により代謝活性物の M3，M4 が産生されるが，血中濃度は未変化体の 10％，1％程度であり治療効果への寄与は少ない．主としてグルタチオン抱合，システイン抱合，メルカプツール酸抱合を経て代謝されると推定される．ヒトのマスバランス試験において，^{14}C 標識ベンダムスチン投与終了 168 時間後に総放射活性の 50％程度が尿中，25％程度が便中に排泄された．ただし，投与終了 24 時間後の尿中の未変化体は総投与量の 5％以下，代謝活性物 M3，M4 は 1％以下であり，活性物の尿中排泄の寄与は少ない[8]．

3 蛋白結合

ヒト血漿蛋白への結合率は約 94〜96％であり，α_1-酸性糖蛋白（<6％）よりもアルブミン（80〜92％）への結合率が高い．

pharmacodynamics

低悪性度 B 細胞性非 Hodgkin リンパ腫細胞株，マントル細胞リンパ腫細胞株で 5〜15.7 μM の低い IC$_{50}$ 値を示し，比較的低濃度で細胞増殖抑制効果を発揮する．また，慢性 B 細胞性白血病細胞株

339

A 代謝拮抗薬/①アルキル化薬

に濃度依存的な細胞傷害性を示し，72 時間培養後の IC_{50} 値はそれぞれ 22.5 μM であった[1]．*ex vivo* 試験における CLL 細胞に対する LD50（中央値）は未治療 CLL 細胞では 4.3 μg/mL，再発 CLL 細胞では 7.4 μg/mL であった[9]．

special population

年齢による AUC や C_{max} の差はない．肝・腎機能正常，肝機能障害，（肝への浸潤・転移が 30～70％）または腎機能障害（Ccr が 60 mL/分以下）のがん患者での血中濃度の差は小さい．

投与スケジュール

1 日 1 回 10 分または 1 時間かけて点滴静注する．好中球数 1,000/ mm^3 以上および血小板数 7.5 万/mm^3 以上で投与する．

【低悪性度 B 細胞性非 Hodgkin リンパ腫】
- 抗 CD20 抗体の併用：90 mg/m^2/日（連日 2 日間），4 週ごと
- 単独投与（再発・難治性のみ）：120 mg/m^2/日（連日 2 日間），3 週ごと

【マントル細胞リンパ腫】
- 未治療：リツキシマブ併用において 90 mg/m^2/日（連日 2 日間），4 週ごと
- 再発・難治性：120 mg/m^2/日（連日 2 日間），3 週ごと

【慢性リンパ性白血病】
- 100 mg/m^2/日（連日 2 日間），4 週ごと

【再発・難治性びまん性大細胞型 B 細胞性リンパ腫】
- リツキシマブ併用：120 mg/m^2/日（連日 2 日間），3 週ごと．最大 6 サイクルまで
- リツキシマブおよびポラツズマブ ベドチン併用：90 mg/m^2/日（連日 2 日間），3 週ごと．最大 6 サイクルまで

【腫瘍特異的 T 細胞輸注療法の前処置】
再生医療等製品の用法・用量または使用方法に基づき使用する．

非血液毒性を認めた際は，臨床検査値等が NCI-CTCAE Ver. 4.0 の Grade 2 以下・総ビリルビン 2.0 mg/dL 未満・血清クレアチニン 2.0 mg/dL 未満に回復するまで次サイクル投与の休薬を考慮する．

血液毒性による減量・休薬基準を表 1に示す．Grade 3 以上の非血液毒性も同様に減量・休薬を行う．

5. ベンダムスチン

表 1 減量・休薬基準

前サイクル投与量 (mg/m²)	休薬基準 (mg/m²)	休薬基準
低悪性度 B 細胞性非 Hodgkin リンパ腫・マントル細胞リンパ腫		
120	90	好中球数＜500 mm³ または 血小板数＜25,000 mm³
90	60	
60	投与中止	
慢性リンパ性白血病		
100	75	好中球数＜500 mm³ または 血小板数＜25,000 mm³
75	50	
50	投与中止	
再発または難治性のびまん性大細胞型 B 細胞性リンパ腫 リツキシマブ併用		
120	90	好中球数＜500 mm³ または好中球数 ＜1,000 mm³ が 2 週間持続する または血小板数＜75,000 mm³
90	60	
60	投与中止	
再発または難治性のびまん性大細胞型 B 細胞性リンパ腫 リツキシマブおよびポラツズマブ ベドチン併用		
90	70	好中球数＜1,000 mm³ または 血小板数＜50,000 mm³
70	50	
50	投与中止	

薬物相互作用

リツキシマブとは薬物相互作用を示さないことが報告されている[10]．その他の薬物相互作用に関しては十分に解明されていない．

文献

1）トレアキシン® 点滴静注用，医薬品インタビューフォーム
2）Pérez Fidalgo JA et al：Ann Oncol **23**：vii 167-173, 2012
3）de Wit M et al：Onkologie **36**：127-135, 2013
4）Strumberg D et al：Anticancer Drugs **7**：415-421, 1996
5）Leoni LM et al：Clin Cancer Res **14**：309-317, 2008
6）Gaul L et al：J Cancer Res Clin Oncol **134**：245-253, 2008
7）Roue G et al：Clin Cancer Res **14**：6907-6915, 2008
8）Dubbelman AC et al：Drugs R D **13**：17-28, 2013
9）Schwänen C et al：Leukemia **16**：2096-2105, 2002
10）Darwish M et al：Cancer Chemother Pharmacol **73**：1119-1127, 2014

A 代謝拮抗薬　　　①アルキル化薬

6 チオテパ

商 リサイオ

概　説[1)]

1 有効がん種
悪性リンパ腫，小児悪性固形腫瘍における自家造血幹細胞移植の前治療として用いる．

2 副作用
骨髄抑制（79％），発熱性好中球減少症（79％），細菌感染・真菌感染・肺炎などの感染症（21％），肺水腫（11％）・胸水（11％）・浮腫（21％）などの体液貯留，出血（11％），腎機能障害（11％），口内炎などの粘膜障害（95％），悪心（84％），嘔吐（68％），食欲不振（74％），皮膚障害（63％），肝機能障害（ALT上昇63％・AST上昇53％・γ-GTP上昇37％），味覚異常（42％）などがみられる．また，血栓性微小血管症や肝中心静脈閉塞症（VOD）/類洞閉塞症候群（SOS）を起こす可能性もある．

3 調製時の注意点
揮発性を有するため，曝露対策を十分に行う．投与量を1バイアルあたり20〜200 mLの生理食塩液または5％ブドウ糖注射液に添加し十分に混和して使用する．希釈調製後は26時間以内に投与を終了する．

作用機序と耐性機序

抗腫瘍活性はアルキル化作用によるが，DNA分子と直接架橋を形成したり，アジリジンのプロドラッグとして細胞内にアジリジンを放出したりすることでDNA切断などの腫瘍増殖抑制作用を示すと考えられている[2)]．耐性機序に関しては解明されていない．

薬物動態

1 吸収・分布
ラットを用いた検討では，チオテパは広く組織（脳，肺，肝臓，腎臓，心臓，脾臓，骨格筋，胃，小腸，結腸，腫瘍組織）に分布する[3)]．

アカゲザルでは脳脊髄液（CSF）中のチオテパの AUC は血漿中とほぼ同様であり，チオテパは血液脳関門を通過し，速やかに中枢神経に移行すると考えられる[4]．

② 代謝・排泄

CYP による酸化的脱硫反応を受けて triethyl phosphoramide（TEPA）へ代謝され，さらにモノクロロ TEPA へ代謝される．別の代謝経路として，チオテパはグルタチオン抱合を受けたあとに，メルカプツール酸抱合体へと代謝される[5]．

in vitro での検討から，ヒトでのチオテパから TEPA への代謝には CYP3A4 および CYP2B6 が関与する[6]．半減期は 2 時間前後と短い．

③ 蛋白結合

健康成人およびがん患者におけるチオテパの血清中蛋白結合率は，それぞれ 8% および 13% である（in vitro）[7]．

pharmacodynamics[1]

- **in vitro 細胞増殖抑制作用**：アガロース培地にチオテパを添加し，ヒト髄芽腫細胞株を 14 日間培養した際の 90% コロニー形成阻害濃度は 76〜136 μmol/L であった．
- **in vivo 抗がん作用**：ヒト髄芽腫細胞株をヌードマウス脳内へ移植し，21 日目にチオテパ 61.8 mg/m^2 を腹腔内投与した結果，生存期間の延長を示した．また，各種固形腫瘍細胞株の皮下移植後の投与において腫瘍増殖抑制作用が確認された．

special population

小児悪性固形腫瘍患者における投与（300 mg/m^2×3 日間）において全例に皮膚障害がみられた．チオテパは汗とともに皮膚から分泌され，局所濃度が高まることで皮膚障害を起こし[8]，小児において皮膚剥離やびまん性紅斑を伴う重度の皮膚障害を生じる可能性があるため，頻回の蒸しタオルによる皮膚の清潔や，皮膚へのテープ貼付回避などの対策を講じる．

投与スケジュール

- **悪性リンパ腫における自家造血幹細胞移植の前治療**：ブスルファンとの併用において，通常，成人にはチオテパとして 1 日 1 回 5 mg/kg を 2 時間かけて点滴静注し，これを 2 日間連続で行う．
- **小児悪性固形腫瘍における自家造血幹細胞移植の前治療**：メルファランとの併用において，通常，チオテパとして 1 日 1 回 200

<small>A 代謝拮抗薬/①アルキル化薬</small>

mg/m^{2}を24時間かけて点滴静注する．これを2日間連続で行い，5日間休薬したあと，さらに同用量を2日間連続で行う．

薬物相互作用

チオテパ投与後にシクロホスファミドを投与した場合の4-水酸化シクロホスファミド（活性代謝物）のC$_{max}$およびAUCは，シクロホスファミド投与後にチオテパを投与した場合と比較して，それぞれ62％および26％低下する[5]．本薬のCYP2B6阻害作用によりシクロホスファミドの代謝活性化が阻害され，活性代謝物の血中濃度が低下することで有効性が減弱する可能性がある．

文献

1) リサイオ® 点滴静注液，医薬品インタビューフォーム
2) Maanen MJ et al：Cancer Treat Rev **26**：257-268, 2000
3) Ruddon RW et al：Cancer Chemother Rep **39**：7-13, 1964
4) Strong JM et al：Cancer Res **46**：6101-6104, 1986
5) Huitema AD et al：Cancer Chemother Pharmacol **46**：119-127, 2000
6) Jacobson PA et al：Cancer Chemother Pharmacol **49**：461-467, 2002
7) Hagen B et al：Cancer Chemother Pharmacol **20**：319-323, 1987
8) Rosman IS et al：J Am Dermatol **58**：575-578, 2008

| A 代謝拮抗薬 | ①アルキル化薬 |

7 ダカルバジン

圖 ダカルバジン

概　説

1 有効がん種

　悪性黒色腫，Hodgkin リンパ腫や褐色細胞腫などで有効性が認められている．悪性黒色腫では，生存においてダカルバジン（DTIC）単剤を上回る併用療法は確認されていない．Hodgkin リンパ腫ではABVD 療法（ドキソルビシン＋ブレオマイシン＋ビンブラスチン＋DTIC）の一部として，褐色細胞腫では CVD 療法（シクロホスファミド＋ビンクリスチン＋DTIC）の一部として使用する．

2 副作用

　骨髄抑制，悪心・嘔吐，食欲不振，肝機能障害，血管痛など．DTIC の催吐性リスクは very high であり，NK-1 拮抗薬，5-HT$_3$受容体拮抗薬，オランザピン，デキサメタゾンなどの予防的投与が必須である．血管痛は光分解による生成物質が関与し比較の多く生じるため，点滴経路全般を遮光して投与する．また血管外漏出時の対処は vesicant drug として迅速かつ適切な対応が必要である．

3 調製時の注意点

　DTIC 100 mg に注射用水 10 mL を加えて溶解する．遮光が必要である．ヘパリン，ヒドロコルチゾンコハク酸エステルなどの他剤と混合すると，結晶析出あるいは外観変化を生じることがあるので混合同時投与は行わない．本薬の水溶液はアルカリの添加により主薬が析出するおそれがある．

作用機序と耐性機序

1 作用機序

　詳細は不明だが，肝臓の CYP450 を介して，活性代謝産物であるMTIC，AIC，ジアゾメタンなどを生じる．このジアゾメタンを介して核酸をメチル化することで DNA，RNA，および蛋白合成を阻害すると考えられている．このため，おもに細胞周期非依存性に作

Ⓐ 代謝拮抗薬／①アルキル化薬

用すると考えられている.

2 耐性機序

O⁶-アルキルグアニン-DNA アルキル基転移酵素（AGAT）などの DNA 修復酵素の活性が上昇すると耐性が生じると考えられている.

薬物動態

1 分布・蛋白結合

分布体積は体内総水分量より多く，体組織に広く分布する．約 20％程度が血漿中蛋白に結合して存在しているとされる.

2 代謝・排泄

肝臓の CYP450 を介して，活性代謝産物である MTIC，AIC に変化する．血中濃度半減期は約 5 時間程度で，未変化体のまま 40〜50％が 6 時間以内におもに尿細管分泌され排泄される.

special population

1 高齢者

明確な減量基準はないが，一般に肝・腎機能などの生理機能低下を伴うことも多く，慎重に投与すべきである.

2 肝機能障害，腎機能障害

明確な減量基準はないが，前述の通り肝代謝および腎排泄を受けるので，中〜高度の肝機能障害，腎機能障害を伴う症例においては減量を考慮すべきである.

投与スケジュール

1 悪性黒色腫

- 100〜200 mg/body，もしくは 250 mg/m² を 5 日間連続静脈投与し，3〜4 週間ごとに繰り返す.
- 海外での一般的な投与方法：1,000 mg/m² を点滴静注し，3 週間ごとに繰り返す.

2 Hodgkin リンパ腫（ABVD 療法の一部として使用）

「Ⅲ-E-2-b．Hodgkin リンパ腫」（p615）参照.

3 褐色細胞腫（CVD 療法の一部として使用）

- シクロホスファミド：750 mg/m²，day 1
- ビンクリスチン：1.4 mg/m²，day 1
- DTIC：600 mg/m²，day 1，2

3〜4 週間ごとに繰り返す.

文 献

1) ダカルバジン®注用添付文書
2) ダカルバジン®注用，医薬品インタビューフォーム
3) Chu E et al（eds）：Physician's Cancer Chemotherapy Drug Manual, Jones and Bartlett Learning, Burlington, MA, 2021
4) Chapman PB et al：J Clin Oncol **17**：2745-2751, 1999
5) Lui P et al：Cancer Treat Rev **33**：665-680, 2007
6) Huang H et al：Cancer **113**：2020-2028, 2008

| A 代謝拮抗薬 | ①アルキル化薬 |

8 プロカルバジン

商 塩酸プロカルバジン

概　説

1 有効がん種

悪性リンパ腫（Hodgkin リンパ腫，細網肉腫，リンパ肉腫）や脳腫瘍（悪性星細胞腫，乏突起膠腫成分を有する神経膠腫）に有効である．

2 副作用

骨髄抑制，悪心・嘔吐，食欲不振，脱毛など．骨髄抑制では血小板低下が目立ち，投与後 4 週目ごろに nadir となり，その後 4～6 週で回復する．初回治療では感冒様症状（発熱，悪寒，筋肉痛や関節痛など）を生じることがある．また，低頻度だが注意すべきものとして，中枢神経系の副作用（異常感覚，失調，頭痛，痙攣発作など），間質性肺炎，溶血性貧血（特に G6PD 欠損症で），無精子症，二次性悪性腫瘍（特にほかの抗悪性腫瘍薬と併用時）などがある．

作用機序と耐性機序

1 作用機序

詳細は不明だが，非酵素的代謝および肝臓の CYP450 により活性代謝産物を生じる．このジアゾメタンを介した核酸のメチル化により DNA，RNA，および蛋白合成を阻害すると考えられることから，細胞周期非依存性に作用すると考えられている．

2 耐性機序

O^6-アルキルグアニン-DNA アルキル基転移酵素（AGAT）などの DNA 修復酵素の活性上昇により耐性が生じると考えられている．

薬物動態

1 分　布

腸管から急速かつ完全に吸収され，1 時間以内に C_{max} に達する．その後，非酵素的代謝および肝臓の CYP450 により活性代謝産物が生成される．この活性代謝産物は血液脳関門を通過し，投与後

8. プロカルバジン

30〜90分で脳脊髄液中濃度のピークに達する.

2 代謝・排泄

非酵素的代謝および肝臓のCYP450による代謝を受ける. 約70%は24時間以内に尿中に排泄されるが, 未変化体として排泄されるのは5〜10%以下である. 血中半減期は短く, 1時間以下である.

special population

1 高齢者

明確な減量基準はないが, 一般に肝・腎機能などの生理機能低下を伴うことも多く, 慎重に投与すべきである.

2 肝機能障害

明確な減量基準はないが, 前述の通り肝臓で代謝されるため, 中〜高度の肝機能障害では減量を考慮すべきである.

3 腎機能障害

Ccrが30 mL/分未満の場合は投与を中止すべきである.

投与スケジュール

1 悪性星細胞腫, 乏突起膠腫成分を有する神経膠腫

PCV療法の一部として使用する. 日本ではロムスチンの代わりにニムスチン（ACNU）を用いる.

- プロカルバジン：$60 \, mg/m^2$, 経口, day 8〜21
- ロムスチン（CCNU）：$110 \, mg/m^2$, 経口, day 1
- ビンクリスチン：$1.4 \, mg/m^2$, 静注, day 8, 29

6週間ごとに繰り返す.

薬物相互作用

本薬のジスルフィラム作用によりアルコール代謝が低下しアルコールへの耐性が低下するため, 本薬服用時のアルコール飲用は禁止する. 本薬には弱いモノアミン酸化酵素阻害作用があり, フェノチアジン誘導体, バルビツール酸誘導体, 三環系抗うつ薬, 交感神経刺激薬の作用を増強するおそれがあるため併用時には注意する.

文 献

1) 塩酸プロカルバジン® カプセル, 医薬品インタビューフォーム
2) Chu E et al（eds）：Physician's Cancer Chemotherapy Drug Manual, Jones and Bartlett Learning, Burlington, MA, 2021
3) Glass J et al：J Neurosurg **76**：741-745, 1992
4) Canellos GP et al：N Engl J Med **21**：1478-1484, 1992

| A 代謝拮抗薬 | ①アルキル化薬 |

9 テモゾロミド

㊕ テモダール

概　説

1 有効がん種

初発および再発悪性神経膠腫に対して有効である．初発の膠芽腫に対して，放射線照射（60 Gy/30 Fr）との併用で OS の延長が示されている．初回再発の退形成性星細胞腫患者を対象とする海外第Ⅱ相試験においても有効性が示されている．再発または難治性の Ewing 肉腫に対してもイリノテカンとの併用で使用可能である．

2 副作用

骨髄抑制，悪心・嘔吐，食欲不振，脱毛などである．骨髄抑制は用量制限毒性であり，注意深く観察することが必要である．テモゾロミド（TMZ）の催吐性リスクは moderate であり，適切な $5-HT_3$ 受容体拮抗薬およびデキサメタゾンの予防的投与が必要である．注意すべき副作用には，ニューモシスチス肺炎などの日和見感染，二次がん（骨髄異形成症候群や骨髄性白血病）などが挙げられる．ニューモシスチス肺炎は，放射線照射との併用期間中はリンパ球数にかかわらず十分に注意する必要があり，バクタ® など ST 合剤の予防投与を行うべきである．

作用機序と耐性機序

1 作用機序

非酵素的に pH 依存的な加水分解と脱炭酸により，活性代謝産物である MTIC から AIC に変換される．MTIC から AIC への分解過程で DNA のアルキル化分子であるメチルジアゾジウムイオンが産生される．これら一連の反応は薬物代謝酵素に依存しない化学反応である．メチルジアゾジウムイオンによりメチル化を生じることで DNA，RNA，および蛋白合成を阻害するとされ，おもに細胞周期非依存性に作用すると考えられている．

9. テモゾロミド

② 耐性機序

O^6-アルキルグアニン–DNA アルキル基転移酵素（AGAT）などの DNA 修復酵素の活性が上昇することで耐性が生じると考えられている.

薬物動態

① 分 布

経口投与にて急速に吸収され，静脈投与時との AUC の比較から算出した絶対バイオアベイラビリティはほぼ 100% である．食後（高脂肪食）投与により C_{max} および AUC は低下するため空腹時投与が望ましい．体組織に広く分布するが，TMZ は脂溶性であるため血液脳関門を通過し，血中濃度の 30〜40% 程度の脳脊髄液中濃度に達する.

② 代謝・排泄

血中濃度半減期は約 2 時間程度で，未変化体のまま 40〜50% が 6 時間以内に，おもに尿細管分泌され尿中に排泄される.

③ 蛋白結合

ヒトに ^{14}C 標識 TMZ の 200 mg を単回投与したとき，放射能の血漿蛋白結合率は 12〜16% であった.

special population

① 高齢者

70 歳を超える高齢者は，70 歳以下に比較して好中球減少および血小板減少の発現が増加することが認められており，慎重に投与する必要がある.

② 肝機能障害

軽度および中等度（Child–Pugh 分類 A・B）の肝機能障害患者に本薬の 150 mg/m^2 を単回経口投与したとき，血中未変化体および MTIC 濃度は肝機能正常患者と差がない．なお，重度の肝機能障害患者での薬物動態については十分な検討が実施されていない．しかし，現時点で明確な減量基準はなく，肝機能障害患者に対しては慎重に投与すべきである.

③ 腎機能障害

海外の各種進行性がん患者を対象とする第 I・II 相試験で得られた総計 445 名の血漿未変化体濃度データを用いた母集団薬物動態解析の結果，本薬のクリアランスと Ccr との間には関連性が認められなかった．なお，重度の腎機能障害患者ならびに血液透析が必

II

2

殺細胞性抗がん薬

351

要な患者における本薬の薬物動態は検討されていない．現時点で腎機能障害患者に対する明確な減量基準はなく，慎重に投与すべきである．

投与スケジュール

1 悪性神経膠腫

- **初発の場合**：TMZ 75 mg/m²，1日1回，42日間経口投与し，4週間休薬．その後，TMZ単独で150 mg/m²，1日1回，5日間内服し，23日間休薬，次クール以降は1回200 mg/m²，1日1回5日間内服し，23日間休薬とできる．
- **再発の場合**：TMZ単独で150 mg/m²，1日1回，5日間内服し，23日間休薬，次クール以降は1回200 mg/m²，1日1回，5日間内服し，23日間休薬とできる．

2 再発または難治性の Ewing 肉腫

- TMZ 100 mg/m²，1日1回，5日間内服し，16日以上休薬する．これを1クールとする．併用するイリノテカンは20 mg/m²，1日1回5日間連日点滴静注を2週間繰り返す(day 1〜5, day 8〜12)．

文　献

1) テモダール® カプセル添付文書
2) テモダール® カプセル，医薬品インタビューフォーム
3) Chu E et al（eds）：Physician's Cancer Chemotherapy Drug Manual, Jones and Bartlett Publishers, Sudbury, Massachusetts, 2015
4) Stupp R et al：N Engl J Med **352**：987-996, 2005
5) Yung WK et al：J Clin Oncol **17**：2762-2771, 1999
6) Wagner LM et al：Pediatr Blood Cancer **48**：132-139, 2007
7) Sloktin EK et al：Pediatr Blood Cancer **70**：e30005, 2023

A 代謝拮抗薬

② 葉酸拮抗薬

1 メトトレキサート

商 メソトレキセート

概　説[1]

1 有効がん種

急性白血病（中枢神経系や睾丸への浸潤症例含む），慢性リンパ性白血病，慢性骨髄性白血病，絨毛性疾患，乳がん，肉腫（骨肉腫，軟部肉腫など），悪性リンパ腫の中枢神経系への浸潤症例などに適応がある．

2 副作用

食欲不振（77％），悪心・嘔吐（71％），ALT（GPT）上昇（44％），AST（GOT）上昇（36％）など．また，頻度不明ながらショック・アナフィラキシー，骨髄抑制，感染症，劇症肝炎や肝不全，急性腎障害・尿細管壊死・重症ネフロパチー，間質性肺炎や肺線維症，皮膚障害（中毒性表皮壊死融解症・皮膚粘膜眼症候群など），出血性腸炎や壊死性腸炎，膵炎，脳症などの重篤な有害事象もみられる．

作用機序と耐性機序

メトトレキサート（MTX）は葉酸の代謝を阻害する代謝拮抗薬であり，細胞膜蛋白（replication factor C：RFC）を介して細胞内に取り込まれるとポリグルタミル化されて葉酸の1,000倍の親和性でdihydrofolate reductase（DHFR）と結合し，ジヒドロ葉酸からテトラヒドロ葉酸への変換を競合的に阻害する（図1）．テトラヒドロ葉酸は，DNAの合成に必要なチミジンとプリン体の生合成に必須であり，テトラヒドロ葉酸合成が阻害されると細胞増殖が抑制される[2]．

ロイコボリン（LV）は細胞に入るとMTXの存在下でもテトラヒドロ葉酸合成を可能とするが，悪性細胞は正常細胞より細胞内でのMTXポリグルタミル化が強く葉酸が蓄積されにくい[3]．そのた

353

A 代謝拮抗薬/②葉酸拮抗薬

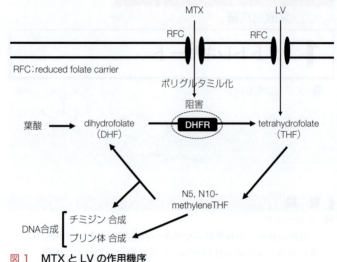

図1 MTXとLVの作用機序

め正常細胞のみを救済することで軽減させる効果がある.

耐性機序には腫瘍細胞における①細胞膜のRFC減少, ②MTXのポリグルタミル化の阻害, ③標的酵素であるDHFR活性の上昇, ④*Rb*や*p53*などの腫瘍抑制遺伝子の変異などが考えられている[4].

薬物動態

1 吸　収[5]

一般に抗悪性腫瘍薬としてのMTXは点滴静注で投与される. 経口投与した場合は速やかに吸収されるが非効率的である. また, 吸収効率には個人差が大きいが, 食事摂取の影響は受けにくい.

2 分　布

肺・心筋・肝臓・腎臓・髄液へ分布する. また, 投与量の0.01%が乳汁移行する.

3 代謝・排泄

肝臓で7-OH-MTXに代謝される. 腎排泄が主体であり24時間までの尿中排泄率は68〜100%, 尿中総7-OH-MTX量は尿中総MTX量の2.2〜10.8%である.

4 蛋白結合

おもな結合蛋白はアルブミンと考えられている[6]. 血漿蛋白結合

率は健常者で 50.4 ± 1.9％，がん患者で 32.3 ± 3.6％と報告されている．小児における血漿蛋白結合率の中央値は 48.54％（幅 16.57〜89.99％）であった[7]．

pharmacodynamics

MTX 大量療法において，血漿中に対する脳脊髄液濃度の比率は約 1％程度である[8]．

血中濃度の危険限界は 24 時間値で 1×10^{-5} mol/L，48 時間値で 1×10^{-6} mol/L，72 時間値で 1×10^{-7} mol/L であるので危険限界以上の濃度の際はロイコボリンの増量投与・LV 救援投与の延長などを行う．

special population

MTX・LV 救援療法では多量の MTX が第三スペース（胸水，腹水，浮腫など）の体液に移行し低濃度の持続時間が延長し，副作用が増強することから，明らかに第三スペースに体液が存在する患者は投与禁忌である．

血液透析 4 時間の除去率は 10.8％と低値であり，腹膜透析はほとんど効果がみられない．

投与スケジュール

- 各疾患の各レジメンに従って投与する．

【MTX・LV 救援療法】

MTX の投与間隔は 1〜4 週間とする．

- **肉腫**：1 週間に 1 回 100〜300 mg/kg を約 6 時間で点滴静注．その後，LV の投与を行う*．
- **急性白血病，悪性リンパ腫**：有効な MTX 脳脊髄液濃度を得るには，1 回 30 mg/kg 以上の静脈内注射が必要である．通常，1 週間に 1 回 30〜100 mg/kg を約 6 時間で点滴静注．その後，LV の投与を行う*．尿が酸性に傾くと MTX の結晶が尿細管に沈着するため，尿のアルカリ化と十分な補液を行い，メトトレキサートの尿への排泄を促す．また，尿を酸性化する利尿薬（フロセミド，エタクリン酸，チアジド系利尿薬など）の使用を避ける．

＊：LV の投与は，MTX 投与終了後，通常 3 時間後より 15 mg を 3 時間ごとに 9 回静脈内注射，以後 6 時間ごとに 8 回静脈内または筋肉内注射する．重篤な副作用が現れた場合には LV の用量を増加し投与期間を延長する．

A 代謝拮抗薬／②葉酸拮抗薬

表1 併用に注意を要する薬物

薬剤名	機序
非ステロイド性抗炎症薬（NSAIDs）	NSAIDsの腎プロスタグランジン合成阻害作用によって腎血流量低下やNa・水分貯留傾向を生じ，MTXの排泄が遅延する
スルホンアミド系薬，テトラサイクリン，クロラムフェニコール，フェニトイン，バルビツール酸誘導体	併用薬物が血漿蛋白と結合しているMTXを競合的に置換遊離し，MTX濃度が上昇する
スルファメトキサゾール・トリメトプリム（ST合剤）	MTXとST合剤それぞれの葉酸代謝阻害作用が協力的に作用する
ペニシリン系抗菌薬（ピペラシリンナトリウムなど），シプロフロキサシン，プロベネシド	MTXの腎排泄を阻害する
レフルノミド	併用により骨髄抑制などの副作用が増強される
プロトンポンプ阻害薬	機序不明だがMTXの血中濃度が上昇することがある
ポルフィマーナトリウム	光感受性を高める作用があり，光線過敏症を生じる可能性がある

【髄腔内注入】

1回の注射量を0.2〜0.4 mg/kgとして，2〜7日ごとに1回髄腔内注入する．

薬物相互作用（表1）

表1に示す薬物では副作用が増強する可能性があるため頻回に臨床検査を行うなど観察を十分に行い，異常が認められた場合にはMTXの減量，休薬など適切な処置を行う．

文献

1）メソトレキセート®点滴静注液，医薬品インタビューフォーム
2）Howard SC et al：Oncologist **21**：1471-1482, 2016
3）Schmiegelow K：Br J Haematol **146**：489-503, 2009
4）Bertino JR et al：Stem Cells **14**：5-9, 1996
5）Hamed KM et al：Cureus **14**：e29518, 2022
6）Steele WH et al：Eur J Clin Pharmacol **15**：363-366, 1979
7）Dong WC et al：Front Pharmacol **12**：636975, 2021
8）Schmiegelow K：Br J Haematol **146**：489-503, 2009

| A 代謝拮抗薬 | ②葉酸拮抗薬 |

2 ペメトレキセド

商 アリムタ

概　説[1]

1 有効がん種

切除不能な進行・再発の非小細胞肺がん，悪性胸膜中皮腫．

2 副作用

骨髄抑制として白血球減少（71.6％），好中球減少（64.4％），ヘモグロビン減少（54.2％），リンパ球減少（51.1％），血小板減少（46.2％），貧血，発熱性好中球減少，汎血球減少症がみられる．また，20％以上の頻度で食欲不振，悪心・嘔吐，AST上昇，ALT上昇，LDH上昇，ALP上昇，発疹，倦怠感，発熱，CRP上昇などの副作用が生じる．3.6％の頻度で間質性肺炎が報告されている．

3 調製時の注意点

Caを含有する溶液との混合により，濁りまたは沈殿が生じる．本薬の溶解・希釈には生理食塩液のみを使用する．また他剤とは混注しない．

溶解後は速やかに投与する．保存は冷蔵（2〜8℃）にて行い24時間以内に使用する．

作用機序と耐性機序[2]

ペメトレキセド（PEM）は細胞内でポリグルタミン酸化を受け，細胞内滞留性が上がると同時にピリミジンおよびプリン合成に関与する葉酸代謝酵素に対する親和性が増大する．PEMおよびそのポリグルタミン酸塩はチミジル酸シンターゼ（TS），ジヒドロ葉酸レダクターゼ（DHFR），グリシンアミドリボヌクレオチドホルミルトランスフェラーゼ（GARFT）などのチミンおよびプリンヌクレオチド生合成にかかわる複数の葉酸代謝酵素を阻害することにより，DNAやRNAの合成を阻害し，増殖阻害や細胞死を誘発する（図1）．

A 代謝拮抗薬/②葉酸拮抗薬

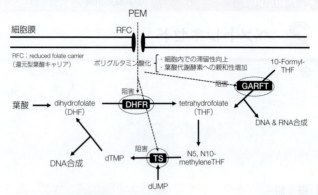

図1 PEMの作用機序
DHFR：ジヒドロ葉酸レダクターゼ，TS：チミジル酸シンターゼ，GARFT：グリシンアミドリボヌクレオチドホルミルトランスフェラーゼ，dTMP：デオキシチミジン一リン酸，dUMP：デオキシウリジン一リン酸．

耐性機序として①DHFR過剰発現や酵素アミノ酸置換によるPEM親和性低下，②細胞膜蛋白（replication factor C：RFC）の質的または量的変化による細胞内移行の障害，③アデノシン三リン酸駆動性蛋白を介した細胞内からのPEM排出の増加，④酵素活性低下によるPEMのポリグルタミン酸化の減少などが想定されている．

薬物動態

PEM 500 mg/m^2（10分間点滴）でのC_{max}は115 μg/mL，AUCは158 μg・時/mL，$T_{1/2}$は2.62時間であった．

1 分布

マウスを用いた動物実験によると，速やかに各組織へ分布するが，特に腎臓と肝臓に分布しやすい．

2 代謝・排泄

大部分は代謝を受けず，未変化体のまま尿中に排出される．動物実験から胆汁へも排泄される．

3 蛋白結合

濃度0.5〜200 μg/mLでは約81%が血漿蛋白と結合し，濃度220〜1,100 μg/mLでは濃度に依存して蛋白結合率が低下する（76.7〜58.4%）．血漿蛋白結合率は腎機能障害の影響を大きく受けない．

pharmacodynamics[2,3]

DNAのうちアデノシン合成には葉酸からメチオニンが生成され

2. ペメトレキセド

る経路が関与し，ビタミン B_{12} はメチオニン合成酵素の補酵素である．本薬投与による葉酸・ビタミン B_{12} 欠乏は重篤な有害事象発生のリスクとなるが，その補充療法を行うことで毒性が軽減される．

special population[1]

腎機能低下患者（Ccr 45 mL/分）に本薬 500 mg/m² を投与した場合，腎機能が正常な患者に比較して血漿クリアランスが 32% 低く，AUC が 48% 増大する．

投与スケジュール[注1]

通常，成人には 1 日 1 回 500 mg/m²（体表面積）を 10 分間かけて点滴静注し，少なくとも 20 日間休薬する．これを 1 コースとし，投与を繰り返す．

薬物相互作用

本薬 500 mg/m² とアスピリン 325 mg を 6 時間ごと（1.3 g/日）に併用投与しても，本薬の薬物動態は影響を受けなかった．

イブプロフェンとの併用で本薬の AUC は 20% 増加，クリアランスは 16% 低下，C_{max} は 15% 上昇する[4]．軽度から中等度の腎機能障害（Ccr 45〜79 mL/分）の患者への半減期の短い NSAIDs 併用は，本薬投与の 2 日前から投与 2 日後の 5 日間は控えることが望ましい．

NSAIDs や腎毒性を有する薬物または腎排泄型薬物（プロベネシド，ペニシリンなど）では PEM のクリアランスの低下・遅延により血中濃度が増加し，副作用が増強するおそれがあるため注意する．

文 献

1) アリムタ® 注射用，医薬品インタビューフォーム
2) Alex AA：Clin Lung Cancer **5**（Suppl 2）：S51-S55, 2004
3) Nakagawa K et al：Br J Cancer **95**：677-682, 2006
4) Sweeney CJ et al：Clin Cancer Res **12**：536-542, 2006

注1：重篤な副作用の発現を軽減するため，葉酸およびビタミン B_{12} を投与する．
・葉酸：初回投与の 7 日以上前から葉酸として 1 日 1 回 0.5 mg を連日経口投与する．本薬の投与を中止または終了する場合には，最終投与日から 22 日目まで可能な限り葉酸を投与する．
・ビタミン B_{12}：初回投与の少なくとも 7 日前に，ビタミン B_{12} として 1 回 1 mg を筋肉内投与する．その後，投与期間中および投与中止後 22 日目まで 9 週ごと（3 コースごと）に 1 回投与する．

A 代謝拮抗薬

③ ピリミジン拮抗薬

1 フルオロウラシル

商 5-FU

概　説

　大腸がん，膵臓がん，胃がんなどの消化器がんに用いられる．そ
のほか，乳がん，子宮がん，卵巣がん，皮膚がんなどさまざまな種
類のがんに対して適応承認されている．食道がん，肺がん，頭頸部
がんに対しては，注射剤とほかの抗がん薬または放射線との併用
で使用される．副作用は食欲不振や下痢，悪心・嘔吐などの消化器
症状や全身倦怠感などが比較的多い（表1）．

作用機序

　ピリミジン系代謝拮抗薬に分類される．ピリミジン塩基のウラ
シルの5位の水素を原子の大きさの似たフッ素（F）に換えた化合
物である．ウラシルは核酸（主としてRNA）を構成するピリミジ
ン塩基の1つであり，DNAの構成塩基であるチミンの生体内での
供給源でもある．ウラシルが核酸塩基のなかでもっとも腫瘍細胞
に集まりやすいため，フルオロウラシル（5-FU）が抗腫瘍効果を
発揮しやすいと考えられる．

　5-FUはプロドラッグであり，ウラシルと同じピリミジン代謝酵
素により，細胞内でリン酸化を重ねて，さまざまな活性代謝物に変
換されることが必要である[1]．5-FUの抗腫瘍活性は，RNAの機能
障害とDNAの合成阻害の2つの経路が考えられる．

● **RNAの機能障害**：5-FUが腫瘍細胞内においてリン酸化されて
　5-フルオロウリジン-5'-一リン酸（FUMP），5-フルオロウリジ
　ン-5'-二リン酸（FUDP）を経て5-フルオロウリジン-5'-三リン
　酸（FUTP）となり，FUTPがRNAに取り込まれ，その機能を障
　害する．この作用には高濃度（試験管内で10～100μM：1.3～13
　μg/mL）が必要である[2]．

● **DNA合成阻害**：FUDPが5-フルオロウリジン-5'-2デオキシウリ

1. フルオロウラシル

表1 フルオロウラシルのおもな副作用

おもな副作用，重大な副作用
●激しい下痢，脱水症状
●出血性腸炎，虚血性腸炎，壊死性腸炎などの重篤な腸炎
●汎血球減少，白血球減少，好中球減少，貧血，血小板減少などの骨髄抑制
●ショック，アナフィラキシー様症状
●白質脳症（初期症状：歩行時のふらつき，四肢末端のしびれ感，舌のもつれなど）
●うっ血性心不全，心筋梗塞，安静狭心症
●急性腎不全などの腎機能障害，間質性肺炎
●肝機能障害や黄疸，肝不全，消化管潰瘍，重症の口内炎
●手足症候群（手掌・足蹠の紅斑，疼痛性発赤腫脹，知覚過敏など）
●嗅覚障害，嗅覚脱失
その他の副作用
●食欲不振，下痢，悪心・嘔吐，倦怠感
【0.1～5%未満】
●味覚異常，口渇，腹部膨満感，腹痛，下血，蛋白尿，発疹
●色素沈着，脱毛，浮腫，びらん，水疱，瘙痒感，紅潮，発熱，頭痛
【頻度不明】
●口角炎，舌炎，胸やけ，流涙，結膜炎，糖尿，低Ca血症，耐糖能異常
●めまい，末梢神経障害（しびれ，知覚異常など）
●爪の異常，光線過敏症など

ジン-5'-二リン酸（FdUDP）を経て5-フルオロウリジン-5'-2デオキシウリジン-5'-一リン酸（FdUMP）に変換され，FdUMPが還元型葉酸の5,10-メチレンテトラヒドロ葉酸（5,10-CH_2FH_4）およびチミジル酸合成酵素（TS）とともに強固な三者共有結合（ternary complex）を形成する．TSはDNA合成に必須のチミジン-5'-一リン酸（dTMP）の合成に関する律速酵素であり，このTSの作用が阻害されるとDNA合成が阻害され，抗腫瘍効果を発揮する．DNAの合成阻害は比較的低濃度（0.5～1.0 μM）で発揮されるが時間依存性であり，長時間の曝露を要する[2~6]（図1）．

1 ホリナート

5-FUの活性体であるFdUMPはTSと結合するが，その結合力は弱い．ここに還元型葉酸である5,10-CH_2FH_4ホリナートが加わると三者は強固な結合体を形成する．そこで，5-FU投与時にホリナートを併用すると，細胞内の還元型葉酸が増加し，TSがさらに長期間阻害される[5]．

361

A 代謝拮抗薬/③ピリミジン拮抗薬

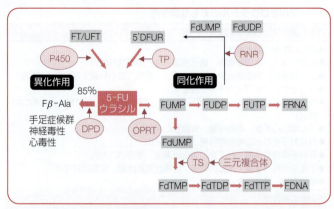

図1 フルオロウラシルの代謝
TP：チミジンホスホリラーゼ，OPRT：オロチン酸ホスホリボシル基転移酵素，RNR：リボヌクレオチド還元酵素，DPD：ジヒドロピリミジン脱水素酵素，CDHP：5-クロロ-2,4-ジヒドロキシピリジン．

薬物動態

1 吸収

胃がん患者3名に5-FUドライシロップ200 mgを経口投与したとき，血中濃度の平均値は投与後15分で0.11 μg/mLの最高値を示し，30分0.01 μg/mL，120分0.008 μg/mLであった．初回通過効果に飽和がみられ，バイオアベイラビリティの個体差は大きい．

2 分布

がん患者に5-FU-2-^{14}C 15 mg/kgを経口投与したとき，24時間後の放射活性は腫瘍，筋肉，皮膚に認められたが，脂肪組織には検出されなかった[7]．

3 代謝・排泄

がん患者に5-FU-2-^{14}Cを経口投与した場合の尿中代謝産物は，投与後4時間まで未変化体の比率が高く，経時的にα-フルオロ-β-ウレイドプロピオン酸および尿素が増加した．がん患者に5-FU-2-^{14}C 15 mg/kgを経口投与後24時間以内に，放射能は呼気中にCO_2として約80%，尿中に約10%排泄された．5-FUの代謝過程にも飽和がみられ，ボーラス投与では高用量でクリアランスが低下し増量以上のAUC増大がみられる．5-FUの半減期は19分と短い．

1. フルオロウラシル

4 蛋白結合[7]

蛋白結合率は $1\sim25\,\mu g/mL$ で $8\sim10\%$ と低い.

special population

1 高齢者

高齢者では生理機能が低下していることが多く,特に骨髄抑制,消化器障害(激しい下痢,口内炎など),皮膚障害,精神神経系の副作用が現れやすいので,用量ならびに投与間隔に留意するなど,患者の状態を観察しながら慎重に投与する.Stage II・IIIの結腸がんの術後補助化学療法の解析において,好中球減少は高齢になるにつれ増加するが,ほかの毒性は変わりがなかった[8].

2 肝機能障害,腎機能障害

ビリルビン $5\,mg/dL$,クレアチニン $3.0\,mg/dL$ まで比較的安全に使用できるとされている.24 時間持続投与の試験において,①クレアチニン $1.5\,mg/dL$ 以上 $3.0\,mg/dL$ 以下,ビリルビン正常,②ビリルビン $1.5\,mg/dL$ 以上 $5.0\,mg/dL$ 未満,クレアチニン正常,③ビリルビン $5.0\,mg/dL$ 以上,クレアチニン正常,の3群すべてで,5-FU は $2,600\,mg/m^2$投与が可能であったと報告されている[9].

投与スケジュール

大量の 5-FU を単回に急速に投与すると,RNA の機能障害を起こして抗腫瘍効果を発揮する.一方,比較的低濃度の 5-FU を長時間静脈内に投与した際には,DNA の合成阻害によって抗腫瘍効果が起こると考えられ,これを基本にさまざまな投与法の開発がなされてきた.単回投与では骨髄抑制や下痢,口内炎の副作用が持続投与より高頻度にみられる.また 5-FU をより長時間体内にとどめ,効果を高めることを目的に改良された経口剤として,テガフール・ウラシル(ユーエフティ®)や,同時に副作用も軽減できるよう工夫されたテガフール・ギメラシル・オテラシル(ティーエスワン®),カペシタビン(ゼローダ®)などが開発されている.

薬物相互作用

●**ソリブジン**:ソリブジンとの薬物相互作用は大きな社会問題に発展した.5-FU を服用していた患者が帯状疱疹になり抗ウイルス薬であるソリブジンを服用したところ,ソリブジン発売後 40日以内に 18 人が亡くなり,ソリブジンの発売が中止された.これは 5-FU を代謝するジヒドロピリミジン脱水素酵素(DPD)が

A 代謝拮抗薬/③ピリミジン拮抗薬

　　ソリブジンの代謝物で阻害されたためである[10].
- **フェニトイン**：機序は不明であるが，フェニトインの血中濃度を上昇させる．構音障害，運動失調，意識障害などのフェニトイン中毒が現れることがある.
- **ワルファリン**：機序は不明であるが，ワルファリンの作用を増強させることがあるので，凝固能の変動に注意する[11].

文　献

1) Grem J：5-Fluorinated pyrimidines. Cancer Chemotherapy and Biotherapy：Principles and Practice, Chaber B et al（eds）, Lippincott Raven, Philadelphia, p1687-1690, 1996
2) Aschele C et al：Cancer Res **52**：1855-1864, 1992
3) Carreras CW et al：Annu Rev Biochem **64**：721-762, 1995
4) Danenberg PV：Biochim Biophys Acta **473**：73-92, 1977
5) Morgan RG：Cancer **63**：1008-1012, 1977
6) Hartmann KU et al：J Biol Chem **236**：3006-3013, 1961
7) Chaudhuri NK et al：Cancer Res **18**：318-328, 1958
8) Sargent DJ et al：N Engl J Med **345**：1091-1097, 2001
9) Fleming GF et al：Ann Oncol **14**：1142-1147, 2003
10) Diasio RB：Br J Clin Pharmacol **46**：1-4, 1998
11) Hata T et al：Cancer Chemother Pharmacol **78**：389-396, 2016

| A 代謝拮抗薬 | ③ピリミジン拮抗薬 |

2 カペシタビン

🈺 ゼローダ

概　説

　カペシタビンは各組織で段階的にフルオロウラシル（5-FU）に変換されることにより，全身への 5-FU の曝露を最小限とする一方で，高用量の 5-FU を腫瘍選択的に供給することを目的とした 5-FU のプロドラッグである．腸上皮で活性化され下痢が問題となるドキシフルリジン（5'-DFUR）をさらにプロドラッグ化したものである．手術不能または再発乳がん，結腸・直腸がん，治癒切除不能な進行・再発胃がんに対して認可されている．副作用として 5-FU でみられる下痢，骨髄抑制をきたすほか，手足症候群をきたす（表1）．

　手足症候群が炎症を誘導することから，COX-2 阻害薬であるセレコキシブの局所使用が，手足症候群の発生頻度やカペシタビンの減量を有意に減少させることが示されている[1]．

作用機序と耐性機序

1 作用機序

　服薬後未変化体として消化管から吸収され，肝臓に大部分が局在するカルボキシエステラーゼ（CE）により 5'-デオキシ-5-フルオロシチジン（5'-DFCR）に変換されたあと，肝臓および腫瘍組織で活性の高いシチジンデアミナーゼ（CDA）により 5'-DFUR に変換される．さらに腫瘍組織で活性の高いチミジンホスホリラーゼ（TP）が 5-FU へ変換し，腫瘍組織選択的に 5-FU を生成する．

2 耐性機序

　担がんマウスにおける検討では，カペシタビン不応性・耐性がんでは腫瘍組織内の TP による 5'-DFUR から 5-FU への変換が不十分

Ａ 代謝拮抗薬/③ピリミジン拮抗薬

表 1　カペシタビンのおもな副作用

副作用	特　徴
手足症候群	カペシタビンに特徴的な副作用であり用量制限毒性である．症状発現の中央値は 2 コース目である．四肢末端部を好発部位として，軽度なものでは紅斑，高度なものでは疼痛を伴う発赤腫脹をきたす．Grade 3（潰瘍，水疱形成など）に至る症例においては，消失・軽快までにより長期間を必要とする
消化器毒性	5-FU の誘導体であるため下痢，口内炎が認められる．悪心，食欲不振も Grade 1〜2 程度のものが認められる．消失までの期間は 2 週間以内と比較的早期であることが多い
皮膚色素沈着	5-FU 系の抗がん薬で認められ本薬投与時にも出現する
肝機能障害	ビリルビン上昇が多いが，上昇は一過性でほかの肝酵素との関連は認められていない．Grade 3 に至る症例では回復までに長期間を要するため，症状悪化の前に休薬が必要である
血液毒性	重篤なものは少ない

であった．したがって 5-FU への変換不全が耐性機序の 1 つと考えられる．

薬物動態

１　吸　収

　経口投与後，大部分が速やかに消化管より吸収され，5′-DFCR，5′-DFUR さらに 5-FU に変換される．いずれの代謝物も投与後 1.1〜1.3 時間で C_{max} に達する．

２　分　布

　広範な組織に分布し，特に代謝・排泄に関与する肝臓，腎臓および膀胱に多く分布するが，脳への分布は血漿の 1/10 以下である．

３　代謝・排泄

　作用機序に示した 3 種類の酵素により順次代謝され，5-FU となる．5-FU の代謝については「Ⅱ-2-A-③-1．フルオロウラシル」（p362）を参照されたい．固形がん患者における検討では，経口投与後 24 時間までに投与量の 70〜80％が尿中に排泄され，便中排泄は少なかった．未変化体の尿中排泄率は約 3％と少なく，5-FU の代謝物である α−フルオロ−β−アラニン（FBAL）が約 50％を示した．

４　蛋白結合

　おもにアルブミンと結合するが，蛋白結合率はカペシタビンと 5′-DFUR が 50〜60％，5′-DFCR と 5-FU が 10％と低値である．したがって，血漿蛋白結合置換による他剤との相互作用を示す可能

性は低いと考えられる.

special population

1 高齢者

高齢者は腎機能などの生理機能が低下していることから注意深い観察が必要である.80歳以上の高齢者において,重度の下痢,悪心・嘔吐などの発現率が上昇したとの報告がある.

2 肝機能障害

肝転移などによる軽〜中等度の肝機能障害患者に対し,特別な投与量の調整は必要ないが,十分な注意が必要である.高度肝機能障害患者に対する本剤の安全性は検討されていない.

3 腎機能障害

腎機能障害時には十分な注意が必要である.海外における検討では,中等度腎機能障害(Ccr 30〜50 mL/分)はカペシタビン,5'-DFCR,5-FU の AUC に影響を与えなかったが,5'-DFUR,FBAL の AUC を 35% 上昇させた.5'-DFUR の AUC 上昇は組織中の 5-FU の曝露と密接な関係があり,Grade 3・4 の副作用発現も増加する.したがって,中等度腎機能障害例では本薬開始用量を 75% に減量する.さらに,投与開始前の Ccr が 30 mL/分未満では,Grade 4 の副作用発現率が高く,投与禁忌である.軽度腎機能障害(Ccr 51〜80 mL/分)では開始用量の調整は必要ないが,Grade 2 以上の有害事象が生じた際には,添付文書に記載のある減量・休薬規定を参考に注意深い経過観察が必要である.

4 食事の影響

主要な薬物動態パラメーターである 5'-DFUR の C_{max} は,食後投与と比較し,絶食投与では 53% 増加した.しかし AUC では 15% の変化を認めたのみであり,臨床上問題となる食事の影響はないものと考えられている.しかし,重要な臨床試験はすべて食後投与で行われており,食後投与が推奨される.

投与スケジュール

1日2回の内服(朝食後と夕食後それぞれ食後 30 分以内)を以下のスケジュールで行う.

- A法:手術不能または再発乳がん.表2に示す投与量を 21 日間連日経口投与し,その後 7 日間休薬する.これを 1 コースとして投与を繰り返す.
- B法:手術不能または再発乳がん,結腸・直腸がんにおける術後

A 代謝拮抗薬/③ピリミジン拮抗薬

表2　A法における1回用量

体表面積	1回用量
1.31 m²未満	900 mg
1.31 m²以上 1.64 m²未満	1,200 mg
1.64 m²以上	1,500 mg

表3　B法における1回用量

体表面積	1回用量
1.33 m²未満	1,500 mg
1.33 m²以上 1.57 m²未満	1,800 mg
1.57 m²以上 1.81 m²未満	2,100 mg
1.81 m²以上	2,400 mg

表4　C法における1回用量

体表面積	1回用量
1.36 m²未満	1,200 mg
1.36 m²以上 1.66 m²未満	1,500 mg
1.66 m²以上 1.96 m²未満	1,800 mg
1.96 m²以上	2,100 mg

表5　D法における1回用量

体表面積	1回用量
1.31 m²未満	900 mg
1.31 m²以上 1.64 m²未満	1,200 mg
1.64 m²以上	1,500 mg

補助化学療法. 表3に示す投与量を14日間連日経口投与し, その後7日間休薬する. これを1コースとして投与を繰り返す.

- ●C法：治癒切除不能な進行・再発結腸・直腸がんにおけるほかの抗悪性腫瘍薬と併用, および胃がんにおける白金製剤と併用. 表4に示す投与量を14日間連日経口投与し, その後7日間休薬する. これを1コースとして投与を繰り返す.
- ●D法：直腸がんにおける補助化学療法で放射線照射との併用療法. 表5に示す投与量を5日間連日経口投与し, その後2日間休薬する. これを1コースとして投与を繰り返す.

薬物相互作用

　in vitro の検討では，未変化物および代謝物はチトクロム P450 を抑制しない．しかし CYP2C9 の酵素蛋白合成系に影響し，酵素活性を低下させる可能性が示唆されている．特に経口クマリン系抗凝固薬を併用中の患者では血液凝固能検査値異常，出血の発現が報告されているため，PT-INR などの凝固検査を定期的に実施する．投与開始後数日から数ヵ月後に出現し，投与中止後 1 ヵ月以内にも発現している．また，CYP2C9 で代謝されるフェニトインについても血漿中濃度の上昇が報告されており，定期的な濃度測定が必要である．

　なお，同じ 5-FU の誘導体である S-1 は，5-FU の代謝を阻害するギメラシルが配合されていることから，カペシタビンとの併用により血中 5-FU 濃度が著しく上昇するため併用禁忌である．

文　献

1) Santhosh A et al：J Clin Oncol **42**：1821-1829, 2024

| A 代謝拮抗薬 | ③ピリミジン拮抗薬 |

3 テガフール・ギメラシル・オテラシル (S-1)

商 ティーエスワン

テガフール　ギメラシル　オテラシル

概 説

胃がん，頭頸部がん，結腸・直腸がん，非小細胞肺がん，手術不能または再発乳がん，膵臓がん，胆道がん，ホルモン受容体陽性かつ HER2 陰性で再発高リスクの術後乳がんに対して適応を有している．おもな副作用は白血球減少，好中球減少，ヘモグロビン減少，血小板減少，AST・ALT の上昇，食欲不振，悪心・嘔吐，下痢，全身倦怠感，口内炎，色素沈着，発疹である（表 1）．

作用機序と耐性機序

1 作用機序（図 1）[1,2]

S-1 はフルオロウラシル（5-FU）のプロドラッグであるテガフール（FT）に，ギメラシル（CDHP），オテラシル（Oxo）を FT：CDHP：Oxo＝1：0.4：1（モル比）で配合したバイオケミカルモジュレーションを利用した経口フッ化ピリミジン製剤である．抗腫瘍効果は FT から徐々に変換される 5-FU による．CDHP は 5-FU を代謝する肝臓内ジヒドロピリミジン脱水素酵素（DPD）活性を強く阻害し，5-FU の血中濃度を維持する．CDHP は肝臓内の DPD のみならず，腫瘍内の DPD 活性をも同時に阻害することで腫瘍内 5-FU 濃度を維持し，殺細胞効果を増強する．また，Oxo は経口投与時に消化管粘膜細胞に高濃度に分布し，抗腫瘍効果を減弱することなく消化管で 5-FU を酸化するオロチン酸ホスホリボシル基転移酵素（OPRT）を阻害することで，下痢を軽減する．

2 耐性機序[3]

5-FU と同様に，標的酵素のチミジル酸合成酵素（TS）活性高値は耐性因子であるが，分解酵素の DPD 発現の多寡は抗腫瘍効果と関連がない．また，5-FU のリン酸化に関与する OPRT の腫瘍内発

370

3. テガフール・ギメラシル・オテラシル (S-1)

表1 S-1 のおもな副作用

副作用	特　徴
骨髄抑制	用量制限毒性であり注意を要する．各クール開始前および投与期間中は2週間に1回以上，特に1クール目や増量時には頻回に血液検査を行う
肝機能障害	劇症肝炎などの重篤な肝機能障害が起こることがある．投与を中止し，安静と同時に肝庇護療法を行う
腸炎	下痢が出現した場合，継続投与により出血性腸炎，虚血性腸炎などが出現し，水様便・脱水症状が重篤化することがある．減量休薬を行いつつ，脱水症状に対する処置を行う
間質性肺炎	初期症状と考えられる息切れ，咳，発熱あるいはかぜ様症状などの臨床症状を十分観察し，胸部X線検査の実施，間質性肺炎の血清マーカーの測定によって間質性肺炎の早期発見に努める．間質性肺炎の機序は明確ではないが，ステロイド療法にて軽快している症例が多いことからアレルギー性間質性肺炎様の臨床経過を示すと考えられる
色素沈着	皮膚や爪，指先などが黒くなる．5-FU は光感作物質のため，露出部に強く色素沈着が生じることがある．直射日光を避けるように注意する
流涙	涙管の狭窄あるいは閉塞による流涙の誘発が起こることがある．対策は S-1 の休薬と，涙道狭窄が考えられる場合は涙点切開，シリコンチューブ留置である

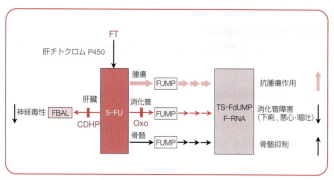

図1 S-1 の作用機序

Ⓐ 代謝拮抗薬/③ピリミジン拮抗薬

現が治療応答性に関与する可能性が示唆されている.

■ 薬物動態[4]

❶ 分　布

FT が転移性脳腫瘍患者で髄液内に移行することから, FT は血液脳関門を通過するものと考えられる. CDHP, Oxo の髄液への移行については不明である. 胎児への移行性については低いながらも確認されている. また乳汁中への移行性も認められる.

❷ 代謝・排泄

- ●FT：「Ⅱ-2-A-③-4. テガフール・ウラシル（UFT）」（p376）を参照.
- ●CDHP：肝臓, 小腸, 腫瘍, 血漿のいずれにおいても代謝されない. CDHP はおもに未変化体として存在し, 一部が CDHP 硫酸抱合体に代謝され, 尿中排泄は 50% 以上で未変化体での腎排泄率が高く, 腎機能低下時に血漿中濃度が上昇する.
- ●Oxo：胃液（酸性 pH）により 5-アザウラシル（5-AZU）に分解される. また, 盲腸内容物（滅菌により代謝されないことから腸内細菌の関与が示唆）によりシアヌル酸（CA）に代謝された. 尿中排泄率は Oxo が 5% 以下, CA が約 10% である.

❸ 蛋白結合

各配合成分および 5-FU のヒト血清での蛋白結合率は FT 49〜56%, CDHP 32〜33%, Oxo 7〜10%, 5-FU 17〜20%（in vitro）.

■ pharmacodynamics[5,6]

胃がんでは投与後の好中球減少と予後が相関することが後ろ向き研究で示された.

■ special population

❶ 肝機能障害

劇症肝炎などの肝機能障害が報告されている. FT 投与により肝機能障害が悪化する可能性があり, 慎重投与となっている.

❷ 腎機能障害

5-FU の異化代謝酵素 DPD を阻害する CDHP の腎排泄が低下し, 血中 5-FU 濃度が上昇し, 骨髄抑制などの副作用が強く現れる. Ccr が 30〜50 mL/分の場合は 1 段階減量を考慮し, 30 mL/分以下となった場合は投与不可（表2）.

3. テガフール・ギメラシル・オテラシル（S-1）

表2　クレアチニンクリアランス推定値からみた S-1 の投与開始量

クレアチニンクリアランス推定値	投与開始量
80 mL/分以上	基準投与量開始
50 mL/分以上 80 mL/分未満	必要に応じて 1 段階減量投与量から開始
30 mL/分以上 50 mL/分未満	1 段階以上の減量投与量から開始
30 mL/分以下	投与不可

表3　S-1 の投与量

体表面積 (m²)	S-1 (mg/日)	1 日の投与スケジュール体表面積（mg）	
		〈朝食後〉	〈夕食後〉
<1.25	80	40	40
1.25〜1.49	100	50	50
≧1.50	120	60	60

投与スケジュール

　S-1 は通常成人には初回投与量（1 回量）を体表面積に合わせて表3の基準量とし，朝食後および夕食後の 1 日 2 回，28 日間連日経口投与し，その後 14 日間休薬する．これを 1 クールとして繰り返す．なお，患者の状態により適宜増減する．増減量の段階を 40，50，60，75 mg/回とする．増量は初回基準量から 1 段階までとし，75 mg/回を限度とする．また減量は通常 1 段階ずつ行い，最低投与量は 40 mg/回とする．胃がん，大腸がんのオキサリプラチンとの併用では 2 週投与 1 週休薬のみだが，大腸がんのイリノテカン併用では 2 週投与 2 週休薬もある．また，膵がんではゲムシタビンとの併用で 2 週投与 1 週休薬だが，S-1 の投与量が 80 mg/m²→60 mg/m² へ減量となる．

薬理遺伝学[7]

　FT はおもに CYP2A6 により 5-FU に変換される．CYP2A6 活性はアジア人と比較して白人で高く，*CYP2A6*4* の遺伝子多型を有する患者では活性が欠損または低く FT 代謝が遷延する．このアレル頻度は日本人では約 20% と，欧米人に比較して高い．日本における S-1 80 mg/m²/日の用量制限毒性（DLT）は骨髄抑制であるが，海外における S-1 の至適投与量は 60 mg/m²/日と日本の設定用量よ

り少なく，また，DLT は下痢であった．この至適投与量や DLT の差異を *CYP2A6* 遺伝子多型から説明する考えもあるが，体表面積補正を行った場合の 5-FU の AUC に差がないとする報告もある．

薬物相互作用

　S-1 以外のフッ化ピリミジン系抗がん薬や UFT/ホリナート（LV）療法，フッ化ピリミジン系抗真菌薬との併用は，血中 5-FU 濃度が著しく上昇するために禁忌である．S-1 投与中および投与中止後少なくとも 7 日以内はフッ化ピリミジン系抗がん薬（FT）の投与を行わない．また，フェニトイン使用中の患者への投与は FT によってフェニトインの代謝が抑制され，フェニトインの血中濃度が上昇し，フェニトイン中毒が発現する可能性がある．また，ワルファリンの作用を増強することがあるので，ワルファリン使用患者では凝固能の変動に注意する．

文 献

1) Shirasaka T et al：Cancer Res **56**：2602-2606, 1996
2) Shirasaka T et al：Anticancer Drugs **7**：548-557, 1996
3) Ichikawa W et al：Int J Cancer **119**：1927-1933, 2006
4) 山本佳男ほか：薬物動態 **12**：630-644, 1997
5) Nagashima F et al：Gastric Cancer **8**：6-11, 2005
6) Yamanaka T et al：Br J Cancer **97**：37-42, 2007
7) Ichikawa W et al：Clin Pharmacol Ther **84**：203, 2008

A 代謝拮抗薬	③ピリミジン拮抗薬

4 テガフール・ウラシル（UFT）

🄫 ユーエフティ，ユーエフティ E

テガフール　　ウラシル

概　説[1,2]

　バイオケミカルモジュレーションの理論に基づき，テガフール（FT）とウラシルを 1：4 のモル比で配合した経口フッ化ピリミジン製剤である．カプセル剤と腸溶顆粒剤（E 顆粒）の 2 剤型がある．結腸・直腸がんと肺がんの術後に使用される．おもな副作用は食欲不振，悪心・嘔吐，下痢などの消化器症状，白血球減少，血小板減少，貧血などの血液障害，肝機能障害，色素沈着などである（表 1）．

作用機序と耐性機序[3]

1 作用機序

　UFT の抗腫瘍効果は，配合された FT がおもに肝臓の CYP2A6 に

表 1　UFT のおもな副作用

副作用	特　徴
骨髄抑制	骨髄抑制に先立ち下痢が発現している症例が多い．下痢の発現時は血液検査を行い，投与を中止するなど適切に対応する
肝機能障害	投与を中止し，安静と同時に肝庇護療法を行う
腸炎	下痢が出現した場合，継続投与により出血性腸炎，虚血性腸炎などが現れ，水様便・脱水症状が重篤化することがある．減量休薬を行いつつ，脱水症状に対する処置を行う
白質脳症	初期症状は歩行時のふらつき，口のもつれ，物忘れである．UFT を 3 ヵ月以上投与すると出現することがある．可逆的な神経障害であるため，早期に発見し，UFT の投与を中止する
口内炎	重篤な口内炎はおもに投与開始 3 週間以内に発現している．投与初期の口内炎発現は骨髄抑制の前徴となりうる
嗅覚脱失	投与開始 6 ヵ月以上で発現する．においを弱くしか感じない嗅覚異常の段階での早期発見が肝要である

Ａ 代謝拮抗薬/③ピリミジン拮抗薬

より徐々に変換された5-FUによる．UFTに配合されたウラシル
は，5-FUを分解するジヒドロピリミジン脱水素酵素（DPD）を可
逆的に競合阻害し，5-FUの血中濃度を高め抗腫瘍効果を増強す
る．FT：ウラシルの配合比を1：4のモル比としたときに，血中に
比し腫瘍内の5-FU濃度が最高となる．ウラシルは核酸構成成分で
あるピリミジン塩基の1つで，単独では抗腫瘍作用，毒性をほぼ示
さない．また，DPDの阻害効果はS-1に配合されているギメラシ
ルより弱い．

❷ 耐性機序

5-FUと同様に，標的酵素のチミジル酸合成酵素（TS）活性高値，
分解酵素のDPD活性高値は耐性因子である．

薬物動態

❶ 分　布

投与時のFT，5-FU，ウラシルの血液脳関門通過，胎児，乳汁中，
髄液への移行がいずれも確認される．また臨床例では原発腫瘍や
転移リンパ節の5-FU濃度は周辺正常組織より高値を示す．

❷ 代謝・排泄[4,5]

FTは肝臓のおもにCYP2A6により5-FUへ変換される．UFT投
与時のFTはほぼ24時間以内に代謝される．尿中排泄率はFTとし
て約10％，5-FUはわずか（＜2％）である．

❸ 血液透析による除去率

透析前後の除去率は，血中FT，5-FU，ウラシルのいずれも約
40〜50％である．

pharmacodynamics[6]

がん患者にクロスオーバー法で空腹時および食後（高脂肪食摂取
後）にホリナート（LV）30 mgおよびUFT（FT 200 mg相当量）を
投与した場合，空腹時に比べて食後投与時のウラシルと5-FUの
AUCはそれぞれ66％，37％減少し，LVのAUCは61％上昇した．
一方，FTのAUCには著明な変化は認められなかった．この食事に
よるPKの変化とPDの関連は明らかにされていない．

special population

❶ 肝機能障害

「Ⅱ-2-Ａ-③-3．テガフール・ギメラシル・オテラシル（S-1）」
（p372）参照．

4．テガフール・ウラシル（UFT）

表2　LV/UFT 療法における UFT の投与量

体表面積 (m²)	UFT (mg/日)	1 日の投与スケジュール体表面積（mg）		
		〈午前〉	〈午後〉	〈夜間〉
<1.17	300	100	100	100
1.17〜1.49	400	200	100	100
1.50〜1.83	500	200	200	100
>1.83	600	200	200	200

② 腎機能障害

腎排泄が減少し，副作用が強く現れるおそれがある．また，腎機能障害が悪化する可能性があり，慎重投与となっている．

投与スケジュール[7]

UFT は通常 1 日量として FT 300〜600 mg 相当量を 1 日 2〜3 回に分割投与する．UFT/LV 療法は結腸・直腸がんに対し，FT 300〜600 mg 相当量（300 mg/m²を基準）を 1 日 3 回に分けて（約 8 時間ごとに）食事の前後 1 時間を避けて投与する．LV は，通常成人には LV として 75 mg を 1 日 3 回に分けて（約 8 時間ごとに），UFT と同時に経口投与する．以上を 28 日間連日投与したあと 7 日間休薬する（表2）．これを 1 クールとして投与を繰り返す．

薬理遺伝学[7]

UFT/LV のブリッジング試験では，米国人に比較して日本人の 5-FU の AUC は高い傾向にあったが，体表面積による補正値には差がなかった［「Ⅱ-2-A-③-3．テガフール・ギメラシル・オテラシル（S-1）」（p373）参照］．

薬物相互作用

S-1 との併用は禁忌である［「Ⅱ-2-A-③-3．テガフール・ギメラシル・オテラシル（S-1）」（p374）参照］．

文　献

1) 藤井節郎ほか：癌と化療 6：377-384，1979
2) Takiuchi H et al：Clin Oncol 16：2877-2885, 1998
3) Ichikawa W et al：Clin Cancer Res 9：786-791, 2003
4) Ikeda K et al：Clin Cancer Res 6：4409-4415, 2000
5) Nakajima M et al：Clin Pharmacol Ther 80：282-297, 2004
6) Damle B et al：Clin Cancer Res 7：517-523, 2001
7) Shirao K et al：J Clin Oncol 22：3466-3474, 2004

| A　代謝拮抗薬 | ③ピリミジン拮抗薬 |

5 トリフルリジン・チピラシル (TAS-102)

商 ロンサーフ

トリフルリジン　　　チピラシル

概　説

1 有効がん種

TAS-102 はわが国で開発された経口ヌクレオシド系抗悪性腫瘍薬であり，抗がん活性成分であるトリフルリジン（FTD）とチミジンホスホリラーゼ（TP）の特異的阻害薬であるチピラシル（TPI）とを 1：0.5 のモル比で配合した合剤である.

国際共同第Ⅲ相試験の結果，治癒切除不能な進行・再発の結腸・直腸がんに対するトリフルリジン・チピラシル単剤およびベバシズマブ併用療法，切除不能進行・再発胃がんを対象にトリフルリジン・チピラシル単剤の有効性が示された.

2 副作用

用量制限毒性は，好中球減少，白血球減少，血小板減少である.バシズマブと併用することで好中球減少の頻度は増加する[1]. その他の副作用は貧血，悪心，食欲減退，疲労，下痢などである. 重大な副作用として感染症，間質性肺疾患に注意が必要である[2].

作用機序と耐性機序

1 作用機序

FTD の作用機序は，チミジル酸合成酵素（TS）阻害と DNA 鎖に取り込まれることによる DNA 機能障害の 2 つが考えられている.細胞内に取り込まれた FTD はチミジンキナーゼ 1（TK1）によりリン酸化され，一リン酸体から三リン酸体となる. 一リン酸体は 5-FU と同様に TS 阻害作用をもち，DNA 合成を阻害する. 一方，三リン酸体は DNA 合成時にチミジンに変わり DNA 鎖内に取り込まれ，DNA 機能障害により抗腫瘍効果を示す. ただし，FTD の TS 阻

378

5. トリフルリジン・チピラシル（TAS-102）

害作用が短期間で消失すること，DNA に取り込まれた FTD の量と腫瘍増殖抑制効果が相関することなどから，抗腫瘍効果はおもに DNA への取り込みによると考えられる[3]．DNA に取り込まれた FTD は，細胞周期の半永久的停止（細胞老化）を起こすことが示唆されている[4]．

生体内に投与された FTD は TP により速やかに代謝されるため，FTD 単独では血中濃度の維持が難しい．TPI は選択的 TP 阻害薬で，TAS-102 は FTD に TPI を併用することで FTD のバイオアベイラビリティが向上するようにデザインされている．FTD に対する TPI 配合比は *in vivo* の検討によりモル比 1：0.5 とされている[2]．

2 耐性機序

in vitro 研究から TK の発現・活性の低下，FTD の細胞内への取り込みの低下，ホスホリパーゼ A2 の分泌増加などと耐性化との関連が報告されている[5]．

薬物動態

1 吸収・分布

空腹時に内服した場合，食後内服と比べて FTD の AUC は変化しないが C_{max} が上昇した．国内第 I 相試験で FTD の C_{max} と好中球減少との間に相関が認められ，安全性の観点から食後投与が望ましい[2]．

2 代謝・排泄

FTD は TP によりトリフルオロチミンに代謝され尿中に排泄される．TPI はおもに未変化体として尿中に排泄される．

3 蛋白結合

FTD の血漿蛋白結合率は 96.7〜97.3％で，結合蛋白はアルブミンである．TPI の蛋白結合率は 1.3〜7.1％である[2]．

special population

1 高齢者

一般に高齢者では生理機能が低下していることが多いため，高齢者へ投与する際には十分な注意が必要である．国際共同第Ⅲ相試験において，65 歳未満と 65 歳以上で有害事象の発現率に大きな違いは認めなかったが，65 歳以上の患者で 5％以上高かった有害事象は貧血，好中球減少，血小板減少，白血球減少および食欲減退であった．特に貧血および好中球減少は，Grade 3 以上の発現率においても 65 歳以上の患者で高かった．

379

Ａ 代謝拮抗薬/③ピリミジン拮抗薬

❷ 肝機能障害

FTD のおもな消失経路は肝代謝であり，肝機能低下により FTD の薬物動態が影響を受ける可能性がある．肝機能障害患者を対象とした第 I 相試験では，中等度肝障害コホート 6 例中 5 例に Grade 3 以上のビリルビン上昇が認められた[6]．中等度以上の肝機能障害例への投与は避けるべきである．

❸ 腎機能障害

TPI は腎排泄されるため，腎機能障害患者では TPI の曝露量が増加し FTD の薬物動態に影響を与える可能性がある．また国際共同第 III 相試験において，腎機能正常患者に比べ軽度および中等度の腎機能低下を伴う患者では骨髄抑制の発現率が高い傾向が認められている．腎障害例を対象とした第 I 相試験では，腎機能正常例と比較して FTD の AUC に有意差はなかったが，TPI の AUC は腎機能障害の重症度に比例して増加した[7]．

投与スケジュール

1 回量は FDT として約 35 mg/m^2/回となるように体表面積に合わせて調節する．朝・夕食後の 1 日 2 回経口投与する．5 日間連続経口投与したのち 2 日間休薬し，これを 2 回繰り返したのち 14 日間休薬する．この 28 日間を 1 コースとして投与を繰り返す．

薬物相互作用

FTD はヌクレオシド系抗悪性腫瘍薬であり，同様の活性化経路を有するチミジン誘導体の抗ウイルス薬（ジドブジン，サニルブジンなど）を併用する場合の効果が減弱する可能性がある．

文 献

1）Prager G et al：N Engl J Med **388**：1657-1667, 2023
2）ロンサーフ® 配合錠，医薬品インタビューフォーム
3）Tanaka N et al：Oncol Rep **32**：2319-2326, 2014
4）Matsuoka K et al：Mol Cancer Ther **14**：1004-1013, 2015
5）Temmink OH et al：Mol Cancer Ther **9**：1047-1057, 2010
6）Saif M et al：Br J Clin Pharmacol **85**：1239-1246, 2019
7）Saif M et al：Cancer Chemother Pharmacol **88**：485-497, 2021

A 代謝拮抗薬	③ピリミジン拮抗薬

6 シタラビン

㊙ キロサイド，キロサイド N

概 説

ピリミジンヌクレオシドアナログに属する代謝拮抗薬である．

1 有効がん種

急性白血病，悪性リンパ腫，消化器がん，肺がん，乳がん，女性性器がん，膀胱腫瘍（膀胱内注入）など種々のがん種に有効である．

2 副作用

おもな副作用を表1に示す．特に大量投与時の骨髄抑制はきわめて重篤であり，致命的な感染症および出血などを惹起することがある．また，シタラビン症候群を生じることがある．

3 調製時の注意点

本薬は溶液であり，皮下注，点滴静注，髄腔内投与が可能である．

作用機序と耐性機序

1 作用機序（図1）

シタラビン（Ara-C）は腫瘍細胞表面のヌクレオシド共通の膜トランスポーターを通じて細胞内に転入される．細胞内で大部分のAra-C はデアミナーゼなどにより不活化されるが，一部がデオキシシチジンキナーゼ（dCK）などのリン酸化酵素により Ara-C 三リン酸（Ara-CTP）へ活性化される．その一部が DNA ポリメラーゼの弱い基質となって DNA 内に転入され，DNA 鎖伸長を阻害して細胞を死に至らしめる．本薬の効果は細胞周期 S 期特異的である[1]．

2 耐性機序

細胞膜トランスポーターによる Ara-C 転入の低下，dCK 活性低下による Ara-CTP の減少，ヌクレオチダーゼ活性亢進による Ara-C 一リン酸（Ara-CMP）の分解の促進，アポトーシス抵抗性などが

A 代謝拮抗薬/③ピリミジン拮抗薬

表1 シタラビンのおもな副作用

通常量投与時	①骨髄抑制に伴う血液障害 ②ショック ③全身潮紅，血管浮腫，蕁麻疹などのアナフィラキシー様症状 ④消化管障害 ⑤急性呼吸窮迫症候群 ⑥間質性肺炎 ⑦急性心膜炎，心嚢液貯留
大量投与時	上記に加え，①シタラビン症候群[*1] ②肝機能障害 ③中枢神経障害[*2] ④急性膵炎
髄腔内投与時	痙攣，精神変調，発熱．投与24時間以内に発現することが多い

[*1] 発熱，筋肉痛，骨痛，時に斑状丘疹性皮疹，胸痛，結膜炎および倦怠感が現れる．通常薬剤投与後6〜12時間で発現する．なお，このような症状が現れた場合には副腎皮質ステロイドの投与など適切な処置を行う．

[*2] 約10％に認められ，多くは投与5日後に発現し可逆性である．40歳以上，腎・肝機能障害が発症のリスク因子である．

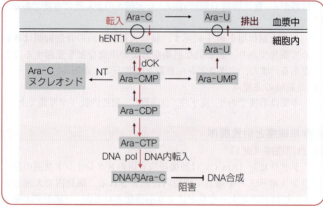

図1 シタラビンの腫瘍細胞内代謝

Ara-UMP：ウラシルアラビノシド-リン酸，Ara-CDP：Ara-C 二リン酸，hENT1：ヌクレオシドトランスポーター，NT：ヌクレオチダーゼ，DNA pol：DNA ポリメラーゼ．

挙げられる[2,3]．

薬物動態

1 分布

血中投与後速やかに体組織・体腔内液に分布する．血液脳関門を

通過し，脳脊髄液中濃度は血漿濃度の約 20～40％まで達する．

2 代謝・排泄

　肝，腎，血中などでシチジンデアミナーゼにより脱アミノ化を受け，24 時間以内に薬物の 70～80％がウラシルアラビノシド（Ara-U）として排泄される．血中半減期は 2～3 時間であるが，脳脊髄液中の半減期はやや延長し 2～11 時間である．

pharmacodynamics

1 投与法と抗腫瘍効果

　Ara-C の抗腫瘍効果は，同用量であれば持続投与のほうが短時間点滴よりも強い．これは Ara-C が体内で急速に不活化されること，Ara-C の作用が細胞周期（S 期）依存性であり，持続的な曝露が効果的であることによる．

2 治療薬物モニタリング（TDM）

　Ara-C の抗白血病効果は細胞質内 Ara-CTP と DNA 内 Ara-C 濃度に依存し，細胞内 Ara-CTP 濃度が臨床効果と相関する[3,4]．

special population

　腎・肝機能障害時の用量調整の規定はないが，臓器障害時には投与量の減量を考慮する．

1 肝機能障害

● 総ビリルビン値＞2 mg/dL：50％量を投与し，毒性がなければ増量していく．

2 腎機能障害

● 通常量（100～200 mg/m²）：減量の必要なし．
● 大量投与（1,000～3,000 mg/m²）：Ccr によって減量を考慮する．Ccr 46～60 mL/分は 60％量を投与．Ccr 31～45 mL/分は 50％量を投与．Ccr＜30 mL/分は薬剤変更を考慮．

投与スケジュール

　3～10 mg/m² の少量，70～200 mg/m² の通常量，500 mg/m² の中等量，2,000～3,000 mg/m² の大量投与と幅広い投与量，また静脈内投与，皮下投与，髄腔内投与とさまざまな投与方法がある．

● 通常量：100 mg/m²/日持続点滴 7 日間，急性骨髄性白血病（AML）の寛解導入療法時にアントラサイクリンと併用して行う．
● 大量投与：成人再発・難治急性骨髄性白血病に対する寛解導入療法としては 1 回 2,000 mg/m² を 12 時間ごとに 3 時間かけて，点

A 代謝拮抗薬/③ピリミジン拮抗薬

滴で最大 6 日間連日静脈内投与する．地固め療法としては 1 回 2,000 mg/m² を 12 時間ごとに 6 日間，または 1 回 3,000 mg/m² を 12 時間ごとに 3 日間投与する．大量療法は 24 時間持続点滴投与では行わない．到達血中濃度が短時間点滴に比べて低下し，骨髄抑制が増強するためである．

●**皮下投与**：10 mg/m² を 12 時間ごとに皮下注射．

●**髄腔内投与**：成人には 1 回 15～40 mg を 1 週間に 1～2 回髄腔内投与する．

薬物相互作用

●**フルダラビン**：Ara-C の抗腫瘍効果は細胞内 Ara-CTP 生成に依存する．フルダラビンは細胞内でフルダラビン三リン酸へと活性化され，リボヌクレオチドからデオキシリボヌクレオチドへの唯一の変換酵素であるリボヌクレオチド還元酵素を阻害する．このためデオキシシチジン三リン酸（dCTP）の生成が減少し，dCK 活性が亢進し，Ara-CTP 生成が増強する．この併用理論は難治性 AML に対して FLAG 療法（フルダラビン＋Ara-C＋G-CSF）として臨床応用されている[5]．

●**新しい適用**：近年のがん免疫療法の進歩の 1 つとして CAR-T 細胞療法がある．CAR-T 細胞療法は患者由来の T 細胞にがん細胞特異的抗原（悪性リンパ腫であれば CD19 抗原）に抗原特異的受容体（キメラ抗原受容体，CAR）を遺伝子導入により改変し（CAR-T），患者に投与する治療である．悪性リンパ腫，急性リンパ性白血病，多発性骨髄腫に用いられる．シタラビンは CAR-T 投与前のリンパ球除去化学療法として「腫瘍特異的 T 細胞輸注療法の前処置」の適用を有する．

文 献

1) Kufe D et al：Blood **64**：54-58, 1984
2) Garcia-Carbonero R et al：Cytidine analogs. Cancer Chemotherapy and Biotherapy, 3rd ed, Chabner BA et al（eds）, Lippincott-Raven, Philadelphia, p265-294, 1996
3) Plunkett W et al：Semin Oncol **12**：20-30, 1985
4) Yamauchi T et al：Cancer Res **56**：1800-1804, 1996
5) Estey E et al：J Clin Oncol **12**：671-678, 1994

A 代謝拮抗薬　　　③ピリミジン拮抗薬

7 ゲムシタビン

🈂 ジェムザール

概　説

1 有効がん種

　ピリミジンヌクレオシドであるデオキシシチジンの誘導体で，代謝拮抗薬に分類される．類似構造をもつシタラビンよりも固形腫瘍に対する抗腫瘍効果が強く，日本では現在，非小細胞肺がん，膵臓がん，胆道がん，尿路上皮がん，手術不能または再発乳がん，がん化学療法後に増悪した卵巣がん，再発または難治性の悪性リンパ腫への保険適用が承認されている．

2 副作用

　おもな副作用は好中球減少や血小板減少などの骨髄抑制と，悪心や食欲不振などの消化器毒性であり，疲労感，発熱，皮疹，脱毛，肝機能障害などもみられる．それらの多くは一過性で軽度だが，まれに強い骨髄抑制や消化器毒性を呈することがあるため注意が必要である．また，1.0%程度の頻度で間質性肺炎が起こることが知られており，胸部X線検査などの定期検査に加え，息切れ，咳，高熱，強い倦怠感などの症状に注意することが重要である．その他，非常にまれだが重大な副作用として，アナフィラキシー（0.2%），心筋梗塞（0.2%），溶血性尿毒症症候群（0.2%）などが報告されている．

　悪心や食欲不振，疲労感，発熱，皮疹などの副作用は投与直後から2〜3日以内に起こることが多く，ステロイド（デキサメタゾン4〜8 mgなど）の前投与が有効である．また，悪心に対しては5-HT$_3$受容体拮抗薬も使用されることがある．骨髄抑制は用量制限毒性であり，一般的なスケジュール（3週連続投与，1週休薬）を用いた場合，治療開始から2〜3週間後に血球が最低値を示すことが

A 代謝拮抗薬/③ピリミジン拮抗薬

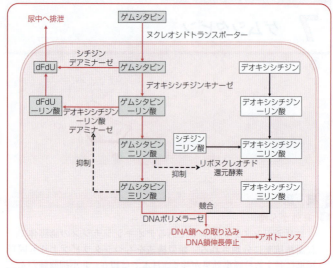

図1 ゲムシタビンの移送・代謝経路

多い．1,000/μL未満の好中球減少と5万/μL未満の血小板減少はそれぞれ30％程度，5％程度に認められるが，回復は早く，G-CSFや血小板輸血は通常必要としない．

3 調製時の注意点

200 mg製剤と1,000 mg製剤があり，200 mgあたり5 mL以上の生理食塩液に溶解して使用する．

作用機序と耐性機序

1 作用機序

移送・代謝経路を図1に示す．ゲムシタビン（GEM）はプロドラッグであり，ヌクレオシドトランスポーターにより細胞内に取り込まれたあと，デオキシシチジンキナーゼやヌクレオチドキナーゼによってリン酸化され活性化される[1]．GEM三リン酸はDNA鎖に取り込まれたあと，さらに一塩基が付加されてからDNA鎖の伸長停止が起こるため，DNAポリメラーゼによる修復が困難となる．また，GEM二リン酸はリボヌクレオチド還元酵素を阻害するため，デオキシシチジン三リン酸の濃度が低下して，GEM三リン酸の合成が促進される．これらの特性により，GEMは固形腫

瘍に対しても強い効果を示すと考えられている.

2 耐性機序

in vitro では不活性化酵素であるシチジンデアミナーゼ (CDA) の細胞内での増加やリボヌクレオチド還元酵素の増加[2]，あるいは ENT1 などのトランスポーターによる取り込み能の低下と GEM の耐性との関連が報告されているが，耐性機序の詳細は不明である.

薬物動態

1 分　布

血中投与後，広範な組織に分布する.

2 代謝・排泄

血中に投与された GEM は，主たる代謝酵素である CDA によりウラシル体代謝物 (dFdU) へと速やかに不活性化される[3]．CDA は血漿を含む全身に分布しているが，肝臓における活性が高い．投与された GEM の大半は dFdU の形で尿から排泄され，一部は尿から未変化体のまま排泄される.

3 蛋白結合

in vitro でのヒト血漿中蛋白結合率は約 10%と報告されている.

special population

1 高齢者

高齢者では GEM のクリアランスが減少することが母集団薬物動態の解析結果から示唆されているが，GEM のクリアランスは比較的高値であることから，高齢を理由とした減量は通常不要である．しかし，高齢者は主要臓器の機能が低下していることが多いため，副作用の発現に十分注意して治療を行う必要がある.

2 肝機能障害

GEM を不活性化する CDA は肝で活性が高いことから，肝機能障害時にはクリアランスが低下し，副作用が増強する可能性がある．肝機能障害時の増量試験で，血清ビリルビン値は正常でトランスアミナーゼが上昇している程度の肝機能障害では減量の必要はなく，ビリルビンが1.6〜7.0 mg/dLと軽度上昇している肝機能障害では 800 mg/m^{2}が開始用量として推奨されている[4]．一般的には，総ビリルビン値が 3 mg/dL を超えるような患者への投与は慎重にすべきである[5].

3 腎機能障害

透析を必要とするような慢性腎不全患者に GEM を投与したとこ

A 代謝拮抗薬/③ピリミジン拮抗薬

ろ，腎排泄型である dFdU の血中濃度は高値が持続したが，GEM は速やかに血中から消失したことが報告されている．しかし，肝機能障害患者と同様に腎機能障害患者に対する情報は不足しており，さらなる研究が必要である．

投与スケジュール

●**乳がん以外のがん種**：GEM として 1 回 1,000 mg/m^{2}を 30 分かけて点滴静注し，週 1 回投与を 3 週連続し，4 週目は休薬する．これを 1 コースとして投与を繰り返す．

●**乳がん**：GEM として 1 回 1,250 mg/m^{2}を 30 分かけて点滴静注し，週 1 回投与を 2 週連続し，3 週目は休薬する．これを 1 コースとして投与を繰り返す．

投与当日の白血球数が 2,000/μL 未満または血小板数が 7 万/μL 未満の場合は，骨髄機能が回復するまで投与を延期する．

なお臨床試験において，週 2 回以上あるいは 1 回の点滴を 60 分以上かけて行うと副作用が増強した例が報告されており，注意を要する．

薬物相互作用

GEM との併用で禁忌とされている薬剤は特にないが，ほかの抗がん薬との併用は骨髄抑制が増強される可能性があり，注意が必要である．また，胸部への放射線照射との併用は重篤な食道炎や肺臓炎を起こす危険があり，禁忌とされている．

文 献

1) Plunkett W et al：Semin Oncol **23**：3-15, 1996
2) Davidson JD et al：Cancer Res **64**：3761-3766, 2004
3) Masumori N et al：Jpn J Clin Oncol **38**：182-185, 2008
4) Venook AP et al：J Clin Oncol **18**：2780-2787, 2000
5) Eklund JW et al：Oncology（Williston Park）**19**：1057-1063, 2005

A 代謝拮抗薬	③ピリミジン拮抗薬

8 アザシチジン

商 ビダーザ

概　説

1 有効がん種

　適応疾患は骨髄異形成症候群と急性骨髄性白血病である．骨髄異形成症候群に関しては，国際予後スコアリングシステム（IPSS）Lowリスクの患者に対する臨床試験での投与経験がないため，Int-1以上のリスクの患者に対して使用される．急性骨髄性白血病に関しては，65歳以上の高齢者を対象に臨床試験が行われており，おもに強力な化学療法の対象とならない患者に使用される．単剤での適応もあるが，最近はベネトクラクスと併用されることが多い．

2 副作用

　もっとも頻度が高い副作用は骨髄抑制である．好中球減少に伴い，感染症の合併も多くみられる．血球減少の程度に基づく用量調節の目安が添付文書に示されている．血球回復不良の場合は，骨髄穿刺を行って骨髄細胞密度を確認し，次コースの用量を決定する．頻度は低いが重篤な副作用として腎尿細管性アシドーシスの報告があり，定期的な血清重炭酸塩（静脈血）の測定が推奨されている．また，測定結果による用量調節法が添付文書に記載されている．非血液毒性として頻度が高いのは消化器症状であり，催吐リスクは中等度に分類されている．

3 調製時の注意点

　点滴静注と皮下注射の2つの投与方法があるが，調製後の安定性が異なるため注意を要する．点滴静注の場合は，100 mgあたり注射用水10 mLで溶解し，生理食塩液50 mLなど（5％ブドウ糖液は不可）に混合して，調製から1時間以内に投与を終了する．皮下注射の場合は，100 mgあたり注射用水4 mLに懸濁する．冷蔵下では8時間まで保存可能だが，室温では30分以内に投与する．懸濁液

II
2
殺細胞性抗がん薬

389

Ⓐ 代謝拮抗薬/③ピリミジン拮抗薬

なので時間が経つと薬物が沈殿してしまうため，投与直前に均一に懸濁させる必要がある．

作用機序と耐性機序

1 作用機序

アザシチジンはシチジンのピリミジンヌクレオシドアナログであり，DNA あるいは RNA が合成される際に取り込まれる．アザシチジンが DNA 鎖に取り込まれると，DNA メチルトランスフェラーゼ（DNMT）と不可逆的に結合する．その結果，細胞内の DNMT が枯渇し，アザシチジンが組み込まれていないほかの DNA 鎖のメチル化も抑制する[1]．この DNA メチル化抑制作用により，異常なメチル化によって低下しているがん抑制遺伝子の発現を回復させるなどして，抗腫瘍効果を発揮する．また RNA に取り込まれたアザシチジンは，蛋白質の合成を阻害して殺細胞作用を示す[2]．

2 耐性機序

耐性化機序は明らかとなっていない．アザシチジン抵抗例では，DNA への取り込みが低下していたとの報告がある[3]．

薬物動態

1 吸 収

アザシチジンは皮下注射後，速やかに吸収される．点滴静注した場合と比較したバイオアベイラビリティは 88.6％であった[4]．

2 分 布

ラットを用いた検討では，静注，皮下注射いずれの投与後も速やかに全身の組織に分布し，中枢神経系を除く多くの組織で血漿中よりも高い濃度を示した．

3 代謝・排泄

自然加水分解と肝臓で代謝されると考えられる．加水分解と脱アミノ反応により代謝され，アザシチジンおよびその代謝産物はおもに尿中に排泄される．^{14}C-アザシチジンをヒト進行がん患者に投与したところ，尿中排泄率は静注 48 時間後で 85％，皮下注射 48 時間後で 50％であり，糞便中への排泄は 1％未満であった．

4 蛋白結合

血清蛋白結合率は 7.42〜8.79％である．

pharmacodynamics

細胞株を 0.5 μM と 1.0 μM の濃度のアザシチジンに 48 および 72

8. アザシチジン

時間曝露させたところ，コントロールに比べて有意な細胞増殖抑制作用やアポトーシス誘導作用が認められたが，0.1 および 0.25 μM の濃度では，その差は小さかった[5]．2 μM と 3 μM との比較では，単回投与や分割投与にかかわらず，効果に差は認められなかった．

special population

1 高齢者

一般に高齢者では生理機能が低下しているので，患者の状態を観察しながら慎重に投与する．

2 肝機能障害

臨床試験では肝機能障害を有する症例は除外されているため，安全性は確立されていない．

3 腎機能障害

アザシチジンとエトポシドの併用投与を行った慢性骨髄性白血病の症例で，腎尿細管性アシドーシスが報告されている．腎機能障害を有する患者では副作用が強くなる可能性がある．

4 感染症

骨髄抑制により感染症が悪化する可能性があり，慎重に投与する．

投与スケジュール

75 mg/m^2 を 1 日 1 回 7 日間皮下投与または 10 分かけて点滴静注し，21 日間休薬する．これを 1 クールとして，病勢進行まで投与を繰り返す．原則として皮下投与を行い，出血傾向などで皮下投与を行いにくい場合に点滴静注とする．皮下投与には大腿，腹部，上腕部を用い，ローテーションさせる．臨床試験時は，1 ヵ所あたり 4 mL（100 mg）を目安として，これを超える場合には等分して複数箇所に投与した．

文 献

1）Juttermann R et al：Proc Natl Acad Sci USA **91**：11797-11801, 1994
2）Matthieu Duchmann et al：Int J Hematol **110**：161-169, 2019
3）Unnikrishnan A et al：Leukemia **32**：900-910, 2018
4）Marcucci G et al：J Clin Pharmacol **45**：597-602, 2005
5）Kahn R et al：Exp Hematol **34**：35-43, 2006

A 代謝拮抗薬

④ プリン拮抗薬

1 メルカプトプリン

商 ロイケリン

概説

1 有効がん種
急性白血病, 慢性骨髄性白血病に有効である.

2 副作用
重大な副作用として骨髄抑制がある. 汎血球減少, 無顆粒球症, 白血球減少, および血小板減少などが現れることがあるので, 頻回に血液検査を行うなど患者の状態を十分に観察し, 異常が認められた場合には減量, 休薬などの適切な処置を行う必要がある.

作用機序と耐性機序

1 作用機序
6-メルカプトプリン (6-MP) はヒポキサンチン-グアニンホスホリボシル転移酵素 (HGPRT) により 6-チオイノシン一リン酸に代謝される. 本代謝物はまた, 6-チオイノシン三リン酸に代謝され, プリン塩基の合成を阻害する. 6-チオイノシン一リン酸は 6-チオグアニン一リン酸を経て, 6-チオグアニン三リン酸や 6-チオデオキシグアニン三リン酸 (チオグアニンヌクレオチド, TGNs) に変換されて RNA および DNA 鎖中に取り込まれる. これらの機序により, 6-MP は抗腫瘍活性を示す.

2 耐性機序
6-MP の活性化に関与する HGPRT の欠損, 6-チオイノシン一リン酸の解毒酵素であるチオプリン S-メチル転移酵素 (TPMT) の発現上昇, または TGNs を脱リン酸化するアルカリホスファターゼの発現上昇により, 白血病細胞は 6-MP に対して耐性となる.

1. メルカプトプリン

薬物動態

1 吸 収

6-MP の C_{max} は投与後約 2 時間である．6-MP のバイオアベイラビリティは 16％程度と低い．消化管および肝に多く発現して 6-MP を 6-チオ尿酸に解毒的に代謝する，キサンチンオキシダーゼ（XO）による初回通過効果がその原因である．

2 分 布

6-MP の脳脊髄液中への移行率は 2.2％と脳脊髄中にはほとんど移行しない．血漿蛋白結合率は 18.8％である．

3 代謝・排泄

体循環血中の 6-MP は，主として肝に発現する XO により 6-チオ尿酸へと不活化され，尿中に排泄される．6-MP はまた，肝に発現する TPMT によっても不活化される．一方，薬効や毒性の標的である血液細胞内においては，XO はほとんど発現しておらず，6-MP およびその活性代謝物の解毒にはこれらの細胞内にも発現する TPMT が関与する[1]．したがって，血液細胞内における TPMT の活性は 6-MP の薬効や毒性を決定する重要な因子である．

pharmacodynamics

6-MP 投与後における TGNs の血液細胞内への蓄積は，血液毒性および抗白血病作用と相関する[2]．また，TGNs の血液細胞内への蓄積は TPMT の活性と逆相関することが知られている[2]．

special population

肝機能障害または腎機能障害を有する患者への減量基準はないが，副作用が強く現れるおそれがあるため慎重に投与する．

投与スケジュール

寛解導入量としては，メルカプトプリン水和物として 1 日 2〜3 mg/kg を単独またはほかの抗がん薬と併用して経口投与する．寛解後は寛解導入量を下回る量を単独またはほかの抗がん薬と併用して経口投与する．なお，年齢，症状により適宜増減する．

薬理遺伝学

TPMT の活性がきわめて低いか欠損する患者においては，6-MP を通常量の 10〜15 分の 1 に減量しない場合重篤な血液毒性が発現

A 代謝拮抗薬/④プリン拮抗薬

した[2]．白人の赤血球における TPMT の活性は三峰性の分布を示し，90％が正常の活性，10％が中間の活性および 0.3％がきわめて低い活性または活性の欠損を示す[2]．TPMT 活性の低下は，*TPMT* 遺伝子の多型に起因する[2]．白人における TPMT の活性低下の 95％程度は，*TPMT*2*，*TPMT*3A* および *TPMT*3C* による[2]．6-MP の毒性は *TPMT* の遺伝子多型と関連することが判明し，米国では 2004 年に投与前遺伝子診断による個別化医療が開始された．日本人においては，これらの *TPMT* 遺伝子多型の頻度は低く，*TPMT*3C* のみが認められる（アリル頻度 0.8％）．

ゲノムワイド関連解析により，*NUDT15* の遺伝子多型である rs116855232（c.415C＞T，p.Arg139Cys）が 6-MP の血液毒性の発症と有意に関連すると報告された[3]．NUDT15 は TGNs を脱リン酸化することにより，6-MP の解毒に関与する．rs116855232 により NUDT15 の蛋白安定性は著しく低下し，結果として本酵素による脱リン酸活性の欠損により 6-MP の毒性が発現する．日本人を含む東アジア人における本多型のアリル頻度は 9.8％であり，白人では 0.2％である．*NUDT15* rs116855232 は日本人における 6-MP の毒性のリスク因子であり[4]，「*NUDT15* 遺伝子多型検査」が 2019 年 2 月 1 日付で保険適用となった．

薬物相互作用

アロプリノールは XO の阻害薬であり，6-MP と併用した場合，その初回通過が阻害されて血中濃度が上昇する．アロプリノールを併用する場合は 6-MP の用量を通常量の 3〜4 分の 1 に減量する．6-MP をワルファリンと併用する場合，ワルファリンの抗凝血作用が減弱するとの報告がある．6-MP をアミノサリチル酸誘導体と併用する場合，骨髄抑制が起こるおそれがある．

文 献

1) Lee D et al：Drug Metab Dispos **23**：398-405, 1995
2) McLeod HL et al：Leukemia **14**：567-572, 2000
3) Yan JJ et al：J Clin Oncol **33**：1235-1242, 2015
4) Relling MV et al：Clin Pharmacol Ther **105**：1095-1105, 2019

A 代謝拮抗薬　④プリン拮抗薬

2 フルダラビン

⑯ フルダラ

概　説

　プリン環にフッ素を導入したアデニンヌクレオシド誘導体であり，核酸合成を阻害することにより抗腫瘍効果を発揮する代謝拮抗薬である．アデニンにハロゲンを導入することで白血病細胞の増殖抑制効果を増強し[1]，モノリン酸エステルとして水溶性を向上させた．経口剤と注射剤があり，経口剤のおもな投与対象はB細胞性慢性リンパ性白血病や低悪性度B細胞リンパ腫患者で，「再発または難治性の低悪性度B細胞性非Hodgkinリンパ腫，マントル細胞リンパ腫」「慢性リンパ性白血病」である．注射剤は「同種造血幹細胞移植の前処置」「腫瘍特異的T細胞輸注療法の前処置」「再発または難治性の急性骨髄性白血病」に対して使用される．

1 有効がん種

●経口：再発または難治性の低悪性度B細胞性非Hodgkinリンパ腫，マントル細胞リンパ腫に使用する．貧血または血小板減少を伴う慢性リンパ性白血病にも使用されるが，未治療例の場合は原疾患の進展に起因する貧血または血小板減少を伴う患者（Rai分類でハイリスク群またはBinet分類でBまたはC期）が対象であり，既治療例の場合は少なくとも1種類の標準的なアルキル化薬を含む治療に無効または進行性の慢性リンパ性白血病が対象となる．

●注射：貧血または血小板減少症を伴う慢性リンパ性白血病，再発または難治性低悪性度非Hodgkinリンパ腫，マントル細胞リンパ腫，急性骨髄性白血病，次の疾患における同種造血幹細胞移植の前治療（急性骨髄性白血病，骨髄異形成症候群，慢性骨髄性白血病，慢性リンパ性白血病，悪性リンパ腫，多発性骨髄腫），腫瘍

395

A 代謝拮抗薬/④プリン拮抗薬

特異的 T 細胞輸注療法の前処置.

2 副作用

ほぼ全例に副作用（臨床検査値異常を含む）を認める．重大なものとして，骨髄抑制，間質性肺炎，精神神経障害，腫瘍崩壊症候群，重症日和見感染症，自己免疫性溶血性貧血，自己免疫性血小板減少症，赤芽球癆，脳出血，肺出血，消化管出血，出血性膀胱炎，重篤な皮膚障害，心不全，進行性多巣性白質脳症（PML）がある．

作用機序

作用機序は，リン酸フルダラビン（2F-ara-AMP）が血漿中で速やかに脱リン酸化されて 2F-ara-A となり，腫瘍細胞内に取り込まれる[2]．腫瘍細胞内に取り込まれた 2F-ara-A はデオキシシチジンキナーゼによりリン酸化され，最終的に活性代謝物 2F-ara-ATP となる．2F-ara-ATP は腫瘍細胞内において DNA ポリメラーゼ，RNA ポリメラーゼなどを阻害し，DNA および RNA 合成を阻害することにより抗腫瘍効果を発揮する[3]．

薬物動態

1 推定代謝経路

前述の代謝経路とは別に，2F-ara-ATP へと代謝される[4]．また，2F-ara-A は 6 位の脱アミノ化により 2F-ara-Hx に代謝される．血漿中濃度は，フルダラビン経口剤（30，40，50 mg/m^2/日）を 1 日 1 回 5 日間連日投与したときの投与第 1 日目および 5 日目の血漿中 2F-ara-A 濃度は，投与 1〜2 時間後に C_{max} に達したあと二相性に消失し，$T_{1/2}$ は 8〜14 時間後であった．また，投与 5 日目の AUC は 1 日目の 1.3〜1.4 倍に増加する．

2 代謝・排泄

経口投与後消化管で吸収され，血漿中で速やかに 2F-ara-A に代謝されたあと，2F-ara-A としておもに尿中に排泄される．フルダラビン経口剤（30，40，50 mg/m^2/日）を 1 日 1 回 5 日間連日投与したとき，いずれの投与群においても投与 5 日後まで累積投与量の約 33.1〜39.0％が 2F-ara-A として尿中に排泄された．

使用上のポイント

本薬の血漿中代謝産物である 2F-ara-A はおもに腎から排泄されるため，腎機能障害患者では副作用が発現しやすい．特に Ccr が 30 mL/分未満では投与禁忌であり，Ccr が 30〜70 mL/分の患者では腎

2. フルダラビン

機能の低下に応じて投与量を減量し，安全性を確認する必要がある．

1 禁　忌

- 腎機能障害患者（Ccr 30 mL/分未満）．
- 妊婦または妊娠している可能性がある女性．
- ペントスタチンを投与中の患者（致命的な肺毒性の発現報告あり）[5]．
- 本薬により溶血性貧血の既往歴のある患者（自己免疫性溶血性貧血の既往歴の有無やCoombs試験の結果にかかわらず，本薬投与中もしくは投与後に，時に致命的な自己溶血性貧血の発現が報告されている）[6]．

2 基本的注意

　骨髄抑制により感染症または出血傾向などの重篤な副作用が発現することがある[7]．また，使用期間が長期間にわたると副作用が強く現れ遷延性に推移することがある．遷延性のリンパ球減少（特にCD4陽性リンパ球数の減少）により，重症の免疫不全が発現する可能性がある．免疫不全の徴候について綿密な検査を行う．異常が認められた場合には減量，休薬などの適切な処置を行い，真菌，サイトメガロウイルス，*Pneumocystis carinii*などによる重症日和見感染に対して十分に注意する必要がある．

　B型肝炎ウイルスキャリアや既往感染者で本薬の投与によりB型肝炎ウイルスの再活性化を起こすことがあるため，投与前に肝炎ウイルス感染の有無を確認し，投与中と投与後に肝炎ウイルスマーカーをモニタリングする．放射線非照射の輸血によりGVHDが現れることがあるので，本薬による治療中または治療後の患者で輸血を必要とする場合には照射処理された血液を輸血する．

投与スケジュール

1 経　口

　通常，成人にはフルダラビンとして40 mg/m^2（体表面積）を1日1回5日間連日投与し，23日間休薬する．これを1クールとし，投与を繰り返す．

2 注　射

1) 貧血または血小板減少症を伴う慢性リンパ性白血病，再発または難治性低悪性度非Hodgkinリンパ腫，マントル細胞リンパ腫，急性骨髄性白血病

　通常，成人にはフルダラビンとして1日量20 mg/m^{2}を5日間連

日点滴静注（約30分）し23日間休薬する．これを1クールとして投薬を繰り返す．患者の状態により適宜増減する．

2) 下記の疾患における同種造血幹細胞移植の前治療

- 急性骨髄性白血病，骨髄異形成症候群，慢性骨髄性白血病，慢性リンパ性白血病，悪性リンパ腫，多発性骨髄腫：フルダラビンとして1日量30 mg/m²を6日間連続点滴静注（約30分）する．患者の状態により投与量および投与日数は適宜減ずる．
- 腫瘍特異的T細胞輸注療法の前処置：再生医療等製品の用法および用量または使用方法に基づき使用する．
- 再発または難治性急性骨髄性白血病：ほかの抗悪性腫瘍薬などとの併用において，通常フルダラビンとして1日量30 mg/m²を5日間連日点滴静注（約30分）する．

■ 薬物相互作用

① 併用禁忌

- ペントスタチン：致命的な肺毒性が発現することがある．機序に関しては不明である．

② 併用注意

- シタラビン：骨髄抑制などの副作用が増強するおそれがある．*in vivo*, *in vitro* 試験において，シタラビンの活性代謝物である ara-CTP の細胞内濃度の上昇が認められている．
- ほかの抗悪性腫瘍薬：骨髄抑制などの副作用が遷延，増強するおそれがある．

文献

1) Montgomery JA et al：J Med Chem **12**：498-504, 1969
2) Brockman RW et al：Cancer Res **40**：3610-3615, 1980
3) White EL et al：Cancer Res **42**：2260-2264, 1982
4) Avramis VI et al：Cancer Invest **7**：129-137, 1989
5) Cheson BD et al：J Clin Oncol **12**：2216-2228, 1994
6) Myint H et al：Br J Hematol **91**：341-344, 1995
7) Cheson BD et al：J Clin Oncol **13**：2431-2448, 1995

A 代謝拮抗薬	④プリン拮抗薬

3 クラドリビン

商 ロイスタチン

概　説

　アデニンヌクレオシド誘導体で，アデノシンデアミナーゼ（ADA）に耐性を示し，細胞周期に依存せずに，増殖期のみならず静止期の細胞においても同様に殺細胞効果を発揮するユニークな性質を有した薬物である．

1 有効がん種と副作用

　ヘアリーセル白血病，再発・再燃または治療抵抗性の低悪性度または濾胞性 B 細胞性非 Hodgkin リンパ腫，マントル細胞リンパ腫への使用が認められている．また現在日本では認められていないが，B 細胞性慢性リンパ性白血病，原発性マクログロブリン血症において良好な成績が得られている[1~3]．頻度の高い副作用として，骨髄抑制，CD4 陽性リンパ球減少，感染症，悪心，発疹，注射部位反応，肝機能障害などがある．

2 調製時の注意点

●7 日間持続点滴静注：本薬の換算量（1 日量 0.09 mg/kg）を生理食塩液 500～1,000 mL 入り点滴バッグに加え調製する．
●2 時間点滴静注・5 日間連日投与：本薬の換算量（1 日量 0.12 mg/kg）を生理食塩液 100～500 mL 入り点滴バッグに加え調製する．

作用機序と耐性機序

　リンパ球および単球に対して選択的な殺細胞効果を示す．クラドリビン（2-CdA）は細胞内に取り込まれ，リン酸化酵素デオキシシチジンキナーゼ（dCK）によりリン酸化され，活性体である 2-CdATP となる[4~6]．またクラドリビンは ADA による脱アミノ化を受けず，かつ白血病細胞およびリンパ球，単球では dCK 活性が脱

399

A 代謝拮抗薬/④プリン拮抗薬

リン酸化酵素 5' ヌクレオチダーゼ（5'-NT）活性に比較して高いため，活性体 2-CdATP として細胞内に高濃度に蓄積する．2-CdATP は，増殖細胞では DNA 合成時に DNA 鎖に取り込まれ，リボヌクレオチド還元酵素および DNA ポリメラーゼ α を抑制し DNA 合成を阻害する．一方，静止細胞では DNA 鎖再結合を阻害し，DNA 鎖の開裂が蓄積することによりポリメラーゼの活性化を引き起こし，細胞内で NAD および ATP を枯渇させアポトーシスを誘導し，静止期の細胞に対しても細胞死を引き起こすとされている．

薬物動態

1 血中濃度の推移[7]

- ●7日間持続点滴静注：日本人の成人リンパ系腫瘍患者への本薬 0.06 mg/kg/日（3 例）または 0.09 mg/kg/日（6 例）の 7 日間持続点滴静注では，血漿中未変化体の C_{max} はそれぞれ 5.3±0.5 ng/mL，6.0±1.1 ng/mL，定常状態における血漿中未変化体濃度（Css）は 4.5±0.5 ng/mL，5.3±0.9 ng/mL，AUC は 760.3±85.8 ng・時/mL，893.7±153.7 ng・時/mL，半減期は投与終了後 22.5±7.4 時間，30.3±9.5 時間であった．0.09 mg/kg/日投与群の薬物動態パラメーターは 0.06 mg/kg/日投与群と比較し，投与量比と同じではないものの増加した．

- ●2時間点滴静注・5日間連日投与：日本人の低悪性度非 Hodgkin リンパ腫患者 9 例に本薬 0.09 または 0.12 mg/kg/日の 2 時間点滴静注・5 日間連日投与を行ったところ，各投与量において未変化体の血漿中動態には投与 1 日目と投与 5 日目で大きな違いはみられず，連日投与に伴う蓄積はほとんど認められなかった．

使用上のポイント

- ●本薬を希釈する場合，生理食塩液以外の希釈液は使用しない．これは，本薬は pH6.0 以下で安定性が低下するためである．
- ●投与により骨髄機能が抑制された結果，感染症や出血などの重篤な副作用が発現することがあり，頻回に臨床検査（血液検査，腎機能・肝機能検査など）を行う必要がある．特に投与 8 週間は週 1 回以上の割合で血液検査を行う．
- ●遅延性のリンパ球減少（特に CD4 陽性リンパ球の減少）により，重症の細胞性免疫不全が発現することがあり，免疫不全の徴候については綿密な検査を行い，真菌，サイトメガロウイルス，*Pneumocystis carinii* などによる重症日和見感染が認められた場合

には適切な処置を行う必要がある.

● 自己免疫性溶血性貧血の合併が報告[8]されており,自己免疫性溶血性貧血に既往歴の有無,Coombs 試験の結果にかかわらず,溶血性貧血の徴候について綿密な検査を行う.

● 高用量(通常用量の 4〜9 倍)を投与した患者で重篤な神経毒性(非可逆的不全麻痺,四肢不全麻痺)が報告されており,神経毒性の発現は用量相関関係があると思われるが,通常の用法,用量でもまれに重篤な神経毒性が現れることがあり,注意する[9].

special population

本薬投与により,ALT,AST 上昇の副作用が報告されており,肝機能障害を有する患者においては,さらに肝機能障害が強く現れる可能性があるため,慎重に投与する必要がある.

主として腎臓から排泄されるため,腎機能が低下している場合に,高い血中濃度が持続し副作用が強く現れる可能性がある.腎機能障害を有する患者においては,慎重に投与する必要がある.

投与スケジュール

● **7 日間持続点滴静注**:通常,成人にはクラドリビンとして 1 日量 0.09 mg/kg を生理食塩液 500〜1,000 mL に溶解し 7 日間持続静注し,21 日間休薬を 1 コースとして投与する.

● **2 時間点滴静注・5 日間連日投与**:通常,成人にはクラドリビンとして 1 日量 0.12 mg/kg/日を生理食塩液 100〜500 mL 入り点滴バッグに加えて調製し,1 日 1 回 2 時間かけて点滴静注する.これを 5 日間連日行い,少なくとも 23 日間休薬する.これを 1 コースとし投与を繰り返す.

文 献

1) Robak T et al:Leuk Lymphoma **22**:509-514, 1996
2) Dimopoulos MA et al:Ann Oncol **6**:49-52, 1995
3) Delannoy A:Blood Rev **10**:148-166, 1996
4) Carson DA et al:Proc Natl Acad Sci USA **77**:6865-6869, 1980
5) Carrera CJ et al:J Clin Invest **86**:1480-1488, 1990
6) Carson DA et al:Blood **62**:737-743, 1983
7) Tobinai K et al:Jpn J Oncol **27**:146-153, 1997
8) Robak T et al:Eur J Haematol **58**:109-113, 1997
9) Cheson BD et al:J Clin Oncol **12**:2216-2228, 1994

| A 代謝拮抗薬 | ④プリン拮抗薬 |

4 クロファラビン

商 エボルトラ

概説

プリンヌクレオシドアナログに属する代謝拮抗薬である.

1 有効がん種

再発または難治性の急性リンパ性白血病に対して適応がある[1].

2 副作用

骨髄抑制, 悪心・嘔吐, 腎機能障害, 肝機能障害など. 本薬に特徴的な副作用として毛細血管漏出症 (capillary leak syndrome; 2.3%), または全身性炎症反応症候群 (SIRS; 0.8%) をきたすことがあり注意する. 海外では本薬投与による capillary leak syndrome/SIRS の予防として, 投与初日, 3日目にステロイド (ヒドロコルチゾン 100 mg/m^2)を用いることがある. また, 腫瘍崩壊症候群(TLS)をきたすこともあり (4.5%), 必要に応じ治療前に十分な補液や尿酸降下薬の使用を行う. 頻度の高い副作用として頭痛(30〜40%), 発疹 (20〜40%), 血圧低下 (29%) があり, 特に Grade 3・4 の血圧低下 (Grade 3;11%, Grade 4;8%) には注意する. また, まれではあるが中毒性表皮壊死融解症 (TEN), 皮膚粘膜眼症候群 (Stevens-Johnson 症候群) の報告もある.

催吐性リスクは moderate である[2~4].

3 調製時の注意点

5%ブドウ糖注射液または生理食塩液で 200〜500 mL に希釈して, 最終的に 0.15〜0.4 mg/mL の濃度に調製する.

作用機序と耐性機序

1 作用機序

クロファラビンは, 腫瘍細胞表面のヌクレオシド共通の膜トランスポーターを通じて細胞内に転入され, デオキシシチジンキナーゼ (dCK) などにより活性型代謝物クロファラビン三リン酸と

なり，DNAポリメラーゼの弱い基質となる．DNA内に転入された
あとは，DNA合成，DNA修復，DNA鎖伸長を阻害して細胞死を誘
導する．本薬の効果は細胞周期S期特異的である．また，クロファ
ラビン三リン酸はミトコンドリアの膜電位を低下させ，チトクロ
ムCを介したアポトーシスを誘導する[5〜8]．

2 耐性機序

クロファラビンを細胞内に転入する細胞膜トランスポーターの
発現低下，dCKの活性低下，クロファラビン三リン酸に競合阻害と
なるデオキシシチジン三リン酸（dCTP）を合成するシチジン三リ
ン酸合成酵素の亢進などが考えられる．

薬物動態

1 分 布

血中投与後，速やかに体組織・体腔内液に分布する．血液脳関門
の透過性は不明である．マウスを用いた^{3}H-クロファラビンの検討
では，脳の放射性濃度がもっとも低下していた．

2 代謝・排泄

クロファラビンのほとんどは代謝を受けず，未変化体として腎
から排泄され，それ以外の排泄経路はわかっていない．日本人では
投与24時間以内に85%が未変化体として排泄される（欧米人では
50〜60%程度）．血中半減期は成人7時間，小児5時間である．

3 蛋白結合

血漿蛋白（おもにアルブミン）に約50%が結合する．

special population

本薬の臨床試験の対象は3〜16歳（日本），0〜22歳（海外）で
行われており，これらの年齢以外の患者での本薬の有効性・安全性
は確立しておらず，米国での承認は再発・難治性の1〜21歳の症例
に限られている．

1 肝機能障害

用量調節に関するデータはない．重度の肝機能障害時は投与し
ない．治療中にCTCAE Grade 3以上の肝酵素の上昇またはビリル
ビン値の上昇がみられた際は，回復確認後，次サイクルの治療から
25%の減量を行う[10]．

2 腎機能障害

Ccrの低下に伴い，クロファラビンのAUCが上昇する[9]．腎機能
障害時の減量基準は本邦では明確な基準はなく，米国とカナダに

A 代謝拮抗薬/④プリン拮抗薬

表1 腎機能障害時の減量基準（米国，カナダ）

クレアチニンクリアランス	米 国	カナダ
30～60 mL/分	50%に減量	用量調節に関するデータはなく，注意深く使用する
<30 mL/分	用量調節に関する十分なデータがない	禁忌

おける基準を**表1**に示す．

治療中にCTCAE Grade 3の腎機能障害は，回復確認後，次サイクルの治療から25%の減量を行う．

③ その他

血液毒性として，好中球数500/μL未満が4週間以上持続した場合は次サイクルの治療時に25%の減量を行う．

循環器毒性として，5日間の投与期間中，血圧低下がみられた際は投与中止を検討する．一過性のもので無治療のまま血圧が回復した際は，次サイクルの治療から25%の減量を行う．

また，カナダにおいては中枢神経浸潤に伴う有症状例では投与禁忌とされ，本邦でも中枢神経浸潤例での投与には注意する．

投与スケジュール

52 mg/m²を2時間以上かけて点滴静注する．これを5日間連続投与[11]し，2～6週ごとに繰り返す．有害事象予防のため，ステロイドの投与（ヒドロコルチゾン100 mg/m²，day 1～3）を考慮する．

薬理遺伝学

本薬の代謝に性差はなく，影響を与える遺伝的素因については明らかではない．

薬物相互作用

相互作用のある薬物の報告はないが，5日間の投与期間中は腎毒性のある薬物の併用は避けることが望ましい．

文 献

1) Basch E et al：J Clin Oncol **29**：4189-4198, 2011
2) Dupuis LL et al：Pediatr Blood Cancer **57**：191-198, 2011
3) Roila F et al：Ann Oncol **21**：v232-v243, 2010

4. クロファラビン

4) Cancer Res **51**：2386-2394, 1991
5) Parker WB et al：Mol Pharmacol **34**：485-491, 1998
6) Xie C et al：Cancer Res **55**：2847-2852, 1995
7) Xie KC et al：Cancer Res **56**：3030-3037, 1996
8) Bonate PL et al：Cancer Chemother Pharmacol **67**：875-890, 2011
9) Jeha S et al：Blood **103**：784-789, 2004
10) Krens SD et al：Lancet Oncol **20**：e200-e207, 2019
11) エボルトラ®点滴静注，医薬品インタビューフォーム

Ⅱ

2

殺細胞性抗がん薬

| A 代謝拮抗薬 | ④プリン拮抗薬 |

5 ネララビン

商 アラノンジー

概　説

　プリンヌクレオシドアナログのプロドラッグであり，代謝拮抗薬に属する．

1 有効がん種

　再発または難治性の T 細胞性急性リンパ性白血病，再発・難治性の T 細胞リンパ芽球性リンパ腫に対して適応承認を得ており，単剤で有効性が認められている[1]．

2 副作用

　おもな副作用を表1に示す．用量制限毒性は神経毒性[2,3]である．傾眠，錯乱，末梢神経障害，運動障害，痙攣，てんかん様発作，麻痺など CTCAE Grade 2 以上の神経症状が出現した際は投与を中止する．まれに脱髄，Guillain-Barré 症候群様の上行性の末梢性ニューロパチーもみられる．神経症状は不可逆的なこともある．

　催吐性リスクは low である．本薬投与後の数日間は傾眠をきたすことがあるため，自動車の運転や危険作業などには注意を要する．

作用機序と耐性機序

　ネララビンは 9-β-D-arabinofuranosyl guanine（ara-G）のプロドラッグであり，アデノシンデアミナーゼによって ara-G に脱メチル化され，膜トランスポーターを通じて細胞内に転入され，さらにデオキシグアノシンキナーゼおよびデオキシシチジンキナーゼ（dCK）などのリン酸化酵素により ara-G 三リン酸（ara-GTP）となる．白血病細胞内に ara-GTP が蓄積すると優先的に DNA 内に転入され，その結果 DNA 鎖伸長を阻害して細胞死を誘導する．本薬の効果は細胞周期 S 期特異的である[4~8]．ara-GTP の蓄積は特に T リ

5. ネララビン

表 1　ネララビンのおもな副作用

中枢神経症状	倦怠感（50%），発熱（23%），傾眠（小児 7%，成人 23%；Grade 2〜4 は 1〜6%），めまい（21%；Grade 2 は 8%），頭痛（15〜17%；Grade 2〜4 は 4〜8%）
心血管系	末梢性浮腫（15%）
電解質	低 K 血症（11%）
消化管	悪心（41%），下痢（22%），便秘（21%）
肝臓	AST/ALT 上昇（12%；Grade 3 は 4%）
神経・筋骨格	末梢神経障害（12〜21%；Grade 2/3 は 11〜14%），筋力低下（6〜17%；Grade 4 は 1%），麻痺（4〜15%；Grade 2/3 は 3〜4%），筋痛（13%）
呼吸器	咳嗽（25%），呼吸困難（7〜20%）
その他	発熱（23%）

ンパ球において顕著であり，本薬の治療効果と相関する[7,9,10]．

耐性機序としては，薬物を細胞内に転入する細胞膜トランスポーターの発現低下，dCK の低下による ara-GTP の減少などが考えられる．

薬物動態

1 分　布

血中投与後，速やかに体組織に分布する．

2 代謝・排泄

ネララビンの主要代謝経路は ara-G を生成するアデノシンデアミナーゼによる *O*-脱メチル化であり，ara-G は加水分解されてグアニンに代謝される．また，ネララビンの一部は加水分解されてメチルグアニンとなり，さらにグアニンに代謝される．グアニンは *N*-脱アミノ化によってキサンチンとなり，さらに尿酸に代謝される．

血中半減期は成人例でネララビン 18 分，ara-G 3 時間であり，小児例では成人例と比べクリアランスが亢進している[10]．ネララビンの 5〜10%，ara-G の 20〜30%が尿から排泄される[11]．

3 蛋白結合

血漿蛋白との結合率はネララビン，ara-G とも 25%以下である．

special population

1 高齢者

65 歳以上の高齢者では神経毒性のリスクが高くなるため，注意

Ⓐ 代謝拮抗薬/④プリン拮抗薬

深く観察する必要がある.

❷ 肝機能障害

用量調節に関するデータはないが,総ビリルビン値が施設基準値上限の3倍を超える際には注意が必要である.

❸ 腎機能障害

明確な減量基準はないがCcr＜50 mL/分の中程度の腎機能障害時には,有害事象の発現を注意深く観察するか減量投与を考慮する.

❹ その他

髄腔内化学療法の治療歴のある例または施行中の例,もしくは全脳・全脊髄照射の施行歴のある例では神経毒性のリスクが高くなるため注意が必要である.

投与スケジュール

- ●成人:1,500 mg/m² を day 1, 3, 5 に1回2時間以上かけて点滴静注.
- ●小児:650 mg/m² を5日間連日,1回1時間以上かけて点滴静注.

成人・小児ともに21日間を1サイクルとして繰り返す.

薬理遺伝学

代謝に性差はなく,影響を与える遺伝的素因は明らかでない.

薬物相互作用

ペントスタチン(アデノシンデアミナーゼ阻害薬)との併用はプロドラッグであるネララビンの ara-G への変換を阻害するため,ネララビンの抗腫瘍効果が減弱するおそれがある.

文 献

1) アラノンジー® 静注用,医薬品インタビューフォーム
2) Berg SL et al:J Clin Oncol **23**:3376-3382, 2005
3) Kurtzberg J et al:J Clin Oncol **23**:3396-3403, 2005
4) Gelfand EW et al:Adv Exp Med Biol **165**:309-314, 1984
5) Shewach DS et al:Cancer Res **49**:6498-6502, 1989
6) Shewach DS et al:Cancer Res **45**:1008-1014, 1985
7) Verhoef V et al:Cancer Res **45**:3646-3650, 1985
8) Ullman B et al:J Clin Invest **74**:951-955, 1984
9) Gandhi V et al:J Clin Oncol **16**:3607-3615, 1998
10) Gandhi V et al:J Clin Oncol **26**:1098-1105, 2008
11) Kisor DF:Ann Pharmacother **39**:1056-1063, 2005
12) Kisor DF et al:J Clin Oncol **18**:995-1003, 2000

A 代謝拮抗薬

⑤ その他

1 L-アスパラギナーゼ

商 ロイナーゼ

概説

L-アスパラギナーゼは，321のアミノ酸からなるサブユニット4つで構成される分子量141 kDaの蛋白質である．また，アスパラギンを必須の栄養素とする腫瘍細胞に対して，宿主の血中アスパラギンを分解することにより腫瘍の栄養を障害して増殖抑制する酵素製剤である．

1 有効がん種

急性リンパ性白血病，急性骨髄性白血病，悪性リンパ腫である．

2 副作用

異種蛋白製剤であることに起因する過敏反応（ショック，アナフィラキシー），肝臓において生成される凝固因子，凝固阻害因子，線溶因子の合成を阻害することによる出血，膵臓における蛋白合成を障害することに起因する急性膵炎，それに伴う二次的な肝機能障害，インスリンの合成阻害による糖尿病，アスパラギンやグルタミンの分解で発生するアンモニアによる意識障害などがある．

3 調製時の注意点

静脈内投与時は，まず2〜5 mLの注射用水で溶解し，さらに補液で200〜500 mLに希釈して使用する．筋肉内投与時は，5,000 K. U. あたり注射用水または5％ブドウ糖液0.5〜1.0 mLに溶解する．生理食塩液での溶解は，塩析により白濁するため避ける．

作用機序と耐性機序

1 作用機序（図1）

L-アスパラギナーゼは，さまざまな動植物の生体内に存在する高分子の酵素蛋白質であり，アスパラギンを速やかにアスパラギン酸とアンモニアに加水分解する．正常の血液細胞はアスパラギン合成酵素を有するため自らアスパラギン酸からアスパラギンを産生することができるが，アスパラギン合成酵素をもたない腫瘍細胞はL-アスパラギナーゼにより外因性のアスパラギンの供給が絶たれるため，細胞内のアスパラギンが枯渇する．その結果，腫瘍

A 代謝拮抗薬/⑤その他

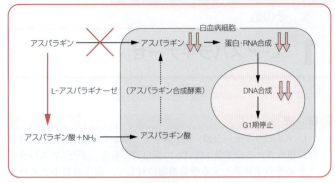

図1　L-アスパラギナーゼの作用機序

細胞は蛋白合成を行えなくなり，細胞周期が停止し，アポトーシスに至る（図1）．

2 耐性機序

耐性機序としては，腫瘍細胞におけるアスパラギン合成酵素の活性亢進，アスパラギン合成酵素のmRNA発現亢進，アスパラギン合成酵素を有する間質細胞による腫瘍細胞の保護，中和抗体などが考えられている．

薬物動態

1 分　布

投与後速やかに網内系に取り込まれ，その後再分布される．リンパ液中の濃度は血中の20～25％程度とされており，多くがリンパ液中へ移行する．ラットにおける主要組織内濃度の測定では肝臓＞脾臓＞肺＞腎臓＞胃＞小腸の順に分布が認められているが，血中濃度に比べると著しく低い．髄液中には移行しない．

2 代謝・排泄

尿中へはほとんど排泄されない．胆汁中へは0.1～1％程度排泄される．

pharmacodynamics

L-アスパラギナーゼ200 U/kgを24時間ごとに6回連続投与し血中濃度を経時的に測定すると，初回投与後のC_{max}は4.83 U/mLで，24時間後も2.70 U/mLと，血中からの消失はきわめて遅かった．

1. L-アスパラギナーゼ

連続投与により血中濃度は蓄積し，数日間は階段状に上昇する．半減期は約 28 時間であった[1]．

special population

過敏反応はⅠ型アレルギーであるため出現後は投与中止が望ましいが，抗ヒスタミン薬やステロイドによる前投薬で予防可能な例もある．また，静脈内投与よりも筋肉内投与のほうが全身性の過敏反応は少ない．

膵炎の発症頻度は 2～16％，それによる致死率は 1.8～4.6％とされている．予防法は確立されていないが，オクトレオチドによる予防，再治療の可能性が報告されている[2]．

投与スケジュール

- ●静脈内投与：1 日量体重 1 kg あたり 50～1,000 K. U. を連日または隔日．
- ●筋肉内投与：1 日 1 回体表面積 1 m² あたり 10,000 K. U. を週 3 回，または 1 日 1 回体表面積 1 m² あたり 25,000 K. U. を週 1 回．

薬物相互作用

メトトレキサートと同時に投与すると，メトトレキサートの効果発現に必要な細胞複製を阻害し，メトトレキサートの効果を減弱させる．ビンクリスチンと同時に投与するとビンクリスチンの肝臓での代謝が抑制され，ビンクリスチンの副作用が増強する．

文 献
1) 藤田浩ほか：癌と化療 **1**：215-220, 1974
2) Suzuki M et al：Exp Hematol **36**：172-180, 2008

| A 代謝拮抗薬 | ⑤その他 |

2 ペグアスパルガーゼ

🄬 オンキャスパー

概　説

ペグアスパルガーゼは，大腸菌由来 L-アスパラギナーゼにポリエチレングリコールを結合したペグ化 L-アスパラギナーゼ製剤である．ペグ化により L-アスパラギナーゼに比べて免疫原性を低下させながら，クリアランスの低下による $T_{1/2}$ の延長で体内滞留性を向上させている．

1 有効がん種

急性リンパ性白血病，悪性リンパ腫である．

2 副作用

異種蛋白製剤であることに起因するアナフィラキシーを含む過敏反応，肝臓において生成される凝固因子，凝固阻害因子，線溶因子の合成を阻害することによる出血，膵臓における蛋白合成を障害することに起因する急性膵炎，それに伴う二次的な肝機能障害，インスリンの合成阻害による高血糖，アスパラギンやグルタミンの分解で発生するアンモニアによる痙攣発作，失神などの中枢神経障害などがある．

3 調製時の注意点

希釈後は速やかに使用し，やむをえず保存する場合は，遮光下にて室温保存下では希釈後 6 時間以内，2〜8℃で保存（凍結させないこと）下では 24 時間以内に使用する．投与前に希釈液を室温に戻す．

作用機序と耐性機序

1 作用機序

L-アスパラギナーゼとほぼ同様の薬理作用をもつ．

2 耐性機序

ペグアスパルガーゼ固有の耐性機序は知られていない．

薬物動態

1 分　布

ラットおよびイヌにおいて算出された平衡分布容積は，それぞれの生物の血漿量，血液量と一致したことから，ペグアスパルガー

ゼが体循環外に分布する傾向は低いと示唆された．アカゲザルにペグアスパルガーゼを筋注，ならびに L-アスパラギナーゼを静注したときに脳脊髄液中に検出できなかったことから，いずれも脳脊髄関門を通過しないと示唆されている．

② 代謝・排泄

ペグアスパルガーゼの代謝，排泄に関する試験は行われていない．しかしペグアスパラガーゼは高分子量の蛋白質であるため腎に排泄されず，腎機能障害のある患者におけるペグアスパルガーゼの薬物動態の変化は予想されていない．また，ペグアスパルガーゼの代謝に関する蛋白分解酵素は組織に遍在しているため，肝臓の正確な役割は不明である．

血中アスパラギナーゼ活性は投与終了後約 5 分で最大に到達し多相性の消失を示した．未治療の小児急性リンパ性白血病患者において，半減期はペグアスパルガーゼ 2,500 IU/m²，大腸菌由来アスパラギナーゼまたはエルウィニア由来アスパラギナーゼ 2,500 IU/m² の 1 回の筋注で，5.7 日 vs. 1.3 日と 0.65 日と，ペグアスパルガーゼはほかの L-アスパラギナーゼ製剤よりも長い[1]．

special population

特定の集団におけるペグアスパルガーゼの薬物動態を評価する検討は行われていない．

投与スケジュール

他の抗悪性腫瘍薬との併用において，ペグアスパルガーゼとして下記の用法・用量で 2 週間隔で点滴静注する，

- **21 歳以下の患者**：体表面積 0.6 m² 以上の場合は 1 回 2,500 IU/m²，体表面積 0.6 m² 未満の場合は 1 回 82.5 IU/kg.
- **22 歳以上の患者**：1 回 2,000 IU/m².

薬物相互作用

ペグアスパルガーゼは蛋白合成および肝機能に影響すること，またチトクロム P450 の発現量を低下させることにより，ほかの薬物の代謝および排泄を阻害する可能性がある．

文 献
1) Heo YA et al：Drugs **79**：767-777, 2019

A 代謝拮抗薬	⑤その他

3 ヒドロキシカルバミド

商 ハイドレア

$$H_2N-\underset{\underset{H}{|}}{\overset{\overset{||}{O}}{C}}-N-OH$$

概 説

ヒドロキシカルバミドは1869年に合成された尿素誘導体で，細胞周期のS期に特異的に作用する代謝拮抗薬である．

1 有効がん種

本邦では古くより慢性骨髄性白血病に適応承認がされているが，イマチニブの登場により慢性期に使用されることはほとんどなくなった．2013年より真性多血症，本態性血小板血症に対しての使用が承認されている．

2 副作用

用量規制因子は骨髄抑制でそれ以外の副作用は少ないが，特徴的な副作用に皮膚潰瘍がある．多数例の検討では，発症までの期間の平均は32ヵ月ほどで，半数以上は投与の中止・減量で改善したものの，植皮が必要になった例もある[1]．発症の機序は，薬物による直接の皮膚障害，創の治癒機転の阻害，免疫複合体による血管炎などが考えられているが明らかではない．予防法はなくしばしば難治性となるため，早期発見が重要となる．ヒドロキシカルバミドによる二次がんのリスクについてはいまだに議論があるが，米国のデータベースを用いた大規模な後方視的検討では，ヒドロキシカルバミドの使用の有無によって固形がんおよび急性骨髄性白血病・骨髄異形成症候群の発症リスクに差がなかったことが報告されている[2]．

作用機序と耐性機序

1 作用機序

ヒドロキシカルバミドは，細胞内のリボヌクレオチド二リン酸をデオキシリボヌクレオチドへ変換する酵素であるリボヌクレオチドリダクターゼを阻害する．デオキシリボヌクレオチドの阻害により細胞内のデオキシリボヌクレオチド三リン酸，特にプリン体のデオキシアデノシン三リン酸とデオキシグアノシン三リン酸の濃度が低下し，DNA合成阻害とDNA一本鎖切断の修復不全が引

き起こされ，細胞死に至る．ヒドロキシカルバミドは，細胞周期の
S期に特異的に作用し，細胞周期をG1〜S期に停止させる．

2 耐性機序

ヒドロキシカルバミドに対する耐性機序は，薬物の作用点の遺
伝子およびmRNAの発現が増加してリボヌクレオチドリダクター
ゼの活性が亢進するためと考えられている．

薬物動態

1 吸収

ハイドレア®は経口剤であり，ほとんど変化なくただちに腸管よ
り吸収される．ラットにおけるバイオアベイラビリティは73%と
報告されている．

2 分布

吸収後，組織内の濃度と血中濃度は速やかに平衡に達し，体液の
分布と同様に広く分布する．血液脳関門も通過し，髄液中の濃度の
ピークは投与の3時間後となる．腹水へも移行し，腹水中の濃度の
ピークは投与の4時間後である．乳汁中へも移行する．胎盤も通過
し，動物実験では催奇形性も報告されている．

3 代謝・排泄

肝臓のチトクロムP450で代謝されるが，分子種は確定していな
い．おもな排泄経路は尿中であり，尿中への未変化の親化合物の排
泄は，経口摂取量の36.2%と見積もられている．

pharmacodynamics

経口投与時における血漿からの消失は二相性のパターンで，半
減期のα相は1.78時間，β相は3.32時間であった[3]．

special population

高齢者など，生理機能が低下している場合は減量が必要になる
こともあるが，骨髄抑制が用量規制因子であることに変わりはない．

投与スケジュール

通常，成人1日500〜2,000 mgを1〜3回に分け経口投与する．
血液所見，副作用の発現状況により，維持投与量を適宜増減する．

薬物相互作用

細胞内のデオキシリボヌクレオチドが減少することで，Ara-C，

A 代謝拮抗薬/⑤その他

5-FU の作用が増強する可能性がある．同様の機序により，ウイルスの DNA 合成酵素を阻害するジドブジンやジダノシンなどの抗 HIV 薬の作用も増強する．また，DNA 修復を阻害するため，エトポシドのようなトポイソメラーゼ阻害薬の効果を増強する可能性がある．そのほかに，染色体外の遺伝子増幅を抑制するため，ジヒドロ葉酸還元酵素の過剰発現によるメトトレキサートへの耐性の克服，ビンブラスチン耐性細胞における *MDR1* 遺伝子の発現抑制など，耐性細胞における薬剤活性を高める作用が報告されている．

薬物相互作用ではないが，ヒドロキシカルバミドは細胞周期を G1〜S 期に停止させるため，放射線の増感剤としての使用も報告されている[4]．

文 献

1) 凌太郎ほか：西日皮 **63**：379-383, 2001
2) Wang R et al：Blood Adv **14**：7374-743, 2023
3) Gwilt PR et al：Clin Pharmacokinet **34**：347-358, 1998
4) Hussey DH et al：Prog Clin Cancer **6**：79-86, 1975

| A 代謝拮抗薬 | ⑤その他 |

4 フォロデシン

🈺 ムンデシン

概　説

　プリンヌクレオシドホスホリラーゼ（PNP）の阻害薬であり，代謝拮抗薬に属する．

1 有効がん種

　再発または難治性の末梢性T細胞リンパ腫に対して適応承認を得ており，単剤で有効性が認められている経口薬である．

2 副作用

　リンパ球減少をほぼ全例（97.9％）に認めるため，感染症（帯状疱疹，サイトメガロウイルス感染，ニューモシスチス肺炎）に注意する．また，B型肝炎ウイルス感染の再活性化にも注意し，適宜HBV DNA定量検査でモニタリングする．エプスタイン・バーウイルス（EBV）の再活性化によるEBV関連リンパ増殖性疾患の発症例が報告されている．そのほか，筋力低下や末梢感覚性ニューロパチーなどの末梢神経障害が現れることがある[1]．

　催吐性リスクはminimalである[2]．

作用機序と耐性機序

1 作用機序

　フォロデシンはプリンヌクレオシドホスホリラーゼ（PNP）の阻害薬である．PNPはプリンヌクレオシドをプリン（アデニン，グアニン）とリボース―リン酸に変換する酵素であり，PNPが阻害されることにより，血漿およびT細胞内の2'-デオキシグアノシン（dGuo）の濃度が上昇し，2'-デオキシグアノシン三リン酸（dGTP）の合成が促進される．dGTPの増加により，4種類のデオキシヌクレオチド三リン酸（dNTP；dATP，dGTP，dTTP，dCTP）の不均衡が生じ，アポトーシスを誘導しT細胞由来の腫瘍の増殖を抑制する[1]．

417

Ａ 代謝拮抗薬/⑤その他

薬物動態

❶ 吸収・分布
　健常人での検討では T_{max} は 4 時間である．血中投与後速やかに体組織に分布する．

❷ 代謝・排泄
　フォロデシンはほとんど代謝されず，健康成人 17 例の検討では投与 72 時間後までの未変化体尿中排泄率は投与量の 91.0% であった．フォロデシンの主要排泄経路は尿中である．

❸ 蛋白結合
　in vitro におけるヒト血漿蛋白結合率は 0.2～32% であった．

special population

❶ 高齢者
　生理機能の低下による有害事象の発現に注意する．

❷ 肝機能障害
　用量調節に関するデータはない．フォロデシンは肝でのチトクロム P450（CYP）代謝をほとんど受けず，おもな CYP 分子（CYP1A2，CYP2A6，CYP2C9，CYP2C19，CYP2D6，CYP2E1 および CYP3A4）に対して有意な阻害作用は示さない．

❸ 腎機能障害
　明確な減量基準はないが，Ccr＜30 mL/分の高度の腎機能障害時では血漿中薬物濃度 AUC_{last} は 1.8 倍に増加することから，有害事象の発現を注意深く観察するか減量投与を考慮する．

投与スケジュール

●成人：フォロデシンとして 1 回 300 mg を 1 日 2 回経口投与する．

文　献
1）ムンデシン® カプセル，医薬品インタビューフォーム
2）Dummer R et al：Ann of Oncol **25**：1807-1812, 2014

B 抗生物質

① アントラサイクリン系

1 ドキソルビシン

🏷 アドリアシン

概　説

1 有効がん種

　代表的なアントラサイクリンで，乳がん，Hodgkin リンパ腫および非 Hodgkin リンパ腫，軟部肉腫，膀胱がん，甲状腺がん，胃がん，子宮体がん，骨肉腫，Ewing 肉腫，Wilms 腫瘍，神経芽細胞腫，急性リンパ性白血病など，非常に多くのがん種に有効である．

2 副作用

　おもな副作用を表 1 に示す．ほかに二次がん（おもに急性骨髄性白血病，骨髄異形成症候群）などがある．代表的な vesicant drug であり，慎重な観察とともに患者に対しても事前の十分な説明と指導が必要である．心毒性は急性の可逆性変化（投与数日以内に発現する ST 上昇や伝導障害，心外膜炎や心筋炎など．多くは無症候性）と慢性（多くは投与後 1 年以降）の不可逆的な心筋障害が生じることがある．心筋障害の発現リスクは蓄積投与量に比例して上昇し，ほかのアントラサイクリンの投与歴もドキソルビシン（DXR）の相当量に換算し，患者の生涯で一定量以上を超えないようにする．通常は蓄積投与量が $400\,mg/m^2$ を超えるとリスクが上昇し，$550\,mg/m^2$ を上限とする．添付文書上の投与量の上限は $500\,mg/m^2$ である．米国の前向き臨床試験[1]で，累積投与量に対する心機能低下率は，$400\,mg/m^2$ で 5％，$500\,mg/m^2$ で 16％，$550\,mg/m^2$ で 26％，$700\,mg/m^2$ で 48％であった．縦隔への照射歴など，ほかの心毒性の発現リスクのある患者では $400\,mg/m^2$ が上限と考えられている．

419

B 抗生物質/①アントラサイクリン系

表1　ドキソルビシンのおもな副作用

副作用	特　徴
骨髄抑制	白血球減少，好中球減少が主で，貧血，血小板減少は少ない．10〜14日目にピークとなり21日目ごろ回復する．G-CSFを必要とすることもある
悪心・嘔吐	シクロホスファミドとの併用は催吐性リスクが high であり，十分量のステロイド（デキサメタゾンで20 mg）と 5-HT$_3$ 受容体拮抗薬の併用が必要．アプレピタントの適応となる
口内炎，下痢	比較的よくみられるが，重篤なものは少ない
心毒性	蓄積毒性に注意．詳細は本文参照
静脈炎	vesicant drug であり，漏出に注意が必要
皮膚毒性	爪の色素沈着，皮疹など．日光過敏症が増強されることもある
脱毛	ほぼ全例に生じるが，終了後3ヵ月程度で回復する
尿の色調変化	投与後1〜2日間，尿および体液が赤またはオレンジ色になる

❸ 調製時の注意点

　生理食塩液または注射用水で 2 mg/mL 以下に希釈して用いる．調製後室温で7日間，冷蔵で15日間安定しているとされる．ビンクリスチンとの混注は可能であるが，デキサメタゾン，フルオロウラシル，ヘパリンなどと混注すると結晶析出の可能性がある．

作用機序と耐性機序

　DNA，トポイソメラーゼⅡと cleavable complex を形成してトポイソメラーゼⅡ阻害作用を示す．また，DNA インターカレーションによる DNA 合成阻害も作用機序の1つである．

　耐性機序としては多剤耐性遺伝子の *P170* の発現亢進，標的の1つであるトポイソメラーゼⅡの発現低下，DXR の結合親和性を低下させるようなトポイソメラーゼⅡの変異などが代表的である．

薬物動態

❶ 分　布

　体内に広く分布し，分布容積は 800 L/m^2 だが血液脳関門は越えない．

❷ 代謝・排泄

　おもに肝臓で，水酸化物であるドキソルビシノールに代謝される．40〜50%は胆汁排泄である．腎臓からの排泄は10%以下とされる．半減期は20〜48時間である．

1. ドキソルビシン

③ 蛋白結合

蛋白結合は 75％とされる.

special population

① 高齢者

心毒性のリスクが 70 歳以上の高齢者で増強する.

② 肝機能障害

肝代謝を受けるため特に注意が必要である. 血清総ビリルビンが 1.2〜3.0 mg/dL で 50％, 3.0〜5.0 mg/dL で 75％の減量が必要とされ, 5.1 mg/dL では投与を中止すべきである.

③ 腎機能障害

DXR では腎機能障害時の投与量補正は不要とされている. ただし, 一部が腎排泄を受け腎機能障害時には蛋白結合率が変化したり, 副作用の感受性が亢進する場合があり注意は必要である.

投与スケジュール

一般的に 3 週間に 1 回投与する. 投与量は単剤では 60〜75 mg/m^2だが, 併用化学療法の一部として用いられることが多い. 肉腫では 20〜35 mg/m^2を 2〜3 日間連続で 3〜4 週間に 1 回投与することもある. 心毒性は, 短時間投与よりも, 24 時間持続投与（通常この場合, 中心静脈ルートが選択されることが多い）や週 1 回分割投与で軽減するとされるが, 効果を減弱する可能性が示唆されている.

薬物相互作用

- シクロホスファミド：出血性膀胱炎のリスクが増強する.
- トラスツズマブやマイトマイシン C, パクリタキセル：心毒性のリスクが増強する. パクリタキセルに続けて投与すると DXR の血中濃度が約 30％上昇し, 蓄積投与量 340〜380 mg/m^2 で心筋障害がみられるため, パクリタキセルの前に本薬を投与する.
- メルカプトプリン：肝毒性のリスクが増強する.
- フェノバルビタールやフェニトイン：DXR のクリアランスが亢進し, 効果が減少するリスクがある.
- ジゴキシン：ジゴキシンのバイオアベイラビリティが低下するリスクがある.

文 献

1) Swain SM et al：Cancer **97**：2869-2879, 2003

B 抗生物質　　　　　　　　　①アントラサイクリン系

2 liposomal doxorubicin

🈂 ドキシル

概　説

1 有効がん種と副作用

　ドキシル®はドキソルビシン（DXR）をPEG化リポソームに封入したdrug delivery system（DDS）製剤で，現時点ではAIDS関連Kaposi肉腫と，再発卵巣がんのみが適応となっている．現時点では，これ以外のがん種への適応はない．蛋白結合を軽減し，正常組織への取り込みを低下させる．DXRと比べて悪心・嘔吐や心毒性は軽減するとされる．用量制限毒性は骨髄抑制である．DXRと比べて増強する副作用としては，手足症候群と投与時の過敏性反応が代表的である（表1）．手足症候群は卵巣がん患者の約3～4割，Kaposi肉腫患者の約5％で認められた．過敏性反応は投与量に依存せず，約10％の患者で発現し初回投与で出現することが多い．また，多くは数時間から1日で自然軽快する．しかし一部の患者では，重篤で致死的なアレルギーも報告されている．

2 調製時の注意点

　リポソーム製剤であるため，冷凍したり，激しく振盪することは禁忌である．フィルターも用いてはいけない．5％ブドウ糖液に調製して速やかに使用する（2～8℃に冷蔵すると24時間までは保存可能とされる）．投与量が90 mg未満のときは250 mLで，投与量が90 mg以上のときは500 mLで希釈する．

作用機序と耐性機序

　腫瘍組織では，血管の透過性が亢進している一方でリンパ管が未発達のため高分子化合物が腫瘍組織に蓄積するenhanced permeability and retention（EPR）効果を利用して，DXRの腫瘍細胞への到達性を高めている．DXRとして効果を発揮する［「Ⅱ-2-B-①-1．ドキソルビシン」（p420）参照］．

薬物動態

　リポソーム化により，おもに血管内にとどまる．分布容積は非常に小さく，2 L/m²である．DXRと同じく血液脳関門は越えない．

2. liposomal doxorubicin

表1 liposomal doxorubicin のおもな副作用

副作用	特　徴
骨髄抑制	白血球減少，好中球減少が主で，貧血，血小板減少は少ない．10〜14 日目にピークとなり 21 日目ごろ回復する．通常，G-CSF は不要
悪心・嘔吐	催吐性リスクは moderate である
口内炎，下痢	比較的よくみられるが，重篤なものは少ない
心毒性	蓄積毒性に注意．詳細は前項「Ⅱ-2-B-①-1．ドキソルビシン」の「副作用」(p419) を参照
手足症候群	比較的よくみられ，減量を必要とすることがある
過敏性反応	滴下速度に注意．軽症であれば半速で再開可能．詳細は本文参照
静脈炎	vesicant drug であり，漏出に注意が必要
皮膚毒性	爪の色素沈着，皮疹など
脱毛	ほぼ全例に生じるが，終了後 3 ヵ月程度で回復する
尿の色調変化	投与後 1〜2 日間尿および体液が赤，またはオレンジ色になることがある

また，リポソーム化の影響でクリアランスは低下しており，20 mg/m^2を投与した際の平均クリアランス値は 0.041 L/時/m^2である．半減期は約 55 時間である〔その他は「Ⅱ-2-B-①-1．ドキソルビシン」(p420) 参照〕．蛋白結合の詳細は不明である．

special population

「Ⅱ-2-B-①-1．ドキソルビシン」(p421) 参照．大豆由来成分が含まれているため，大豆アレルギーのある患者への使用には注意が必要である．

投与スケジュール

再発卵巣がんに対しては 40〜50 mg/m^2を 4 週ごと，Kaposi 肉腫に対しては 20 mg/m^2を 3 週ごと投与が用いられる．DXR と異なり，リポソーム化されているために急速投与すると過敏性反応が出現しやすく，そのリスクを低下するため，1 mg/分以下の投与ペースでゆっくり点滴する必要がある．

薬物相互作用

「Ⅱ-2-B-①-1．ドキソルビシン」(p421) 参照．

423

B 抗生物質　　①アントラサイクリン系

3　ダウノルビシン

商 ダウノマイシン

概　説

1 有効がん種[1~3]

急性骨髄性白血病，急性リンパ性白血病，慢性骨髄性白血病の急性転化に保険適用を有する.

2 おもな副作用[2,3]（表 1）

表 1　ダウノルビシンのおもな副作用

副作用	特　徴
骨髄抑制	用量制限毒性である
心毒性	一過性の心電図変化，不整脈と蓄積性の心筋毒性．総投与量が 25 mg/kg を超えないようにする
消化器毒性	催吐性リスクは moderate．口内炎
その他	脱毛，肝障害，血管障害，倦怠感，光線過敏，尿の色調変化など

3 調製時の注意点[2,3]

生理食塩液に溶解し，静脈内投与を行う．血管痛を引き起こしやすいため，原則中心静脈ルートより投与する.

作用機序と耐性機序

- **作用機序**：トポイソメラーゼⅡ阻害と，DNA インターカレーションによる DNA 合成阻害.
- **耐性機序**：多剤耐性遺伝子（*MDR1*）の発現増強，トポイソメラーゼⅡの発現低下や遺伝子変異など.

3. ダウノルビシン

薬物動態

1 分　布

ラットのデータでは肺，腎，心，十二指腸の順に多く組織へ移行する．骨髄中濃度は 24 時間後に最高値を示す[3]．

2 代謝・排泄

1 時間以内に肝で代謝され，活性代謝物ダウノルビシノールとなり，さらに肝で代謝される．これらは大部分が胆汁中から便中に排泄され，腎からは 10％程度が排泄される[3]．半減期は 15.8±8.4 時間である[1]．

3 蛋白結合

血漿中蛋白と 60〜70％結合する．

special population

1 高齢者

心毒性は特に高齢者で増加するため，減量を検討する．心臓超音波検査などで定期的な心機能のモニタリングを要する．

2 肝機能障害

血清ビリルビン〜3.0 mg/dL で 25％減量，3.1〜5.0 mg/dL で 50％減量，＞5.0 mg/dL で投与中止．

3 腎機能障害

血清クレアチニン＞3.0 mg/dL で 50％減量．

4 胸部放射線治療の既往

心毒性が増加することが知られている．

5 AYA 世代

妊産婦への投与を避け，授乳婦は授乳中止，治療中は避妊する．

投与スケジュール

- ●急性骨髄性白血病（寛解導入療法）：50 mg/m^2/日を 5 日間投与（Ara-C 持続投与と併用）．高齢者では 40〜45 mg/m^2/日を 3 日間投与[4]．
- ●急性リンパ性白血病：45〜60 mg/m^{2}を 3 日間投与（他剤と併用）．

文　献

1) 小川浩司ほか：Chemotherapy **35**：398-410，1987
2) ダウノマイシン® 静注用添付文書
3) ダウノマイシン® 静注用，医薬品インタビューフォーム
4) Löwenberg B et al：N Engl J Med **361**：1235-1248, 2009

| B 抗生物質 | ①アントラサイクリン系 |

4 エピルビシン

商 ファルモルビシン,
ファルモルビシン RTU

概　説

1 有効がん種と副作用

　心毒性の軽減を目的に開発されたドキソルビシンの誘導体である．ドキソルビシンと同一の投与量では心毒性の発現リスクは低下するが，有効性の観点から使用される投与量がドキソルビシンより多いため，有効性と心毒性のリスク・ベネフィットのバランスはドキソルビシンと同等とされる．有効がん種は乳がん，胃がん，急性白血病，悪性リンパ腫，卵巣がん，肝がん，尿路上皮がん（膀胱がん，腎盂・尿管がん）である．副作用は基本的にドキソルビシンと同じだが（表1），心毒性に関する蓄積投与量の上限は 900 mg/m^2 とされる．

　血管外漏出時に周囲組織の炎症や壊死を引き起こすことが多く，vesicant drug に分類される．なお，可能な限り速やかに（6 時間以内）デクスラゾキサン（サビーン®）を投与しトポイソメラーゼⅡの作用を阻害することにより，血管外漏出した際の細胞傷害を抑制できるとされる．また，デクスラゾキサンのメタアナリシスで心機能保護効果が示されているが（RR：0.29, 95％CI：0.20〜0.41）[1]，保険適用外である．

2 調製時の注意点

　ready to use のバイアルで販売されている．2〜8℃で冷蔵可能．

作用機序と耐性機序

　「Ⅱ-2-B-①-1．ドキソルビシン」（p420）参照．

4. エピルビシン

表1　エピルビシンのおもな副作用

副作用	特　徴
骨髄抑制	$100\,mg/m^2$の投与量で FEC 療法として用いた場合，発熱性好中球減少のリスクが高くなる．特に高齢者では予防的抗菌薬投与や G-CSF 投与が有効な場合がある
悪心・嘔吐	シクロホスファミドとの併用は催吐性リスクが high であり，十分量のステロイド（デキサメタゾンで 20 mg）と $5\text{-}HT_3$ 受容体拮抗薬の併用が必要．アプレピタントの適応となる
口内炎，下痢	比較的よくみられるが，重篤なものは少ない
心毒性	蓄積毒性に注意．詳細は「Ⅱ-2-B-①-1．ドキソルビシン」の「副作用」(p419) を参照
静脈炎	vesicant drug であり，漏出に注意が必要
皮膚毒性	爪の色素沈着，皮疹など．日光過敏症が増強されることもある
脱毛	ほぼ全例に生じるが，終了後 3 ヵ月程度で回復する
尿の色調変化	投与後 1〜2 日間尿および体液が赤，またはオレンジ色になる

FEC：シクロホスファミド＋エピルビシン＋フルオロウラシル.

薬物動態

1 分　布

体内の各組織に速やかに分布するが，血液脳関門は越えない．

2 代謝・排泄

おもに肝臓のチトクロム P450 で代謝を受け，胆汁排泄される．代謝産物には活性代謝産物（エピルビシノール）と非活性代謝産物がある．腎排泄は約 20％である．エピルビシンの半減期は 30〜38 時間で，エピルビシノールの半減期は 20〜31 時間である．代謝が速やかなため，クリアランスはドキソルビシンの約 2 倍である．

3 蛋白結合

蛋白結合率は約 80％である．

special population

1 高齢者

心毒性のリスクが 70 歳以上の高齢者で増強する．加えて，70 歳以上の女性ではクリアランスが低下するため減量が必要との報告がある．

2 肝機能障害

「Ⅱ-2-B-①-1．ドキソルビシン」(p421) 参照．AST の異常値での補正も知られている．AST が施設基準値上限の 2〜4 倍の場合は

B 抗生物質/①アントラサイクリン系

50％減量し，ASTが施設基準値上限の4倍以上の場合は75％減量する．

3 腎機能障害

重度の腎機能障害（血清クレアチニン値で5 mg/dL以上）の場合，減量投与が必要とされる．

投与スケジュール

併用化学療法の一部として，100〜120 mg/m²を3〜4週ごとに投与することが多い．day 1に一括して投与する場合と，day 1, 8に半分ずつ分割して投与する場合とがある．

薬物相互作用

ヘパリンと同時投与すると結晶析出の可能性がある．シメチジンと併用するとエピルビシンのAUCが50％低下するとされており，可能ならばエピルビシン使用時にはシメチジンを中止したほうがよい．

文 献

1）van Dalen EC et al：Cochrane Database Syst Rev **6**：CD003917，2011

| B 抗生物質 | ①アントラサイクリン系 |

5 イダルビシン

商 イダマイシン

概　説

1 有効がん種[1～3]

　　急性骨髄性白血病，慢性骨髄性白血病の急性転化に保険適用を有する．

2 副作用[2,3]（表1）

表1　イダルビシンのおもな副作用

副作用	特　徴
骨髄抑制	用量制限毒性であり，ダウノルビシンよりも強い
心毒性	一過性の心電図変化，不整脈と蓄積性の心筋毒性．総投与量が120 mg/m^{2}を超えないようにする．ドキソルビシン，ダウノルビシンに比べると心毒性は軽度である
消化器毒性	催吐性リスクは moderate．口内炎
その他	脱毛，肝障害，血管障害，光線過敏，尿の色調変化など

3 調製時の注意点[2,3]

　　生理食塩液に溶解し，静脈内投与．血管痛を引き起こしやすいため，原則中心静脈ルートより投与する．

作用機序と耐性機序

- **作用機序**：トポイソメラーゼⅡ阻害と，DNA インターカレーションによる DNA 合成阻害．脂溶性が高いため細胞内への移行が効率的．
- **耐性機序**：多剤耐性遺伝子（*MDR1*）の発現増強，トポイソメラーゼⅡの発現低下や遺伝子変異など．

B 抗生物質／①アントラサイクリン系

薬物動態

1 分布

ダウノルビシンの4位が脱メトキシル化された構造のため，脂溶性が増す結果，速やかにかつ高濃度に細胞内へ取り込まれる．

ラットのデータでは，投与40分後に肝，腎，肺，脾，副腎に多く分布するが，それ以降は低下する．一方，骨髄，胸腺，脳下垂体，リンパ節は分布が持続し，投与72時間後では胸腺，脳下垂体，リンパ節，肝臓に多く分布した．中枢神経への分布は低い[3]．

2 代謝・排泄

おもに肝で代謝され，代謝物のイダルビシノールにはイダルビシンと同程度の抗腫瘍効果がある．半減期はイダルビシンが24.8時間，イダルビシノールが43〜51時間である．腎から排泄される[3]．

3 蛋白結合

血漿蛋白結合率は94.4％とダウノルビシンよりも高い．

special population

1 高齢者

心毒性は特に高齢者で増加することが知られているため，減量投与を検討する．また，心臓超音波検査などを用いた定期的な心機能のモニタリングを要する．

2 肝機能障害

血清ビリルビン2.6〜5.0 mg/dLで50％減量，>5.0 mg/dLで投与中止．

3 腎機能障害

Ccr 10〜50 mL/分で25％減量，Ccr<10 mL/分で50％減量，透析または腹膜透析症例では減量不要．

4 胸部放射線治療の既往

心毒性が増加することが知られている．

5 AYA世代

妊産婦への投与を避け，授乳婦は授乳中止，治療中は避妊する．

投与スケジュール

- ●急性骨髄性白血病（寛解導入療法）：12 mg/m²/日を3日間投与（Ara-C 持続投与と併用）．

5. イダルビシン

pharmacogenomics

MDR1 発現の高い AML 症例においては，ダウノルビシンよりイダルビシンのほうが高い抗白血病効果を認める[4]．

文 献

1) Daghestani AN et al：Cancer Res **45**：1408-1412, 1985
2) イダマイシン® 静注用添付文書
3) イダマイシン® 静注用，医薬品インタビューフォーム
4) Shi P et al：Pharmacogenomics **14**：17-23, 2013

B 抗生物質　①アントラサイクリン系

6 アムルビシン

商 カルセド

概説

1 有効がん種

小細胞がん，非小細胞がん．
再発小細胞がんでは，奏効率 32.9％と良好な結果を示した[1]．

2 副作用[2]

- **骨髄機能抑制**：汎血球減少，白血球減少（90％以上），好中球減少（発熱性好中球減少症を含む）（90％以上），貧血（80％以上），血小板減少（40％以上）は高頻度かつ高度にみられる．
- **間質性肺炎（0.1〜5％未満）**：間質性肺炎での死亡例もある．
- **消化管毒性**：食欲不振（60％以上），悪心・嘔吐（50％以上），口内炎（10％以上），下痢（10％以上）のほか，下血，穿孔を伴う胃・十二指腸潰瘍が現れることがある．
- **心血管系**：5％以上で心電図異常（T 波平低化，QT 間隔延長，心房細動，心室性期外収縮，上室性期外収縮，ST 低下など）がみられる．ほかのアントラサイクリンでは，心筋障害やうっ血性心不全が知られているので，特に心毒性のリスクがある患者に投与する場合は慎重な観察をする．
- **肝機能障害**：ALT 上昇（20％以上），AST 上昇（10％以上），LDH 上昇（10％以上），ALP 上昇，総ビリルビン上昇などがみられる．
- **脱毛**：70％以上で報告されている．
- **その他**：30％弱で発熱が報告されている．

3 投与時の注意点

- 血管痛や静脈炎を起こすことがある．また，アントラサイクリン系薬は，少量でも血管外漏出を起こすと重症化することがあるので，速やかな対処が必要である．

6. アムルビシン

● 25℃においての溶解後の安定性は3時間まで確認されているが，溶解後は速やかに使用することが望ましい.
● ほかのアントラサイクリンの使用量を確認する. 限界量に達している場合は禁忌とされている.

作用機序と耐性機序

1 作用機序

アムルビシンは5〜200倍活性が強い活性代謝物アムルビシノールへ変換される. DNAインターカレーション活性やフリーラジカル産生作用ももつが，腫瘍細胞へのおもな作用機序は，トポイソメラーゼⅡによる cleavable complex の安定化を介した DNA 切断作用である.

2 耐性機序

耐性機序についての十分な知見は得られていない.

薬物動態

1 分 布

アムルビシン 45 mg/m² を連続3日間投与した場合，アムルビシンは血漿，血球中のいずれにおいても速やかに消失したが，アムルビシノールは血漿，血球中とも持続的に推移した. また，アムルビシノールの濃度は，血漿より血球中で高かった.

2 代謝・排泄

アムルビシンおよびアムルビシノールの代謝に関与する酵素は，NADPH-P450還元酵素，NAD（P）H-キノン還元酵素，ケトン還元酵素が主であり，チトクロム P450 の寄与は少ない.

未変化体とアムルビシノールを合わせた尿中排泄率は 2.7〜19.6%である. アムルビシノールが約10倍多く排泄されていた.

3 蛋白結合

in vitro 試験で，ヒト血漿蛋白および血清アルブミンへの結合率は，それぞれ約97%，約94%である.

pharmacodynamics

アムルビシンとアムルビシノールの血中濃度と骨髄抑制の間に相関関係があるという報告がある[3].

B 抗生物質/①アントラサイクリン系

special population

1 高齢者
　高齢者では，発熱性好中球減少や間質性肺炎など毒性が増強する報告がある．

2 肝機能障害
　肝機能障害を有する患者では，血中濃度が上昇し，副作用が強く出るおそれがある．

3 心機能障害
　類薬での心筋障害は広く知られ，アムルビシンも禁忌である．

投与スケジュール

　45 mg/m^2/日を生理食塩液または5％ブドウ糖20 mLで溶解し，3日間連続で3〜4週ごとに投与する．二次治療以降では，副作用のため減量して使用されることが多い．

薬物相互作用

　相互作用が明らかとなっている薬物はない．代謝に関与する酵素は，NADPH-P450還元酵素，ケトン還元酵素が主で，チトクロム P450 の寄与は少ない．

文 献
1) Murakami H et al：Lung Cancer **84**：67-72, 2014
2) カルセド®注射用，医薬品インタビューフォーム
3) Kimura T et al：Anticancer Drugs **20**：513-518, 2009

B 抗生物質　　　　①アントラサイクリン系

7 ミトキサントロン

商 ノバントロン

OH　O　NHCH$_2$CH$_2$NHCH$_2$CH$_2$OH

・2HCl

OH　O　NHCH$_2$CH$_2$NHCH$_2$CH$_2$OH

概　説

1 有効がん種[1~3]

急性白血病，慢性骨髄性白血病の急性転化，悪性リンパ腫，乳がん，肝細胞がんに保険適用を有する．暗青色を呈する．

2 副作用[2,3]（表1）

表1　ミトキサントロンのおもな副作用

副作用	特　徴
骨髄抑制	用量制限毒性である
心毒性	一過性の心電図変化，不整脈と蓄積性の心筋毒性．総投与量が，アントラサイクリン系薬投与歴のない場合は160 mg/m^{2}を，投与歴のある場合は100 mg/m^{2}を超えないようにする
消化器毒性	催吐性リスクは low だが頻度は高い．口内炎
その他	脱毛，肝障害，血管障害，間質性肺炎，尿の色調変化など

3 調製時の注意点

生理食塩液もしくは5％ブドウ糖に溶解する．血管痛を引き起こしやすい．

作用機序と耐性機序

● 作用機序：トポイソメラーゼⅡ阻害と，DNA インターカレーションによる DNA 合成阻害．
● 耐性機序：*BCRP1*（breast cancer resistance protein）の過剰発現，トポイソメラーゼⅡの発現低下や遺伝子変異など．

薬物動態

1 分　布

アントラキノン誘導体であり，肝，骨髄，心，肺，脾，腎，甲状腺などに多く分布する．

B 抗生物質／①アントラサイクリン系

② 代謝・排泄

おもに肝で代謝され，側鎖の水酸基が酸化を受け，モノカルボン酸およびジカルボン酸に代謝されるが，これらに抗腫瘍活性はない．ミトキサントロンの半減期は83.4±55.6時間である．胆汁から25％が，腎から5％が排出される[3].

③ 蛋白結合

血漿蛋白結合率は78.3％である．

special population

● 肝機能障害：血清ビリルビン＞3.0 mg/dL で25％減量．

投与スケジュール

● 急性骨髄性白血病：12 mg/m^2/日を3日間投与（Ara-C と併用）．

文 献

1) Alberts DS et al：Cancer Res **45**：1879-1884, 1985
2) ノバントロン® 注添付文書
3) ノバントロン® 注，医薬品インタビューフォーム

B 抗生物質

② その他の抗生物質

1 マイトマイシン C

🅐 マイトマイシン

概　説

1 有効がん種・標準療法

慢性リンパ性白血病，慢性骨髄性白血病，胃がん，結腸・直腸がん，肺がん，膵臓がん，肝臓がん，子宮頸がん，子宮体がん，乳がん，頭頸部がん，膀胱がんなど多くの腫瘍に対する適応承認を得ている[1]．おもにほかの抗悪性腫瘍薬と併用される．局所肛門がんでは，フルオロウラシル＋マイトマイシン C（MMC）の化学療法に放射線療法を同時併用する治療法が標準治療の1つとなっている[2]（表 1）．

2 副作用

用量制限毒性は骨髄抑制（白血球減少・血小板減少）である．血球成分が最低値に達するまでの期間は投与後4～5週間と長いことが特徴であり，その後2～3週間かけて回復する．悪心・嘔吐，食欲不振は頻度の高い毒性である．脱毛の頻度は低い（4%）．vesicant drug であり，血管外漏出があった場合には壊死に至ることがある．また，皮膚の発赤，潰瘍形成が注射部位，時に注射部位から離れた部位に起こる．これら皮膚毒性は投与数週から数ヵ月後にも起こりうるので注意が必要である．その他，静脈炎，皮疹，光線過敏症が時にみられる．頻度は不明ながら，溶血性尿毒症症候群はいったん発症すると致死率が高い（50%）毒性である．おもに微小血管障害性溶血性貧血，血小板減少，および不可逆的な腎不全からなり，ほとんどの症例は MMC の総投与量が 60 mg 以上で起こる[3]．まれではあるが留意すべき毒性として，間質性肺炎，肝機能障害，腎機能障害，発熱，視野混濁，手足のしびれ（末梢神経障害）が挙げられる．

B 抗生物質／②その他の抗生物質

表1　フルオロウラシル＋マイトマイシンC療法（肛門がんで放射線療法と併用）

薬　剤	投与量	投与日	投与間隔
マイトマイシンC	12 mg/m², 静注	day 1	1コースのみ
フルオロウラシル	1,000 mg/m², 持続静注	day 1〜4	4〜5週

3 投与時の注意点

vesicant drug であり，血管痛，静脈炎，血栓を起こすおそれがあるので，急速点滴静脈注射中の補液製剤の側管からできるだけ緩徐に静脈注射するなどの注意が必要である[1]．必要に応じて中心静脈ポートの留置も考慮する[3]．MMCの催吐性リスクはlowであり，特に禁忌がない限りはデキサメタゾン8 mg（静注または経口）を前投薬として用いる．

作用機序と耐性機序

1 作用機序

MMCは細胞内で活性代謝物に還元され，アルキル化薬と同様に作用する．すなわちDNA上に架橋を形成することでDNAの複製を阻害する．またフリーラジカルを形成し，DNA鎖を切断する作用も知られている．作用は細胞周期非特異的である．

2 耐性機序

耐性機序の1つとして，多剤耐性遺伝子（*MDR*）の発現による薬物の細胞外への排出（efflux）が示唆されている．アントラサイクリン系薬，ビンカアルカロイドなどに交差抵抗性を示す．

薬物動態

経静脈的に投与された場合，脳を除く全身の組織に速やかに分布する．代謝はおもに肝臓で受けるが，一部腎臓や脾臓でも代謝される．10〜30％は未変化体のまま腎から排泄される．代謝物も腎から排泄されるが，腎機能の低下はMMCの排泄に影響しない．なお，MMCは透析により除去されない．

special population

1 肝機能障害

肝臓で代謝を受けるため，重度の肝機能障害時には50％減量が考慮される[3]．

1. マイトマイシンC

❷ 腎機能障害

　FDA の package insert では，血清クレアチニン＞1.7 mg/dL の場合，使用を避けるように注意喚起している[4]．同様に GFR＜30 mL/分で使用を避けるよう推奨する文献もあるが[3]，減量の規定は定まっていない．

投与スケジュール

　添付文書では，投与量は/body で表示されているが[1]，単剤で使用する場合は 10～20 mg/m²を 6～8 週間隔で，他剤と併用する場合は 5～10 mg/m²を 4～8 週間隔で投与するのが一般的である．蓄積毒性を回避するため，原則として総投与量は 50 mg/m²を超えないようにする．また膀胱がんに対する局所療法では，10～40 mg の MMC を 20～40 mL の蒸留水または生理食塩液に溶解して膀胱内に注入する．

薬物相互作用

　MMC とビンカアルカロイド（ビンデシン，ビンブラスチン，ビンクリスチン，ビノレルビン）の併用による急性肺毒性について報告があるため注意を要する[3]．毒性は通常可逆的で，グルココルチコイドの投与に速やかに反応する[3]．

文　献
1) マイトマイシン®注用添付文書
2) Epidermoid anal cancer：Lancet **348**：1049-1054, 1996
3) Mitomycin：Up To Date, Drug information［https://www.uptodate.com/contents/mitomycin-intravenous-and-intravesical-systemic-drug-information?search=mitomycin&selectedTitle=1%7E90&usage_type=panel&display_rank=1&kp_tab=drug_general&source=panel_search_result］（2025/1）
4) Mitomycin for injection, FDA package insert［https://www.accessdata.fda.gov/drugsatfda_docs/label/2002/50763_Mitozytrex_lbl.pdf］（2025/1）

B 抗生物質	②その他の抗生物質

2 アクチノマイシンD

商 コスメゲン

概　説

1 有効がん種・標準療法

日本においては Wilms 腫瘍，絨毛がん，破壊性胞状奇胎に対する
適応承認を得ている．FDA はそのほか，横紋筋肉腫，精巣がん，
子宮がん，Ewing 肉腫，ブドウ状肉腫などにも適応承認している．
小児の腎 Wilms 腫瘍に対する腎摘後の補助治療として，VA 療法［ア
クチノマイシン D（ACT-D）＋ビンクリスチン］や，VDA 療法（さ
らにドキソルビシンも含む化学療法）が標準療法として行われる
（組織型や病期により使い分ける）[1]．また，同じく小児の横紋筋肉
腫においても ACT-D を含んだレジメン［VA（C）療法：ビンクリ
スチン＋ACT-D＋（シクロホスファミド）］が標準治療として確立
している[2]（表 1）．成人においては，絨毛がんに対する標準治療と
して単剤または多剤併用療法（EMA/CO 療法：エトポシド，メト
トレキサート，ACT-D，シクロホスファミド，ビンクリスチン）の
なかで同剤が用いられる[3]（表 2）．

2 副作用

用量制限毒性は骨髄抑制である．白血球，血小板は投与後 3 週間
で最低値に達し，その後 1～2 週間かけて回復する．貧血も時にみ
られる．悪心・嘔吐は頻度の高い毒性である．連日投与されること
が多いが，日を追うごとに投与 1 時間後から数時間，悪心・嘔吐が
増強されるのが特徴的である．脱毛のほか，アクネ様皮疹，紅斑，
痤瘡，色素沈着などの皮膚毒性の頻度が高い．vesicant drug であり，
血管外漏出があった場合には壊死に至ることがある．粘膜炎，下痢
が投与後 5～7 日に起こることがあり，時に重症化する．その他，
まれではあるが留意すべき毒性として肝機能障害（AST，ALT の上
昇），低 Ca 血症，アナフィラキシーが挙げられる．また，過去の放

2. アクチノマイシン D

表1 VA（C）療法（小児の横紋筋肉腫）

薬　物	投与量	投与日	投与間隔
ビンクリスチン	1.5 mg/m² (max 2 mg/body)，静注	day 1, 8, 15	3週ごと
アクチノマイシン D	0.045 mg/kg (max 2.5 mg/body)，静注	day 1	3週ごと
シクロホスファミド	2,200 mg/m²，静注	day 1	3週ごと

表2　EMA/CO療法（絨毛がん）

薬　物	投与量	投与日	投与間隔
エトポシド	100 mg/m²，静注	day 1, 2	2週ごと
メトトレキサート（ホリナート併用）	300 mg/m²，静注	day 1	2週ごと
アクチノマイシン D	0.5 mg/body，静注	day 1, 2	2週ごと
シクロホスファミド	600 mg/m²，静注	day 8	2週ごと
ビンクリスチン	0.8 mg/m² (max 2 mg/body)，静注	day 8	2週ごと

　射線照射野の皮膚に炎症反応を誘発（radiation recall）するとの報告がある．

3 投与時の注意点

　投与は静脈内注射で行う．本薬は vesicant drug であり，血管外に漏出した場合，強い痛み，腫脹，壊死をきたしうる．そのため，ほかの輸液を点滴している側管から投与するなど特別な注意を要する．また ACT-D は催吐性リスクが high であるため，制吐薬の予防投与を行う．また，0.2 µm のセルロースエステル製またはポリテトラフルオロエチレン製の輸液フィルターに高い吸着性をもつため，投与に際しては注意が必要である．

作用機序と耐性機序

1 作用機序

　ACT-D は DNA 2本鎖の間に架橋形成し，RNA ポリメラーゼによる転写反応を抑制することで抗腫瘍効果を発揮するとされる．また，トポイソメラーゼ II を阻害する作用も知られている．作用は細胞周期非特異的である．

B 抗生物質／②その他の抗生物質

2 耐性機序

耐性機序として，多剤耐性遺伝子（*MDR*）の発現による細胞外への排出（efflux）が示唆されている．

薬物動態

全身の組織に速やかに分布する．脳脊髄液にはほとんど分布しない．肝臓で一部代謝を受けるが，多くは未変化体のまま胆汁（〜50％）や尿中（6〜30％）に排泄される[4]．

special population

放射線治療中の患者，あるいは過去に放射線治療を受けた患者では radiation recall 反応のリスクがあるため，慎重に投与する．肝機能障害や腎機能障害による用量調節は不要である[4]．

投与スケジュール

● 小児：0.015 mg/kg/日（最大投与量 0.5 mg/日）を 5 日間連続，2週ごとに繰り返す投与法が基本であるが，多剤併用レジメンの一部として用いられることが多いため，各プロトコールに準じる．
● 成人：添付文書では 0.010 mg/kg/日を 5 日連続となっているが[5]，0.25〜0.6 mg/m²/日を 5 日間連続 3〜4 週間隔で繰り返すのが一般的である．小児の場合と同様，多剤併用レジメンの一部として用いられることが多いため，各プロトコールに準じる．

薬物相互作用

特に臨床上問題となる薬物相互作用は知られていない．

文 献

1) Metzger ML et al：Oncologist **10**：815-826, 2005
2) Crist WM et al：J Clin Oncol **19**：3091-3102, 2001
3) Bower M et al：J Clin Oncol **15**：2636-2643, 1997
4) UpToDate, Dactinomycin：Drug information〔https://www.uptodate.com/contents/dactinomycin-drug-information?search=dactinomycin&source=panel_search_result&selectedTitle=1%7E28&usage_type=panel&kp_tab=drug_general&display_rank=1#F156377〕（2025/1）
5) コスメゲン® 静注用添付文書

B 抗生物質　　②その他の抗生物質

3　ブレオマイシン

商 ブレオ

概　説

側鎖（R）が異なる成分の混合物であるが，製剤中には2種類が大部分を占める.

1 有効がん種・標準療法

皮膚がん，頭頸部がん，肺がん，食道がん，悪性リンパ腫，子宮頸がん，神経膠腫，甲状腺がん，胚細胞腫瘍に対する適応承認を得ている. 標準療法として用いられる疾患として，胚細胞腫瘍とHodgkin リンパ腫が挙げられる. 胚細胞腫瘍では，BEP療法［ブレオマイシン（BLM）＋エトポシド＋シスプラチン］が[1]［Ⅲ-H-3. 精巣腫瘍（胚細胞腫瘍）（p631）参照］，限局期古典的 Hodgkin リンパ腫では，ABVD療法（ドキソルビシン＋BLM＋ビンブラスチン＋ダカルバジン）が標準的に用いられる[2].

2 副作用

用量制限毒性は infusion reaction と肺毒性である. 前者は投与4～10時間後に出現し，悪寒を伴う発熱が特徴的である. 初回投与時には25％の患者に出現するが，2回目以降は頻度も程度も減少する. 特に初回はアセトアミノフェンの予防投与を考慮する. 肺毒性はもっとも注意を要する毒性である. 投与中は定期的に胸部X線，一酸化炭素拡散能（DLco），肺気量分画（VC）を含む呼吸機能検査をモニターするとともに，呼吸困難感，乾性咳，ラ音，SpO_2の低下などに注意する. 肺線維症の頻度は BLM の総投与量と相関し，200 mg/body 未満では1％程度であるが，それ以上では10％程度で

443

ある.

頻度の高い毒性としては皮膚の色素沈着がある. 特に手首や肘の伸側に好発する. 爪の変形・変色, 皮膚の強皮症様変化, 脱毛などの皮膚毒性も頻度が高い. その他, 投与中に患者が悪臭を訴えることも多い. 悪心・嘔吐は軽い. 食欲不振, 味覚異常, 血管痛, 血管炎も時にみられる. その他, 悪性リンパ腫の患者では約1%にアナフィラキシー様反応が出現する.

3 投与時の注意点

投与は静脈内, 筋肉または皮下注射で行う. BLMはirritantであり, 血管外に漏出しても壊死には至らないが, 炎症は起こしうるため注意して投与する. また, BLMは催吐性リスクがminimalであるため, 基本的に制吐薬の前投与は必要ない.

作用機序と耐性機序

BLMはDNAに結合しその合成を抑制する. フリーラジカルによるDNAの切断, DNAリガーゼ阻害によるDNA修復抑制も作用機序と考えられている. 耐性機序として, DNA修復酵素の発現増加や細胞内への取り込みの減少などが提唱されている.

薬物動態

経静脈的に投与されたあと, 50～70%は未変化体のまま尿中に排泄される. それ以外は組織内のアミノペプチダーゼで代謝され代謝物は尿中に排泄される. なお, BLMは透析により除去されない.

special population

1 腎機能障害

腎機能障害時には減量が必要である. FDAのpackage insertでは**表1**の基準が提供されている.

2 肺毒性の高リスク患者

高齢者や慢性閉塞性肺疾患などの基礎肺疾患あるいは放射線治療歴のある患者では肺毒性のリスクが高いとされているため, リスク・ベネフィットの十分な検討が必要である.

3 手術を予定している患者

BLM投与歴のある患者では, 全身麻酔時の高FiO_2下での強制換気が肺毒性を誘発する可能性があるので, 外科医, 麻酔科医へ注意を喚起する.

3. ブレオマイシン

表1 腎機能による用量調節

クレアチニンクリアランス（mL/分）	BLM 投与量（%）
≧50	100
40～50	70
30～40	60
20～30	55
10～30	45
5～10	40

投与スケジュール

胚細胞腫瘍の標準療法である BEP 療法は p631 参照．進行胚細胞腫瘍以外の疾患では肺線維症への懸念から，総投与量は原則 300 mg/body 未満にとどめる．また胸膜癒着を目的に胸腔内に投与する場合は，50～60 mg/body を注入する（保険適用外）．

薬物相互作用

G-CSF 製剤との併用で肺毒性のリスクが高くなる可能性があるため，BLM 投与前 24 時間（peg-G-CSF の場合は 14 日間）および 24 時間後の G-CSF 製剤の使用は避ける．フェニトインの血中濃度は BLM との併用で低下する可能性があり注意する[3]．

文 献

1) Williams SD et al：N Engl J Med **316**：1435-1440, 1987
2) Canellos GP et al：N Engl J Med **327**：1478-1484, 1992
3) UpToDate, Bleomycin：Drug information ［https://www.uptodate.com/contents/bleomycin-drug-information?search=bleomycin&source=panel_search_result&selectedTitle=1%7E146&usage_type=panel&kp_tab=drug_general&display_rank=1］（2025/1）
4) ブレオ® 注射用添付文書

C 微小管阻害薬

① ビンカアルカロイド

1 ビンクリスチン

商 オンコビン

概　説

　ツルニチニチソウ（*Catharanthus roseus*）の抽出物から最初に同定されたビンカアルカロイドで，低濃度では微小管動態を抑制し，高濃度ではチュブリンの重合阻害により微小管を崩壊させ細胞分裂を停止させる作用をもつ[1,2]．使用上の注意として血管内投与のみに使用する．髄腔内投与は禁忌である．

1 有効がん種

　白血病，悪性リンパ腫，小児腫瘍（神経芽腫，Wilms 腫瘍，横紋筋肉腫，睾丸胎児性がん，血管肉腫など），多発性骨髄腫，悪性星細胞腫，乏突起膠腫成分を有する神経膠腫，褐色細胞腫．

2 副作用

　末梢神経障害，脱毛，自律神経障害による便秘・麻痺性イレウス，抗利尿ホルモン分泌異常症候群（SIADH）などが認められる．ビンカアルカロイドのなかで末梢神経障害がもっとも強い．骨髄抑制が少ないため，ほかの薬物と併用で用いられる．血管外漏出時には強い炎症を惹起し，水疱，潰瘍形成などに至ることもある．

3 調製時の注意点

　注射用水，生理食塩液または 5％ブドウ糖液を使用し溶解する．保存剤を含有していないため調製後は速やかに使用する．

作用機序と耐性機序

1 作用機序

　チュブリンの重合体である微小管は，染色体複製の際に必要な

紡錘糸を構成し，細胞骨格の維持，細胞内輸送，神経細胞内物質輸送などにも重要な役割を果たしている．微小管の形成（チュブリンの重合）と分解（チュブリンの脱重合）はその両端から同時に生じており，動的平衡を保っている．チュブリンのビンカドメインにビンクリスチン（VCR）が結合すると，低濃度では微小管動態が抑制される．高濃度ではチュブリンの重合が阻害される一方，分解速度は不変であるため微小管は崩壊し，紡錘糸も消失して細胞分裂は停止する．また軸索微小管の形成も阻害され，神経細胞内輸送の減少と軸索の変性をきたす[1,2]．チュブリン結合の親和性はVCR＞ビンブラスチン＞ビノレルビンの順である[1]．

2 耐性機序

MDR1（P糖蛋白/ABCB1）やMRP1発現による抗がん薬の細胞外排出，遺伝子変異によるアミノ酸置換や翻訳後修飾によるチュブリンの構造変化による感受性低下，微小管関連蛋白（MAPs）の過剰発現によるチュブリンの重合促進がおもな耐性機序である[1,3]．

薬物動態

1 分布

広範な組織に分布する．血液脳関門はほとんど通過せず，脳脊髄液中薬物濃度は血漿の20〜30分の1である[4]．

2 代謝・排泄

VCRの血中濃度は投与直後より急速に低下するα相（5分未満），比較的緩やかに低下するβ相（50〜155分），さらに非常に緩徐な低下を示すγ相（23〜85時間）の三相性の消失パターンを示す．VCRはビンカアルカロイドのなかで半減期がもっとも長く，クリアランスがもっとも低い[1]．おもな代謝経路は肝代謝・胆汁排泄で，チトクロムP450（CYP3A4とCYP3A5）で代謝される[5]．投与後72時間以内に12%が尿中に，70〜80%が便中に排泄される[1]．

3 蛋白結合

48〜75%が血漿中の蛋白質と結合し，チュブリンが豊富な血小板など血液成分にも結合する[1]．

pharmacodynamics

成人では神経毒性は蓄積性で用量依存性であり，総投与量が4〜10 mgに達すると生じ，15〜20 mgになると発生頻度と重症度が増加する[6]．投与量の減量，投与間隔の延長もしくは中止で対応する[1]．

C 微小管阻害薬/①ビンカアルカロイド

special population

1 肝機能障害

肝代謝であるため，総ビリルビン値が 1.5～3.0 mg/dL で 50％，3.0 mg/dL で 75％以上の減量が推奨されている[1].

2 腎機能障害

投与量減量は不要である.

投与スケジュール

神経毒性を避けるため，上限は 2 mg/body とされている.

- ●**白血病**：急性リンパ球性白血病には，VCR 2 mg/body が寛解導入期，早期強化療法，後期強化療法，維持療法で使用される.
- ●**非 Hodgkin リンパ腫**：R-CHOP 療法[7]として 1.4 mg/m^2，最大 2 mg/body を day 1 に投与する.
- ●**横紋筋肉腫**：VAC 療法[8]として 1.5 mg/m^2，最大 2 mg/body を day 1，8，15 に投与する.

薬物相互作用

CYP3A を阻害するアゾール系抗真菌薬，エリスロマイシンなどの薬物と併用することによって VCR の血中濃度が上昇し，副作用が増強する可能性がある.

文 献

1) Chau CH et al：Antimitotic drugs. Cancer Chemotherapy and Biotherapy, 6th ed, Chabner BA et al（eds）, Wolters Kluwer, Philadelphia, p175-199, 2019
2) Hoimes CJ：Microtubule inhibitors. Cancer：Principles & Practice of Oncology, 12th ed, DeVita VT Jr.（eds）, Wolters Kluwer, Philadelphia, p123-132, 2023
3) Kavallaris M：Nat Rev Cancer **10**：1-11, 2010
4) Jackson DV et al：Cancer Res **41**：1466-1468, 1981
5) Levêque D et al：J Clin Pharmacol **47**：579-588, 2007
6) Miltenburg NC et al：Cancer Treat Rev **40**：872-882, 2014
7) Coiffier B et al：N Engl J Med **346**：235-242, 2002
8) Crist WM et al：J Clin Oncol **19**：3091-3102, 2001

C 微小管阻害薬　　①ビンカアルカロイド

2 ビンブラスチン

🏷 エクザール

概　説

ツルニチニチソウから抽出された植物アルカロイドの一種[1].

1 有効がん種

悪性リンパ腫, 絨毛性疾患（絨毛がん, 破壊性胞状奇胎, 胞状奇胎）, 再発または難治性の胚細胞腫瘍（精巣がん, 卵巣がん, 性腺外腫瘍）, 尿路上皮がん, Langerhans 細胞組織球症.

2 副作用

骨髄抑制, 末梢神経障害, 便秘, イレウス, 口内炎, 咽頭炎, 高血圧, 低血圧, Raynaud 症状, 呼吸困難, 気管支痙攣, SIADH など. また, vesicant drug であり組織傷害作用が強く, 血管外漏出時には強い炎症を惹起し, 水疱, 潰瘍形成などに至ることもある. 用量規定毒性は好中球減少であり, ビンクリスチン（VCR）に比べ末梢神経障害は軽度である.

3 調製時の注意点

注射用水または生理食塩液で調製する. 保存剤を含有していないため調製後は速やかに使用する.

作用機序と耐性機序

1 作用機序

ビンブラスチン（VLB）は同じくツルニチニチソウから抽出された VCR と構造が似ており, ビンドリンの窒素に結合する側鎖が VLB はメチル基, VCR はホルミル基である. この違いにより臨床効果に差がみられるが, 作用機序はほぼ同様である[1]［「Ⅱ-2-C-①-1. ビンクリスチン」(p446) 参照].

449

C 微小管阻害薬/①ビンカアルカロイド

② 耐性機序

「Ⅱ-2-C-①-1. ビンクリスチン」(p447) 参照.

薬物動態

① 分 布

VCR と同様に広範な組織に分布する. ラットでは投与 2 時間後では肺, 肝, 脾, 腎, 骨髄などに, また 24 時間後では脾, 肝, 胸腺, 腸, 骨髄に分布した. ヒトでは長期間組織内にとどまり, 投与 6 日後に 73% が残留していたと報告されている[2].

② 代謝・排泄

VLB の血中濃度の推移は, 投与直後より急速に低下するα相 (5 分未満), 比較的緩やかに低下するβ相 (53〜99 分), さらに非常に緩徐な低下を示すγ相 (20〜64 時間) の三相性の消失パターンを示す[3,4]. VCR やビンデシンとの比較では, 半減期がもっとも短く, クリアランスがもっとも大きい. 代謝は肝臓の CYP3A により行われ[2], 胆汁に排泄される.

③ 蛋白結合

血漿蛋白への結合率は 43〜99.7% と高く, また静脈内投与 20 分後に血小板や赤血球, 白血球と 50% の薬物が結合したとの報告がある[1].

special population

類薬 (ビノレルビン) については, 肝機能障害があるときは減量すべきであるとされている[1,5]. 本薬にはそのような報告はないが, 肝代謝の薬物であるので肝機能障害時には注意が必要とされている. 腎機能障害時の投与量調節は不要である[1].

投与スケジュール

- **進行期 Hodgkin リンパ腫**:ABVD 療法[6]においては, 28 日ごとにドキソルビシン, ブレオマイシン, ダカルバジンとの併用で VLB 6 mg/m^2 (最大 10 mg/body) を day 1, 15 に投与する.
- **再発または難治性の胚細胞腫瘍**:VeIP 療法[7]として 21 日ごとにシスプラチン, イホスファミドと併用し, VLB 0.11 mg/kg を day 1, 2 に投与する.
- **尿路上皮がん**:MVAC 療法[8]として 28 日ごとにメトトレキサート, ドキソルビシン, シスプラチンと併用し, VLB 3 mg/m^{2}を day 2, 15, 22 に投与する.

2. ビンブラスチン

薬物相互作用

　代謝に CYP3A が関与するため，同酵素を阻害する薬物との併用で薬物動態の変化が生じ，副作用が増加する．代表的な薬物としてアゾール系抗真菌薬（イトラコナゾール，ミコナゾールなど），エリスロマイシン，フェニトイン，シメチジンなどが挙げられる．また機序は不明であるが，ほかの白金製剤との併用で神経毒性（聴覚障害）の増強，あるいはマイトマイシン C との併用で呼吸困難および気管支痙攣が発現しやすいことが報告されている[9]．

文 献

1) Chau CH et al：Antimitotic drugs. Cancer Chemotherapy and Biotherapy, 6th ed, Chabner BA et al（eds），Wolters Kluwer, Philadelphia, p175-199, 2019
2) Zhou-Pan XR et al：Cancer Res **53**：5121-5126, 1993
3) Nelson RL et al：Cancer Treat Rev **7**：17-24, 1980
4) Owellen RJ et al：Cancer Res **37**：2597-2602, 1977
5) Robieux I et al：Clin Pharmacol Ther **59**：32-40, 1996
6) Canellos GP et al：N Engl J Med **327**：1478-1484, 1992
7) Loehrer PJ Sr et al：J Clin Oncol **16**：2500-2504, 1998
8) Loehrer PJ Sr et al：J Clin Oncol **10**：1066-1073, 1992
9) Rivera MP et al：Am J Clin Oncol **18**：245-250, 1995

C 微小管阻害薬　　①ビンカアルカロイド

3 ビノレルビン

🈭 ナベルビン

概　説

　ニチニチソウの成分から半合成され，ビンカアルカロイドのなかではもっとも脂溶性が高く，中枢神経系を除くすべての組織への移行性が良好である．また，神経軸索微小管よりも有糸分裂微小管に選択性が高いため，神経毒性が低い[1]．

1 有効がん種

　非小細胞肺がん，手術不能もしくは再発乳がん．

2 副作用

　骨髄抑制，便秘，呼吸困難，気管支痙攣，便秘，イレウス，膵炎症，SIADH，急性腎不全，急性膵炎，食欲不振，便秘，静脈炎，知覚異常，腱反射減弱など．vesicant drug であり組織傷害作用が強く，血管外漏出時には強い炎症を惹起し水疱，潰瘍形成などに至ることもあるため，投与時には十分注意が必要である．用量規定毒性は好中球減少である．

3 調製時の注意点

　約 50 mL の生理食塩液，5%ブドウ糖液，リンゲル液，乳酸リンゲル液で希釈する．静脈炎予防のため，推奨投与時間は 10 分以内とし，投与後は補液により薬液を十分洗い流すことが望ましい．

作用機序と耐性機序

1 作用機序

　従来のビンカアルカロイドとは異なるカタランチン骨格構造をもつため，ターゲット蛋白であるチュブリンと，より強固な共有結合を形成する[2]．また従来のビンカアルカロイドが微小管短縮速度を低下させるのに対し，ビノレルビン（VNR）は微小管伸長速度を

3. ビノレルビン

低下させることで動的不安定性に影響を与えるといわれている[1]. さらに従来のビンカアルカロイドより神経毒性が低い理由は, 微小管結合蛋白質の1つであり, 神経軸索細胞に多く存在し, チュブリンと相互作用して微小管重合を安定化するタウ蛋白への影響が弱いためであると考えられている[1,3].

2 耐性機序[1]

「II-2-C-①-1. ビンクリスチン」（p447）を参照.

薬物動態

1 分　布

分布容積は大きく, 中枢神経系以外への組織移行が良好である（血漿中の濃度に対する組織内の濃度が20～80倍）. 血漿中の濃度に対する肺組織内の濃度は300倍で, これはビンデシン投与時の肺組織内濃度の3.4倍, ビンクリスチン投与時の肺組織内濃度の13.8倍に相当する[1].

2 代謝・排泄

VNRの血中濃度の推移は静脈内への短時間投与（6～10分以内）により, 血中濃度が投与直後より急速に低下するα相（5分未満）, 比較的緩やかに低下するβ相（49～168分）, さらに非常に緩徐な低下を示すγ相（18～49時間）の三相性の消失パターンを示す. 代謝は肝臓のCYP3Aにより行われ, 33～80％は胆汁中に, 16～30％が尿中に, ほとんどが未変化体として排泄される. 4-O-デアセチルVNRは活性代謝産物であるが, 濃度が低く臨床的な意義はほとんどない. Ccrおよび肝臓の99mTc-MIBIクリアランス（ABCB1による胆汁排泄能の評価法）から予測されたVNRのクリアランスと体表面積が, 副作用である骨髄抑制の予測因子となることが報告されている[4].

3 蛋白結合

血漿蛋白（α_1-酸性糖蛋白, アルブミン, リポ蛋白）との結合率は80～91％, 血小板との結合率は70％以上と報告されている[1].

special population

肝機能障害のない成人では, 高齢者と若年者でVNRのクリアランスは変わらない[5]. 一方, 肝臓の75％以上を転移巣が占めるような患者ではクリアランスが低下するとの報告があり, 肝機能障害があるときは減量すべきといわれている（総ビリルビン値が1.5～3.0 mg/dLで50％, 3.0 mg/dL以上で75％の減量が必要との報告が

ある[6]. 腎機能障害時の投与量調節は不要である.

投与スケジュール

● **非小細胞肺がん**：1回 20～25 mg/m², 1週間間隔で緩徐に静注.
20～74歳のPS良好な進行非小細胞肺がん患者に対しては, 21日
ごとにシスプラチンとの併用でVNR 25 mg/m²を day 1, 8 に投与
する[7]. また70歳以上のPS 0～2の進行非小細胞肺がん患者に対
しては, 21日ごとにVNR単剤 25 mg/m²を day 1, 8 に投与する[8].

● **手術不能または再発乳がん**：1回 25 mg/m², 1週間間隔で2週連
続投与, 3週目は休薬. 日本において行われたアントラサイクリ
ン系およびタキサン系抗がん薬既治療の進行・再発乳がんに対
する後期第II相試験では, 21日ごとに VNR 25 mg/m²を day 1, 8
に投与するという投与方法により, 50例中10例に部分奏効が得
られた（奏効率20%）[9]. また, 対照はメルファランであるが,
VNR 30 mg/m²毎週投与は比較試験で有意に生存期間を延長させ
ている[10].

薬物相互作用

　従来のビンカアルカロイドと同様, 本薬の代謝に CYP3A が関与
するため, 同酵素を阻害したり誘導したりする薬物との併用で薬
物動態, 副作用が変化することがある. マイトマイシンCとの併
用で呼吸困難および気管支痙攣が発現しやすいことが報告されて
いる[11].

文献

1) Rowinsky EK：Antimitotic drugs. Cancer Chemotherapy and Biotherapy, 5th ed,
Chabner BA et al（eds）, Lippincott-Raven Philadelphia, p216-266, 2010
2) Potier P：Semin Oncol **16**：2-4, 1989
3) 金澤純二ほか：日薬理誌 **116**：215-223, 2000
4) Wong M et al：J Clin Oncol **24**：2448-2455, 2006
5) Sorio R et al：Eur J Cancer **33**：301-303, 1997
6) Robieux I et al：Clin Pharmacol Ther **59**：32-40, 1996
7) Ohe Y et al：Ann Oncol **18**：317-323, 2007
8) Kudoh S et al：J Clin Oncol **24**：3657-3663, 2006
9) Toi M et al：Jpn J Clin Oncol **35**：310-315, 2005
10) Jones S et al：J Clin Oncol **13**：2567-2574, 1995
11) Rouzaud P et al：Rev Mal Respir **16**：81-84, 1999

C 微小管阻害薬

② タキサン

1 パクリタキセル

商 タキソール

概 説

1 有効がん種

卵巣がん，非小細胞肺がん，乳がん，胃がん，子宮体がん，再発または難治性の胚細胞腫瘍，再発または遠隔転移を有する頭頸部がん，再発または遠隔転移を有する食道がん，血管肉腫，進行または再発子宮頸がん，尿路上皮がんに有効なタキサンであり，微小管の重合促進と脱重合阻害（安定化）により抗腫瘍効果を示す．

2 副作用

用量制限毒性は白血球減少，好中球減少などの骨髄抑制である（表1）．難水溶性であることから溶解剤にポリオキシエチレンヒマシ油（クレモホール® EL）を用いているため，これに起因するアレルギー様反応（呼吸困難，血圧低下，血管性浮腫，蕁麻疹，顔面紅潮，紅斑，胸痛，頻脈など）の予防のための前投薬を必要とする．また，添加物として1バイアル5 mL中2.5 mLの無水エタノールを含有する．これは体表面積1.5 m²の患者に210 mg/m²を投与すると500 mLのビールに相当する．アルコールによる中枢神経系への影響が現れるおそれがあり，事前の問診にて投与が適切であるか判断を要する．

3 調製時の注意点

希釈液は過飽和状態にあるため，パクリタキセル（PTX）が結晶として析出する可能性があり，投与時には0.22 μm以下のメンブランフィルターを用いたインラインフィルターを通して投与を行う．また，溶解液が接触する部分に可塑剤としてフタル酸ジエチルヘキシル（DEHP）を含有している塩化ビニル製輸液装置は，溶剤によりDEHPが溶出されるため使用を避ける．

455

C 微小管阻害薬／②タキサン

表1 パクリタキセルのおもな副作用

副作用	特 徴
過敏症	投与開始10分以内に多い．2〜3分以内での発現例もあり，開始後1時間は頻回にバイタルサインのモニタリングを行う．過敏症出現時はただちに投与中止し，アドレナリンなどの処置を行う．数時間後でも蕁麻疹，発疹の出現がみられることがある
末梢神経障害，麻痺	投与中止により軽度の症状は数ヵ月以内に回復するが，重篤例では減量を行う．用量依存傾向あり，蓄積性を示唆する報告がある．シスプラチンの併用や前治療歴のある場合，低用量でも発現を認める場合がある
間質性肺炎，肺線維症	発熱，乾性咳，呼吸困難，胸部X線異常時には投与中止し，ステロイド投与など適切な処置を行う
心血管障害	血圧低下，無症候性徐脈，心室性頻脈，房室伝導ブロックなどがみられる．機序として，タキサン自体による心機能障害，刺激伝導系への影響のほか，クレモホール®EL による遊離ヒスタミンの影響も考えられている．またドキソルビシン併用時に心毒性が増強するため，減量や投与間隔延長を考慮する
関節痛，筋肉痛	発現機序は明らかでなく，早期のクールにおいて投与後2, 3日で発現し，鎮痛薬が有効
脱毛	ほとんどの患者で投与2〜3週後に出現し，終了後6〜8週かけて回復
血管外漏出	vesicant drug であり，投与中から慎重に観察し漏出を防ぐ．漏出時は薬剤を速やかに吸引し冷却する

作用機序と耐性機序

1 作用機序

微小管の蛋白重合を促進し，微小管の安定化・過剰形成により分裂期紡錘体の動態に異常を引き起こし，紡錘体チェックポイントの活性化により細胞を分裂期中期で停止させ細胞死に導き抗腫瘍効果を示す．

2 耐性機序

紡錘体チェックポイント機能の強さにより PTX の効果が規定されるが，Mad2，BubR1，Bub1 などの紡錘体チェックポイントを制御する分子に質的量的異常が加わると，がん細胞の分裂中期での停止が起こらなくなり耐性化する．

ABC トランスポーターである P 糖蛋白 MDR1 などにより細胞内から排出されることによる耐性化や，抗酸化機能をもつ蛋白質の

1. パクリタキセル

発現上昇により，活性酸素レベルの低下による耐性化，および p38/MAPK シグナルの活性化経路の抑制による細胞死誘導障害による耐性化といった機序も考えられる[1].

薬物動態

速やかに血中から消失し，三相性の減衰を示す．

1 分 布

脳，中枢神経系を除く広範な組織に分布し，特に肝臓，消化管，胸腺，腎臓などに多く分布するため分布容積は大きい．

2 代謝・排泄

肝臓で代謝され，主経路として CYP2C8，副経路として CYP3A4 が代謝酵素であり，主として胆汁を経由し消化管へ大半が排泄される．尿中排泄は 10% 未満である．CYP2C8 により 6 位水酸化 PTX（6α-hydroxypaclitaxel），CYP3A4 により 3 位水酸化 PTX（3'-ρ-hydroxypaclitaxel）へ変換され活性を失う．

3 蛋白結合

血漿蛋白結合率は 88〜98% である[2].

pharmacodynamics

高用量では非線形性の薬物動態をとるため，増量や減量により予想以上に高い血中濃度になったり，低濃度となり抗腫瘍効果が十分に得られなかったりする可能性がある．

好中球減少は血漿濃度 $0.05\,\mu$M の持続時間と相関する．末梢神経障害や血圧低下との相関はみられていない[3].24 時間投与と 3 時間投与の比較においても，24 時間法でより高度の好中球減少の出現がみられ，奏効率や生存期間に差がみられなかったため，3 時間投与が行われるようになった．さらに 1 回投与量が少ない毎週投与法では 1 時間で投与される．

special population

1 高齢者

一般に生理機能が低下していることが多いため，骨髄抑制や神経障害などの副作用が強く現れる可能性がある．用量や投与間隔に十分留意し，臨床検査（血液検査や肝・腎機能検査）を頻回に行い，注意深く経過観察を行う．

2 肝機能障害

肝代謝型であり，肝機能低下時には慎重投与の対象となる．肝機

C 微小管阻害薬/②タキサン

表2 肝機能低下時のパクリタキセル減量の目安

<肝機能検査値> AST ALT		総ビリルビン	パクリタキセル 投与量の目安 (mg/m²)
10×ULN 未満	かつ	1.25×ULN 以下	175
10×ULN 未満	かつ	1.26〜2.0×ULN	135
10×ULN 未満	かつ	2.01〜5.0×ULN	90
10×ULN 以上	または	5.0×ULN を超える	投与不可

ULN：upper limit normal（施設正常値上限）．米国での承認用量は 175 mg/m².
（Bristol-Myers Squibb Company：TAXOL® (paclitaxel) INJECTION より引用）

能低下時の 3 時間点滴静注，3 週間ごと投与の場合の減量の目安を
表2 に示す[4]．

❸ 腎機能障害

腎排泄率が 10% 未満と少なく，腎機能低下例に対する投与量の
減量は通常必要ない．透析によっても除去されず，透析症例におい
ても標準量での投与が可能である．

投与スケジュール

非小細胞肺がんおよび子宮体がんには A 法，乳がんには A また
は B 法，卵巣がんには A またはカルボプラチンとの併用で C 法，
胃がんには A または E 法，胚細胞腫瘍には他の抗悪性腫瘍薬と併
用で A 法，頭頸部がん，食道がん，血管肉腫には B 法，子宮頸が
んにはシスプラチンとの併用で D 法，尿路上皮がんには A または
C 法で投与する．

❶ A 法

210 mg/m²/日を 3 時間点滴，3 週間休薬を 1 クールとして繰り返
す．必須である前投薬は，投与約 12〜14 時間前および約 6〜7 時間
前の 2 回，もしくは投与当日約 30 分前までに 1 回のデキサメタゾ
ン 20 mg の静脈内投与を行う．そして投与当日約 30 分前までにジ
フェンヒドラミン 50 mg の経口投与とラニチジン 50 mg またはファ
モチジン 20 mg を静脈内投与する．

❷ B, C, D 法

B 法および C 法ではそれぞれ 100 および 80 mg/m²/日を 1 時間点
滴，週 1 回投与を B 法では 6 週連続し 2 週間休薬，C 法では 3 週連
続を 1 クールとして繰り返す．日常臨床では 1 回量を 80 mg/m² と
することが多い．D 法では 135 mg/m²/日を 24 時間かけて点滴，3

458

週間休薬を 1 クールとして繰り返す.

前投薬は, 投与当日約 30 分前までにデキサメタゾン 8 mg（2 週目までに過敏症症状がなければ 4 mg まで減量し, 以後 1 mg まで半量ずつ減量可能）を静脈内投与, ジフェンヒドラミン 50 mg の経口投与とラニチジン 50 mg またはファモチジン 20 mg の静脈内投与を行う.

❸ 併用療法

● **シスプラチンとの併用療法**：PTX をシスプラチンのあとに投与すると PTX のクリアランスが低下し, PTX の血中濃度が上昇し, 骨髄抑制が増強する. 併用時には PTX をシスプラチンの前に投与する.

● **ドキソルビシンとの併用療法**：PTX をドキソルビシン（DXR）の前に投与した場合, DXR のクリアランスが低下し, DXR の血中濃度が上昇するため, 逆の投与順に比べて骨髄抑制が増強するおそれがある. 併用時には PTX を DXR のあとに投与する. また胆汁排泄の競合により, DXR およびその代謝物であるドキソルビシノールの血中濃度が上昇し, 心毒性が増強するおそれがある.

● **胸部への放射線を併用した場合**：重篤な食道炎または肺臓炎が発現したとの報告がある.

薬理遺伝学

薬物動態に関して, 主たる代謝酵素である CYP2C8, CYP3A4 のほか, CYP3A5, ABCB1 についても一塩基遺伝子多型, 人種間の検討がなされているが, 薬物動態と相関するデータは得られていない.

薬物相互作用

PTX の代謝にかかわる CYP3A4, CYP2C8 などを阻害するアゾール系抗真菌薬, マクロライド系抗菌薬, ビタミン A, ジヒドロピリジン系カルシウムチャネル遮断薬, ステロイド系ホルモン剤, シクロスポリン, ベラパミル, キニジン, ミダゾラムの併用により PTX の血中濃度が上昇し, 副作用が増強する可能性がある.

文 献

1) Sudo T et al：Cancer Res **64**：2502-2508, 2004
2) Laurence LB：Goodman and Gilman's The Pharmacological Basis of Therapeutics, 12th ed, McGraw-Hill, New York, 2011
3) Ohtsu T et al：Clin Cancer Res **1**：599-606, 1995
4) Bristol-Myers Squibb Company：TAXOL® (paclitaxel) INJECTION

C 微小管阻害薬　　②タキサン

2 nab-パクリタキセル

商 アブラキサン

概　説

　nab-パクリタキセルはパクリタキセルをヒトアルブミンで封入したナノ粒子製剤で,タキソール®など無水エタノールやクレモホールを溶媒に含む製剤(solvent based-paclitaxel, sb-パクリタキセル)と異なり,溶媒によるアナフィラキシー様反応はほとんどみられない.そのためアナフィラキシー様反応予防のための前投薬が不要であり,アルコール過敏症に配慮する必要もない.sb-パクリタキセルより高用量の投与が可能で,点滴時間も30分と短い.一方,ヒトアルブミンを含有するため特定生物由来製品として対応する.

1 有効がん種

　膵がん,乳がん,非小細胞肺がん,胃がんに用いられる.125 mg/m^2の毎週投与をゲムシタビンに併用することにより,膵がんの OS を延長する.乳がんでは260 mg/m^2の3週ごとの投与で sb-パクリタキセルよりも奏効割合・PFS を改善する.トリプルネガティブ乳がんに対してアテゾリズマブやペムブロリズマブの有用性を示した臨床試験で nab-パクリタキセルが毎週投与で使用されたことより,100 mg/m^2の毎週投与も用いられる.非小細胞肺がんではカルボプラチンとの併用で100 mg/m^2毎週投与の nab-パクリタキセルは3週ごとの sb-パクリタキセルより奏効率を改善するが PFS は延長しない.胃がんでは毎週投与あるいは3週ごとのスケジュールで使用されているが,sb-パクリタキセル毎週投与と比べて nab-パクリタキセル毎週投与は OS の非劣性が示されたものの,3週ごとの投与では示されていない.

2 副作用

　sb-パクリタキセルと同様の副作用がみられる.前投与なしでも過敏反応はほとんど起きない.3週ごとの投与方法を用いたランダム化比較第Ⅲ相試験では nab-パクリタキセル(260 mg/m^2)は sb-パクリタキセル(175 mg/m^2)より高用量であったが,好中球減少は軽度であった.末梢神経障害は nab-パクリタキセルで高頻度であった.一方,胃がんでの毎週投与の nab-パクリタキセル(100 mg/

2. nab-パクリタキセル

m^2）と sb-パクリタキセル（80 mg/m^2）の比較では nab-パクリタキセルで好中球減少は高頻度で末梢神経障害は同程度であった.

3 調製および投与時の注意

1 バイアル（100 mg）あたり生理食塩液 20 mL で懸濁するが，泡立てないよう注意する. 濃度が薄くなるとナノ粒子が崩壊するため，懸濁液を生理食塩液などでさらに希釈しない. パクリタキセルを含有するため vesicant drug と考えるべきで，投与時の血管外漏出に注意する. パクリタキセルでは以前の投与部位に局所反応を起こす recall 現象が知られている.

作用機序と耐性機序

nab-パクリタキセルのナノ粒子は低濃度で崩壊するため，投与された nab-パクリタキセルは血中で速やかに崩壊し，パクリタキセルがアルブミンと結合した状態で全身に分布する. パクリタキセルとして作用するため，その耐性機序はパクリタキセルと同様と考えられる.

薬物動態

sb-パクリタキセルでは投与直後はパクリタキセルはクレモホールに含まれて血液中に存在すると考えられるが，nab-パクリタキセルでは最初からアルブミンと結合している. クレモホールにより sb-パクリタキセルは高用量では増量以上に AUC が増加するが，nab-パクリタキセルでは用量依存的に AUC が増加する.

260 mg/m^{2}の nab-パクリタキセル（30 分投与）と 175 mg/m^{2}の sb-パクリタキセル（3 時間投与）を比較した薬物動態試験では，nab-パクリタキセルのほうが投与量は多いがクリアランスが大きいため AUC は同等である. 分布容積は 1.4 倍大きく蛋白非結合率は 2.6 倍高い. これは sb-パクリタキセルではクレモホールにパクリタキセルがとどまり，組織への分布が低いことを示唆する.

pharmacodynamics

薬物動態試験では nab-パクリタキセル（260 mg/m^2，30 分投与）と sb-パクリタキセル（175 mg/m^2，3 時間投与）の AUC は同等であるが，乳がんでの比較試験では好中球減少は sb-パクリタキセルで高度であった. これは sb-パクリタキセルのクレモホールが血液細胞の P 糖蛋白を阻害するためと考えられる.

C 微小管阻害薬／②タキサン

special population

1 肝機能障害

　パクリタキセルは肝代謝を受けるため肝機能障害時には注意が必要である．AST が正常上限（ULN）の 10 倍以下の上昇のもと，ビリルビンが ULN の 2〜5 倍に上昇すると，2 倍以下の上昇と比べてクリアランスは 80％に低下する．

　乳がんおよび肺がんでは，AST が ULN の 10 倍までの上昇とビリルビンが 1.5〜5 倍の上昇では 80％量を投与し，初回コースで問題なければ 2 コース目は通常量に戻すよう提唱されている．ビリルビンが ULN の 5 倍を超えているときは禁忌である．一方，膵がんではビリルビンが ULN の 1.5 倍を超えると禁忌とされる．

2 腎機能障害

　減量基準は提唱されていない．

投与スケジュール

　乳がん，胃がんに対しては 1 回 260 mg/m^{2}の 30 分投与を 3 週ごとに繰り返す．毎週投与の場合は 100 mg/m^{2}を 3 週連続投与し 4 週目は休薬するが，乳がんでは免疫チェックポイント阻害薬の有用性を示した臨床試験に準じてアテゾリズマブあるいはペムブロリズマブと併用で用いる．非小細胞肺がんに対しては 1 回 100 mg/m^{2}の 30 分投与を毎週繰り返す．膵がんに対しては 125 mg/m^{2}の nab-パクリタキセル（30 分投与）を 1,000 mg/m^{2}のゲムシタビンと併用して週 1 回 3 週投与し 4 週ごとに繰り返す．

薬物相互作用

　パクリタキセルと同様の薬物代謝酵素や膜輸送蛋白を介した相互作用の可能性があるが，sb-パクリタキセルとドキソルビシンとの相互作用にはクレモホールによる膜輸送蛋白の阻害も関与することも考えられ，sb-パクリタキセルとは異なる可能性がある．

文　献

1）Gradishar WJ et al：J Clin Oncol **23**：7794-7803, 2005
2）Gardner ER et al：Clin Cancer Res **14**：4200-4205, 2008
3）Socinski M et al：J Clin Oncol **30**：2055-2062, 2012
4）Schmid P et al：N Engl J Med **379**：2108-2121, 2018
5）Cortes J et al：Lancet **396**：1817-1828, 2020
6）Shitara K et al：Lancet Gastroenterol Hepatol **2**：277-287, 2017

C 微小管阻害薬　　②タキサン

3 ドセタキセル

商 タキソテール

概　説

1 有効がん種と副作用

　ドセタキセルは，乳がん，非小細胞肺がん，胃がん，食道がん，頭頸部がん，卵巣がん，子宮体がん，前立腺がんなど多くのがん種に有効なタキサンである．子宮体がん，前立腺がん以外では周術期にも用いる．ゲムシタビンとの併用で軟部肉腫に用いられることもある．タキサンはチュブリンと結合し脱重合を阻害する．これにより細胞分裂などに重要な微小管の機能を傷害する．そのため，細胞分裂が盛んな正常細胞も傷害し，おもな副作用である好中球減少以外に，脱毛，下痢，口内炎などもみられる（表1）．微小管は神経細胞の軸索流にも重要な機能を果たしており，末梢神経障害もみられる．

2 調製時の注意点

　溶解液（95％エタノール）が添付されているタキソテール®では，溶解液を全量加えて作成した調製液（10 mg/mL）から必要量を使用する．アルコールに過敏症があるときは，溶解液の代わりに生理食塩液または5％ブドウ糖液を80 mg製剤には7 mL，20 mg製剤には1.8 mL加えて激しく振り調製液を作成するが，この方法を使用しなければならないほどのアルコール過敏症はほとんどいない．調製時の損失に対応するために製剤は過充填（80 mg製剤は94.4 mg，20 mg製剤は24.4 mg）されているため注意する．

　エタノール含有製剤であるワンタキソテール®（1 mL中にドセタキセル20 mgと無水エタノール0.395 gを含有）では直接必要量を抜き取って使用するが，タキソテール®の調製液とは濃度が異なるので注意を要する．

　後発品が多く出ており2025年2月現在市販されている製品すべてで過量充填されているが，4製品には添付文書にその旨が記載さ

463

C 微小管阻害薬/②タキサン

表1 ドキタキセルのおもな副作用

副作用	特　徴
好中球減少	用量制限毒性である．通常投与の7〜10日後にみられ回復は早い．単剤での使用ではG-CSFは必要ない
過敏症	重篤なものは少ない．通常は投与開始直後にみられ，皮疹，紅斑，低血圧，気管支痙攣などが起こる．ステロイドに予防効果がある．投与時には慎重に観察するとともに，緊急時に対応できる体制を整えておく必要がある
体液貯留	浮腫，胸水，心嚢水，腹水などが貯留する．ドセタキセルの総投与量が400 mg/m²を超えると頻度が高まる．ドセタキセル投与前日から3日間デキサメタゾン8 mgを1日2回投与することにより軽減できるとされている
皮膚毒性	皮疹，乾燥，瘙痒や時に手足皮膚反応がみられる
脱毛	ほとんどの患者にみられる
消化器毒性	催吐性リスクはlowとされ，前投薬として5-HT₃受容体拮抗薬は必要ない．口内炎，下痢もみられる
末梢神経障害	パクリタキセルより軽度である．主として感覚障害である
全身症状	倦怠感の頻度が高い．感染症を伴わない反応性の発熱もみられる．関節痛・筋肉痛もみられる
静脈炎	壊死性の抗悪性腫瘍薬であり，漏出させない注意が必要である
肝機能障害	一過性のことが多いが時に重篤化する
間質性肺炎	既存の肺疾患や放射線治療が危険因子となる

れていないので注意が必要である．

作用機序と耐性機序

1 作用機序

　タキサン系抗悪性腫瘍薬であるドセタキセルは，チュブリンと結合し微小管の脱重合を阻害することにより微小管の過伸張をきたし，その機能を傷害することにより抗腫瘍活性を示す．

2 耐性機序

　「Ⅱ-2-C-②-1. パクリタキセル」（p456）参照.

薬物動態

1 分　布

　広範な組織に分布し，特に肝・胆道系に多く分布するが，脳には

3. ドセタキセル

ほとんど分布しない.

2 代謝・排泄

腎排泄はわずか（＜5％）で，大部分は胆汁を介して便中に排泄される．未変化体のまま便中に排泄されるのはわずか（＜10％）であり，主として肝臓で CYP3A4 により代謝される．CYP3A5 の基質にもなるが，親和性は CYP3A4 のほうが高い．肝細胞内への取り込みには OATP1B3，タキサンの胆汁中への排泄には ABCB1（P 糖蛋白）や ABCC2（MRP2）が関与する．

ドセタキセルの欧米での臨床開発で母集団薬物動態が検討された．全身クリアランスとアルブミンおよび体表面積が正の相関を，α_1-酸性糖蛋白と年齢が負の相関を示したが，年齢の影響は小さく高齢者でもクリアランスは低下しない．また肝機能障害時にはクリアランスが低下する．一方，α_1-酸性糖蛋白は CRP などと同じ炎症性蛋白で，炎症時には CYP3A4 の活性が低下するためにドセタキセルのクリアランスが低下していると考えられる．また α_1-酸性糖蛋白はドセタキセルの結合蛋白で，α_1-酸性糖蛋白濃度が高いと遊離型薬物濃度が低下しクリアランスが低下するとも解釈できる．

3 蛋白結合

アルブミン，α_1-酸性糖蛋白，リポ蛋白と結合する．がん患者におけるドセタキセルの蛋白結合率は 96％と高く，個体間差も 1.4〜10.5％（5〜95 パーセンタイル）と大きい．ドセタキセルの血漿中総濃度に占める遊離型薬物の割合は，血清 α_1-酸性糖蛋白濃度と相関し，さらにドセタキセルの血漿中総濃度よりも遊離型薬物濃度のほうが，好中球減少とよい相関を示す．

pharmacodynamics

ドセタキセルの曝露が主たる毒性である好中球減少と相関する．事前にヒドロコルチゾンを投与し，個々の患者の CYP3A4 活性を推定してドセタキセルの投与量を個別化する試みも行われたが，AUC の変動は低下したものの，臨床的に意義のある好中球減少の個体間差の減少にはつながらなかった．一方，中国で行われたランダム化試験ではあるが，ドセタキセルを 75 mg/m^2 で開始し投与終了時と 1 時間後の血中濃度より AUC を計算し次コースの投与量を調節した TDM（50 例）と通常治療（49 例）の比較では，TDM により好中球減少が軽度となり副作用中止も減っている．治療の個別化には血中濃度測定が必要であることを示唆する．

C 微小管阻害薬/②タキサン

special population

❶ 高齢者

　毎週投与によるシスプラチンとドセタキセルの併用療法の薬物動態を75歳以上の高齢者と75歳未満の非高齢者で比較したわが国の臨床研究では，高齢者と非高齢者では薬物動態には差がない．高齢者では低用量のドセタキセルを用いたにもかかわらず，好中球減少は非高齢者と同程度にみられた．これは高齢者では好中球減少の感受性が亢進し，非高齢者とはドセタキセルの pharmacodynamics に差があることを示す．海外における臨床研究でも高齢者ではドセタキセルのクリアランスは低下しないが，好中球減少が高度であった．

❷ 肝機能障害

　肝機能障害時にはドセタキセルのクリアランスが低下する．欧米人での臨床開発段階の母集団薬物動態解析では，アルカリフォスファターゼの上昇とともに AST あるいは ALT のどちらかが60 IU/L 以上に上昇しているとクリアランスが33％低下する．わが国の肝機能障害患者も含む実地医療での母集団薬物動態解析では，アルカリフォスファターゼの上昇とともに，AST あるいは ALT のどちらかが正常上限値の2.5倍以上に上昇するとクリアランスが約20％，5倍以上の上昇では約40％低下しており減量の目安になる．同様に毎週投与ではあるが，軽度，中等度肝機能障害でそれぞれ25％，50％減量すると薬物曝露も好中球減少も同程度になる．これらを目安に減量するが，3週ごとの投与では前向き臨床試験では検討されていないことと，ビリルビンが上昇するほどの重症肝機能障害患者はごく少数しか含まれていないことに注意を要する．

❸ 腎機能障害

　腎機能障害時にドセタキセルの薬物動態を検討した研究はほとんどないが，ドセタキセルの腎排泄はわずかであり腎機能障害時に薬物動態が変化するとは一般的には考えにくい．しかし，腎機能障害時には蛋白結合率が変化したり，副作用の感受性が亢進したりすることもあるので，注意は必要である．

投与スケジュールと投与量

　3週に1回の投与を行う．日本での承認用量は60〜75 mg/m²であり海外では一般に75〜100 mg/m²を使用するが，欧米人と日本人でドセタキセルの薬物動態に差はない．アジア人では好中球減少が

強いことも示唆されるが，日本で実施された第Ⅰ相試験では欧米と差はなく，日本と海外の用量の差は第Ⅰ相試験における用量制限毒性の定義など試験デザインの違いによる．また第Ⅱ相試験や第Ⅲ相試験での比較から日本人では好中球減少が強いことを示唆するデータもあるが，試験デザインによる違いが大きい．

ドセタキセルはパクリタキセルとは異なり，3週ごとの投与を毎週投与にしても好中球減少は軽くならず効果も向上しないので，3週に1回の投与方法を用いる．

薬理遺伝学

主たる代謝酵素である *CYP3A4* の上流の多型である *CYP3A4*1B* は転写活性が高いことが知られ，ドセタキセルのクリアランスが増大するという報告もあるが，*CYP3A4*1B* は東アジア人にはほとんどみられない．*ABCB1*8*（C1236T）ではドセタキセルのクリアランスが低下するとの欧米での報告もあるが，日本からの報告では薬物動態は検討されていないが副作用の増強はみられていない．日本人で *ABCC2* と *SLCO1B3* の多型の一部と白血球減少の相関を示唆するデータもあるが，薬物動態学的に裏づけされておらず，個別化治療の根拠となる多型は今のところ知られていない．

薬物相互作用

ドセタキセルはCYP3A4で代謝されるため，CYP3A4を阻害するアゾール系抗真菌薬，エリスロマイシン，クラリスロマイシン，シクロスポリンとの併用により，ドセタキセルのクリアランスが低下し血中濃度が上昇する可能性がある．

文 献

1）Rivory LP et al：Br J Cancer **87**：277-280, 2002
2）Ma Y et al：Clin Trans Med **11**：e354, 2021
3）Minami H et al：Cancer Sci **97**：235-241, 2006
4）Syn NL-X et al：Cancer Sci **107**：173-180, 2016
5）Baker SD et al：Clin Pharmacol Ther **77**：43-53, 2005

C 微小管阻害薬　　　②タキサン

4 カバジタキセル

(商) ジェブタナ

概　説

　半合成のタキサンで，水には不溶性で，アルコールに溶解する．

1 有効がん種

　有効性が確立しているのは去勢抵抗性前立腺がん（CRPC）のみである．ドセタキセルを含む化学療法中あるいは化学療法後に進行した転移性去勢抵抗性前立腺がん患者を対象とした第Ⅲ相試験（TROPIC 試験）で，カバジタキセル 25 mg/m^{2}とミトキサントロン 12 mg/m^{2}が，プレドニゾロン 10 mg/日併用下で比較され，カバジタキセルは生存期間を改善させた[1]．なお，別試験では 25 mg/m^{2}と 20 mg/m^{2}で生存期間に有意差はなかった[2,3]．

2 副作用

　骨髄抑制がおもな毒性である．TROPIC 試験では Grade 3 以上の有害事象は好中球減少で 82%，下痢 6%，好中球減少性発熱 8% であった．治療関連死（おもに感染）は 4.9% 対 2.4% とカバジタキセルで多かった．65 歳以上，骨盤放射線照射が行われているなどの高リスクの患者には G-CSF の予防的使用が推奨されている[4]．国内第Ⅰ相試験では 25 mg/m^{2}投与 44 例において，Grade 3 以上の有害事象は好中球減少症 100%，好中球減少性発熱 54.5%，貧血 25% と血液学的毒性が海外より強かった[5]．

3 調製時の注意点

　ポリ塩化ビニル製の輸液バッグおよびポリウレタン製の輸液セットの使用は避ける．

作用機序と耐性機序

1 作用機序

　ほかのタキサンと同様にβチュブリンのN端に結合し，脱重合を抑

制することで微小管機能を抑制し，細胞分裂，腫瘍増殖を抑制する．

2 耐性機序

ERG 遺伝子を高発現する CRPC 細胞ではチュブリンとドセタキセルやカバジタキセルの結合が障害され，感受性が低下する[6]．タキサンは P 糖蛋白など ABC 輸送体が耐性の原因となるが，カバジタキセルは ABC 輸送体による抵抗性の影響が少ない[7]．

薬物動態

半減期は 77.3 時間である．おもに肝代謝を受け（＞95％），主たる代謝酵素は CYP3A4（80〜90％）あるいは CAP3A5，CYP2C8 である．蛋白結合は 89〜92％がアルブミン，リポ蛋白に結合する．

pharmacodynamics

骨髄血液幹細胞の抗がん薬に対する耐性機序の1つとして P 糖蛋白がある．カバジタキセルは P 糖蛋白との親和性が低いため，骨髄抑制が強いと思われる．PEG-G-CSF の投与を考慮すべきである．

special population

カバジタキセルは肝機能障害患者では禁忌となっているが，軽度〜中程度の腎機能障害では代謝に影響がないとされている．

投与スケジュール

プレドニゾロン 5 mg，1 日 2 回（朝，昼），経口投与下においてカバジタキセル 25 mg/m^2（または 20 mg/m^2）を 1 時間かけて点滴静注を 3 週ごとに行う．過敏反応予防のために，投与 30 分前までに抗ヒスタミン薬，ステロイド，H$_2$受容体拮抗薬を前投与する．

文 献

1) de Bono JS et al：Lancet **376**：1147-1154, 2010
2) Oudard S et al：J Clin Oncol **35**：3189-3197, 2017
3) Eisenberger M et al：J Clin Oncol **35**：3198-3206, 2017
4) Kimura S et al：Int J Clin Oncol **29**：559-563, 2024
5) Nozawa M et al：Int J Clin Oncol **20**：1026-1034, 2015
6) Galletti G et al：Nat Commun **5**：5548, 2014
7) Vrignaud P et al：Clin Cancer Res **19**：2973-2983, 2013

C 微小管阻害薬

③ その他の微小管阻害薬

1 エリブリン

🄬 ハラヴェン

概　説

1 有効がん種

　エリブリンはアントラサイクリンおよびタキサンを含む 2-5 レジメンで治療後の進行・再発乳がんに対して，主治医が最適と考えた治療を比較対照としたランダム化試験で OS を延長させた．乳がんで生存期間の延長を示した数少ない殺細胞性抗がん薬として広く使用されている．アントラサイクリンおよびタキサン既治療例でカペシタビンとランダム化試験で比較され OS の延長傾向が示唆されたが，有意差には至っていない．一方，中国で実施された比較試験ではビノレルビンよりも PFS を延長させた．生存期間延長のデータがあるため，アントラサイクリン，タキサン使用後の再発・転移乳がんでは他の薬剤の前に使用される．

　脂肪肉腫および平滑筋肉腫に対しては，ダカルバジンを対照とした比較試験で OS を延長させ，治療オプションが少ない悪性軟部腫瘍に対して使用されている．

2 副作用

　もっとも問題となるのは好中球減少で，ほぼ必発である．そのほか疲労，脱毛，末梢神経障害，食欲不振，悪心，口内炎，味覚異常などの頻度が高い．肝障害も問題となる．

　微小管阻害薬のため末梢神経障害がみられるが，用量制限毒性となることは少ない．パクリタキセルとエリブリンを比較したランダム化試験で，パクリタキセルより末梢神経障害の頻度は低く，

1. エリブリン

程度も軽く出現は遅い．臨床試験の統合解析で末梢神経障害が乳がんでは 29～30％，乳がん以外では 23～25％にみられ，高度の末梢神経障害も乳がんでは 4～6％，乳がん以外では 2％と，乳がんで頻度が高い．これはタキサンなど前治療の影響があると考えられる．

❸ 調製時・投与時の注意

エリブリンは 2～5 分で静脈内投与するが，1 時間投与を用いた毎週投与の第Ⅰ相試験では，用量制限毒性はやはり好中球減少であるが推奨用量は 1.0 mg/m² であったため，投与時間が長くなると好中球減少が強くなる可能性があり注意を要する．

作用機序と耐性機序

チュブリンに結合し重合を阻害することで微小管障害を引き起こす．耐性機序の1つとしてP糖蛋白（MDR1）の関与が考えられる．

薬物動態

薬物動態は線形性を示し，増量に比例して薬物曝露（AUC, C_{max}）が増大する．クリアランスは小さく分布容積は大きい．蛋白結合率は 50～65％である．

放射線同位元素で標識したエリブリンを用いた薬物動態試験では，エリブリンの AUC は放射活性の AUC の 90％を占め，血液中の代謝物はわずかである．代謝されずに未変化体として 60％が便中に，8％が尿中に排泄される．代謝は主として CYP3A4 で行われるが，生体からの消失はP糖蛋白などの膜輸送蛋白による胆汁排泄が主体である．

肝機能障害や腎機能障害患者での試験を含む7つの第Ⅰ相試験，乳がんにおける第Ⅱ相試験と第Ⅲ相試験の9つの臨床試験における 513 例のデータを用いた母集団薬物動態解析では，エリブリンのクリアランスに対し体重とアルブミンは正の，アルカリフォスファターゼとビリルビンは負の影響を示した．一方，年齢，性，がん種，PS，腎機能はクリアランスの有意な変更要因ではなかった．

pharmacodynamics

第Ⅰ相試験における解析で，好中球減少の程度は AUC と相関した．乳がんの第Ⅱ相試験と第Ⅲ相試験の 142 例における腫瘍サイズ評価のデータを用いた母集団解析では，エリブリンの AUC は腫瘍の縮小程度と相関し，治療開始6週後の腫瘍縮小は生存期間の延長につながることが示されているが，エリブリンの AUC と生存期間

の直接の関連は認められていない.

special population

1 高齢者

薬物動態には年齢の影響はみられないが,エリブリンのもっとも重要な副作用は好中球減少であり,高齢者では骨髄の予備能が低下しているので注意が必要である.

2 肝機能障害

正常肝機能,Child-Pugh 分類 A・B の肝機能障害を有するがん患者のエリブリンのクリアランスはそれぞれ,4.6,2.8,2.1 L/時と肝機能障害時に低下するため,Child-Pugh 分類 A・B では,それぞれ 1.1,0.7 mg/m^{2}に減量することが推奨される.この投与量で Child-Pugh 分類 A・B それぞれで Grade 4 の好中球減少が 7 例中 2 例(29%),5 例中 1 例(20%)にみられているため開始用量としては妥当な投与量といえる.

一方,総ビリルビンが正常上限の 1.5 倍までが適格であった乳がんに対する 2 つの第Ⅲ相試験のデータを統合し,正常肝機能群(533例),AST/ALT 上昇群(285 例),アルブミン低下群(424 例),ビリルビン上昇群(32 例)の 4 群で肝機能の影響が解析された.いずれの群でもエリブリンは 1.4 mg/m^{2}を 2 週連続投与し 3 週目は休薬する標準的な用法・用量で投与された.その結果,ビリルビン上昇群ではエリブリンの減量は 62%(他群:26～35%),投与延期は 68%(他群:41～48%)といずれも他群より多く,その結果,治療強度が低かったにもかかわらず Grade 4 の副作用は 41% と他の 12～16% より多く,奏効割合もみられなかった.ビリルビン上昇時のエリブリンについては,適応・投与量を慎重に判断すべきである.

3 腎機能障害

エリブリンの主たる消失経路は胆汁中排泄であり,尿中排泄は 8～10%程度であるが,Ccr が 15～50 mL/分の中等度～高度腎障害時にはエリブリンのクリアランスが 2/3 程度に低下するため 1.1 mg/m^{2}で開始することが推奨されている.クリアランス低下の機序として,腎機能障害時に蓄積する老廃物が,エリブリンを胆汁中に排泄する P 糖蛋白を阻害する可能性が想定されている.なお,腎機能障害時でも蛋白結合率は変化しない.

投与スケジュール

1.4 mg/m^{2}を2〜5分で週1回2週連続投与し，3週目は休薬する．

薬理遺伝学

P糖蛋白の遺伝子（*ABCB1*）の遺伝的多型がエリブリンの薬物動態に影響を与える可能性が考えられるが，実際のデータはない．

薬物相互作用

CYP3A4で代謝されるが，その寄与率は小さいのでリファンピシンによるCYP3A4の誘導や，ケトコナゾールによる阻害の影響はみられない．

文 献
1) Mukohara T et al：Invest New Drugs **30**：1926-1933, 2012
2) Devriese LA et al：Cancer Chemother Pharmacol **70**：823-832, 2012
3) Tan AR et al：Cancer Chemother Pharmacol **76**：1051-1061, 2015
4) Kim J-Y et al：Cancer Commun **39**：29, 2019
5) Tarasiuk O et al：Exp Neurol **348**：113925, 2022
6) Macpherson IR et al：Breast Cancer Res **23**：33, 2021

D 白金製剤

1 シスプラチン

シスプラチン, ランダ, アイエーコール

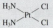

概 説

1 有効がん種

胚細胞腫瘍, 肺がん, 食道がん, 胃がん, 子宮がん, 前立腺がん, 膀胱がん, 腎盂・尿管腫瘍, 卵巣がん, 頭頸部がん, 胸膜中皮腫, 悪性リンパ腫などに有効である.

2 副作用 (表 1)

悪心・嘔吐, 食欲不振, 腎機能障害の頻度が高く, 用量依存性に発現する. 腎機能障害軽減のため十分な尿量を確保することが重要である. 強催吐性であり, 5-HT_3受容体拮抗薬, NK1受容体拮抗薬, ステロイド, オランザピンで予防する.

3 調製時の注意点

塩素イオン濃度が低い輸液とシスプラチン (CDDP) を配合すると, 輸液内で塩素が外れて副作用が増強するため希釈には必ず生理食塩液を用い, 乳酸やアミノ酸を含む輸液とは混合しない. CDDPは紫外線のもとでは不安定であり, 直射日光や白色蛍光灯下では遮光カバーを使用する.

表 1 シスプラチンのおもな副作用

副作用	特 徴
骨髄抑制	好中球減少, 血小板減少は比較的軽度だが, 貧血はほかの抗がん薬と比べて頻度が高い
悪心・嘔吐, 食欲不振	催吐性リスクは high であり, NK1受容体拮抗薬, 5-HT_3受容体拮抗薬やデキサメタゾンの前投薬は必須である. 投与後数日間, 症状が続くことが多い
腎機能障害	尿細管障害を機序とする. 用量制限毒性であり, 頻度も高い
神経障害	末梢神経の知覚障害が主体. まれに白質脳症を発症する
聴力障害	遅発毒性であり, 総投与量が 300 mg/m^2を超えると生じやすい. 高音領域が障害される

1. シスプラチン

作用機序と耐性機序

1 作用機序

　白金にアミノ基と塩素が結合したシス型化合物である．アンモニア分子が担体配位子（carrier ligand）であり，白金と強く結合している．塩素イオンは遊離基（leaving ligand）であり，白金との結合は弱く，ほかの化合物に置換されやすい．

　CDDP は細胞内で DNA の鎖内架橋（intrastrand cross-link）を形成する．プラチナ-DNA アダクトとなり DNA 複製を阻害し，殺細胞効果を示す．

2 耐性機序

　グルタチオン抱合の亢進，メタロチオネインとの結合による白金錯体の不活性化，細胞内からの CDDP の排出亢進，ヌクレオチド除去修復機構の活性化，DNA ミスマッチ修復機構の欠損や低下などが耐性に関与する．

薬物動態

1 分　布

　全身に広く分布するが，脳内や脳脊髄液への移行は不良である．

2 排　泄

　投与数時間後には，CDDP 以外の遊離型白金が出現する．これらは糸球体濾過だけでなく尿細管分泌も受けるため，クリアランスは糸球体濾過量（GFR）より大きく GFR と相関しない．遊離型白金の血中濃度は急速に減少する．投与 24 時間の排泄量は全体の 23〜40％程度であり，総プラチナ濃度の最終消失半減期は 60〜90 時間と長い．

3 蛋白結合

　遊離型 CDDP が薬理活性を発揮する．投与後 4 時間で 90％が血漿蛋白と非可逆的に共有結合する．

pharmacodynamics

　遊離型 CDDP の C_{max} は治療開始後の Ccr の低下と相関する[1]．もともと Ccr は eGFR よりも腎機能の指標としては劣るが，CDDP 投与後はさらに GFR の指標としては誤差が大きくなる[2]．

D 白金製剤

special population

1 高齢者

高齢者は筋量が減少しているため，血清クレアチニン値が正常であっても腎機能が低下していることがある．このため eGFR による腎機能評価を必ず行う．また，大量補液に際しての心機能の評価も必要である．心・腎機能に基づいて，CDDP の減量やほかの白金製剤への変更を行う．

2 腎機能障害

eGFR が 60 mL/分未満であれば，CDDP の減量またはほかの白金製剤への変更を検討する．慢性腎不全や血液透析中の患者への投与は原則として禁忌である．

3 心機能障害

大量の輸液が行われるため慎重に投与を行う．あるいはほかの白金製剤への変更を検討する．

4 肝動注化学療法

肝細胞がんで，病変が肝内にとどまるが肝機能障害により経カテーテル動脈塞栓術が実施不可能な場合や，高度の門脈腫瘍栓を伴う症例に対しては，動注化学療法が試みられる．しかし，その有用性については明確ではない．添付文書では，65 mg/m² を 1 日 1 回肝動脈内に 20～40 分間で投与後，4～6 週間休薬する．

5 腹腔内投与

卵巣がんに対するパクリタキセル併用腹腔内投与の有効性が報告されている[3]．しかし，毒性や保険適用の問題もあり，一般的とは言い難い．

6 胸腔内投与

非小細胞肺がんで，がん性胸膜炎症例に対し胸腔内 CDDP 投与の第 II 相試験が行われ，奏効率，奏効期間において良好な結果を得ている[4]．ただし，生存期間延長効果については今後の第 III 相試験での検証が必要である．現時点では胸腔内投与に保険適用はない．

投与スケジュール

一般的には他剤と併用し，21～28 日を 1 サイクルとして，60～80 mg/m² の投与量で day 1 に一括して投与することが多い．胚細胞腫瘍に対する BEP 療法や EP 療法では 20 mg/m² を 5 日間連続投与し，21 日 1 サイクルとして繰り返す．胆道がんではゲムシタビンと併用して day 1，8 に投与される．また，化学放射線療法が子宮頸

表2　補液に含めるべき内容

生理食塩液を含めた補液	合計 1.5〜2.5 L（3 時間〜4 時間 30 分）
シスプラチンの投与時間	1 時間投与
経口補液	当日シスプラチン投与終了までに 500 mL〜1 L 程度
マグネシウム	合計 8 mEq 以上
強制利尿薬	20%マンニトール 150 mL〜300 mL 程度，または，フロセミド 20 mg 静注

（日本肺癌学会：シスプラチン投与におけるショートハイドレーション法の手引き，p6, 2024 より許諾を得て転載）

がん，肺がん，頭頸部がん，食道がんなどに対して行われる．腎機能障害の低減のため，マグネシウム製剤や D-マンニトールなどの強制利尿薬も併用する（表2）．

薬物相互作用

パクリタキセルとの併用療法の場合，CDDP を先行投与するとパクリタキセルのクリアランスが 25%低下し好中球減少が増強することから[5]，パクリタキセル投与は CDDP 投与前に行う．アミノグリコシド系抗菌薬，バンコマイシン，アムホテリシン B の併用は腎機能障害を増強させるため併用を避ける．アミノグリコシドは聴力障害も増強する．フロセミドも併用により腎・聴力障害を増強させる可能性があるが，やむを得ず使用する場合には輸液を十分行う．また CDDP は抗てんかん薬であるフェニトインの効果を減弱する．

文　献

1) Reece PA et al：J Clin Oncol **5**：304-309, 1987
2) Funakoshi Y et al：Cancer Chemother Pharmacol **77**：281-288, 2016
3) Armstrong DK et al：N Engl J Med **354**：34-43, 2006
4) Seto T et al：Br J Cancer **95**：717-721, 2006
5) Rowinsky EK et al：J Clin Oncol **9**：1692-1703, 1991
6) 日本肺癌学会：シスプラチン投与におけるショートハイドレーション法の手引き，p6, 2024

D 白金製剤

2 カルボプラチン

商 カルボプラチン，パラプラチン

H₃N\
H₃N―Pt（構造式）

概　説

1 有効がん種

　肺がん，卵巣がん，子宮頸がん，子宮体がん，乳がん，精巣がん，小児悪性固形腫瘍など．

2 副作用（表1）

　シスプラチンと比較し，腎毒性，悪心・嘔吐，神経毒性が軽減されており，大量輸液は不要である．シスプラチンより骨髄抑制は強い．

3 調製時の注意点

　投与量に応じて 250 mL 以上の 5%ブドウ糖液に混和する．生理食塩液で希釈すると，遊離基が塩素イオンに置換されてカルボプラチン（CBDCA）の活性が低下する．

作用機序と耐性機序

　CBDCA は，シスプラチンの遊離基である塩素イオンをシクロブタンジカルボキシレートに置換したものである．作用機序と耐性機序については「Ⅱ-2-D-1．シスプラチン」（p475）を参照．

表1　カルボプラチンのおもな副作用

副作用	特　徴
骨髄抑制	血小板減少が用量制限毒性
悪心・嘔吐，食欲不振	シスプラチンと比較して軽く，催吐性リスクは moderate である．5-HT₃受容体拮抗薬とデキサメタゾンを投与する
腎機能障害	シスプラチンと比較して軽い．補液の追加も必要としない
末梢神経障害	末梢神経障害がみられることがある．高齢者でリスクが高い
過敏症状	8回目以降の投与で生じやすい．発赤や蕁麻疹を起こすことが多いが，気管支攣縮や血圧低下などの重篤な症状を呈することは少ない．発症後の投与は原則として行わないが，減感作療法が行われることもある

2. カルボプラチン

薬物動態

1 分 布
全身に広く分布するが、脳にはほとんど移行しない.

2 排 泄
投与後24時間以内に糸球体濾過により最大80%が尿中排泄される. 尿細管からはほとんど分泌されず、再吸収もない. 点滴静注後、速やかに血中から消失し、最終消失半減期は2〜5時間である.

3 蛋白結合
投与直後は蛋白結合がほとんどないが、緩徐に結合が進み、24時間後にはほぼ50%が蛋白結合する.

pharmacodynamics

CBDCAではクリアランスはGFRと相関する[1]. また薬物動態は線形であり、投与量を計算する際には表2に示すCalvertの式が用いられる. GFRとしてCcrよりもeGFRを用いるほうが正確である. eGFRは体表面積で補正しない. 卵巣がんを対象とした研究では、血小板減少はCBDCAの投与量よりもAUCと相関し、治療効果はAUC 5 mg/mL×分を超えると不変であった[2]. したがって、GFRを指標として投与量を決定すれば、薬物曝露量すなわちAUCの個体差は最小限となり、重篤な血小板減少の発症や過少治療となることを回避できる.

special population

1 小 児
CBDCAのクリアランスと体表面積の間には有意な相関がある[3]. GFRまたは体表面積を用いて投与量を算出する.

2 腎機能障害患者および透析患者
Calvertの式はGFR 30 mL/分以上で確立した式であるが、透析患者に適用可能との報告もある[4,5]. それらでは目標とするAUCを得るために、投与終了から24時間後に透析を行っている.

投与スケジュール

単剤投与やパクリタキセルなど他剤との併用療法では、21日1サイクルとして1日目に投与を行う方法が標準的である. 用いられるAUCは、がん種にもよるが5〜6 mg/mL×分のことが多い. 通常、放射線治療との併用時以外に分割投与は行わないが、トリプル

479

D 白金製剤

表2 カルボプラチンの投与量決定に必要な計算式

Calvert の式：投与量＝AUC×（GFR＋25）

GFR は，①体表面積補正しない GFR 推算式（eGFR），②Cockcroft-Gault の式[6]
により算出したクレアチニンクリアランス（Ccr）のいずれかを代用する

①体表面積補正しない eGFR＝194×[Cr]$^{-1.094}$×[Age]$^{-0.287}$÷1.73×本人の体表面積（m²）
女性では，0.739 倍した数値を用いる

②Cockcroft-Gault 式による Ccr＝[（140−年齢）×体重]/（血清クレアチニン×72）
女性では，0.85 倍した数値を用いる

単位：投与量（mg/body），AUC（mg/mL×分），GFR（mL/分），eGFR（mL/分/1.73 m²），Ccr（mL/分），体重（kg），年齢（歳），尿中・血清クレアチニン（mg/dL），

【注意点】
・Ccr の計算には血清クレアチニン値が必要であるが，国内と海外での測定法には違いがある．従来，海外で用いられていた Jaffé 法による測定値は，日本で使用される酵素法による測定値よりも平均0.2 mg/dL 高い．このため，海外の臨床試験の結果をもとにして投与量を計算する際には，過剰投与となる危険性を回避するために酵素法で測定した数値に 0.2 を加算することも考慮が必要となる[7]．
・一方で米国では，2010 年以降，クレアチニン値の測定に IDMS 法（isotope dilution mass spectrometry）が採用され，酵素法によるクレアチニン測定値に近づいている．
NCI/CTEP（National Cancer Institute/Cancer Therapy Evaluation Program）は，カルボプラチン投与量算出の際には IDMS 法によるクレアチニン値をそのまま用い，最低クレアチニン値を 0.6 mg/dL とするか，推定 GFR 最大値を 125 mL/分として計算するよう勧告している．個々の臨床試験で用いられた Ccr 算出の方法が何なのか，論文を見ただけでは不明なことも多く，Ccr を Cockcroft-Gault 式から求める際に問題となる．
・日本腎臓学会の GFR 推算式（eGFR）を用いて計算するという選択もあるが，体表面積 1.73 m² 当たりに補正された値（mL/分/1.73 m²）となっており，Calvert の式に代入する際には逆補正を行う必要がある．

ネガティブ乳がんの術前療法などで分割投与を行う場合もある．

薬物相互作用

　CBDCA とパクリタキセルの併用療法を行う際には，毒性増加を防ぐためにパクリタキセルを先行投与する．腎機能障害，聴力障害，骨髄抑制をきたす薬物との併用は，毒性増強のおそれがあるため注意が必要である．アミノグリコシド系抗菌薬の併用は避ける．

文 献

1）Calvert AH et al：J Clin Oncol **7**：1748-1756, 1989
2）Jodrell DI et al：J Clin Oncol **10**：520-528, 1992
3）Riccardi R et al：Cancer Chemother Pharmacol **33**：477-483, 1994
4）Motzer RJ et al：Cancer Chemother Pharmacol **27**：234-238, 1990
5）Chatelut E et al：Nephron **66**：157-161, 1994
6）Cockcroft DW et al：Nephron **16**：31-41, 1976
7）Ando Y et al：Br J Cancer **76**：1067-1071, 1997

D 白金製剤

3 ネダプラチン

商 アクプラ

$$H_3N \diagdown Pt \diagup \begin{matrix} O \\ \diagdown \end{matrix} \begin{matrix} O \\ \diagup \\ O \end{matrix}$$

概　説

1 有効がん種

　頭頸部がん，小細胞肺がん，非小細胞肺がん，食道がん，膀胱がん，精巣がん，卵巣がん，子宮頸がんに保険適用がある．ネダプラチンが使用されることは少なく，実際にはおもにシスプラチン（CDDP）やカルボプラチン（CBDCA）が用いられる．CDDPと交差耐性を示す．

2 副作用

　CDDPに比べ腎毒性や血液毒性はCDDPとCBDCAの中間的特徴を有する．用量制限毒性は骨髄抑制である．その他のおもな副作用は，ショック，アナフィラキシー様症状，悪心・嘔吐，食欲不振などの消化器毒性と，脱毛，全身倦怠感などである．悪心・嘔吐に対しては通常，5-HT$_3$受容体拮抗薬とデキサメタゾンの予防投与を行う．

作用機序と耐性機序

1 作用機序

　ネダプラチンは脱離基としてグリコレート環を有する．ネダプラチンが細胞内に入るとグリコレート基が外れ，白金に水が付加したアコ錯体を形成する．アコ錯体はDNAのプリン塩基（グアニンおよびアデニン）と結合し，プラチナ（pt)-DNAアダクト（付加生成物）を形成しDNA合成阻害とアポトーシス誘導を起こす．ネダプラチンのDNAへの結合経路ならびに結合塩基の種類はCDDPと一致しており，このため交差耐性を示すと考えられる．

2 耐性機序

　CDDP，カルボプラチンなどにおける一般的な白金耐性機序が関与すると考えられる．一般的な白金耐性機序としては，①薬物の腫瘍細胞への取り込み（uptake）の低下または排出（efflux）の増加による腫瘍細胞内の薬物濃度の低下，②抗アポトーシス経路の活性

II

2

殺細胞性抗がん薬

481

D 白金製剤

化, ③ヌクレオチド除去修復系（NER）の機能亢進による pt-DNA アダクトの除去ならびに修復などがある[1,2].

薬物動態

1 分 布

全身, 特に腎臓に多く分布する. 脳では検出されない.

2 代謝・排泄

体内でほとんど代謝を受けず, また蛋白とも結合せずに遊離型として存在する[3]. ネダプラチン 100 mg/m²投与時の総白金と遊離型白金の C_{max} はほぼ同様であるが, 総白金の $T_{1/2}\beta$ が 4.8 時間と遊離型白金の 2.7 時間よりも長いため, 総白金の AUC がやや大きくなる. 24 時間までの尿中の白金の回収率は 40〜69％である.

pharmacodynamics

遊離型白金の AUC が白血球と血小板の減少と相関する. また, Ccr からネダプラチンのクリアランスを予測する計算式の報告もある[4]. しかし, CBDCA のような目標 AUC がネダプラチンでは確立していないため, 実地臨床におけるその有用性は明らかではない.

special population

1 高齢者

高齢者においては本薬の排泄経路である腎臓の機能が低下していることが多いため, 80 mg/m²からの投与開始が推奨されている.

2 肝機能障害

肝臓での代謝・排泄は受けず, 蛋白結合率も非常に低いので肝機能障害のクリアランスへの影響は少ないと考えられるが, 肝機能障害患者は肝機能障害増悪のおそれがあるため慎重に投与する.

3 腎機能障害

重篤な腎機能障害時の投与は, 腎機能障害を増悪させるため禁忌である.

投与スケジュール

4 週に 1 回 80〜100 mg/m²を投与する. 300 mL 以上の生理食塩液または 5％キシリトール注射液に溶解し, 60 分以上かけて点滴したあと引き続き 1,000 mL 以上の補液を行う.

3. ネダプラチン

薬物相互作用

　アミノグリコシド系抗菌薬，バンコマイシンとの併用は腎機能障害，聴力障害を増強するおそれがあるため併用注意である．

文　献

1) Kelland L：Nat Rev Cancer **7**：573-584, 2007
2) Olaussen KA et al：N Engl J Med **355**：983-991, 2006
3) アクプラ® 静注用，医薬品インタビューフォーム
4) Ishibashi T et al：Cancer Chemother Pharmacol **50**：230-236, 2002

D 白金製剤

4 オキサリプラチン

商 エルプラット

概　説

1 有効がん種

治癒切除不能な進行・再発結腸・直腸がん，結腸がんにおける術後補助療法，治癒切除不能な膵臓がん，胃がん，小腸がん，FOLFOX療法として食道がんに用いる．LV/5-FU療法（ホリナート＋フルオロウラシル）との相乗効果がある．シスプラチン（CDDP）との交差耐性はないとされている．

2 副作用

用量制限毒性（DLT）は末梢神経障害である．末梢神経障害は投与後5日以内に出現する急性型と累積投与量依存性に出現する慢性型がある．多くの場合いずれも可逆性であり投与中止により改善するが，時に非可逆性となることもあるため，感覚性の機能障害が悪化した場合は減量や中止を検討する．また，寒冷刺激で増悪するため，治療中は冷たい飲み物や氷の使用を避け，低温時には皮膚を露出しないよう指導する．骨髄毒性は軽度である．腎機能障害は通常みられない．アナフィラキシー様の過敏反応は累積投与回数依存性に出現し，過敏反応出現時の最頻投与回数は7〜9回である．過敏反応出現時はただちに投与を中止し，アドレナリン，ステロイド投与などの処置を行う．催吐性リスクはmoderateでありセロトニン拮抗薬とデキサメタゾンの予防投与を行う．

3 調製時の注意点

溶解には5%ブドウ糖液を用いる．塩化物含有溶液により分解するため，溶解には生理食塩液を用いてはならない．

作用機序と耐性機序

1 作用機序

生体内にて速やかにオキサレート基（図1）を遊離し，生体内変換体を形成する．変換体は腫瘍細胞のDNAと共有結合し，プラチ

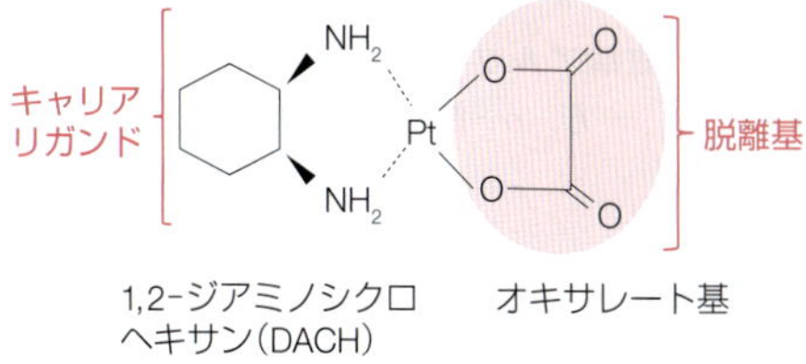

4. オキサリプラチン

図1 オキサリプラチンの構造

ナ（pt）-DNA アダクトを形成する．この形成は DNA の複製阻害と
アポトーシスを引き起こす．白金製剤の抗腫瘍スペクトラムは担
体配位子（carrier ligand）の影響を受けるが，CDDP とカルボプラ
チン（CBDCA）の担体配位子がともにジアミン（diammine）であ
るのに対して，オキサリプラチン（L-OHP）はジアミノシクロヘキ
サン（DACH）である（図1）．その結果，L-OHP は CDDP，CBDCA
とは異なる抗腫瘍スペクトラムを示す．L-OHP の LV/5-FU 療法と
の相乗効果は 5-FU の標的であるチミジル酸合成酵素（TS）を L-
OHP が協調的に阻害するためと考えられている．

❷ 耐性機序

白金製剤に対する一般的な耐性機序については「Ⅱ-2-D-1．シ
スプラチン」（p475）参照．

耐性機序における L-OHP の CDDP，CBDCA との相違は DNA ミ
スマッチ修復（MMR）系の関与がない点である．MMR 系は，DNA
複製の際にミスマッチを起こした塩基対を認識し，修復または修
復不能の場合はアポトーシスを誘導する．pt-DNA アダクトは塩基
のミスマッチを伴うため MMR 系の修復対象となる可能性がある．
細胞株では CDDP や CBDCA による pt-DNA アダクトは MMR 系に
認識されたが，L-OHP による pt-DNA アダクトは認識されなかっ
た．したがって，MMR 系の機能低下は CDDP や CBDCA 耐性の原
因となるが，L-OHP 耐性には関与しないとされる[1]．

薬物動態

❶ 代謝・排泄

生体内において非酵素的な物理化学変換を受け，さまざまな生
体内変換体を形成する．チトクロム P 450 による薬物代謝の影響は

485

_D 白金製剤

ほとんど受けない．48 時間以内に約 50％が腎排泄される．

② 蛋白結合

L-OHP とヒト血清アルブミン，γ-グロビンとの結合率は高く，不可逆的である．一方，α_1-酸性糖蛋白とはほとんど結合しないと推測されている．

pharmacodynamics

L-OHP のクリアランスは 24 時間クレアチニンクリアランス（24Ccr）と相関する．しかし，AUC は骨髄抑制と相関せず，L-OHP の DLT である末梢神経障害は，AUC ではなく総投与量に依存するため，一般には 24 Ccr が 20 mL/分以上であれば減量の必要はない[2]．

special population

① 高齢者

高齢であることは Grade 3 以上の副作用の出現，早期死亡のいずれとも相関せず，高齢であることのみで L-OHP を減量することは適切ではない[3]．一方で近年，高齢者（70 歳以上）進行大腸がん初回治療の国内第Ⅲ相試験では L-OHP の使用を省略または制限とする報告もある[4]．

② 肝機能障害

肝機能障害は白金のクリアランスに影響を与えないため，通常，減量の必要はない．

③ 腎機能障害

24Ccr が 20～30 mL/分以下の場合は治療適応を再検討するとともに，投与する場合でも減量する[5,6]．

投与スケジュール

- ●進行・再発結腸・直腸がん，結腸がんにおける術後補助化学療法：FOLFOX 療法，FOLFOXIRI 療法（LV + 5-FU + L-OHP + イリノテカン）や CapeOX 療法（カペシタビン + L-OHP）が使用される（p584〜589 参照）．
- ●切除不能進行・再発胃がん：SOX 療法（S-1 + L-OHP）および CapeOX 療法が使用される．HER2 陰性例では SOX，CapeOX，FOLFOX 療法±ニボルマブが選択肢の 1 つとなっている（p582 参照）．
- ●治癒切除不能な膵臓がん：FOLFIRINOX 療法（レボホリナート + 5-FU + L-OHP + イリノテカン）として用いる．具体的なレジメ

ンは p590 を参照.

- ●**治癒切除不能な小腸がん**：FOLFOX 療法が 2018 年より適応拡大となった.
- ●**食道がん**：FOLFOX 療法あるいは，FOLFOX 療法併用放射線療法として使用する.

薬理遺伝学

DNA 修復メカニズム関連酵素に関して薬理遺伝学的研究の報告は多数あるが，一塩基遺伝子多型（SNP）と L-OHP による抗腫瘍効果や生存期間との相関などについて一定した結果は得られていない[7].

グルタチオン S-転移酵素（GST）は白金化合物と抱合体を形成することにより不活化し，体外への排泄を促進する．GST のアイソザイムの 1 つである GSTP1 の SNP（313 A＞G）と L-OHP による抗腫瘍効果と生存期間とは相関しないが，末梢神経障害の出現に関連するという報告もある[8].オキサレートの代謝酵素である AGXT の SNP が L-OHP による末梢神経障害と相関したとの報告もある[9].

薬物相互作用

薬物代謝酵素の影響をほとんど受けず，薬物相互作用による体内動態の変動の報告はない.

文 献

1) Kelland L：Nat Rev Cancer **7**：573-584, 2007
2) Takimoto CH et al：Clin Cancer Res **13**：4832-4839, 2007
3) Lichtman SM et al：J Clin Oncol **25**：1832-1843, 2007
4) Hamaguchi T et al：A randomized phase 3 trial of mFOLFOX7 or CapeOX plus bevacizumab versus 5-FU/l-LV or capecitabine plus bevacizumab as initial therapy in elderly patients with metastatic colorectal cancer：JCOG1018 study（RESPECT）. Abstract 10, ASCO GI 2022,
5) 日本腎臓学会ほか（編）：がん薬物療法時の腎障害診療ガイドライン 2022, ライフサイエンス出版，2022
6) Krens SD et al：Lancet Oncol **20**：e200-e207, 2019
7) Braun MS et al：J Clin Oncol **26**：2690-2698, 2008
8) Ruzzo A et al：J Clin Oncol **25**：1247-1254, 2007
9) Gamelin L et al：Clin Cancer Res **13**：6359-6368, 2007

E トポイソメラーゼ阻害薬

① トポイソメラーゼⅠ阻害薬

1 イリノテカン

商 トポテシン, カンプト

・HCl・3H₂O

概　説

1 有効がん種

日本で開発されたトポイソメラーゼⅠ阻害薬である．小細胞肺がん，非小細胞肺がん，胃がん，結腸・直腸がん，悪性リンパ腫など多くのがん種に対して有効性を示し，肺がん，大腸がんなどの治療におけるキードラッグである．

2 副作用

用量制限毒性は骨髄抑制と遅発性の下痢である．その他のおもな副作用は悪心・嘔吐，間質性肺炎である．早発性の下痢はコリン様作用によるものであり，抗コリン薬を投与する．遅発性の下痢はイリノテカンの代謝物による直接的な消化管粘膜の障害によるものと考えられ，ロペラミドを投与する．催吐性リスクはmoderateであり，セロトニン拮抗薬とデキサメタゾンを予防投与する．市販後全例調査において間質性肺炎が0.9％にみられており，間質性肺炎または肺線維症の患者は投与禁忌である．

3 調製時の注意点

生理食塩液，ブドウ糖液，または電解質維持液に混和して投与する．ラクテック®など，ほかの輸液製剤のなかにはイリノテカンの含量を低下させるものがあるので使用すべきではない．

作用機序と耐性機序

1 作用機序

トポイソメラーゼはDNAが合成される際に生じる高次構造の異常（もつれ）を認識し，DNAの切断と再結合を行うことにより修復する酵素である．トポイソメラーゼは1本鎖DNAに作用するトポイソメラーゼⅠと2本鎖DNAに作用するトポイソメラーゼⅡに

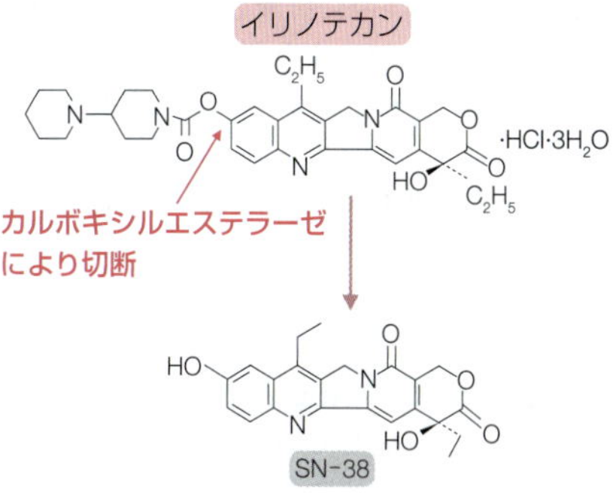

1. イリノテカン

図1 イリノテカンとSN-38の構造

分類される．イリノテカンはプロドラッグであり，腫瘍細胞内に取り込まれ，カルボキシルエステラーゼによりその側鎖が切断され，未変化体の100〜1,000倍の活性を有する活性代謝物であるSN-38へと変換される（図1）．SN-38はトポイソメラーゼ I による切断部位に形成される複合体に結合することによりDNAの再結合を阻害し，腫瘍細胞にアポトーシスを誘導する．イリノテカンの抗腫瘍効果の発揮にはDNA合成の進行が不可欠であるため，イリノテカンはS期特異的に作用する．

② 耐性機序

イリノテカンに対する耐性機序としてはカルボキシルエステラーゼの活性低下，薬物排出ポンプの亢進などがある．

薬物動態

① 分布

脳，中枢神経系，生殖組織を除く全身の各組織に分布する．特に腎，副腎，甲状腺，膵，肺などの腺組織では血漿中濃度の13〜25倍以上の高い濃度を示す[1]．

② 代謝・排泄

イリノテカンは全身の各組織，主として肝臓でカルボキシルエステラーゼにより活性代謝物であるSN-38へと変換される．また，イリノテカンの一部はCYP3A4により不活性酸化物にも代謝される．SN-38はおもに肝臓のUDP-グルクロン酸転移酵素（UGT）に

489

⊠ トポイソメラーゼ阻害薬/①トポイソメラーゼ I 阻害薬

よりグルクロン酸抱合を受け，解毒され，SN-38 グルクロン酸抱合体（SN-38G）となり胆汁中に排泄される．SN-38G は小腸の腸内細菌の β-グルクロニダーゼにより脱抱合を受け，再び SN-38 となり下痢の原因となる．イリノテカンの 20％程度が尿中排泄される．

3 蛋白結合

未変化体のヒト血漿蛋白結合率は 30～40％と低いが，SN-38 のそれは 92～96％と高い．

pharmacodynamics

未変化体または SN-38 の AUC と下痢，血液毒性との関係が検討されているが，結果は一定していない[2]．

special population

1 高齢者

高齢であることは，骨髄抑制や下痢などの副作用出現の予測因子ではない．さらに前向き研究でも，PS 良好な 72 歳以上の転移性大腸がん患者において，標準投与量の FOLFIRI 療法（ホリナート＋フルオロウラシル＋イリノテカン）の副作用プロフィールは非高齢者とほぼ同等であった[3]．これらは高齢であることだけを根拠にしたイリノテカンの減量は適切ではないことを示す．しかし，高齢者におけるほとんどが PS 良好な患者を対象としている．したがって実地臨床においては，肝，腎，心機能などの臓器機能の評価も含めて PS を慎重に評価してから投与の可否ならびに減量の必要性を検討する必要がある．71 歳以上，骨盤の放射線治療歴を有する症例，PS 不良例に対しては減量が推奨されているが，明確な減量基準は示されていない[4]．

2 肝機能障害

前述のように，活性代謝物である SN-38 はおもに肝臓においてグルクロン酸抱合を受け，胆汁排泄される．そのため，肝機能障害患者においては高度な副作用出現のおそれがある．肝機能障害を有する固形がん患者を対象としたイリノテカン毎週投与の第 I 相試験において，血清総ビリルビン値と AST/ALT の値に基づいて分類した 4 群において最大耐用量が決められている（表 1）．

3 腎機能障害

軽症～中等症の腎機能障害患者にイリノテカンを投与したときの薬理学的パラメーターは，正常腎機能患者と有意差がなかった．しかし，この検討には重症の腎機能障害症例（血清クレアチニン

1. イリノテカン

表1　肝機能障害時におけるイリノテカンの最大耐用量（毎週投与）

		血清総ビリルビン（X 施設内正常上限）		
		≦1.5	1.5〜3.0	3.1〜5.0
AST/ALT	≦5		60 mg/m²	50 mg/m²
（X 施設内正常上限）	5.1〜20	60 mg/m²	40 mg/m²	

（Schaaf LJ et al：Clin Cancer Res **12**：3782-3791, 2006 を参考に作成）

3.5 mg/dL 以上）は含まれておらず，腎機能障害時における推奨減量基準を確立するには至っていない．イリノテカンの一部は尿中排泄され，臨床開発において，腎機能障害患者で高度な副作用が出現した例があり，腎機能障害患者には投与量，投与間隔を考慮し，投与時は腎機能検査を頻回に行う．

投与スケジュール

100 mg/m² 毎週投与の A 法，150 mg/m² 2 週間ごと（隔週）投与の B 法，40 mg/m² 3 日間連続投与の C 法の 3 つの投与法がある．

薬理遺伝学

UGT 分子種のうち，UGT1A1 が SN-38 の解毒に関与している．*UGT1A1* 遺伝子には多くの遺伝子多型があり，それらのいくつかは酵素活性が低下することが知られている．プロモーター領域の TA の繰り返し配列は，野生型においては TA が 6 つであるが，7 つである遺伝子多型のタイプ（*UGT1A1**28）は UGT1A1 の酵素活性が低下する．後ろ向き研究において，このタイプをホモあるいはヘテロ接合で有する患者は，イリノテカンにより重篤な有害事象（Grade 4 の白血球減少，または Grade 3 以上の下痢）が約 7 倍起こりやすいことが示された[5]．また，アジア人種では *UGT1A1* 遺伝子のエクソン 1 内の一塩基遺伝子多型（SNP）である *UGT1A1**6 も酵素活性を低下させる．

日本人を対象とした前向き研究において，*UGT1A1**6 および *UGT1A1**28 のいずれかをホモ接合体，または，両者をヘテロ接合体としてもつ患者群は SN-38 グルクロン酸抱合が低下し，重篤な副作用（特に好中球減少）の発現頻度が高いことが示された[6]．両遺伝子多型検査は保険診療として実施可能である．米国の添付文書では，*UGT1A1**28 をホモ接合でもつ患者には少なくとも 1 レベルの減量が推奨されている[7]．

491

E トポイソメラーゼ阻害薬/①トポイソメラーゼⅠ阻害薬

薬物相互作用

　イリノテカンの一部はCYP3A4で代謝されるため，CYP3A4の阻害薬であるアゾール系抗真菌薬やマクロライド系抗菌薬との併用によりイリノテカンの血中濃度が上昇する可能性がある．逆に，CYP3A4を誘導するフェニトイン，リファンピシンなどによりイリノテカンの血中濃度が低下する可能性がある．しかし，CYP3A4で代謝されるイリノテカンはごく一部のため，これらの相互作用の臨床的な影響はわずかであると考える．

文　献

1) トポテシン®点滴静注，医薬品インタビューフォーム
2) Gupta E et al：Cancer Res **54**：3723-3725, 1994
3) Sastre J：Crit Rev Oncol Hematol **68**：250-255, 2008
4) Lichtman SM et al：J Clin Oncol **25**：1832-1843, 2007
5) Ando Y et al：Cancer Res **60**：6921-6926, 2000
6) Minami H et al：Pharmacogenet Genomics **17**：497-504, 2007
7) 米国塩酸イリノテカン添付文書［https://www.accessdata.fda.gov/drugsatfda_docs/label/2014/020571s048lbl.pdf］（2014 年 12 月改訂）（2025/3）

E　トポイソメラーゼ阻害薬　　①トポイソメラーゼⅠ阻害薬

2　nal-イリノテカン

商　オニバイド

概　説

1　有効がん種

　nanoliposomal（nal）-イリノテカンは，ポリエチレングリコール（PEG）を付加したリポソームにイリノテカンを封入した製剤である．サイズが大きいため，正常血管からは組織へ移行しにくい．一方，腫瘍血管の内皮は接合が弱く，サイズが大きなリポソームも漏出し，さらに腫瘍組織はリンパ系が未発達のため腫瘍組織に留まるという enhanced permeability and retention effect（EPR）により腫瘍選択的にイリノテカンを送達する．表面に PEG を付加し網内系に捕捉されにくくし，血管内滞留時間を延ばしている．

　がん化学療法後に増悪した膵がんに適応を有し，ゲムシタビンを含む化学療法後に 5-FU およびロイコボリンと併用する．一次治療においてもオキサリプラチン，ロイコボリン，5-FU との併用で，標準治療の nab-パクリタキセルとゲムシタビン併用療法より消化器毒性は強かったものの OS を延長させた．

2　副作用

　イリノテカンと同様に，骨髄抑制，下痢，間質性肺炎，肝障害，悪心・嘔吐，口内炎，倦怠感，脱毛などを生じる．徐々にイリノテカンが放出されるため C_{max} は低く，投与直後のコリン作動性の下痢は起こりにくい．遅発性の粘膜障害により下痢を起こす．

3　調製時の注意

　インラインフィルターによっては目詰まりを起こすものがある．

作用機序と耐性機序

1　作用機序

　リポソームは EPR により腫瘍選択的に組織移行し，マクロファージに取り込まれイリノテカンを放出する．腫瘍内マクロファージのカルボキシエステラーゼにより，活性代謝物の SN-38 に活性化される．さらにカンプトテシン誘導体はラクトン環が中性～アルカリ性で開環し抗腫瘍活性を失うが，リポソーム内で閉環を保ったまま腫瘍にイリノテカンを送達できる[1]．

493

トポイソメラーゼ阻害薬／①トポイソメラーゼⅠ阻害薬

胃がんで本薬120 mg/m^{2}とイリノテカン300 mg/m^{2}を比較したランダム化試験では，投与量で補正したイリノテカンのC_{max}は36倍，AUCは170倍であるが，SN-38のC_{max}は0.5倍，AUCは5倍であった．奏効割合は本薬14%，イリノテカン7%と高かったにもかかわらず，Grade 3以上の有害事象は39%，34%であり，活性代謝物であるSN-38が腫瘍内で有効に産生されていることが示唆される[2]．非臨床モデルでは従来製剤より4倍の治療係数を有する．

SN-38の作用機序・耐性機序は「Ⅱ-2-E-①-1. イリノテカン」（p488）参照.

薬物動態

1 分 布

静脈内投与後，リポソームは長時間にわたりイリノテカンを内部にとどめ，投与後24時間経っても95%のイリノテカンがリポソーム内に存在する．そのため分布容積は5 Lと小さい．半減期は21〜24時間とイリノテカンの4〜6時間より長い．組織内から徐々に血中に放出されるSN-38の最高濃度はイリノテカンを投与したときの1/3程度で，半減期も79時間と従来製剤の11〜19時間より長い．本薬投与後のSN-38のAUCは，従来のイリノテカンを2.5〜3倍量投与したときと同程度である．

2 代謝・排泄

従来のイリノテカンを静脈内投与した場合，未変化体のまま22%が尿中に，32%が便中に排泄されるが，リポソーム製剤の本薬は尿中には排泄されず，トランスポーターの基質にもならないと思われる．

3 蛋白結合

PEG化してあるリポソームは蛋白とは結合しない．

special population

1 高齢者

イリノテカンと同様と考えられる．

2 肝機能障害

本薬そのものは肝代謝を受けるとは考えられず，肝機能障害時の臨床試験は実施されていないが，イリノテカンや活性代謝物のSN-38は肝代謝を受けるため，本薬でもイリノテカンと同様の注意は必要である．

🔳 腎機能障害

本薬そのものは腎排泄されるとは考えられず，腎機能障害時の臨床試験は実施されていないが，イリノテカンは腎排泄されるためイリノテカンと同様の注意は必要である．

投与スケジュール

5-FU/ロイコボリンとの併用で2週間隔で投与する．投与量は次項を参照．

薬理遺伝学

本薬の抗腫瘍効果は，イリノテカンの代謝物である SN-38 に依存する．SN-38 をグルクロン酸抱合で解毒する UGT1A1 の活性が低下する遺伝子型でイリノテカンの副作用が依存するため，本薬も *UGT1A1**6 あるいは *UGT1A1**28 のホモ接合体，あるいは両者のヘテロ接合体を有する患者では減量する．5-FU/ロイコボリンとの併用では通常量 70 mg/m² を 50 mg/m² に減量して開始し，忍容性により通常量への増量を考慮する．

薬物相互作用

イリノテカンと同様の注意をする．

文 献
1) Milano G et al：Cancer Sci **113**：2224-2231, 2022
2) Roy AC et al：Ann Oncol **24**：1567-1573, 2013

E　トポイソメラーゼ阻害薬　　①トポイソメラーゼⅠ阻害薬

3　ノギテカン

商 ハイカムチン

概　説

◆1 有効がん種

　水溶性のカンプトテシンの誘導体で，DNAの複製や転写などに重要なトポイソメラーゼⅠを阻害し抗腫瘍効果を発揮する．

　感受性のある再発小細胞肺がんに対する標準的治療となっているほか，再発卵巣がんでも効果を示す．また，小児悪性固形腫瘍，進行または再発の子宮頸がんにもシスプラチンとの併用で適応拡大されている．海外ではトポテカンとよばれている．

◆2 副作用

　おもな副作用は骨髄抑制で，特に白血球，好中球減少である．一方，非血液毒性は概して軽微である．同じトポイソメラーゼⅠ阻害薬のイリノテカンは下痢が用量制限毒性であるが，これは活性代謝物のSN-38が腸管循環し腸粘膜を傷害するためと考えられている．ノギテカンは未変化体が活性体であり腸管循環しないため，下痢はあまり問題とならない．臨床試験において本薬と因果関係が否定できない死亡例があり，その原因とされた感染，急性腎不全，間質性肺炎および消化管出血にも注意が必要である．

◆3 調製時の注意点

　注射剤として，1バイアルにノギテカンを1.1 mg含む．体表面積から計算された投与量分のノギテカンを生理食塩液100 mLに混和し，できるだけ速やかに投与する．カンプトテシン誘導体は水溶液中でラクトン環が閉環と開環の平衡状態にある．酸性の状況ではラクトン環が閉じており（lactone form），アルカリ性に転じるとラクトン環が開き（carboxylate form），抗腫瘍活性が低下する[1,2]．比

較的 pH の高いモリアミン® やラクテック® との配合には注意を要する（ただし pH の変動により閉環, 開環は可逆的に変化する）.

作用機序

DNA とトポイソメラーゼ I とで形成された複合体（cleavable complex）にノギテカンは選択的に結合し, その構造を安定化させることで DNA の複製を阻害し, 細胞死を誘導するとされている.

薬物動態

1 分　布

組織移行は良好で, 中枢神経系を除く各組織に速やかに分布する. 特に肝, 腎, 膵および副腎に多く分布する.

2 代謝・排泄

ノギテカンは同じカンプトテシン系抗がん薬であるイリノテカンと異なり, 活性代謝物はほとんど存在せず, 未変化体そのものが活性体とされている. 実際, 観察された代謝物は N-脱メチル体であったが, その存在割合は未変化体と比べてきわめて少ない. ノギテカンの主たる排泄経路は尿中とされ, 投与 24 時間後までに投与量の 40～60% が尿中より検出されている.

3 蛋白結合

ノギテカンの蛋白結合率はほかの抗がん薬と比較しても低く, 30% 台とされている. したがって, 蛋白結合に対し競合が予想される薬物との相互作用の可能性は低いと考えられている.

pharmacodynamics

おもな毒性の好中球減少とノギテカンの薬物動態（総ノギテカンあるいは lactone form の AUC, C_{max} や投与量）の間に, 相関がある[3,4]. ただ, 全体的には総ノギテカン（lactone + carboxylate form）のパラメーターのほうが活性体である lactone form より相関が良好である. lactone form と carboxylate form とは pH 依存的に相互変換され, lactone form の比率が正確に測定できないことが, 薬力学の研究でそれほど良好な相関が報告されていない原因と思われる.

special population

1 高齢者

腎排泄であることから腎機能は重要である. 高齢者の場合, 血清クレアチニン値が正常でも腎機能は低下していることがあり注意

する.

2 肝機能障害

肝機能障害の有無によって毒性や薬物動態に差を認めず，肝機能障害によって投与量の補正は必要ないとされる[5].

3 腎機能障害

Ccr が 20～39 mL/分ではノギテカンのクリアランスが 66% 低下しており，ノギテカンの投与量を半分にすべきと推奨されている[6].
Ccr が 40 mL/分以上では減量の必要はなく，また，Ccr が 20 mL/分未満では適切な投与量を推奨できるだけのデータがない.

投与スケジュール

- 小細胞肺がん：1 日 1 回，$1.0\,mg/m^2$ を 5 日間連日点滴静注，3 週ごとに投与する.
- がん化学療法後に増悪した卵巣がん：保険適用上，1 日 1 回，$1.5\,mg/m^2$ を 5 日間連日点滴静注，3 週ごとに投与するとされているが，前治療歴の程度，白金製剤の前治療歴により $1.0～1.25\,mg/m^2$ に減量して投与することが推奨されている[7].
- 小児悪性固形腫瘍：ほかの抗がん薬との併用で 1 日 1 回，$0.75\,mg/m^2$ を 5 日間連日点滴静注，3 週ごとに行う.
- 子宮頸がん：シスプラチンとの併用で 1 日 1 回，$0.75\,mg/m^2$ を 3 日間連日点滴静注，3 週ごとに行う.

薬物相互作用

プロベネシドなどの腎陰イオン輸送系阻害薬やシスプラチンのようなノギテカンの腎クリアランスに影響を及ぼす薬物との併用には注意を要する.

文 献

1) Hertzberg RP et al：J Med Chem **32**：715-720, 1989
2) Jaxel C et al：Cancer Res **49**：1465-1469, 1989
3) Grochow LB et al：Drug Metab Dispos **20**：706-713, 1992
4) Van Warmerdam LJ et al：Cancer Chemother Pharmacol **35**：237-245, 1995
5) O'Reilly S et al：J Natl Cancer Inst **88**：817-824, 1996
6) O'Reilly S et al：J Clin Oncol **14**：3062-3073, 1996
7) Armstrong DK：The Oncologist **9**：33-42, 2004

E トポイソメラーゼ阻害薬

② トポイソメラーゼⅡ阻害薬

1 エトポシド

® ラステット, ベプシド

概　説

1 有効がん種と副作用

　トポイソメラーゼⅡ阻害作用をもつ半合成の抗がん薬であり,小細胞肺がん, 胚細胞腫瘍, 非 Hodgkin 悪性リンパ腫, 急性白血病などに抗腫瘍効果を示す[1]. 用量制限毒性は骨髄抑制である[1]. 白血球減少の nadir は投与後 10〜14 日の間にみられる. 血小板減少は白血球減少に比べ軽度である. その他のおもな有害事象は消化器毒性, 二次がん, 脱毛である. 催吐性リスクは low であり, 通常セロトニン拮抗薬投与の必要はない. 口内炎もみられる. 二次がんの発生は本薬の作用機序に DNA の 2 本鎖切断が関与するためである.

2 調製時の注意点

　1 バイアル 5 mL 中にエトポシド 100 mg を含む. 100 mg を 250 mL 以上の輸液に混和する (0.4 mg/mL 以上の濃度では結晶を析出することがある)[2]. 可塑剤としてフタル酸ジエチルヘキシル (DEHP) を含む点滴セット (ポリ塩化ビニル) を使用するとエトポシドの注射剤に含まれる溶剤により DEHP が溶出するので, 使用は避ける.

作用機序と耐性機序

1 作用機序

　エトポシドの標的であるトポイソメラーゼは, おもに DNA 合成期 (S 期) に生じる DNA のもつれを修復することにより DNA の高

499

次構造を維持する酵素である．トポイソメラーゼは1本鎖DNAに作用するトポイソメラーゼⅠと2本鎖DNAに作用するトポイソメラーゼⅡに分類される．トポイソメラーゼⅡはもつれが生じた2本鎖DNAを認識し，DNAと結合体（cleavage complex）を形成する．cleavage complexは2本鎖DNAの切断（double strand break：DSB）を引き起こし，切断DNAの間に非切断DNAを通すことによりもつれを解除する．DSBはDNAの再結合により修復されるが，エトポシドはcleavage complexを安定化することによりDSBの修復を妨げ，アポトーシスを誘導する．エトポシドによるDSBは染色体転座を誘因し，白血病などの二次がん発生の原因となる．S期とG2期の細胞がもっとも感受性が高い．

2 耐性機序

P糖蛋白などのトランスポーター遺伝子の高発現による細胞内から細胞外への薬物の排出の促進や，トポイソメラーゼⅡの活性低下が耐性の原因となる．

薬物動態

1 分布

注射剤，経口剤とも，エトポシドは消化管およびその内容物に高濃度に分布し，次いで肝臓，腎臓に分布する．血液脳関門はほとんど通過しない[2,3]．

2 代謝・排泄

経口剤のバイオアベイラビリティは消化管のP糖蛋白の活性に依存し個体差が大きいが，平均約50％である[1]．静脈内投与後エトポシドの約40％は尿中に未変化体として排泄される．一部は肝臓のCYP3A4により代謝され胆汁中に排泄される．半減期は5〜10時間である．

3 蛋白結合

蛋白結合率は高く，96％が血漿蛋白（大部分はアルブミン）と結合する．

pharmacodynamics

エトポシドのAUCと骨髄抑制が相関することが示されている．

持続エトポシド療法において血中濃度$1 \sim 2 \mu g/mL$と$2 \sim 3 \mu g/mL$以上の持続時間が，それぞれ効果と骨髄抑制と関連することが示唆された．これに基づき，持続点滴または経口にてエトポシドを投与し，低濃度長時間曝露を達成することにより毒性を軽減し，最大

1. エトポシド

限の効果を得る試みがなされたが，効果の改善がみられず[4]，その有用性は証明されていない．そのため実地臨床で治療薬物モニタリング（TDM）を行うには至っていない．

special population

1 高齢者

経口投与において，年齢と遊離型のエトポシドの濃度が正の相関を示し[5]，高齢者で PS 不良であることが Grade 4 の骨髄抑制や粘膜炎のリスクと相関した．また，高齢者を対象としたエトポシドの経口投与では，薬物動態パラメーターは非高齢者と同様であったが，骨髄抑制のリスクが増強した．これらより，高齢者にはエトポシドの投与量を減量し，毒性を注意深くモニターすることが推奨される．また，経口剤は注射剤に比べ薬物動態パラメーターと毒性の個体間差が大きくなるため，高齢者では推奨されない．

2 肝機能障害

肝臓において CYP3A4 による代謝を受け，おもに胆汁中に排泄される[6]．またビリルビンはエトポシドのアルブミンへの結合に拮抗するため，肝機能障害によるビリルビンの上昇は遊離型のエトポシドを上昇させる．これらは肝機能障害時のエトポシド減量の必要性を示唆する．実際，肝機能障害患者では肝機能正常者と比較し，総エトポシドの濃度は変わらないが，遊離型エトポシドの割合は有意に上昇する[7]．また総エトポシドの AUC よりも遊離型エトポシドの AUC が，より白血球の減少率と相関する．ビリルビン 1.5〜3.0 mg/dL または AST が正常上限の 3 倍以上の場合に 50％の減量が推奨されている．

3 腎機能障害

エトポシドのクリアランスは Ccr と正の相関を示すため，腎機能障害時には減量が必要である．24 時間クレアチニンクリアランス（24Ccr）50〜15 mL/分にて 25％，15 mL/分以下にて 50％の減量が推奨されている．

投与スケジュール

注射剤は体表面積あたり 1 日 60〜100 mg/m², 3〜5 日間の連続投与を行う．経口剤は 1 日 100〜175 mg を 5 日間連続内服し 3 週間休薬する方法と，1 日 50 mg を 21 日連続内服し 1〜2 週間休薬する 2 つの投与法が承認されている．

薬理遺伝学

約38万のSNP（ヒトSNPのおよそ85%をカバー）とエトポシド感受性の相関を網羅的に調べた前臨床試験で63個のSNPがエトポシド感受性と相関した[8]．今後，臨床研究においてそれらのSNPのエトポシド感受性予測における有用性を検証する必要がある．

薬物相互作用

CYP3A4の基質であるため，CYP3A4の阻害薬および誘導薬との併用には注意を要する．P糖蛋白の発現増加はエトポシドに対する耐性機序の1つであるが，P糖蛋白の働きを抑制するシクロスポリンを併用するとエトポシドのクリアランスを38%減少させ，AUCを80%増加させる．

文 献

1) Rasheed AZ et al：Topoisomerase-interacting agents in cancer. Principles & Practice of Oncology, Vol. One, DeVita TV et al (eds), Lippincott Williams & Wilkins, Philadelphia, p437-447, 2008
2) ベプシド®注，医薬品インタビューフォーム
3) ベプシド®カプセル，医薬品インタビューフォーム
4) Miller AA et al：J Clin Oncol **13**：1871-1879, 1995
5) Lichtman SM et al：J Clin Oncol **25**：1832-1843, 2007
6) Floyd J et al：Semin Oncol **33**：50-67, 2006
7) Stewart CF et al：J Clin Oncol **8**：1874-1879, 1990
8) Huang RS et al：Proc Natl Acad Sci USA **104**：9758-9763, 2007

F サリドマイド関連薬

1 サリドマイド

⊞ サレド

および鏡像異性体

概　説

❶ 有効がん種
再発または難治性の多発性骨髄腫.

❷ おもな副作用
催奇形性,深部静脈血栓症,末梢神経障害,骨髄機能抑制(好中球減少など),消化管穿孔,虚血性心疾患,眠気など.

作用機序と耐性機序

サリドマイドは,それ自体の直接作用ではなく,非特異的加水分解された代謝産物によって薬理作用を発揮する.サリドマイドやサリドマイド誘導体〔=免疫調節薬(immunomodulatory drugs:IMiDs)〕は,蛋白質分解酵素である E3 ユビキチンリガーゼの構成因子であるセレブロン(CRBN)に結合し薬理効果を発揮する[1,2].IMiDs が CRBN に結合すると,IMiDs の種類に応じたさまざまな蛋白質がユビキチン化され,プロテアソームでの分解が亢進する(図1).サリドマイドの免疫調節作用として,末梢血単核細胞からのbFGF,VEGF などの血管新生促進因子の抑制,リポポリサッカライド(LPS)で刺激された末梢血単球からの TNF-α の抑制,骨髄ストローマ細胞からの IL-6 の抑制のほか,末梢血中の NK 細胞の増加や,IL-2 を介した末梢血 T 細胞の増殖亢進などがある[3].

耐性化機序の詳細は明らかではないが,*CRBN* の変異によるサリドマイドの CRBN 結合の阻害は,サリドマイドの効果が発揮されないため耐性となりうる.

薬物動態[3]

❶ 吸　収
食事の影響は受けず,用量に比例して AUC は増大する.

幽門結紮した雌ウサギにおける胃内または十二指腸内へのサリ

F サリドマイド関連薬

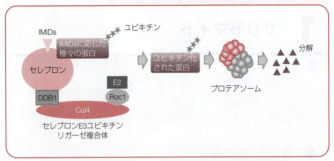

図1　IMiDs はセレブロンを介してさまざまな蛋白を分解する

ドマイド投与実験では，血漿中の未変化体サリドマイドの濃度は，十二指腸内投与のほうが胃内投与と比較して 10 倍高かった．したがってサリドマイドは，十二指腸でより多く吸収されることが示唆される．

2 分 布

動物実験結果からは，サリドマイドは脳，中枢神経を含む全身臓器に分布する．サリドマイドの催奇形性は周知の事実であり，ヒトにおいて血液-胎盤関門通過性がある．そのほか動物実験やヒトでサリドマイドの乳汁や精液，血球への移行性が示されている[4,5]．

3 代謝・排泄

サリドマイドの代謝消失経路は，非酵素的な加水分解が主である[2]．また，健常人でのサリドマイド単回経口投与の検討では，未変化体の腎排泄は少なく（腎クリアランス 0.08 L/時），サリドマイド消失のおもな経路は非腎臓である．

4 蛋白結合

サリドマイドのヒト血漿蛋白結合率は約 60％である．

---

pharmacodynamics

サリドマイドは，体内で非特異的加水分解された代謝産物が CRBN に結合することで薬理効果を発揮する．血管新生促進因子の抑制や，TNF-α による NF-κB 活性化の抑制，IκBα 分解の部分的抑制，IKK 活性化の抑制などを通して，抗骨髄腫効果を発揮する．これらの作用は濃度依存的である．

1. サリドマイド

special population

❶ 妊婦, 産婦, 授乳婦などへの投与

サリドマイドはヒトにおいて催奇形性（サリドマイド胎芽病；四肢奇形, 心臓疾患, 消化器系の閉塞などの内臓障害など）がある. また, 妊娠期間中に投与することで流産や死産を起こす可能性があり, 妊婦または妊娠している可能性のある女性には投与してはならない. サリドマイドは乳汁中への移行が報告されており, 授乳婦に投与する場合には, 授乳を中止させ投与終了4週間後までは授乳を避ける.

サリドマイドの製造販売・管理・使用などにあたっては, 「サリドマイド製剤安全管理手順（TERMS）」を遵守することが定められている.

投与スケジュール

通常, 成人には1日1回100 mg を就寝前に経口投与する. 効果不十分の場合には4週間隔を目安に100 mg ずつ漸増する. 1日400 mg まで増量可能であるが, 実際は100〜200 mg で服用することが多い.

薬物相互作用

サリドマイドのおもな代謝経路は非酵素的な加水分解と考えられるが, 肝代謝酵素CYP2C19でわずかに代謝される[3].

文 献

1）Ito T et al：Science **327**：1345-1350, 2010
2）Ito T et al：Proc Jpn Acad Ser B Phys Biol Sci **96**：189-203, 2020
3）サレド® カプセル, 医薬品インタビューフォーム
4）Teo SK et al：Toxicol Sci **81**：379-389, 2004
5）Teo SK et al：Drug Metab Dispos **29**：1355-1357, 2001

F　サリドマイド関連薬

2　レナリドミド

🏬 レブラミド

および鏡像異性体

概　説

❶　有効がん種

多発性骨髄腫, 5 番染色体長腕部欠失を伴う骨髄異形成症候群（5q マイナス症候群）, 再発または難治性の成人 T 細胞性白血病, 再発または難治性の濾胞性リンパ腫および辺縁帯リンパ腫.

❷　副作用

深部静脈血栓症, 肺塞栓症, 脳梗塞, 一過性脳虚血発作, 骨髄抑制（好中球減少症, 血小板減少症, 貧血など）, 感染症, 催奇形性, B 型肝炎ウイルスの再活性化など.

深部静脈血栓症のリスクを有する患者では, 抗血栓薬または抗凝固薬の投与を考慮する. 肥満, 静脈血栓塞栓症（VTE）の既往, エリスロポエチンおよび高用量のデキサメタゾンの併用などが, 本薬による VTE 発生のリスク因子とされている.

まれではあるが, 過敏症としてアナフィラキシーや血管浮腫, 皮膚粘膜眼症候群［Stevens-Johnson 症候群（SJS）］, 中毒性表皮壊死症（toxic epiderma necrolysis：TEN）が現れることがある.

作用機序と耐性機序

レナリドミドはサリドマイドと同様に免疫調節薬（IMiDs）に分類され, 造血器腫瘍細胞に対する直接的な増殖抑制作用とサイトカイン産生調節作用により, 抗造血器腫瘍効果を発揮する[1]. 作用機序は「Ⅱ-2-F-1. サリドマイド」（p503）参照.

骨髄腫細胞において, レナリドミドはセレブロン（CRBN）に結合し, イカロスやアイオロスの分解を亢進する[2,3]（図 1）. イカロスやアイオロスは骨髄腫細胞生存に必須である *IRF4* 発現を亢進させるが, レナリドミドにより IRF4 蛋白量は減少し[4], 抗骨髄腫効果がもたらされる（図 1）.

5 番染色体長腕部欠失を伴う骨髄異形成症候群において, レナリ

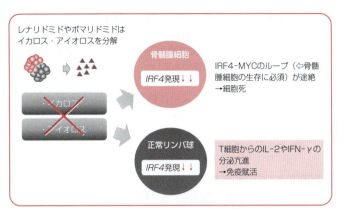

図1 レナリドミドはイカロス・アイオロスを分解し，*IRF4* 発現を低下させる
この結果，骨髄腫細胞は死に，IL-2 や IFN-γ の産生亢進を通して免疫賦活する．

ドミドは CRBN に結合し，Ck1a（カゼインキナーゼ 1a）蛋白の分解を亢進し抗腫瘍効果を発揮する[5]．ほかの IMiDs にはこの活性がなく，5 番染色体長腕部欠失を伴う骨髄異形成症候群には無効である．

一方でレナリドミドは末梢血単核球に作用し，リポポリサッカライド（LPS）刺激によってもたらされる TNF-α，IL-1β，IL-6，IL-12，単球走化性蛋白質-1（MCP-1），マクロファージ炎症性蛋白質-1α（MIP-1α）の産生を濃度依存的に阻害する．またレナリドミドは，CD3 抗体刺激によるヒト CD4 陽性 T 細胞の IFN-γ や IL-2 などの産生を促進し（図1），IL-10 の産生を阻害する．レナリドミドは，これらのサイトカイン調節を通して間接的な抗腫瘍細胞効果を発揮するとともに，抗体依存性細胞傷害（ADCC）活性の増強作用を発揮する．耐性機序の1つに，*CRBN* の変異によるレナリドミドの CRBN 結合の阻害がある[6]．

薬物動態[7]

1 吸 収

ヒトではデータがないが，動物実験における経口アベイラビリティは 50〜88% であった．

2 分 布

動物実験では，レナリドミドはほぼすべての臓器の組織内に広く分布した．組織内濃度は，ほとんどの組織において投与 1 時間後

<small>F サリドマイド関連薬</small>

に最高濃度に達し，腎臓，肝臓，脾臓および皮膚において血液中濃度より高かった．ヒトでの脳脊髄液（CSF）移行も示唆され，再燃後の中枢神経骨髄腫の頻度の減少と関連している可能性がある．胎盤にも分布し，催奇形性がある．

3 代謝・排泄

おもに未変化体として尿中に排泄される．チトクロム P450（CYP）による有意な代謝はない．

4 蛋白結合

平均血漿蛋白結合率は約 30% である．

pharmacodynamics

サイトカインへの作用は濃度依存的である．

special population

1 妊婦，産婦，授乳婦など

サリドマイド同様に催奇形性があり[7]，妊婦または妊娠している可能性のある女性患者には禁忌である．また，使用に際しては RevMate（レナリドミド・ポマリドミド適正管理手順）が定められており，この手順を遵守できない患者は禁忌である．

妊娠する可能性のある女性に投与する場合は，投与開始前に妊娠検査が陰性であることを確認する．投与開始予定 4 週間前から投与終了 4 週間後まで，性交渉を行う場合はパートナーと有効な避妊法の実施を徹底（男性は必ずコンドームを着用）させ，避妊遵守の確認と，定期的な妊娠検査を行う．本薬は精液中へも移行することから，男性に投与する場合も投与終了 4 週間後まで，有効な避妊法の実施を徹底（必ずコンドームを着用）させる．

2 腎機能障害

本薬はおもに未変化体として尿中に排泄され，腎機能低下に伴いクリアランスは減少し，曝露量が増加する．このため腎機能障害のある患者では副作用が強く現れ，腎機能障害の悪化の可能性がある．腎機能に応じた開始用法・用量が添付文書に示されているので，それに従う．

3 臓器移植歴（造血幹細胞移植歴を含む）のある患者

移植臓器に対する拒絶反応または移植片対宿主病が発現するおそれがある．

508

2. レナリドミド

④ B型肝炎ウイルスキャリアの患者または既往感染者（HBs抗原陰性, かつHBc抗体またはHBs抗体陽性）

本薬の投与によりB型肝炎ウイルスの再活性化が現れることがある. 本薬の投与開始後は継続して肝機能検査や肝炎ウイルスマーカーのモニタリングを行うなど, B型肝炎ウイルス再活性化の徴候や症状発現に注意し, 適宜抗ウイルス薬の投与などを行う.

投与スケジュール

① 多発性骨髄腫

デキサメタゾンとの併用において, 通常, 成人にはレナリドミドとして1日1回25 mgを21日間連日経口投与したあと, 7日間休薬する. これを1サイクルとして投与を繰り返す. 患者の状態により適宜減量する.

② 5番染色体長腕部欠失を伴う骨髄異形成症候群

通常, 成人にはレナリドミドとして1日1回10 mgを21日間連日経口投与したあと, 7日間休薬する. これを1サイクルとして投与を繰り返す. 患者の状態により適宜減量する.

③ 再発または難治性の成人T細胞性白血病

通常, 成人にはレナリドミドとして1日1回25 mgを連日経口投与する. 患者の状態により適宜減量する.

④ 再発または難治性の濾胞性リンパ腫および辺縁帯リンパ腫

通常, 成人にはリツキシマブとの併用において, レナリドミドとして1日1回20 mgを21日間連日経口投与したあと, 7日間休薬する. これを1サイクルとして最大12サイクルまで投与を繰り返す. 患者の状態により適宜減量する.

薬物相互作用

機序は不明であるが, ジギタリス製剤と併用するとジゴキシンの血中濃度が上昇する.

文献

1) Ito T et al：Science **327**：1345-1350, 2010
2) Lopez-Girona A et al：Leukemia **26**：2326-2335, 2012
3) Krönke J et al：Science **343**：301-305, 2014
4) Lopez-Girona A et al：Br J Haematol **154**：325-336, 2011
5) Krönke J et al：Nature **523**：183-188, 2015
6) Ziccheddu B et al：Blood Adv **4**：830-844, 2020
7) レブラミド® カプセル, 医薬品インタビューフォーム

509

F サリドマイド関連薬

3 ポマリドミド

商 ポマリスト

概　説

1 有効がん種
再発または難治性多発性骨髄腫.

2 副作用
深部静脈血栓症, 肺塞栓症, 脳梗塞, 骨髄抑制 (好中球減少症, 血小板減少症, 貧血など), 感染症, 催奇形性など. 深部静脈血栓症のリスクを有する患者では, 抗血栓薬または抗凝固薬の投与を考慮する.

作用機序と耐性機序

ポマリドミドはサリドマイドと同様に免疫調節薬 (IMiDs) に分類される[1]. 作用機序は「Ⅱ-2-F-1. サリドマイド」(p503) を参照.

ポマリドミドはレナリドミド同様に作用するが[1,2], レナリドミドより低濃度でイカロスやアイオロスを分解する[3]. レナリドミド耐性となった骨髄腫患者にも効果を発揮するが, これは ARID2 分解を亢進し骨髄腫細胞の増殖に必須である *MYC* 発現を低下させるなど他の蛋白を標的としているためと考えられる[4]. また, ポマリドミドは CRBN を介さず, TP53RK (p53-related protein kinase) を直接標的とし骨髄腫細胞の増殖を抑制する[5].

薬物動態[6]

1 吸　収
健康成人での検討では, 少なくとも投与量の約 73％が体内に吸収される. 食事の影響は大きくない.

2 分　布
動物実験では, ほぼ全身臓器に分布し, 脳・中枢神経や胎盤, 乳汁への分布も確認されている. ヒト精液へも分布する. 血漿中では主として未変化体として存在する (70％).

3 代謝・排泄
おもに肝臓で水酸化物とそのグルクロン酸抱合体および加水分解

物に代謝され，一部はCYP1A2およびCYP3A4によって代謝される.
　おもに尿中に排泄される（尿中：73%，糞便中：15%）．CYP依存性の代謝物は約43%，CYP非依存性の加水分解代謝物が約25%，未変化体が約10%である.

④ 蛋白結合
　血漿蛋白結合率は，R体が約15%，S体が約40%である.

pharmacodynamics
　ポマリドミドは未変化体で薬理効果を発揮し，代謝産物には，ほぼ抗骨髄腫活性はない.

special population
① 妊婦または妊娠している可能性のある女性
　催奇形性があるため，他のIMiDsと同様の対応が必要である.

投与スケジュール
① デキサメタゾンや各種抗体薬（ダラツムマブ，イサツキシマブ，エロツズマブ）と併用の場合
　通常，成人にはポマリドミドとして1日1回4mgを21日間連日経口投与したあと，7日間休薬する．これを1サイクルとして投与を繰り返す．患者の状態により適宜減量する.

② ボルテゾミブおよびデキサメタゾン併用の場合
　通常，成人にはポマリドミドとして1日1回4mgを14日間連日経口投与したあと，7日間休薬する．これを1サイクルとして投与を繰り返す．患者の状態により適宜減量する.

薬物相互作用
　本薬はおもにCYP1A2およびCYP3A4によって代謝されるため，CYP1A2阻害薬およびCYP3A4阻害薬との併用により，本薬の血中濃度が増加することがある.

文　献
1）Ito T et al：Proc Jpn Acad Ser B Phys Biol Sci **96**：189-203, 2020
2）Lopez-Girona A et al：Leukemia **26**：2326-2335, 2012
3）Bjorklund CC et al：Blood Cancer J **5**：e354, 2015
4）Yamamoto J et al：Nat chem Biol **16**：1208-1217, 2020
5）Hideshima T et al：Blood **129**：1308-1319, 2017
6）ポマリスト®カプセル，医薬品インタビューフォーム

A 抗エストロゲン薬

1 タモキシフェン

® ノルバデックス

概　説

1 有効がん種

　乳がんの内分泌療法（ホルモン療法）に使用される内服薬である．ホルモン受容体（エストロゲン受容体，プロゲステロン受容体）陽性乳がんに有効である．再発抑制目的に周術期や，がんの進行抑制を目的に進行再発期で使用する．閉経の有無にかかわらず使用できる．

2 副作用

　抗エストロゲン作用を示すため，更年期障害様の無月経，ほてり，体重増加などの症状が出現する．一方で，子宮や凝固機能などに対しては逆にエストロゲン作動作用を示し，長期内服により子宮内膜症，子宮筋腫，子宮体がんや血栓塞栓症などのリスクを高める．その他の副作用として骨髄抑制や肝炎がある．

作用機序と耐性機序

1 作用機序

　乳がんの増殖に作用する女性ホルモンの1つにエストロゲンがある．タモキシフェンは，エストロゲンの作用を抑える抗エストロゲン薬のうち SERM（selective estrogen receptor modulator）に分類される．乳がん細胞のエストロゲン受容体にタモキシフェンが競合的に結合し，エストロゲン作用を阻害する．下流のエストロゲン応答遺伝子の転写が阻害され，がん細胞の増殖が抑制される[1]．

2 耐性機序

　乳がん細胞のエストロゲン受容体の発現低下や遺伝子変異，転写因子のコアクチベーター活性化などの耐性機序がある[2]．エストロゲンとは異なる細胞増殖伝達経路である HER2 をはじめとした膜受容体の高発現や，関連因子の遺伝子変化を背景とした細胞増

512

1. タモキシフェン

殖伝達経路そのものの活性化なども知られている.

薬物動態

1 吸 収

バイオアベイラビリティ約100%で吸収され，6～7.5時間後にC_{max}に達する.

2 分 布

投与後に，乳房，子宮，肝臓，腎臓，肺，膵臓，卵巣で検出される[3]. 子宮では血中の2倍，乳房では10倍濃度が高い.

3 代謝・排泄

肝臓のCYP3A4によりN-デスメチルタモキシフェンに変換され，CYP2D6によりエンドキシフェンに変換される. エンドキシフェンがもっとも薬効が高い. 血中から胆汁中に移行し80%が糞便中，20%が尿中に排泄される[4]. 排出半減期は5～7日である.

4 蛋白結合

血漿蛋白結合率は99%以上である.

pharmacodynamics

タモキシフェン10mgを1日2回経口投与した際の血中濃度は150ng/mL以上であり，20mg1日1回投与と差はない. 代謝物N-デスメチルタモキシフェンの半減期は約2週間と作用時間が長く，次の代謝物であるエンドキシフェンの細胞増殖抑制能はタモキシフェン自体の約30～100倍高い[5].

special population

流産や先天性欠損の副作用があるため妊婦には使用せず，タモキシフェン最終投与後9ヵ月間は避妊が推奨される[6]. なお，『乳癌診療ガイドライン』および『患者さんのための乳がん診療ガイドライン』では，投与終了後2～3ヵ月間の避妊を推奨している[7,8].

投与スケジュール

1日20mgを連日1～2回分割内服する. 症状により1日最高量40mgまで増量できる. 進行再発乳がんでは，無効または副作用中止となるまで投与を継続する. 術後補助療法では，5年間投与することで再発率と死亡率を減少させるが，副作用と利益のバランスを考えた上で最大10年まで延長する.

513

A 抗エストロゲン薬

薬理遺伝学

エンドキシフェンへ代謝する *CYP2D6* に遺伝子多型がある. 代謝活性が低い患者では効果や副作用が低下すると予想されるが, 臨床試験では, 処方量の変更を推奨する結果は得られなかった.

薬物相互作用

クマリン系抗凝血剤(ワルファリン)との併用は抗凝血作用が増強する. リトナビルとの併用はタモキシフェンの AUC が上昇し, リファンピシンとの併用ではタモキシフェンの血中濃度が低下する. 選択的セロトニン再取込み阻害薬(SSRI)の CYP2D6 阻害作用でタモキシフェンの作用が減弱するおそれがあり, 併用により乳がん死亡リスクが増加した報告がある.

文 献

1) Wang D-Y et al：Molecular Endocrinology **18**：402-411, 2004
2) Chang M：Biomol Ther（Seoul）**20**：256-267, 2012
3) Morello KC et al：Clinical Pharmacokinetics **42**：361-372, 2003
4) Fromson JM et al：Xenobiotica **3**：711-714, 1973
5) Lien EA：Cancer Res **49**：2175-2183, 1989
6) ノルバデックス® 錠添付文書
7) 日本乳癌学会(編)：乳癌診療ガイドライン 1 治療編 2022 年版, 金原出版, 東京, 2022
8) 日本乳癌学会(編)：患者さんのための乳がん診療ガイドライン 2023 年版, 金原出版, 東京, 2023

A 抗エストロゲン薬

2 トレミフェン

🅱 フェアストン

概　説

1 有効がん種

タモキシフェンと同様である．適応は閉経後乳がんであるが，実地臨床では閉経前乳がんにも使用されている．

2 副作用

タモキシフェンと同様であるが，QT 延長から心室頻拍を起こすおそれがある．

作用機序と耐性機序

トレミフェンの化学構造はタモキシフェンと類似しており，効果や副作用も類似している．また，乳がん細胞のアポトーシスを誘導するとの報告がある[1]．

薬物動態

バイオアベイラビリティは約 100％と推定されている[2]．投与量の 43.3％が胆汁中へ排泄され，4.5％が尿中，86.5％が糞便中へ排泄される．血漿蛋白結合率は 99.7％である．

pharmacodynamics

トレミフェンは肝臓で CYP3A4 によって代謝される[3]．

special population

妊婦や授乳婦，QT 延長の既往歴の患者，低 K 血症の患者，クラス I A（キニジン，プロカインアミドなど）またはクラス III（アミオダロン，ソタロールなど）の抗不整脈薬を投与中の患者には禁忌である．

515

Ａ 抗エストロゲン薬

投与スケジュール

トレミフェン40 mgを1日1回経口投与する．他の薬物療法が無効な例には120 mgまで増量可能である．

薬物相互作用

クラスⅠA抗不整脈薬（キニジン，プロカインアミドなど），クラスⅢ抗不整脈薬（アミオダロン，ソタロールなど），チアジド系利尿薬，クマリン系抗凝血薬（ワルファリンなど），フェノバルビタール，フェニトイン，カルバマゼピン，リファンピシン，リトナビルと薬物相互作用がある．

文献

1）Wärri AM et al：J Natl Cancer Inst **85**：1412-1418, 1993
2）Taras TL et al：Clin Pharmacokinet **39**：327-334, 2000
3）Berthou F et al：Biochem Pharmacol **47**：1883-1895, 1994

A 抗エストロゲン薬

3 フルベストラント

商 フェソロデックス

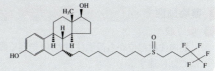

概説

1 有効がん種

再発・進行期のホルモン受容体（エストロゲン受容体，プロゲステロン受容体）陽性乳がんの治療に用いられる筋肉注射剤の内分泌治療薬（ホルモン治療薬）である．他の抗エストロゲン薬投与後に増悪した乳がんに用いられる場合が多い．閉経の有無は問わないが，閉経前乳がんに対してはLH-RHアゴニストを併用する必要がある．添付文書では，LH-RHアゴニスト投与下でCDK4/6阻害薬と併用する方法が保険適用上での用法とされている．

2 副作用

筋肉注射部位の疼痛，硬結，血腫，潰瘍が生じる場合があるため同一部位への反復投与は避ける．抗エストロゲン作用を示すため，更年期障害様のほてりや肝機能障害が生じる．他の抗エストロゲン薬であるタモキシフェンなどと異なり，子宮や凝固因子などへのエストロゲン作動作用は小さい[1]．したがって子宮体がん発生のリスクは低いが，臨床的に血栓塞栓症は報告されている．生殖毒性および乳汁移行があるため，妊婦と授乳婦への投与は禁忌である．

作用機序と耐性機序

1 作用機序

フルベストラントは抗エストロゲン薬のなかのSERD（selective estrogen receptor down-regulator）に分類され，乳がん細胞のエストロゲン受容体の分解を促進することで下流のエストロゲン応答遺伝子の転写を阻害する[2]．この作用によりエストロゲン感受性ヒト乳がん細胞株の増殖および，マウスに移植した乳がん由来腫瘍の増殖を抑制する[3]．

2 耐性機序

耐性機序としてサイクリンE2の過剰発現などの報告がある[4]．

A 抗エストロゲン薬

サイクリン E2 は細胞分裂時の細胞周期に関与する蛋白質であり，エストロゲン非依存的な細胞分裂の亢進が耐性機序として生じていることが予想される．

薬物動態

1 吸 収

筋肉注射部位から静脈注射の 40 倍遅く吸収され，投与 4〜5 日後に C_{max} に達する．

2 分 布

動物では肝臓，腸間膜リンパ節，腎臓に高濃度に集積する．血液脳関門は通過しない．

3 代謝・排泄

フルベストラントは肝臓の CYP3A4 で代謝され，17-ケトン体，スルホン体，グルクロン酸抱合体に代謝される．91％が糞便中，0.6％が尿中に排泄され[5]，半減期は 35〜38 日である．

4 蛋白結合

フルベストラントの血漿蛋白結合率は 98.8％である．

pharmacodynamics

閉経後乳がん患者にフルベストラント 500 mg を反復筋肉注射すると，1 ヵ月ごとに加え 2 週目も投与した場合，1 ヵ月目と 3 ヵ月目は同程度の血中濃度であり，投与1ヵ月目で定常状態に達する[6]．

現行の用法・用量では 4 週後にエストロゲン受容体が 25％低下したのに対し，250 mg 4 週ごとの少量投与では 14％であった．

special population

肝機能障害患者（Child-Pugh 分類 A・B）にフルベストラント 100 mg を筋肉注射した場合，フルベストラントの全身クリアランスはそれぞれ健康成人群の 83％および 60％に低下する[6]．

動物実験において胎児死亡などの生殖毒性および乳汁への移行が認められる．よって妊婦と授乳婦への投与は禁忌であり，妊娠する可能性のある女性には一定期間の避妊が必要である．

投与スケジュール

両側殿部に 1 本（250 mg）ずつ計 2 本筋肉注射する．初回，2 週後，4 週後に 1〜2 分かけて緩徐に筋肉注射し，その後は 4 週ごとに筋肉注射する．

3. フルベストラント

薬物相互作用

　特定の薬物との相互作用は確認されていない．フルベストラントの代謝酵素 CYP3A4 に競合的に代謝されるミダゾラムや，CYP3A4 阻害薬のケトコナゾールとの相互作用試験では臨床的な影響を受けなかった．

文　献

1) Vergote I et al：Ann Oncol **17**：200-204, 2006
2) Pink JJ et al：Cancer Res **56**：2321-2330, 1996
3) Wakeling AE et al：Cancer Res **51**：3867-3873, 1991
4) Kaminska K et al：Breast Cancer Res **23**：26, 2021
5) Robertson JFR et al：Br J Cancer **90**（Suppl 1）：S7-S10, 2004
6) フェソロデックス® 筋注添付文書

Ⅱ

3

内分泌療法薬

519

B アロマターゼ阻害薬

1 アナストロゾール

商 アリミデックス

概　説

1 有効がん種
閉経後乳がん（ホルモン受容体陽性）.

2 副作用
肝機能障害，関節痛，筋肉痛，ほてり，骨粗鬆症．関節の痛みやこわばりはアロマターゼ阻害薬関連筋骨格症候群（aromatase inhibitor-associated musculoskeletal syndrome：AIMSS）とよばれ，NSAIDsやアセトアミノフェンなどの薬物療法で対処困難な場合は内分泌療法薬を変更する[1].

作用機序と耐性機序

1 作用機序
閉経後女性ではエストロゲンは主として脂肪組織などに分布するアロマターゼによりアンドロゲンから産生される．これを阻害してエストロゲンの生成を抑制することにより，エストロゲンに依存する乳がんの増殖を抑制する.

2 耐性機序
エストロゲン受容体αをコードする *ESR1* 遺伝子の変異・増幅・転座により，エストロゲン非存在下でもエストロゲン受容体αが活性化構造を形成し，エストロゲン非依存的な転写活性により耐性が生じる．また HER2 や EGFR などの過剰発現やこれらをコードする遺伝子の変異および増幅による成長因子受容体経路の変化，PI3K や MAPK シグナル経路の活性変化，MAPK シグナル伝達経路や PI3K/Akt/mTOR シグナル伝達経路のクロストーク，上皮間葉転換およびがん幹細胞の関与など，さまざまな耐性機序が報告されている[2].

520

1. アナストロゾール

薬物動態

1 吸 収

空腹時の吸収は速やかであり，投与後 2 時間以内で C_{max} に到達する．放射能標識体を経口投与後の尿中放射能排泄率より，吸収率は 84 ％以上と考えられる[3]．

2 分 布

ヒトでの分布容積は求められていない．メスのラットとイヌに 1 mg/kg を静脈内単回投与したときの消失相における見かけの分布容積は，それぞれ 0.77 L/kg，0.422 L/kg であった．

3 代謝・排泄

おもに肝臓で代謝されるがチトクロム P450 は関与しておらず，主たる代謝物はトリアゾール，グルクロン酸抱合体，アナストロゾール水酸化物のグルクロン酸抱合体である．また未変化体の尿中排泄率は約 10 ％である[3]．

4 蛋白結合

血漿蛋白結合率は約 40 ％である[3,4]．

pharmacodynamics

閉経後患者への 1 mg の反復投与により，アロマターゼ活性が約 96 ％阻害される．また閉経後患者への 1 mg または 10 mg 反復投与時の血漿中エストラジオール濃度は，いずれも約 90 ％低下した[4]．

special population

1 高齢者

薬物動態は加齢による影響を受けない．高齢者と非高齢者の間で血漿中濃度および副作用の発現率と程度に差は認められない[5]．

2 肝機能障害

軽度から中等度の肝機能低下者に単回投与したときの血漿中濃度は肝機能正常者より高くなる傾向が認められたが，AUC_{0-inf} に有意な差はなかった[3]．また肝硬変患者における経口クリアランスは肝機能正常者に比べて約 30 ％低かったが，血漿中濃度は肝機能正常患者の範囲内であった．したがって，軽度から中等度の肝障害患者および安定した肝硬変患者に対する用量調節は不要である．なお重度の肝機能低下者での検討は行われていない[5]．

3 腎機能障害

重度の腎障害患者（Ccr＜30 mL/分/1.73 m^2）に 10 mg を単回経口

投与したときの薬物動態学的パラメータにおいて，腎機能正常患者との間で有意な差が認められなかった[3]．したがって腎機能低下者での用量調節は不要である[5]．

薬理遺伝学

P糖蛋白の基質であり，P糖蛋白をコードする*ABCB1*の遺伝子多型が血中濃度に影響を及ぼすことが報告されている[6]．

薬物相互作用

併用により薬物動態もしくは薬力学に影響を及ぼす薬物は報告されていない．

文献

1) 日本乳癌学会（編）：乳癌診療ガイドライン　1治療編　2022年版，金原出版，東京，2022
2) Ma CX et al：Nat Rev Cancer **15**：261-275, 2015
3) アリミデックス®錠，医薬品インタビューフォーム
4) アリミデックス®錠添付文書
5) ANI Pharmaceuticals, Inc.：ARIMIDEX- anastrozole tablet
6) Gervasini G et al：Br J Clin Pharmacol **83**：562-571, 2017

B アロマターゼ阻害薬

2 レトロゾール

商 フェマーラ

概　説

「II-3-B-1．アナストロゾール」（p520）に同じ．

作用機序と耐性機序

「II-3-B-1．アナストロゾール」（p520）に同じ．

薬物動態

1 吸　収

空腹時の吸収は速やかであり，1.5 ± 0.6 時間で C_{max} に到達した．絶対バイオアベイラビリティは 99.9 ± 16.3％であった[1]．

2 分　布

見かけの分布容積は，144.2 ± 102.1 L であった[1]．

3 代謝・排泄

おもに肝臓で CYP3A4，CYP2A6 により代謝される．カルビノール体に代謝されたあとにグルクロン酸抱合体としておもに腎臓から排泄される．なお未変化体の尿中排泄率は約 5％である[1,2]．

4 蛋白結合

血漿蛋白結合率は約 60％である[1,2]．

pharmacodynamics

閉経後進行・再発乳がん患者への 2.5 mg の連日経口投与により，血漿中エストラジオール濃度は投与前値（幾何平均 3.55 pg/mL）に対し，投与 4 週時点で定量下限値（1.21 pg/mL）付近まで，血漿中エストロン濃度も投与前値（幾何平均 13.16 pg/mL）に対し，投与 4 週時点で定量下限値（9.90 pg/mL）まで低下し，投与期間中いずれもその効果は持続した[2]．

523

B アロマターゼ阻害薬

special population

1 高齢者

70歳以上の閉経後進行乳がん患者の平均血漿中薬物濃度推移は70歳未満の閉経後進行乳がん患者（平均61歳，52〜66歳）と同様であり，AUC，$T_{1/2}$に有意な差は認めなかった[1]．

2 肝機能障害

肝機能正常（n＝4），軽度肝機能障害（Child-Pugh分類A：n＝4）および中等度肝機能障害（Child-Pugh分類B：n＝3）を有する閉経後女性に単回経口投与したところ，肝機能障害群では肝機能正常群と比べて$T_{1/2}$が延長する傾向が認められた．AUCの平均値は臨床的に意味ある差はなく[1]，軽度または中等度の肝機能障害患者では用量調節は不要である[1,3]．

重度肝機能障害患者（Child-Pugh分類C）では健康成人に比べてAUCは約2倍高く，$T_{1/2}$は2倍以上長かった[1]．したがって重度の肝機能障害患者では50％の減量を行う（2.5mgを隔日投与）[1,3]．

3 腎機能障害

さまざまな腎機能の閉経後女性19例（Ccr 9〜113mL/分；腎機能正常3例，軽度腎機能障害2例，中等度腎機能障害11例，重度腎機能障害3例）に2.5mgを単回経口投与したところ，CcrとAUCの間に有意な相関性は認められなかった[1]．Ccrが10mL/分以上であれば用量調節は不要である[1,3]．

薬理遺伝学

薬物代謝酵素CYP2A6の欠損あるいは活性低下を引き起こす遺伝子型（*4，*7，*9，*10）同士の組み合わせを有する（slow metabolizer：SM）群，野生型遺伝子である*1Aあるいは*1Bを有する（extensive metabolizer：EM）群ともに，血漿中トラフ濃度は投与開始4〜8週で定常状態に達したものの，平均血漿中トラフ濃度はEM群に比較してSM群で約2倍高かった．一方，副作用発現割合に差はなかった[1,2]．

薬物相互作用

CYP3A4およびCYP2A6活性を阻害する薬物，またはCYP3A4およびCYP2A6によって代謝される薬物との併用により，レトロゾールの代謝が阻害され血中濃度が上昇する可能性がある．また，CYP3A4を誘導する薬物との併用により，血中濃度が低下する可能

2. レトロゾール

性がある．一方，CYP2A6 の阻害作用を有することから，CYP2A6
で代謝される他の薬物の血中濃度を上昇させる可能性がある[1,2]．

文 献

1) フェマーラ®錠，医薬品インタビューフォーム
2) フェマーラ®錠添付文書
3) Novartis：FEMARA‐ letrozole tablets

B アロマターゼ阻害薬

3 エキセメスタン

⑬ アロマシン

概　説

「Ⅱ-3-B-1.アナストロゾール」（p520）に同じ．ステロイド骨格を有しているエキセメスタンは，アロマターゼの基質アナログとして非可逆的に阻害する．一方，ステロイド骨格を有していないアナストロゾールとレトロゾールは，競合的に阻害する．

作用機序と耐性機序

「Ⅱ-3-B-1.アナストロゾール」（p520）に同じ．

薬物動態

1 吸　収

空腹時の吸収は速やかであり，投与後0.9 ± 0.3時間でC_{max}に到達した．放射能標識体を経口投与後の尿中放射能排泄率より，吸収率は40%以上と考えられる[1]．

2 分　布

分布容積（Vd/F）は，17,000〜24,000 Lであった[1]．

3 代謝・排泄

CYP3A4により6位のメチレン基が酸化され，またアルドーケト還元酵素により17位のオキソが還元され，その後加水分解や抱合反応により代謝される[1]．投与後48時間の未変化体の尿中累積排泄率は1%未満である[1]．

4 蛋白結合

血漿蛋白結合率は約96%である[1,2]．

pharmacodynamics

閉経後乳がん患者への25 mgの連日経口投与により，血漿または血清中エストロゲン（エストラジオール，エストロンおよびエストロンスルフェート）濃度は投与前値の81〜95%低下した[2]．

3. エキセメスタン

special population

1 高齢者

43〜68 歳の健康成人女性での検討で，年齢による薬物動態の変動は認められない[3]．

2 肝機能障害

中等度または重度の肝機能障害を有する閉経後女性（Child-Pugh 分類で B または C）に 25 mg を単回経口投与したあとの AUC は，肝機能が正常な閉経後女性と比較して C_{max} が約 2 倍，AUC_{0-inf} が約 2〜3 倍高値を示した[2,4]．しかしながら 200 mg の連日投与での安全性に基づき，肝機能低下者での用量調節は不要である[3]．

3 腎機能障害

中等度または重度の腎機能障害を有する閉経後女性患者（Ccr<60 mL/分/1.73 m^2）に 25 mg を単回経口投与したあとの C_{max} には，腎機能が正常な閉経後女性との間に有意差は認められなかったが，AUC_{0-inf} は約 2〜3 倍に増加し経口クリアランス CL/F の低下が認められた[2,4]．しかしながら 200 mg の連日投与での安全性に基づき，腎機能低下者での用量調節は不要である[3]．

薬理遺伝学

薬物動態および薬力学に影響を及ぼす遺伝子多型は報告されていない．

薬物相互作用

CYP3A4 の阻害作用を有するケトコナゾール（経口薬は本邦未承認）との併用にて，エキセメスタンの薬物動態に変化は認められなかった．CYP3A の誘導作用を有するリファンピシンとの併用にて，エキセメスタンの C_{max} および AUC は有意に低下したが，血漿中エストロゲン（エストロンスルフェート）濃度の低下率には変動は認められなかった[2]．

文 献

1）アロマシン® 錠，医薬品インタビューフォーム
2）アロマシン® 錠添付文書
3）Pharmacia & Upjohn Company LLC：AROMASIN- exemestane tablet
4）Jannuzzo MG et al：Cancer Chemother Pharmacol **53**：475-481, 2004

C 抗アンドロゲン薬

1 フルタミド

商 オダイン

概　説

1 有効がん種

前立腺がんに使用される非ステロイド性抗アンドロゲン薬である.

2 副作用

重大な副作用は重篤な肝機能障害, 間質性肺炎, 心不全, 心筋梗塞であり, その他の頻度 10%以上の副作用は AST 上昇, ALT 上昇, 女性化乳房である.

作用機序と耐性機序

1 作用機序

アンドロゲン受容体の選択的遮断薬で, 前立腺がん細胞においてテストステロンやジヒドロテストステロンなどのアンドロゲンと競合してアンドロゲン受容体に結合する. これによりアンドロゲン受容体からのシグナル伝達による増殖を防ぐ. フルタミドはプロドラッグであり, 代謝により活性代謝物であるヒドロキシフルタミド (OH-フルタミド) となりアンドロゲン受容体を阻害する. OH-フルタミドはフルタミドよりアンドロゲン受容体への親和性が約 10〜25 倍高い.

2 耐性機序

アンドロゲン受容体遺伝子増幅や変異の出現, 特に ligand binding domain (LBD) の変異が本薬の耐性にかかわるが, ほかの耐性機序も多く存在すると考えられている.

薬物動態

1 吸　収

フルタミドは速やかに吸収され, ほとんどは活性代謝物 OH-フルタミドとして血中に存在する. OH-フルタミドは投与後 2 時間で C_{max} に達したあと, $T_{1/2}$ 13.9 時間で消失する. フルタミド 30〜500

mg を単回経口投与したとき，OH-フルタミドの C_{max} および AUC には投与量に依存した線形性が認められる．半減期が短いため8時間間隔で1日3回の投与が必要となる[1]．

❷ 代謝・排泄
- **代謝酵素**：尿中代謝物のほとんどがグルクロン酸抱合体である．
- **排泄**：主排泄経路は尿と考えられるが，排泄率は 8.6〜84.0% と個体差が大きい．

❸ 蛋白結合

血漿中の血漿蛋白結合率は 99.1% である．

pharmacodynamics

奏効割合は1日量として 90 mg より 375 mg のほうが高いが，それ以上は増量しても変わりない．

special population

❶ 高齢者

高齢者と非高齢者において副作用の発現率およびその程度に差はみられないが，本薬は主として肝臓で代謝され，高齢者では肝機能などの生理機能が低下していることが多いため，高い血中濃度が持続するおそれがある．

❷ 肝機能障害

肝機能障害のある患者には投与しない．重篤な肝障害に至るおそれがある．

❸ 腎機能障害

腎機能障害患者において用量調整は必要ない．

投与スケジュール

1回 125 mg を1日3回，食後に経口投与する．

薬物相互作用

機序は不明であるが，ワルファリンの抗凝固作用を増強するとの報告があり注意を要する．

文献
1) 〔https://www.kegg.jp/medicus-bin/japic_med?japic_code=00070341〕（2025/3）

C 抗アンドロゲン薬

2 ビカルタミド

商 カソデックス

概　説

1 有効がん種

前立腺がんの治療に用いられる非ステロイド性抗アンドロゲン薬の1つである．通常，ゴナドトロピン放出ホルモンアナログや睾丸摘出術と併用する．

2 副作用

重大な副作用は劇症肝炎，肝機能障害，黄疸，白血球減少，血小板減少，間質性肺炎，心不全，心筋梗塞であり，その他の頻度 10%以上の副作用は乳房腫脹，乳房圧迫痛である．

作用機序と耐性機序

「Ⅱ-3-C-1．フルタミド」（p528）に同じ．

薬物動態

1 吸　収

良好に吸収される．吸収は食事の影響を受けないが，高用量で飽和状態となる．

2 代謝・排泄

1）代謝酵素

ビカルタミドの代謝は水酸化およびグルクロン酸抱合である．血漿中には未変化体が，尿中には未変化体のグルクロン酸抱合体および水酸化体のグルクロン酸抱合体が，糞中には未変化体および水酸化体が認められる．

2）排　泄

糞中（43%）と尿中（34%）におおむね同程度に排出され，代謝物も尿中と胆汁中にほぼ均等に排泄される．

3 蛋白結合

血漿蛋白結合率は 96% である．

special population

❶ 高齢者

高齢者と非高齢者において血漿中濃度および副作用の発現に差はみられないが，一般に高齢者では心・循環器系の機能が低下していることが多く，心・循環器系の有害事象の発現頻度が若年層より高い．

❷ 肝機能障害

本薬は肝臓でほぼ完全に代謝を受けるため，定常状態時の血中濃度が高くなる可能性がある．

❸ 腎機能障害

腎機能障害による用量調整は必要ない．

投与スケジュール

通常，成人には本薬を 80 mg 1 日 1 回経口投与する．なお転移性前立腺がんの治療において性腺刺激ホルモン放出ホルモンアナログ製剤または外科的去勢術と併用する．

薬物相互作用

本薬は CYP3A4 を阻害するため，CYP3A4 で代謝される薬物との併用には注意する．臨床現場で通常使用される薬物とは相互作用を示す可能性は低いと考えられている．

文　献

1）〔https://www.kegg.jp/medicus-bin/japic_med?japic_code=00071094〕（2025/3）

C 抗アンドロゲン薬

3 エンザルタミド

® イクスタンジ

概　説

1 有効がん種

　第2世代のアンドロゲン受容体拮抗薬であり，去勢感受性前立腺がんから去勢抵抗性転移性前立腺がんまで広く適応承認を得て日常臨床で使用されている．エンザルタミドはアンドロゲン受容体に対し，第1世代の抗アンドロゲン受容体拮抗薬であるビカルタミドの約5倍の結合能を有する．

2 副作用

　重大な副作用は痙攣発作，血小板減少，間質性肺疾患であり，その他の頻度10%以上の副作用は高血圧，便秘，疲労，食欲減退，体重減少である．

作用機序と耐性機序

1 作用機序

　アンドロゲン受容体に対する強力な結合能を有するのみならず，アンドロゲン受容体の細胞核内への移行を阻害しアポトーシスを誘導する．

2 耐性機序

　ほかの抗アンドロゲン薬と同様にAR-V7の出現やアンドロゲン受容体遺伝子変異，特にligand binding domainの変異はおもな耐性機序の1つである．グルココルチコイドレセプターの発現もアンドロゲン経路を介さない前立腺がんの増殖をもたらす．その他のPI3K/AKT経路の活性化も本薬の抵抗性にかかわっていると報告されている．

3. エンザルタミド

薬物動態

1 吸 収

　本薬を承認用量である 160 mg 単回投与した際の血漿中未変化体濃度は投与後 1〜2 時間で最大値を示し，半減期は 202 時間であった．未変化体の C_{max} および AUC_{7d} は用量の増加に伴って上昇する．また活性代謝物の C_{max} および T_{max} は食事の影響は受けない[1]．

2 代謝・排泄

- **代謝酵素**：おもに CYP2C8 で，一部 CYP3A4/5 で代謝され活性代謝物を生成する．
- **排泄**：用量の 71％は尿中に，13.6％は糞中に排泄される．

3 蛋白結合

　血漿蛋白結合率は 97〜98％で，おもな結合蛋白はアルブミンである．

pharmacodynamics

　臨床試験のデータでは，薬物曝露と有効性（全生存期間）は相関しないが，高血圧，頭痛，ほてり，疲労などの副作用と相関する．

special population

1 高齢者

　高齢者と若年者の間に明らかな有効性や安全性の違いは認めない．

2 肝機能障害

　本薬を 160 mg 単回経口投与したとき，軽度肝機能障害者（Child-Pugh 分類 A）および中等度肝機能障害者（Child-Pugh 分類 B），重度肝機能障害者（Child-Pugh 分類 C）では，健常者より未変化体および活性代謝物（N-脱メチル体）の AUC はわずかに上昇するのみであったが，未変化体および活性代謝物（N-脱メチル体）の $T_{1/2}$ は，健康成人男性と比較し中等度肝機能障害者では 1.8 倍および 1.5 倍，重度肝機能障害者ではともに 2.2 倍であった．

3 腎機能障害

　母集団薬物動態解析では，腎機能は未変化体のクリアランス（CL/F）に大きな影響を与えなかった．

投与スケジュール

　通常 160 mg を 1 日 1 回経口投与する．なお基本的に本薬は性腺刺激ホルモン放出ホルモンアナログ製剤または外科的去勢術と併

C 抗アンドロゲン薬

用する.

薬物相互作用

　主としてCYP2C8で代謝される. CYP3A4, CYP2C9, CYP2C19, CYP2B6, UDP-グルクロン酸転移酵素（UGT）およびP糖蛋白を誘導し, P糖蛋白, 乳がん耐性蛋白（BCRP）, 有機カチオントランスポーター1（OCT1）および有機アニオントランスポーター3（OAT3）に対して阻害作用を示す. また本薬の消失半減期は長いため（4.7〜8.4日）, 投与終了後も代謝酵素およびトランスポーターの誘導あるいは阻害が持続する可能性があり注意を要する. ドラビリン, エンシトレルビルは本薬との併用禁忌薬であり, CYP2C8阻害薬・誘導薬, CYP3A4・CYP2C9・CYP2C19の基質となる薬物との併用には注意する.

　また, 本薬は痙攣発作の閾値を低下させるため, フェノチアジン系抗精神病薬, 三環系および四環系抗うつ薬, ニューキノロン系抗菌薬による痙攣発作を誘発する可能性があるので注意する. 併用禁忌薬としてドラビリン, エンシトレルビル, 併用注意薬としてフェノチアジン系抗精神病薬, 三環系および四環系抗うつ薬, ニューキノロン系抗菌薬, リファンピシン, ミダゾラム, ワルファリン, オメプラゾールなどがある.

文　献

1) FDA：xtangi（enzalutamide）capsule label〔https://www.accessdata.fda.gov/drugsatfda_docs/label/2012/203415lbl.pdf〕（2025/3）

C 抗アンドロゲン薬

4 アパルタミド

🄫 アーリーダ

概　説

1 有効がん種

　第2世代のアンドロゲン受容体拮抗薬であり，去勢感受性前立腺がん，遠隔転移のない去勢抵抗性前立腺がんに対して承認がある．

2 副作用

　重大な副作用は痙攣発作，心臓障害，重度の皮膚障害，薬剤性過敏症症候群，間質性肺疾患である．その他の頻度10%以上の副作用は皮疹，疲労である．

作用機序と耐性機序

　「Ⅱ-3-C-3. エンザルタミド」（p532）に同じ．

薬物動態

1 吸　収

　バイオアベイラビリティはほぼ100%である．反復投与では血漿中の本薬の濃度は約4週間で定常状態となる．食後（高脂肪食）に単回経口投与したとき，絶食時と比較してアパルタミドのAUCに意義のある影響は認められない．

2 代謝・排泄

1）代謝酵素

　おもにCYP2C8，CYP3Aおよびカルボキシエステラーゼにより代謝される．なお，シミュレーションではアパルタミドの代謝におけるCYP2C8およびCYP3Aの寄与率はそれぞれ58%および13%（単回投与），40%および37%（定常状態）である．

2）排　泄

　単回経口投与71日後までの尿中および糞中にそれぞれ65%およ

C 抗アンドロゲン薬

び 24％が排泄され，未変化体の尿中排泄率は 1.2％であった[1]．

3 蛋白結合

アパルタミドはおもに血清アルブミンに結合する．ヒトにおける血漿中蛋白結合率は 96％であり，濃度依存性は認められない．

pharmacodynamics

曝露量と有効性に関連はないが，副作用の皮疹との間に相関がみられる．

special population

1 高齢者

高齢者と若年者の間で有効性と安全性に大差はない[2]．しかし一般に高齢者では生理機能が低下していることが多く，患者の状態を観察しながら投与する．

2 肝機能障害

軽度（Child-Pugh 分類 A）または中等度肝機能障害（Child-Pugh 分類 B）患者に単回経口投与したときのアパルタミドおよび N-脱メチル体の血漿中曝露量は，肝機能正常被験者と同様であった．重度の肝機能障害患者に対する臨床試験は実施されていない．

投与スケジュール

成人にはアパルタミドとして 1 日 1 回 240 mg を経口投与する．減量する場合の投与量は 1 段階減量で 180 mg，2 段階減量で 120 mg である．なお基本的に性腺刺激ホルモン放出ホルモンアナログ製剤または外科的去勢術との併用で使用する．

薬物相互作用

本薬はおもに CYP2C8，CYP3A およびカルボキシエステラーゼにより代謝される．また，CYP2C9，CYP2C19，CYP3A，P 糖蛋白，breast cancer resistance protein（BCRP）および有機アニオン輸送ポリペプチド 1B1（OATP1B1）を誘導するため，さまざまな薬物との相互作用が存在する．

本薬は CYP3A4 や CYP2C8 で代謝されるため，ニルマトレルビル/リトナビル，エンシトレルビルとの併用は禁忌であり，その他の CYP3A4 や CYP2C8 阻害薬との併用にも注意する．また，CYP3A4，CYP2C9，CYP2C19，P 糖蛋白，BCRP，OATP1B1 の基質との併用にも注意する．さらに，エンザルタミドと同様，痙攣発作

4. アパルタミド

の閾値を低下させる薬との併用にも注意する.

文 献

1) [https://www.kegg.jp/medicus-bin/japic_med?japic_code=00068006]（2025/3）
2) FDA：erleada® （apalutamide） label [https://www.accessdata.fda.gov/drugsatfda_docs/label/2024/210951s016lbl.pdf]（2025/3）

C 抗アンドロゲン薬

5 ダロルタミド

🄫 ニュベクオ

概　説

❶ 有効がん種

第2世代のアンドロゲン受容体拮抗薬であり，去勢感受性前立腺がん，遠隔転移のない去勢抵抗性前立腺がんに対して承認されている．なお去勢感受性前立腺がんにおいては殺細胞性抗がん薬であるドセタキセルとの併用で使用する．

❷ 副作用

重大な副作用は心臓障害である．頻度10％以上の副作用はない．

作用機序と耐性機序

作用機序，耐性機序ともに，ほかの第2世代の抗アンドロゲン受容体拮抗薬と同様である．

薬物動態

❶ 吸　収

本薬を空腹時に単回経口投与したときの絶対的バイオアベイラビリティは30％で，食後に投与したときのダロルタミドの AUC_{last} および C_{max} は空腹時投与と比較して，それぞれ2.5倍および2.8倍に増加する．

❷ 代謝・排泄

1）代謝酵素

ダロルタミドはおもにCYP3A4によりケトーダロルタミドに酸化的に代謝され，主としてUGT1A9およびUGT1A1によってグルクロン酸抱合体に代謝される．本薬を単回経口投与したとき，投与1～24時間後までの血漿中にはおもにダロルタミド28.6％およびケトーダロルタミド58.8％が検出される．

2）排　泄

投与1週間後までの尿中および糞中において，それぞれ63.4％

（未変化体として 7%）および 32.4%が排泄される.

3 蛋白結合

ダロルタミドのヒト血漿蛋白結合率は 92%で, 活性代謝物であるケトーダロルタミドのヒト血漿蛋白結合率は 99.8%である.

pharmacodynamics

曝露量は遠隔転移を有する患者では PSA の低下と関連したが, 遠隔転移を有さない患者での無転移生存期間とは関連しなかった. 副作用との関連も報告されていない.

special population

1 高齢者

高齢者と若年者の間で有効性と安全性に大きな違いはない[1].

2 肝機能障害

おもに肝臓で代謝され排泄される. 中等度（Child-Pugh 分類 B）の肝機能障害を有する被験者に食後に単回経口投与したとき, ダロルタミドの AUC_{48h} および C_{max} は, 健康成人と比較してそれぞれ 1.9 倍および 1.5 倍に増加した.

3 腎機能障害

重度の腎機能障害（eGFR 15〜29 mL/分/1.73 m^2）を有する被験者に本薬 600 mg を食後に単回経口投与したとき, ダロルタミドの AUC_{48h} および C_{max} は, 健康成人と比較してそれぞれ 2.5 倍および 1.6 倍に増加した.

投与スケジュール

成人にはダロルタミドとして 1 回 600 mg を 1 日 2 回, 食後に経口投与する.

薬物相互作用

おもに CYP3A4 によって代謝されるため, CYP3A4 を誘導する薬物との併用に注意する. また, 本薬は乳がん耐性蛋白（BCRP）, 有機アニオン輸送ポリペプチド（OATP）1B1 および OATP1B3 を阻害するため, これらの基質となる薬物との併用にも注意する.

文 献

1) FDA：nubeqa® (dardutamide) label〔https://www.accessdata.fda.gov/drugsatfda_docs/label/2023/212099s004lbl.pdf〕（2025/3）

C 抗アンドロゲン薬

6 アビラテロン

🏬 ザイティガ

概　説

1 有効がん種

遠隔転移を有する去勢感受性前立腺がんおよび去勢抵抗性前立腺がんに使用する．CYP17阻害薬であり精巣，副腎，前立腺がん細胞内でのテストステロン生合成を阻害し抗腫瘍効果を発揮する．

2 副作用

重大な副作用は心障害，劇症肝炎，肝不全，肝機能障害，低K血症，血小板減少，横紋筋融解症である．その他の頻度10%以上の副作用は疲労，ほてり，高血圧，末梢性浮腫である．

作用機序と耐性機序

1 作用機序

CYP17はコレステロールからのテストステロンを含むステロイド生合成に必要な代謝酵素であり，本薬はCYP17活性を阻害することでアンドロゲン受容体のリガンドであるテストステロンを低下させ抗腫瘍活性を示す．

2 耐性機序

他の抗アンドロゲン薬と同様にAR-V7の出現やアンドロゲン受容体遺伝子変異，特にligand binding domainの変異はおもな耐性機序の1つである．またCYP17A1の過剰発現や変異，HSD3B1の変異も本薬に対する耐性獲得との関与が示唆されている．

薬物動態

1 吸　収

投与後1.5〜2.0時間（中央値）でC_{max}に達し，$T_{1/2}$は14.2〜16.6時間（平均値）である．血漿中アビラテロンのC_{max}およびAUC_{inf}は，用量比を若干下回る増加を示す．吸収は食事の影響を強く受け

6. アビラテロン

ることに留意する．絶食時投与と比較して，血漿中アビラテロンの C_{max} および AUC_{inf} は，それぞれ 7 倍および 5 倍（低脂肪食），17 倍および 10 倍（高脂肪食）増加する[1]．そのため空腹時に投与する．

② 代謝・排泄

1）代謝酵素

主として肝臓で代謝され，血中では 92％が代謝物として存在する．主要代謝物はアビラテロン硫酸抱合体および N-オキシドアビラテロン硫酸抱合体で，両者とも 43％を占める．

2）排泄

投与後 264 時間までに 88％が糞中に，5％が尿中に排泄される．糞中には主としてアビラテロン酢酸エステルおよびアビラテロンとして排泄され，それぞれ投与量の 55％および 22％を占める．

③ 蛋白結合

本薬の血漿蛋白結合率は 99.8％である．

---

pharmacodynamics

臨床用量においては曝露量と有効性・安全性との関連はみられない．

---

special population

① 高齢者

高齢者と若年者の間で明らかな有効性と安全性に違いは認められない[2]．一般に高齢者では生理機能が低下していることが多いため，患者の状態を観察しながら投与すること．

② 肝機能障害

軽度（Child-Pugh 分類 A）および中等度（Child-Pugh 分類 B）の肝機能障害患者に本薬 1,000 mg を単回経口投与したときの血漿中アビラテロンの AUC は，肝機能正常被験者と比較してそれぞれ 11％および 260％増加する．重度の肝機能障害患者（Child-Pugh 分類 C）には投与しない．

③ 腎機能障害

血液透析を受けている末期腎疾患を有する被験者に本薬 1,000 mg を単回経口投与したときの血漿中アビラテロンの C_{max} および AUC_{last} は，腎機能正常被験者と比較して増加しない．ただし，長期投与の安全性は確認されていない．

C 抗アンドロゲン薬

投与スケジュール

　プレドニゾロンとの併用において通常，成人にはアビラテロン酢酸エステルとして 1 日 1 回 1,000 mg を空腹時に経口投与する．本薬投与中に AST 値，AST 値が施設正常値上限の 20 倍，またはビリルビン値が施設正常値上限の 10 倍を認めた場合には投与中止とする．また，AST 値，AST 値が施設正常値上限の 5 倍，またはビリルビン値が施設正常値上限の 3 倍を認めた場合には，検査値が投与前値，もしくは ALT 値，AST 値が施設正常値上限の 2.5 倍以下かつビリルビン値が施設正常値上限の 1.5 倍以下に回復するまで休薬する．

　回復後は 750 mg に減量して投与を再開する．再開後に肝機能検査値異常が再発した場合，検査値が投与前値もしくは ALT 値，AST 値が施設正常値上限の 2.5 倍以下かつビリルビン値が施設正常値上限の 1.5 倍以下に回復するまで休薬する．回復後は 500 mg に減量して投与を再開する．検査値が再度悪化した場合は投与を中止する．

薬物相互作用

　本薬は CYP3A4 の基質であり，CYP3A4 を誘導する薬物との併用には注意する．また，アビラテロン酢酸エステルは P 糖蛋白を阻害し，アビラテロンは CYP2C8，CYP2D6 および OATP1B1 を阻害するため，これらで代謝される薬物との併用にも注意する．具体的な併用注意薬としてデキストロメトルファン，プロパフェノン，フレカイニド，ハロペリドール，フェニトイン，リファンピシン，カルバマゼピン，リファブチン，フェノバルビタール，レパグリニド，ピオグリタゾンがある．

文　献

1) [https://www.kegg.jp/medicus-bin/japic_med?japic_code=00070748]（2025/3）
2) FDA：ZYTIGA®（abiraterone acetate）tablets label [https://www.accessdata.fda.gov/drugsatfda_docs/label/2021/202379s035lbl.pdf]（2025/3）

D プロゲステロン

1 メドロキシプロゲステロン

商 ヒスロン

概　説

1 有効がん種

黄体ホルモン作用以外に抗エストロゲン，抗ゴナドトロピン作用を併せもつことから，乳がん，子宮体がん（内膜がん）に対して抗腫瘍効果を示す．

2 副作用[1]

12.8％で満月様顔貌，1〜5％未満で子宮出血，耐糖能異常，浮腫，AST上昇，ALT上昇，動悸，口渇，悪心・嘔吐，痤瘡，瘙痒感，発疹，嗄声，潮紅が報告されている．また，頻度は不明だが重大な副作用として血栓症，うっ血性心不全，アナフィラキシー，乳頭水腫が報告されている．

作用機序[2]

DNA合成抑制作用，下垂体・副腎・性腺系への抑制作用および抗エストロゲン作用などにより抗腫瘍効果を示す．

薬物動態[2]

1 吸　収

小腸で吸収され，食事による影響のデータは示されていない．

2 分　布

回腸，肝臓，脂肪，乳腺，胃および副腎に高い分布を示す．

3 代謝・排泄

CYP3A4を介して肝臓で代謝され，尿中へ排泄される．

4 蛋白結合

血漿蛋白結合率は93.3％である．

D プロゲステロン

pharmacodynamics[3]

メドロキシプロゲステロン 400 mg（50 mg 錠×8）を単回経口投与時の T_{max} は 6 時間で，C_{max} は 61 ng/mL であった．

special population[1]

肝代謝のため，重篤な肝障害のある患者には投与禁忌とされている．

投与スケジュール[1]

● 乳がん：1 日 600〜1,200 mg を 3 回に分けて経口投与する．
● 子宮体がん：1 日 400〜600 mg を 2〜3 回に分けて経口投与する．
　なお，症状により適宜増減する．

薬物相互作用[2]

血栓症のリスクが高くなることから，黄体ホルモン，卵胞ホルモン，副腎皮質ホルモンなどのホルモン剤との併用は禁忌とされている．

文　献

1) ヒスロン® H 錠添付文書
2) ヒスロン® H 錠，医薬品インタビューフォーム
3) Antal EJ et al：Int J Clin Pharmacol Ther Toxicol **21**：257-259, 1983

E エストラジオール

1 エストラムスチンリン酸エステルナトリウム水和物

商 エストラサイト

概　説

1 有効がん種

前立腺がん[1,2].

2 副作用

軽度〜中程度の悪心・嘔吐が 40％にみられる[3].重大な副作用として血栓塞栓症（血栓性静脈炎，脳血栓，肺血栓，脳梗塞など），心筋梗塞，心不全，狭心症，血管浮腫，胸水，肝機能障害，黄疸などがある．血管浮腫に呼吸困難を伴う場合はただちに投与を中止し，アドレナリン注射，気道の確保など適切な処置を行う．その他の頻度の高い（5％以上）副作用として女性化乳房（71.2％），食欲不振（23.2％），消化不良，浮腫などがある．

作用機序と耐性機序

1 作用機序

卵胞ホルモン薬であるエストラジオールとアルキル化薬であるナイトロジェンマスタードを結合させた化合物である．抗アンドロゲン作用とともに，前立腺がん組織に特異的に存在する estramustine binding protein（EMBP）によりがん組織に集積し微小管重合を阻害する．

2 耐性機序

エストラムスチン耐性ヒト前立腺がん細胞株では，チュブリンの変化とともに，タウ蛋白の発現とリン酸化も変化している[4].

薬物動態

1 吸　収

おもな代謝物であるエストロムスチンの濃度は投与後 2.2 時間で C_{max} に達し，その後 13.6 時間の半減期で消失した．なお，未変化体は検出されなかった[5].

E エストラジオール

② 分 布

前立腺がん組織，血漿中ともに活性代謝物であるエストロムスチンの濃度が他の代謝物より高く，エストラムスチンの前立腺がん組織中濃度は血漿中より約6倍高い[6].

③ 代謝・排泄

1）代 謝

代謝物はエストラムスチン，エストロムスチン，エストロンおよびエストラジオールである[7,8].

2）排 泄

放射性同位元素で標識したエストラムスチンを経口投与したところ，96時間後までに投与量の約60%が尿中および糞中に排泄された[9].

---

special population

① 高齢者

高齢者は一般に生理機能が低下していることが多いため，患者の状態を観察しながら慎重に投与する.

② 肝機能障害

肝機能障害を悪化させることがあるため，重篤な肝機能障害患者には投与しない.

③ 腎機能障害

腎疾患またはその既往歴のある患者に浮腫や体液の貯留を生じることがある.

投与スケジュール

- **単独療法**：通常成人1回2カプセル（エストラムスチンリン酸エステルとして280 mg）を1日2回経口投与する.
- **併用療法**：（ドセタキセルとの併用療法）21日を1クールとし，1～5日目にエストラムスチン280 mgを1日3回，2日目にドセタキセル60 mg/m²体表面積を投与し，ドセタキセル投与前にデキサメタゾン60 mgを3回に分けて投与する.

薬物相互作用

エナラプリル，イミダプリル，アラセプリルなど，血管浮腫を起こしうるACE阻害薬との併用により血管浮腫発現の可能性が高まる可能性がある. 乳製品，Caを多量に含有する食物，Ca製剤などと同時に服用するとCaイオンと不溶性の複合体を形成し吸収が抑

1. エストラムスチンリン酸エステルナトリウム水和物

制される.

文 献

1) エストラサイト® カプセル添付文書
2) エストラサイト® カプセル, 医薬品インタビューフォーム
3) Sangrajrang S et al：Int J Cancer **77**：626-631, 1998
4) Norlén BJ et al：J Urol **140**：1058-1062, 1988
5) Petrylak DP et al：N Engl J Med **351**：1513-1520, 2004
6) Kadohama N et al：N Y State J Med **79**：1005-1009, 1979
7) Dixon R et al：Res Commun Chem Pathol Pharmacol **27**：17-29, 1980
8) Forshell GP et al：Invest Urol **14**：128-131, 1976
9) Gunnarsson PO et al：Urology **23**：22-27, 1984

E エストラジオール

2 エチニルエストラジオール

🏭 プロセキソール

概　説

1 有効がん種[1,2]
前立腺がん，閉経後の末期乳がん（男性ホルモン療法に抵抗を示す場合）．

2 副作用
重大な副作用として血栓症（心筋，脳，四肢など）や心不全，狭心症がある．ほかに発疹，黄疸，肝機能異常，血圧上昇，精神障害の再発，大量継続投与により高 Ca 血症，Na や体液の貯留，不正出血，経血量変化，下腹部痛，乳房緊満感，乳房痛，悪心・嘔吐，下痢，食欲不振，胃痛，腹痛，頭痛，めまい，倦怠感，陰萎などがある．

作用機序と耐性機序

1 作用機序
前立腺および精嚢重量を減少させ，血中テストステロン値を低下させる[3]．

薬物動態

1 分　布
分布容積は 3.5 L/kg，$T_{1/2}$ は 10 時間，全身クリアランスは 5.4 mL/分/kg である[4]．

2 代謝・排泄
尿中（投与量の約 30％）および糞中（投与量の約 22％）に排泄される[4]．

3 蛋白結合
血漿蛋白結合率は 95〜98％である[4]．

2. エチニルエストラジオール

special population

① 高齢者
高齢者は一般に生理機能が低下しているため，減量するなど注意すること．

② 肝機能障害
肝機能が低下しており肝臓への負担が増加するため，症状が増悪するおそれがある．

③ 腎機能障害
Na や体液の貯留により，症状が増悪するおそれがある．

④ 投与禁忌
以下の患者には本薬を投与しないこと．
- エストロゲン依存性腫瘍（乳がん，子宮内膜がんなど，治療目的で投与する場合以外）．
- 血栓性静脈炎，肺塞栓症またはその既往歴．
- 未治療の子宮内膜増殖症．

投与スケジュール

前立腺がん，乳がんには，通常 1 回 1〜2 錠を 1 日 3 回経口投与する．ただし年齢，症状により適宜増減する．なお，原体の再評価結果の用法および用量は，前立腺がん，乳がんにはエチニルエストラジオールとして通常成人 1 回 0.05〜1.0 mg を 1 日 3 回経口投与である．

薬物相互作用

併用禁忌は設定されていない．併用注意とその理由については添付文書を参照のこと．

文 献
1) プロセキソール®錠添付文書
2) プロセキソール®錠，医薬品インタビューフォーム
3) 志田圭三ほか：泌尿器科紀要 **28**：469-480，1982
4) 日本薬局方解説書編集委員会（著）：第十七改正 日本薬局方解説書．C865-868，廣川書店，東京，2016

F GnRH アゴニスト

1 ゴセレリン

商 ゾラデックス

・$C_2H_4O_2$

概　説

1 有効がん種

　　前立腺がん，閉経前乳がんに対して下垂体-性腺系機能抑制作用を示す．

2 副作用[1]

　　前立腺がんでは，0.1～5%未満で血圧の変動，発疹，瘙痒感，乳房腫脹，乳房圧痛，性欲減退，勃起力低下，BUN 上昇，クレアチニン上昇，蛋白尿，AST 上昇，ALT 上昇，ALP 上昇，LDH 上昇，γ-GTP 上昇，骨性疼痛，貧血，注射部位反応，顔面紅潮，発汗，発熱，体のほてり，浮腫，トリグリセライド上昇，コレステロール上昇，食欲不振，体重増加，倦怠感が報告されている．閉経前乳がんでは 55.9%でほてりが，5%以上でめまい，頭重感，更年期様症状，5%未満で血圧の変動，瘙痒感，乳房緊満，白帯下，AST 上昇，ALT 上昇，LDH 上昇，頭痛，気分変調，イライラ感，不眠，悪心，骨痛，白血球減少，鼻出血が報告されている．また重大な副作用として，頻度不明ではあるがアナフィラキシー，間質性肺炎，肝機能障害，黄疸の報告がある．前立腺がんでは 0.1～5%未満で前立腺がん随伴症状の増悪，心不全，血栓塞栓症が，頻度不明で糖尿病の発症または増悪が，閉経前乳がんでは頻度不明で高 Ca 血症，血栓塞栓症が報告されている．

作用機序[2]

　　LH-RH アゴニストとして下垂体 LH-RH 受容体に作用する．初

550

1. ゴセレリン

期刺激時にはゴナドトロピン分泌能を増大させるが，継続的刺激により受容体の down regulation を引き起こし，ゴナドトロピン分泌能を低下させ，その結果，精巣からのテストステロン分泌あるいは卵巣からのエストラジオール分泌を抑制する．この下垂体-性腺系機能抑制作用により，前立腺がん，乳がんに対する抗腫瘍効果を示す．

薬物動態[2]

1 吸 収

前立腺がん患者に本薬を皮下投与した場合のバイオアベイラビリティは 67％であった．

前立腺がん患者あるいは乳がん患者にゴセレリン 3.6 mg を初回投与後，2 週後に C_{max}（平均約 2 ng/mL）に達し，以後 4 週後まで徐々に下降した．前立腺がん患者にゴセレリン 3.6 mg を連続 3 回皮下投与したときの薬物動態パラメータ（平均±標準誤差）は，C_{max} 1.41〜2.11（ng/mL），T_{max} 13.5（日），C_{min} 0.25〜0.3（ng/mL）であった．

2 分 布

欧米健康者（n＝7）にゴセレリン 250μg 含有水性注射剤を単回皮下投与したときの分布容積は，44.1±5.1 L であった．

3 代謝・排泄

90％以上が尿中排泄であり，75％以上が 12 時間以内に，90％以上が 48 時間以内に排泄される．

4 蛋白結合

血漿蛋白結合率は 20〜28％である[2]．

pharmacodynamics[2]

本薬投与 24 時間後に血清エストラジオール濃度は一時的に上昇するが，その後閉経後レベルまで低下する．臨床用量での曝露量と血清エストラジオール濃度との間に関連はみられない．

special population

1 肝機能障害[3]

肝機能障害時のクリアランスや半減期に有意差は認められておらず，用量調節は不要と考えられる．

2 腎機能障害[2]

単回皮下投与では，Ccr≧70 mL/分の患者における $T_{1/2}$ が 4.2 時

間であるのに対して，Ccr＝10〜20 mL/分では 12 時間と延長するが，反復投与では血清中に蓄積性は認められない．治療域が広いこと，薬理学的作用から予期される事象以外の有害事象の増加が認められなかったことからも，用量調節は不要と考えられる．

投与スケジュール[1]

下記のいずれかの方法で投与する．
- 3.6 mg を前腹部に 4 週ごとに 1 回皮下投与．
- 10.8 mg を前腹部に 12〜13 週ごとに 1 回皮下投与．

文献

1) ゾラデックス® デポ，ゾラデックス® LA デポ添付文書
2) ゾラデックス® デポ，ゾラデックス® LA デポ，医薬品インタビューフォーム
3) Cockshott ID：Clin Pharmacokinet **39**：27-48, 2000

F GnRH アゴニスト

2 リューブロレリン

商 リューブリン

$$\text{His - Trp - Ser - Tyr - D-Leu - Leu - Arg - Pro} \quad \cdot \text{H}_3\text{C—CO}_2\text{H}$$

概　説

1 有効がん種

3.75 mg，11.25 mg，22.5 mg の 3 種類の製剤が用いられる．前立腺がん，閉経前乳がんに対して下垂体-性腺機能抑制作用を示す．

2 副作用[1]

5％以上のおもな副作用は，前立腺がんで LDH 上昇，ほてり，熱感，硬結，閉経前乳がんではほてり，熱感，のぼせ，肩こり，頭痛，不眠，めまい，発汗，関節痛，骨疼痛などの疼痛，硬結である．また重大な副作用として，0.1％で間質性肺炎，アナフィラキシー，頻度不明で肝機能障害，黄疸，糖尿病の発症または増悪，下垂体卒中，心筋梗塞，脳梗塞，静脈血栓症，肺塞栓症などの血栓塞栓症が報告されており，前立腺がんでは 5％以上で骨疼痛の一過性増悪，尿路閉塞あるいは脊髄圧迫，0.1～5％未満で心不全，0.1％未満でうつ状態が，閉経前乳がんでは 0.1～5％未満で更年期障害様のうつ状態が報告されている．

作用機序[1]

高用量の LH-RH または高活性 LH-RH 誘導体であるリューブロレリンを反復投与すると，初回投与直後，一過性に下垂体-性腺系刺激作用（急性作用）がみられたあと，下垂体における性腺刺激ホルモンの産生・放出が低下する．さらに，精巣および卵巣の性腺刺激ホルモンに対する反応性が低下し，テストステロンおよびエストラジオール産生能が低下する（慢性作用）．徐放性製剤のため，常時血中にリューブロレリンを放出して効果的に精巣および卵巣の反応性低下をもたらすことで，下垂体-性腺機能抑制作用を示す．

薬物動態[2]

1 吸　収

3.75 mg 製剤の皮下投与 1 日後に血中濃度は最高になり，3 日後

まで比較的急に，その後は徐々に低下する．11.25 mg 製剤では3時間後に最高となり1ヵ月後まで比較的急に，その後は徐々に低下する．22.5 mg 製剤では二峰性の吸収を示し，1時間後に最高となり8日後まで低下したあと3週後まで再び徐々に上昇し，その後徐々に低下する．動物実験ではバイオアベイラビリティは100％である．

2 分 布

腎臓，血漿，肝臓，下垂体に高濃度で移行し，前立腺，子宮など他の組織にも広く分布する．

3 代謝・排泄

ラットの血漿と組織切片を用いたデータでは，リュープロレリンは腎臓をはじめ各組織で代謝されるが，血漿中では代謝されなかった．前立腺がん患者2例にリュープリン® 3.75 mg を単回皮下投与した際の，投与後28日までの未変化体および代謝物の尿中累積排泄率はそれぞれ2.9％および1.5％であった．

4 蛋白結合

血漿蛋白結合率は43～49％である．

pharmacodynamics[2]

3.75 mg 製剤と11.25 mg 製剤，11.25 mg 製剤と22.5 mg 製剤を投与後のテストステロン（前立腺がん），エストラジオール（乳がん）の濃度推移には大きな差がない．

special population

肝障害，腎障害，高齢者などでの用量調整は設定されていない．

投与スケジュール[1]

以下のいずれかの方法で投与する．
- 3.75 mg を4週に1回，皮下投与．
- 11.25 mg を12週に1回，皮下投与．
- 22.5 mg を24週に1回，皮下投与．

文 献

1) リュープリン® SR 注射用キット添付文書
2) リュープリン® SR 注射用キット，リュープリン® PRO 注射用キット，医薬品インタビューフォーム

G GnRH アンタゴニスト

1 デガレリクス

⑱ ゴナックス

・xH₃C—CO₂H

概　説

① 有効がん種

　前立腺がん.

② 副作用

　重大な副作用として間質性肺疾患, 肝機能障害, 糖尿病増悪, ショック, アナフィラキシー, 心不全, 血栓塞栓症（心筋梗塞, 脳梗塞, 静脈血栓症, 肺塞栓症など）などがある.

③ 調製時の注意点

　本薬に溶解液を加えたあと, 激しく振盪せず, 静かに円を描くように回して溶解する. 調製後 1 時間以上放置すると, 注射液が懸濁または粘度を増すことがあり, 投与に影響を及ぼすおそれがある.

作用機序

　デガレリクスは性腺刺激ホルモン放出ホルモン（GnRH）アンタゴニストである. 下垂体 GnRH レセプターと可逆的に結合することにより, 下垂体からの黄体形成ホルモン（LH）の放出を抑制する. その結果, 精巣からのテストステロン分泌を抑制し, 前立腺がんの増殖を抑制する[1].

555

G GnRH アンタゴニスト

薬物動態
1 吸 収
　母集団薬物動態解析で，初回投与 40 mg/mL，維持療法 20 mg/mL，60 mg/mL を皮下投与した場合のバイオアベイラビリティはそれぞれ 0.42，0.64，0.27 と推定される．皮下投与後 1〜3 日で C_{max} に達する．

2 分 布
　動物に ^{3}H-デガレリクスを投与後の各組織の最高濃度は血漿の約 2〜22 倍である．

3 代謝・排泄
　デガレリクスは CYP によりほとんど代謝されず，プロテアーゼによる加水分解によってペプチド類に分解されると推定される[1]．$T_{1/2}$ は約 23 日である．

4 蛋白結合
　血漿蛋白結合率は 85.3〜92.4％で，おもにアルブミンおよび α_1-酸性糖蛋白に結合する[1]．

pharmacodynamics
　投与量の増加に伴い血清テストステロン値が低下し，テストステロンサージはみられず 2〜3 日で最低値となる．テストステロンを去勢レベルに維持するためには本薬の血漿中トラフ濃度が 9〜10 ng/mL を上回るようにする．曝露量と有害事象の間には明確な関連はみられない．

special population
1 腎機能障害
　軽度（60≦eGFR＜90 mL/分/1.73 m^2），中等度（30≦eGFR＜60 mL/分/1.73 m^2）および重度腎機能障害患者（15≦eGFR＜30 mL/分/1.73 m^2）では，腎機能正常者（eGFR≧90 mL/分/1.73 m^2）と比べてデガレリクスのクリアランスは軽度腎機能障害患者で 17.8％，中等度・重度腎機能障害患者では 30.7％低いと推定された．

2 肝機能障害
　健康成人および軽度肝機能障害患者（Child-Pugh 分類 A），中等度肝機能障害患者（Child-Pugh 分類 B）にデガレリクス 1 mg を静脈内持続投与したときのクリアランスは，肝機能障害の程度によらず一定であった．

556

1. デガレリクス

投与スケジュール

通常，成人にはデガレリクスとして初回は 240 mg を 1 ヵ所あたり 120 mg ずつ腹部 2 ヵ所に皮下投与する．2 回目以降は，初回投与 4 週間後より維持用量を投与する．4 週間間隔で投与する場合は，80 mg を腹部 1 ヵ所に皮下投与する．12 週間間隔で投与する場合は，480 mg を維持用量とし，1 ヵ所あたり 240 mg ずつ腹部 2 ヵ所に皮下投与する．

文 献
1）ゴナックス® 皮下注用添付文書

III

各領域におけるがん薬物療法のとらえ方

- 本章の抗がん薬の記載は略語を使用しているため，正式名称は ix ページ「本書に出てくる抗がん薬略語一覧」を参照されたい．
- 表の左側の数字は投与順を示す．
- 表中の略・記号は次の通りである．
  静……静脈注射
  筋……筋肉注射
  皮下…皮下注射
  点静…点滴静脈注射
  持静…持続点滴静脈注射
  経口…経口投与

A 頭頸部がん

a. 局所進行症例

■ DOC + CDDP + 5-FU（導入化学療法）

	抗がん薬	1日投与量	投与法，時間	投与日
1	DOC	75 mg/m²	点静 60〜120分	d1
2	CDDP	75 mg/m²	点静 120分	d1
3	5-FU	750 mg/m²	持静 24時間	d1〜5

・3週ごとに3コースを目処に行う．
・予防的抗菌薬としてシプロキサン600〜1,000 mg/日をd5〜15で併用する．

■ CDDP + RT（化学放射線療法）

	抗がん薬	1日投与量	投与法，時間	投与日
1	CDDP	100 mg/m²	点静 120分	d1, 22, 43

■ weekly CDDP + RT（化学放射線療法）

	抗がん薬	1日投与量	投与法，時間	投与日
1	CDDP	40 mg/m²	点静 120分	d1, 8, 15, 22, 29, 36, 43

■ セツキシマブ + RT（抗EGFR抗体併用放射線療法）

	抗がん薬	1日投与量	投与法，時間	投与日
1	セツキシマブ	400 mg/m²	点静 120分	d7
		250 mg/m²	点静 60分	d1, 8, 15, 22, 29, 36, 43

b. 転移再発症例

■ CDDP + 5-FU + ペムブロリズマブ　3週ごと

	抗がん薬	1日投与量	投与法，時間	投与日
1	ペムブロリズマブ	200 mg/body	点静 30分	d1
2	CDDP	80〜100 mg/m²	点静 120分	d1
3	5-FU	1,000 mg/m²	持静 24時間	d1〜4

CBDCA + 5-FU + ペムブロリズマブ　3週ごと

	抗がん薬	1日投与量	投与法，時間	投与日
1	ペムブロリズマブ	200 mg/body	点静 30 分	d1
2	CBDCA	AUC 5 mg/mL×分	点静 120 分	d1
3	5-FU	1,000 mg/m²	持静 24 時間	d1〜4

CDDP + 5-FU + セツキシマブ　3週ごと

	抗がん薬	1日投与量	投与法，時間	投与日
1	セツキシマブ	400 mg/m² 250 mg/m²	点静 120 分 点静 60 分	d1（初回） d1（2回目以降），8，15
2	CDDP	80〜100 mg/m²	点静 120 分	d1
3	5-FU	1,000 mg/m²	持静 24 時間	d1〜4

CBDCA + 5-FU + セツキシマブ　3週ごと

	抗がん薬	1日投与量	投与法，時間	投与日
1	セツキシマブ	400 mg/m² 250 mg/m²	点静 120 分 点静 60 分	d1（初回） d1（2回目以降），8，15
2	CBDCA	AUC 5 mg/mL×分	点静 120 分	d1
3	5-FU	1,000 mg/m²	持静 24 時間	d1〜4

DOC + CDDP（唾液腺がんにも使用）　3週ごと

	抗がん薬	1日投与量	投与法，時間	投与日
1	DOC	75 mg/m²	点静 60〜120 分	d1
2	CDDP	75 mg/m²	点静 120 分	d1

DOC + トラスツズマブ（HER2 陽性唾液腺がん）　3週ごと

	抗がん薬	1日投与量	投与法，時間	投与日
1	DOC	70 mg/m²	点静 60〜120 分	d1
2	トラスツズマブ	8 mg/kg（初回） 6 mg/kg（初回）	点静 90 分 点静 30 分	d1 d1（2回目以降）

Ⓐ 頭頸部がん

■ ペムブロリズマブ 　3週/6週ごと

	抗がん薬	1日投与量	投与法，時間	投与日
1	ペムブロリズマブ	200 mg/body（3週） 400 mg/body（6週）	点静 30分 点静 30分	d1 d1

■ ニボルマブ 　2週/4週ごと

	抗がん薬	1日投与量	投与法，時間	投与日
1	ニボルマブ	240 mg/body（2週） 480 mg/body（4週）	点静 30分 点静 30分	d1 d1

■ PXL＋セツキシマブ 　毎週

	抗がん薬	1日投与量	投与法，時間	投与日
1	セツキシマブ	400 mg/m^2 250 mg/m^2	点静 120分 点静 60分	d1（初回） d1（2回目以降）
2	PXL	100 mg/m^2	点静 60〜120分	d1

■ DOC 　3週ごと

	抗がん薬	1日投与量	投与法，時間	投与日
1	DOC	60〜75 mg/m^2	点静 60〜120分	d1

■ PXL 　毎週

	抗がん薬	1日投与量	投与法，時間	投与日
1	PXL	100 mg/m^2	点静 60〜120分	d1

■ S-1 　6週ごと

	抗がん薬	1日投与量	投与法，時間	投与日
1	S-1	80 mg/m^2	経口 1日2回	d1〜28

■ エヌトレクチニブ（NTRK融合遺伝子陽性唾液腺がん）

	抗がん薬	1日投与量	投与法，時間	投与日
1	エヌトレクチニブ	600 mg/回	経口 1日1回	d1〜28

■ ラロトレクチニブ（NTRK融合遺伝子陽性唾液腺がん）

	抗がん薬	1日投与量	投与法，時間	投与日
1	ラロトレクチニブ	100 mg/回	経口 1日2回	d1〜28

c. 術後治療

weekly CDDP + RT（化学放射線療法）

	抗がん薬	1日投与量	投与法，時間	投与日
1	CDDP	40 mg/m²	点静 120分	d1, 8, 15, 22, 29, 36, 43

CDDP + RT（化学放射線療法）

	抗がん薬	1日投与量	投与法，時間	投与日
1	CDDP	100 mg/m²	点静 120分	d1, 22, 43

B 肺がん

1 小細胞肺がん

I 術後化学療法

CDDP + ETP 3週ごと, 4サイクル

	抗がん薬	1日投与量	投与法, 時間	投与日
1	CDDP	80 mg/m²	点静 60分	d1
2	ETP	100 mg/m²	点静 90分	d1〜3

CDDP + CPT-11 3週ごと, 4サイクル

	抗がん薬	1日投与量	投与法, 時間	投与日
1	CDDP	60 mg/m²	点静 60分	d1
2	CPT-11	60 mg/m²	点静 90分	d1, 8, 15

II 限局型小細胞肺がん

a. 初回治療

CDDP + ETP + 加速過分割照射法 4週ごと*

	抗がん薬	1日投与量	投与法, 時間	投与日
1	CDDP	80 mg/m²	点静 60分	d1
2	ETP	100 mg/m²	点静 90分	d1〜3

*放射線治療終了後は3週ごとに合計4サイクル.

III 進展型小細胞肺がん

a. 初回治療

CDDP + CPT-11 4週ごと

	抗がん薬	1日投与量	投与法, 時間	投与日
1	CDDP	60 mg/m²	点静 60分	d1
2	CPT-11	60 mg/m²	点静 90分	d1, 8, 15

1 小細胞肺がん

■ CBDCA + ETP + アテゾリズマブ 3週ごと

	抗がん薬	1日投与量	投与法, 時間	投与日
1	アテゾリズマブ[*2]	1,200 mg/body	点静 60分	d1
2	CBDCA	AUC 5 mg/mL×分	点静 60分	d1
3	ETP	100 mg/m²[*1]	点静 90分	d1～3

[*1]高齢者は ETP 80 mg/m²
[*2]4サイクル終了後, 増悪を認めなければアテゾリズマブ単剤投与を継続する.

■ CDDP + ETP + デュルバルマブ 3週ごと

	抗がん薬	1日投与量	投与法, 時間	投与日
1	CDDP	75～80 mg/m²	点静 60分	d1
2	ETP	80～100 mg/m²	点静 90分	d1～3
3	デュルバルマブ	1,500 mg/body	点静 60分	d1

・4サイクル終了後, 増悪を認めなければデュルバルマブ単剤投与を4週ごとに継続する.

■ CBDCA + ETP + デュルバルマブ 3週ごと

	抗がん薬	1日投与量	投与法, 時間	投与日
1	CBDCA	AUC 5～6 mg/mL×分	点静 60分	d1
2	ETP	80～100 mg/m²	点静 90分	d1～3
3	デュルバルマブ	1,500 mg/body	点静 60分	d1

・4サイクル終了後, 増悪を認めなければデュルバルマブ単剤投与 4週ごとに継続する.

b. 二次治療以降

■ AMR 3週ごと

	抗がん薬	1日投与量	投与法, 時間	投与日
1	AMR	35～40 mg/m²	点静 5分	d1～3

■ NGT 3週ごと

	抗がん薬	1日投与量	投与法, 時間	投与日
1	NGT	1.0 mg/m²	点静 30分	d1～5

■ PEI (sensitive relapse) 2週ごと*

	抗がん薬	1日投与量	投与法, 時間	投与日
1	CDDP	25 mg/m²	点静 60分	d1, 8
2	ETP	60 mg/m²	点静 60分	d1～3
3	CPT-11	90 mg/m²	点静 90分	d8

*CDDP+ETP, CDDP+CPT-11 の交替療法, day 9 から G-CSF 投与を開始する.

B 肺がん

2 非小細胞肺がん

Ⅰ 術前化学療法

CBDCA + PTX + ニボルマブ 3週ごと

	抗がん薬	1日投与量	投与法, 時間	投与日
1	CBDCA	AUC 6 mg/mL×分	点静 60分	d1
2	PTX	200 mg/m²	点静 180分	d1
3	ニボルマブ	360 mg/body	点静 30分	d1

・3サイクル終了後, 増悪を認めなければ手術を検討する.

●非扁平上皮がんのみ

CDDP or CBDCA + PEM + ニボルマブ 3週ごと

	抗がん薬	1日投与量	投与法, 時間	投与日
1	CDDP	75 mg/m²	点静 60分	d1
or	CBDCA	AUC 5 mg/mL×分	点静 60分	d1
2	PEM	500 mg/m²	点静 12分	d1
3	ニボルマブ	360 mg/body	点静 30分	d1

・3サイクル終了後, 増悪を認めなければ手術を検討する.

PEM 使用時の併用薬剤

	抗がん薬	1日投与量	投与法, 時間	投与日
1	パンビタン	1 g/body*¹	経口 分1	連日*¹
2	フレスミンS	1 mg/body	筋 1日1回	9週ごと*²

*¹葉酸:PEM投与の7日以上前から葉酸として1日1回0.5 mgを連日経口投与する. 投与を中止または終了する場合には, PEM最終投与日から22日後まで投与する.
*²ビタミン B_{12}:PEM投与の少なくとも7日前に, ビタミン B_{12} として1回1 mgを筋肉内投与する. その後, PEM投与期間中および投与中止22日後まで, 9週ごと(3コースごと)に1回投与する.

●扁平上皮がんのみ

CDDP or CBDCA + GEM + ニボルマブ 3週ごと

	抗がん薬	1日投与量	投与法, 時間	投与日
1	CDDP	75 mg/m²	点静 60分	d1
or	CBDCA	AUC 5 mg/mL×分	点静 60分	d1
2	GEM	1,250 mg/m²	点静 30分	d1, 8
3	ニボルマブ	360 mg/body	点静 30分	d1

・3サイクル終了後, 増悪を認めなければ手術を検討する.

Ⅱ　術後化学療法

▓ テガフール・ウラシル配合剤（内服）　1～2年間

	抗がん薬	1日投与量	投与法，時間	投与日
1	テガフール・ウラシル	250 mg/body	経口 分1（食後）	連日

▓ CDDP＋VNR　3週ごと，4サイクル

	抗がん薬	1日投与量	投与法，時間	投与日
1	CDDP	80 mg/m²	点静 60分	d1
2	VNR	25 mg/m²	静 bolus	d1，8

▓ アテゾリズマブ　3週ごと，1年間［PD-L1 TPS 1%以上のみ］

	抗がん薬	1日投与量	投与法，時間	投与日
1	アテゾリズマブ	1,200 mg/body	点静 60分	d1

・プラチナ併用療法による術後化学療法後に投与を検討する．

▓ オシメルチニブ（内服）　3年間

	抗がん薬	1日投与量	投与法，時間	投与日
1	オシメルチニブ	80 mg/body	経口 分1	連日

Ⅲ　局所進行例

▓ CBDCA＋PTX＋胸部放射線治療

	抗がん薬	1日投与量	投与法，時間	投与日
1	CBDCA	AUC 2 mg/mL×分	点静 60分	d1，8，15，22，29，36
2	PTX	45 mg/m²	点静 60分	d1，8，15，22，29，36
	放射線治療	60 Gy/30回		d1

・治療終了後，増悪を認めなければデュルバルマブによる地固め療法を検討する．

▓ CDDP＋DTX＋胸部放射線治療

	抗がん薬	1日投与量	投与法，時間	投与日
1	CDDP	40 mg/m²	点静 60分	d1，8，29，36
2	DTX	40 mg/m²	点静 60分	d1，8，29，36
	放射線治療	60 Gy/30回		d1

・治療終了後，増悪を認めなければデュルバルマブによる地固め療法を検討する．

B 肺がん

■ 高齢者　CBDCA＋胸部放射線治療

	抗がん薬	1日投与量	投与法，時間	投与日
1	CBDCA	30 mg/m²	点静 60 分	照射日のみ/合計 20 回 照射前 60 分以内に投与
	放射線治療	60 Gy/30 回		d1

・治療終了後，増悪を認めなければデュルバルマブによる地固め療法を検討する.

■ デュルバルマブ地固め療法　4週ごと，1年間

	抗がん薬	1日投与量	投与法，時間	投与日
1	デュルバルマブ	1,500 mg/body	点静 60 分	d1

Ⅳ　進行再発例

a. 殺細胞性抗がん薬と免疫チェックポイント阻害薬単剤の併用レジメン

●非扁平上皮がんのみ

■ CDDP or CBDCA＋PEM＋ペムブロリズマブ　3週ごと

	抗がん薬	1日投与量	投与法，時間	投与日
1	ペムブロリズマブ	200 mg/body	点静 30 分	d1
2	PEM	500 mg/m²	点静 12 分	d1
or	CBDCA	AUC 5 mg/mL×分	点静 60 分	d1
3	CDDP	75 mg/m²	点静 60 分	d1

・4サイクル終了後，増悪を認めなければPEM＋ペムブロリズマブの維持療法に移行する.

■ CBDCA＋PTX＋BEV＋アテゾリズマブ　3週ごと

	抗がん薬	1日投与量	投与法，時間	投与日
1	アテゾリズマブ	1,200 mg/body	点静 60 分	d1
2	PTX	200 mg/m²	点静 180 分	d1
3	CBDCA	AUC 6 mg/mL×分	点静 60 分	d1
4	BEV	15 mg/kg	点静 30 分	d1

・4サイクル終了後，増悪を認めなければアテゾリズマブの維持療法に移行する.

■ CBDCA＋nab-PTX＋アテゾリズマブ　3週ごと

	抗がん薬	1日投与量	投与法，時間	投与日
1	アテゾリズマブ	1,200 mg/body	点静 60 分	d1
2	nab-PTX	100 mg/m²	点静 30 分	d1, 8, 15
3	CBDCA	AUC 6 mg/mL×分	点静 60 分	d1

・4サイクル終了後，増悪を認めなければアテゾリズマブの維持療法に移行する.

2　非小細胞肺がん

■ CBDCA＋PEM＋アテゾリズマブ　`3週ごと`

	抗がん薬	1日投与量	投与法，時間	投与日
1	アテゾリズマブ	1,200 mg/body	点静 60分	d1
2	PEM	500 mg/m²	点静 12分	d1
3	CBDCA	AUC 6 mg/mL×分	点静 60分	d1

・4サイクル終了後，増悪を認めなければPEM＋アテゾリズマブの維持療法に移行する．

●扁平上皮がんのみ
■ CBDCA＋PTX＋ペムブロリズマブ　`3週ごと`

	抗がん薬	1日投与量	投与法，時間	投与日
1	ペムブロリズマブ	200 mg/body	点静 30分	d1
2	PTX	200 mg/m²	点静 180分	d1
3	CBDCA	AUC 6 mg/mL×分	点静 60分	d1

・4サイクル終了後，増悪を認めなければペムブロリズマブの維持療法に移行する．

■ CBDCA＋nab-PTX＋ペムブロリズマブ　`3週ごと`

	抗がん薬	1日投与量	投与法，時間	投与日
1	ペムブロリズマブ	200 mg/body	点静 30分	d1
2	nab-PTX	100 mg/m²	点静 30分	d1, 8, 15
3	CBDCA	AUC 6 mg/mL×分	点静 60分	d1

・4サイクル終了後，増悪を認めなければペムブロリズマブの維持療法に移行する．

b. 殺細胞性抗がん薬と免疫チェックポイント阻害薬2剤の併用レジメン

●非小細胞肺がん全般
■ CBDCA＋nab-PTX＋デュルバルマブ＋トレメリムマブ　`3週ごと`

	抗がん薬	1日投与量	投与法，時間	投与日
1	トレメリムマブ	75 mg/body	点静 60分	d1
2	デュルバルマブ	1,500 mg/body	点静 60分	d1
3	nab-PTX	100 mg/m²	点静 30分	d1, 8, 15
4	CBDCA	AUC 5 or 6 mg/mL×分	点静 60分	d1

・4サイクル（12週間投与）終了後，増悪を認めなければデュルバルマブ維持療法（4週ごと）に移行する．
・16週目（6サイクル目）にトレメリムマブを併用する（トレメリムマブは全5回投与）．

569

B 肺がん

●非扁平上皮がんのみ
CDDP or CBDCA＋PEM＋ニボルマブ＋イピリムマブ 3週ごと

	抗がん薬	1日投与量	投与法，時間	投与日
1	ニボルマブ	360 mg/body	点静 30分	d1，22
2	イピリムマブ	1 mg/kg	点静 30分	d1
3	PEM	500 mg/m^2	点静 12分	d1，22
4	CDDP	75 mg/m^2	点静 60分	d1，22
or	CBDCA	AUC 5 mg/mL×分	点静 60分	d1，22

・2サイクル（6週間投与）終了後，増悪を認めなければニボルマブ＋イピリムマブの併用維持療法を検討する.

CDDP or CBDCA＋PEM＋デュルバルマブ＋トレメリムマブ 3週ごと

	抗がん薬	1日投与量	投与法，時間	投与日
1	トレメリムマブ	75 mg/body	点静 60分	d1
2	デュルバルマブ	1,500 mg/body	点静 60分	d1
3	PEM	500 mg/m^2	点静 12分	d1
4	CDDP	75 mg/m^2	点静 60分	d1
or	CBDCA	AUC 5 or 6 mg/mL×分	点静 60分	d1

・4サイクル（12週間投与）終了後，増悪を認めなければデュルバルマブ＋PEM の併用維持療法（4週ごと）に移行する.
・16週目（6サイクル目）にトレメリムマブを併用する（トレメリムマブは全5回投与）.

●扁平上皮がんのみ
CBDCA＋PEM＋ニボルマブ＋イピリムマブ 3週ごと

	抗がん薬	1日投与量	投与法，時間	投与日
1	ニボルマブ	360 mg/body	点静 30分	d1，22
2	イピリムマブ	1 mg/kg	点静 30分	d1
3	PTX	200 mg/m^2	点静 180分	d1，22
4	CBDCA	AUC 6 mg/mL×分	点静 60分	d1，22

・2サイクル（6週間投与）終了後，増悪を認めなければニボルマブ＋イピリムマブの併用維持療法を検討する.

2　非小細胞肺がん

■ CDDP or CBDCA＋GEM＋デュルバルマブ＋トレメリムマブ　3週ごと

	抗がん薬	1日投与量	投与法，時間	投与日
1	トレメリムマブ	75 mg/body	点静 60分	d1
2	デュルバルマブ	1,500 mg/body	点静 60分	d1
3	GEM	1,000 or 1,250 mg/m²	点静 12分	d1，8
or	CBDCA	AUC 5 or 6 mg/mL×分	点静 60分	d1
4	CDDP	75 mg/m²	点静 60分	d1

・4サイクル（12週間投与）終了後，増悪を認めなければデュルバルマブの維持療法（4週ごと）に移行する.
・16週目（6サイクル目）にトレメリムマブを併用する（トレメリムマブは全5回投与）.

c.　免疫チェックポイント阻害薬レジメン

■ ペムブロリズマブ［PD-L1 TPS 1%以上のみ］

	抗がん薬	1日投与量	投与法，時間	投与日
1	ペムブロリズマブ	200 mg/body（3週ごと） or 400 mg/body（6週ごと）	点静 30分	d1

■ アテゾリズマブ　3週ごと　［初回治療は PD-L1 TC3/IC3 のみ］

	抗がん薬	1日投与量	投与法，時間	投与日
1	アテゾリズマブ	1,200 mg/body	点静 60分	d1

■ ニボルマブ＋イピリムマブ　6週ごと

	抗がん薬	1日投与量	投与法，時間	投与日
1	ニボルマブ	360 mg/body	点静 30分	d1，d22
2	イピリムマブ	1 mg/kg	点静 30分	d1

■ ニボルマブ（二次治療以降）

	抗がん薬	1日投与量	投与法，時間	投与日
1	ニボルマブ	240 mg/body（2週ごと） or 480 mg/body（4週ごと）	点静 30分	d1

571

B 肺がん

d. 殺細胞性抗がん薬レジメン
1) プラチナ併用療法±分子標的治療薬
CDDP + DOC 3週ごと

	抗がん薬	1日投与量	投与法, 時間	投与日
1	DOC	60 mg/m²	点静 60 分	d1
2	CDDP	80 mg/m²	点静 60 分	d1

CDDP + VNR 3週ごと

	抗がん薬	1日投与量	投与法, 時間	投与日
1	VNR	25 mg/m²	静 bolus	d1, 8
2	CDDP	80 mg/m²	点静 60 分	d1

CDDP + CPT-11 4週ごと

	抗がん薬	1日投与量	投与法, 時間	投与日
1	CPT-11	60 mg/m²	点静 90 分	d1, 8, 15
2	CDDP	80 mg/m²	点静 60 分	d1

CDDP or CBDCA + GEM 3週ごと

	抗がん薬	1日投与量	投与法, 時間	投与日
1	GEM	1,000 mg/m²	点静 30 分	d1, 8
or	CBDCA	AUC 5 mg/mL×分	点静 60 分	d1
2	CDDP	80 mg/m²	点静 60 分	d1

CDDP + S-1 4週ごと

	抗がん薬	1日投与量	投与法, 時間	投与日
1	S-1	80 mg/m²	経口 分2	d1～21
2	CDDP	80 mg/m²	点静 60 分	d8

CBDCA + S-1 3週ごと

	抗がん薬	1日投与量	投与法, 時間	投与日
1	CBDCA	AUC 5 mg/mL×分	点静 60 分	d1
2	S-1	80 mg/m²	経口 分2	d1～14

2　非小細胞肺がん

CBDCA + PTX　3週ごと

	抗がん薬	1日投与量	投与法，時間	投与日
1	PTX	200 mg/m²	点静 180 分	d1
2	CBDCA	AUC 6 mg/mL×分	点静 60 分	d1

CBDCA + nab-PTX　3週ごと

	抗がん薬	1日投与量	投与法，時間	投与日
1	nab-PTX	100 mg/m²	点静 30 分	d1, 8, 15
2	CBDCA	AUC 6 mg/mL×分	点静 60 分	d1

●非扁平上皮がんのみ

CDDP or CBDCA + PEM　3週ごと

	抗がん薬	1日投与量	投与法，時間	投与日
1	PEM	500 mg/m²	点静 12 分	d1
2	CDDP	75 mg/m²	点静 60 分	d1
or	CBDCA	AUC 5 or 6 mg/mL×分	点静 60 分	d1

・4サイクル終了後，増悪を認めなければ PEM 単剤による維持療法へ移行する．

CDDP or CBDCA + PEM + BEV　3週ごと

	抗がん薬	1日投与量	投与法，時間	投与日
1	PEM	500 mg/m²	点静 10 分	d1
2	CDDP	75 mg/m²	点静 120 分	d1
or	CBDCA	AUC 5 or 6 mg/mL×分	点静 60 分	d1
3	BEV	7.5 mg/kg	点静 30〜90 分	d1

・4サイクル終了後，増悪を認めなければ PEM＋BEV による維持療法へ移行する．

CBDCA + PTX + BEV　3週ごと

	抗がん薬	1日投与量	投与法，時間	投与日
1	PTX	200 mg/m²	点静 180 分	d1
2	CBDCA	AUC 6 mg/mL×分	点静 60 分	d1
3	BEV	15 mg/kg	点静 30 分	d1

・4サイクル終了後，増悪を認めなければ BEV 単剤による維持療法へ移行する．

B 肺がん

●扁平上皮がんのみ

CDDP＋GEM＋ネシツマブ 3週ごと

	抗がん薬	1日投与量	投与法，時間	投与日
1	ネシツマブ	800 mg/body	点静 60分	d1，8
2	GEM	1,250 mg/m²	点静 30分	d1，8
3	CDDP	75 mg/m²	点静 60分	d1

NDP＋DOC 3週ごと

	抗がん薬	1日投与量	投与法，時間	投与日
1	DOC	60 mg/m²	点静 60分	d1
2	NDP	100 mg/m²	点静 90分	d1

2）殺細胞性抗がん薬±分子標的治療薬

DOC 3週ごと

	抗がん薬	1日投与量	投与法，時間	投与日
1	DOC	60 mg/m²	点静 60分	d1

DOC＋ラムシルマブ 3週ごと

	抗がん薬	1日投与量	投与法，時間	投与日
1	ラムシルマブ	10 mg/kg	点静 60分	d1
2	DOC	60 mg/m²	点静 30分	d1

nab-PTX 3週ごと

	抗がん薬	1日投与量	投与法，時間	投与日
1	nab-PTX	100 mg/m²	点静 30分	d1，8，15

S-1 6週ごと

	抗がん薬	1日投与量	投与法，時間	投与日
1	S-1	80～120 mg/m²	経口 分2	d1～28

VNR 3週ごと

	抗がん薬	1日投与量	投与法，時間	投与日
1	VNR	25 mg/m²	静 bolus	d1，8

2　非小細胞肺がん

GEM　4週ごと

	抗がん薬	1日投与量	投与法，時間	投与日
1	GEM	1,000 mg/m²	点静 30分	d1, 8, 15

● 非扁平上皮がんのみ

PEM　3週ごと

	抗がん薬	1日投与量	投与法，時間	投与日
1	PEM	500 mg/m²	点静 10分	d1

Ⅴ　非扁平上皮がん（ドライバー遺伝子変異/転座 陽性）

a.　*EGFR* 遺伝子変異陽性

ゲフィチニブ（内服）

	抗がん薬	1日投与量	投与法，時間	投与日
1	ゲフィチニブ	250 mg/body	経口 分1	連日

エルロチニブ（内服）

	抗がん薬	1日投与量	投与法，時間	投与日
1	エルロチニブ	150 mg/body	経口 分1	連日

アファチニブ（内服）

	抗がん薬	1日投与量	投与法，時間	投与日
1	アファチニブ	40 mg/body	経口 分1	連日

オシメルチニブ（内服）

	抗がん薬	1日投与量	投与法，時間	投与日
1	オシメルチニブ	80 mg/body	経口 分1	連日

ダコミチニブ（内服）

	抗がん薬	1日投与量	投与法，時間	投与日
1	ダコミチニブ	45 mg/body	経口 分1	連日

エルロチニブ＋ベバシズマブ

	抗がん薬	1日投与量	投与法，時間	投与日
1	エルロチニブ	150 mg/body	経口 分1	連日
2	ベバシズマブ	15 mg/kg	点静 90分	d1（3週ごと）

B 肺がん

エルロチニブ＋ラムシルマブ

	抗がん薬	1日投与量	投与法，時間	投与日
1	エルロチニブ	150 mg/body	経口 分1	連日
2	ラムシルマブ	10 mg/kg	点静 60分	d1（2週ごと）

ゲフィチニブ＋CBDCA＋PEM

	抗がん薬	1日投与量	投与法，時間	投与日
1	ゲフィチニブ	250 mg/body	経口 分1	連日
2	PEM	500 mg/m²	点静 12分	d1（3週ごと）
3	CBDCA	AUC 5 mg/mL×分	点静 60分	d1（3週ごと）

・4〜6サイクル終了後，増悪を認めなければゲフィチニブ＋PEM併用維持療法を考慮する．

b. ALK 融合遺伝子陽性
クリゾチニブ（内服）

	抗がん薬	1日投与量	投与法，時間	投与日
1	クリゾチニブ	500 mg/body	経口 分2	連日

アレクチニブ（内服）

	抗がん薬	1日投与量	投与法，時間	投与日
1	アレクチニブ	600 mg/body	経口 分2	連日

セリチニブ（内服）

	抗がん薬	1日投与量	投与法，時間	投与日
1	セリチニブ	450 mg/body	経口 分1	連日

ロルラチニブ（内服）

	抗がん薬	1日投与量	投与法，時間	投与日
1	ロルラチニブ	100 mg/body	経口 分1	連日

ブリグチニブ（内服）

	抗がん薬	1日投与量	投与法，時間	投与日
1	ブリグチニブ	90 mg/body day 1〜7 180 mg/body day 8〜	経口 分1	連日

2　非小細胞肺がん

c. *ROS1* 融合遺伝子陽性
クリゾチニブ（内服）

	抗がん薬	1日投与量	投与法，時間	投与日
1	クリゾチニブ	500 mg/body	経口 分 2	連日

エヌトレクチニブ（内服）

	抗がん薬	1日投与量	投与法，時間	投与日
1	エヌトレクチニブ	600 mg/body	経口 分 1	連日

d. *BRAF* V600E 遺伝子変異陽性
ダブラフェニブ＋トラメチニブ（内服）

	抗がん薬	1日投与量	投与法，時間	投与日
1	ダブラフェニブ	300 mg/body	経口 分 2	連日
2	トラメチニブ	2 mg/body	経口 分 1	連日

e. *MET* 遺伝子変異陽性
テポチニブ（内服）

	抗がん薬	1日投与量	投与法，時間	投与日
1	テポチニブ	500 mg/body	経口 分 1	連日

カプマチニブ（内服）

	抗がん薬	1日投与量	投与法，時間	投与日
1	カプマチニブ	800 mg/body	経口 分 2	連日

f. *NTRK* 融合遺伝子陽性
エヌトレクチニブ（内服）

	抗がん薬	1日投与量	投与法，時間	投与日
1	エヌトレクチニブ	600 mg/body	経口 分 1	連日

ラロトレクチニブ（内服）

	抗がん薬	1日投与量	投与法，時間	投与日
1	ラロトレクチニブ	200 mg/body	経口 分 2	連日

B 肺がん

g. *RET* 融合遺伝子陽性
■ セルペルカチニブ（内服）

	抗がん薬	1日投与量	投与法，時間	投与日
1	セルペルカチニブ	320 mg/body	経口 分2	連日

h. *KRAS* G12C 遺伝子変異陽性
■ ソトラシブ（内服）

	抗がん薬	1日投与量	投与法，時間	投与日
1	ソトラシブ	960 mg/body	経口 分1	連日

i. *HER2* 遺伝子変異陽性
■ トラスツズマブ デルクステカン

	抗がん薬	1日投与量	投与法，時間	投与日
1	トラスツズマブ デルクステカン	5.4 mg/kg	点静 90分	d1

3 悪性中皮腫

I 術前 or 術後化学療法
■ CDDP＋PEM 3週ごと，4サイクル

	抗がん薬	1日投与量	投与法，時間	投与日
1	PEM	500 mg/m^2	点静 12分	d1
2	CDDP	75 mg/m^2	点静 60分	d1

II 進行再発例
a. 初回治療
■ CDDP＋PEM 3週ごと

	抗がん薬	1日投与量	投与法，時間	投与日
1	PEM	500 mg/m^2	点静 12分	d1
2	CDDP	75 mg/m^2	点静 60分	d1

・投与終了後，PEM 維持療法は行わない．

■ ニボルマブ＋イピリムマブ 6週ごと，2年間

	抗がん薬	1日投与量	投与法，時間	投与日
1	ニボルマブ	360 mg/body	点静 30分	d1，22
2	イピリムマブ	1 mg/kg	点静 30分	d1

b. 二次治療以降
■ ニボルマブ 3週ごと

	抗がん薬	1日投与量	投与法，時間	投与日
1	ニボルマブ	360 mg/body	点静 30分	d1

4 胸腺腫瘍

I 胸腺腫
■ ADOC 3週ごと

	抗がん薬	1日投与量	投与法，時間	投与日
1	DXR	40 mg/m^2	点静 30分	d1
2	CDDP	50 mg/m^2	点静 90分	d1
3	VCR	0.6 mg/m^2	静 bolus	d3
4	CPA	700 mg/m^2	点静 30分	d4

■ CODE 2週ごと

	抗がん薬	1日投与量	投与法，時間	投与日
1	CDDP	25 mg/m^2	点静 60分	d1, 8
2	ETP	80 mg/m^2	点静 60分	d1〜3
3	DXR	40 mg/m^2	点静 30分	d1
4	VCR	1 mg/m^2*	静 bolus	d8

*VCRの1回最大投与量は2.0 mg/bodyとする．
・CDDP＋ETP＋DXR，CDDP＋VCRの交替療法，G-CSFは抗がん薬投与日以外は連日投与する．

II 胸腺がん
■ CBDCA＋PTX 3週ごと（最大6サイクルまで）

	抗がん薬	1日投与量	投与法，時間	投与日
1	PTX	200 mg/m^2	点静 180分	d1
2	CBDCA	AUC 6 mg/mL×分	点静 60分	d1

■ レンバチニブ（内服）（二次治療以降）

	抗がん薬	1日投与量	投与法，時間	投与日
1	レンバチニブ	24 mg/body	経口 分1	連日

■ S-1 6週ごと （二次治療以降）

	抗がん薬	1日投与量	投与法，時間	投与日
1	S-1	80〜120 mg/m^2	経口 分2	d1〜28

579

C 消化器がん

1 食道がん

a. 術前化学療法

CDDP + 5-FU 3週ごと

	抗がん薬	1日投与量	投与法, 時間	投与日
1	CDDP	80 mg/m²	点静 120分	d1
2	5-FU	800 mg/m²/日	持静 24時間	d1～5

DOC + CDDP + 5-FU 3週ごと

	抗がん薬	1日投与量	投与法, 時間	投与日
1	DOC	70 mg/m²	点静 60分	d1
2	CDDP	70 mg/m²	点静 120分	d1
3	5-FU	750 mg/m²/日	持静 24時間	d1～5

b. 術後化学療法

ニボルマブ 2週ごと/4週ごと ［術前補助療法により病理学的完全奏効（pCR）が認められなかった患者］

	抗がん薬	1日投与量	投与法, 時間	投与日
1	ニボルマブ	240 mg/body（2週ごと）or 480 mg/body（4週ごと）	点静 30分	d1

c. 局所進行症例

CDDP + 5-FU + RT（化学放射線療法）

	抗がん薬	1日投与量	投与法, 時間	投与日
1	CDDP	70～75 mg/m²	点静 120分	d1, 29
2	5-FU	700～1,000 mg/m²/日	持静 24時間	d1～4, d29～32

d. 転移再発症例

CDDP + 5-FU + ペムブロリズマブ 3週ごと

	抗がん薬	1日投与量	投与法, 時間	投与日
1	ペムブロリズマブ	200 mg/body	点静 30分	d1
2	CDDP	80 mg/m²	点静 120分	d1
3	5-FU	800 mg/m²/日	持静 24時間	d1～5

1 食道がん

■ CDDP＋5-FU `4週ごと` ＋ニボルマブ `隔週/4週ごと`

	抗がん薬	1日投与量	投与法, 時間	投与日
1	ニボルマブ	240 mg/body（隔週） or 480 mg/body（4週ごと）	点静 30分	d1, 15 d1
2	CDDP	80 mg/m²	点静 120分	d1
3	5-FU	800 mg/m²/日	持静 24時間	d1〜5

■ イピリムマブ `6週ごと` ＋ニボルマブ `3週ごと/2週ごと`

	抗がん薬	1日投与量	投与法, 時間	投与日
1	ニボルマブ	360 mg/body（3週ごと） or 240 mg/body（2週ごと）	点静 30分	d1, 22 d1, 15, 29
2	イピリムマブ	1 mg/kg	点静 30分	d1

■ ニボルマブ `2週ごと/4週ごと` （二次治療以降）
→「b. 術後化学療法」と同じ.

■ ペムブロリズマブ `3週ごと/6週ごと` （PD-L1陽性 CPS≧10, 二次治療以降）

	抗がん薬	1日投与量	投与法, 時間	投与日
1	ペムブロリズマブ	200 mg/body（3週ごと） or 400 mg/body（6週ごと）	点静 30分	d1

■ PTX `毎週`

	抗がん薬	1日投与量	投与法, 時間	投与日
1	PTX	100 mg/m²	点静 60分	d1

■ DOC `3週ごと`

	抗がん薬	1日投与量	投与法, 時間	投与日
1	DOC	70 mg/m²	点静 60分	d1

C 消化器がん

2 胃がん

a. 転移再発症例

■ S-1 + L-OHP + ニボルマブ 3週ごと （HER2 陰性）

	抗がん薬	1日投与量	投与法，時間	投与日
1	ニボルマブ	360 mg/body	点静 30 分	d1
2	L-OHP	100〜130 mg/m^2	点静 120 分	d1
3	S-1	80 mg/m^2	経口 分 2	d1〜14

■ カペシタビン + L-OHP + ニボルマブ 3週ごと （HER2 陰性）

	抗がん薬	1日投与量	投与法，時間	投与日
1	ニボルマブ	360 mg/body	点静 30 分	d1
2	L-OHP	130 mg/m^2	点静 120 分	d1
3	カペシタビン	2,000 mg/m^2	経口 分 2	d1〜14

■ mFOLFOX6 + ニボルマブ 2週ごと （HER2 陰性）

	抗がん薬	1日投与量	投与法，時間	投与日
1	ニボルマブ	240 mg/body	点静 30 分	d1
2	レボホリナート	200 mg/m^2	点静 120 分	d1
3	L-OHP	85 mg/m^2	点静 120 分	d1
4	5-FU	400 mg/m^2	静 bolus	d1
5	5-FU	2,400 mg/m^2	点静 46 時間	d1

■ カペシタビン + L-OHP + ゾルベツキシマブ 3週ごと （HER2 陰性かつ CLDN18.2 陽性）

	抗がん薬	1日投与量	投与法，時間	投与日
1	ゾルベツキシマブ	800 mg/m^2 （初回） 600 mg/m^2 （2 回目以降）	点静 120 分以上	d1
2	L-OHP	130 mg/m^2	点静 120 分	d1
3	カペシタビン	2,000 mg/m^2	経口 分 2	d1〜14

2 胃がん

■ mFOLFOX6＋ゾルベツキシマブ 2週ごと （HER2 陰性かつ CLDN18.2 陽性）

	抗がん薬	1日投与量	投与法，時間	投与日
1	ゾルベツキシマブ	800 mg/m² （初回） 400 mg/m² （2 回目以降）	点静 120 分以上	d1
2	レボホリナート	200 mg/m²	点静 120 分	d1
3	L-OHP	85 mg/m²	点静 120 分	d1
4	5-FU	400 mg/m²	静 bolus	d1
5	5-FU	2,400 mg/m²	点静 46 時間	d1

■ S-1＋L-OHP＋トラスツズマブ 3週ごと （HER2 陽性）

	抗がん薬	1日投与量	投与法，時間	投与日
1	トラスツズマブ	8 mg/kg （初回） 6 mg/kg （2 回目以降）	点静 初回 90 分以上 点静 2 回目以降 30 分	d1
2	L-OHP	100〜130 mg/m²	点静 120 分	d1
3	S-1	80 mg/m²	経口 分 2	d1〜14

■ カペシタビン＋L-OHP＋トラスツズマブ 3週ごと （HER2 陽性）

	抗がん薬	1日投与量	投与法，時間	投与日
1	トラスツズマブ	8 mg/kg （初回） 6 mg/kg （2 回目以降）	点静 初回 90 分以上 点静 2 回目以降 30 分	d1
2	L-OHP	130 mg/m²	点静 120 分	d1
3	カペシタビン	2,000 mg/m²	経口 分 2	d1〜14

■ PTX or nab-PXT（アルブミン懸濁型パクリタキセル）＋ラムシルマブ 4週ごと

	抗がん薬	1日投与量	投与法，時間	投与日
1	ラムシルマブ	8 mg/kg	点静 60 分 （2 回目以降 30 分）	d1，15
2	PTX	80 mg/m²	点静 60 分	d1，8，15
or	nab-PTX	100 mg/m²	点静 30 分	d1，8，15

■ ニボルマブ 2週ごと/4週ごと （三次治療以降）

	抗がん薬	1日投与量	投与法，時間	投与日
1	ニボルマブ	240 mg/body （2 週ごと） or 480 mg/body （4 週ごと）	点静 30 分	d1

583

C 消化器がん

■ T-DXd（トラスツズマブ デルクステカン）3週ごと（HER2陽性，三次治療以降）

	抗がん薬	1日投与量	投与法，時間	投与日
1	T-DXd	6.4 mg/kg	点滴 90分（2回目以降30分）	d1

■ TAS-102（トリフルリジン・チピラシル配合錠）4週ごと（三次治療以降）

	抗がん薬	1日投与量	投与法，時間	投与日
1	TAS-102	（トリフルリジンとして）70 mg/m^2	経口 分2 朝夕食後	d1〜5，d8〜12

■ CPT-11 2週ごと

	抗がん薬	1日投与量	投与法，時間	投与日
1	CPT-11	150 mg/m^2	点滴 90分	d1

b. 術後補助療法

■ S-1 6週ごと

	抗がん薬	1日投与量	投与法，時間	投与日
1	S-1	80 mg/m^2	経口 分2	d1〜28

■ S-1＋DOC 3週ごと

	抗がん薬	1日投与量	投与法，時間	投与日
1	DOC	40 mg/m^2	点滴 60分	d1
2	S-1	80 mg/m^2	経口 分2	d1〜14

■ CapeOX 3週ごと

	抗がん薬	1日投与量	投与法，時間	投与日
1	L-OHP	130 mg/m^2	点滴 120分	d1
2	カペシタビン	2,000 mg/m^2	経口 分2	d1〜14

3 大腸がん

a. 転移再発症例

mFOLFOX6 + Bev 2週ごと

	抗がん薬	1日投与量	投与法，時間	投与日
1	Bev	5 mg/kg	点静 初回 90 分，2 回目 60 分，以後 30 分	d1
2	レボホリナート	200 mg/m²	点静 120 分	d1
3	L-OHP	85 mg/m²	点静 120 分	d1
4	5-FU	400 mg/m²	静 bolus	d1
5	5-FU	2,400 mg/m²	点静 46 時間	d1

カペシタビン or S-1 + L-OHP + Bev 3週ごと

	抗がん薬	1日投与量	投与法，時間	投与日
1	Bev	7.5 mg/kg	点静 初回 90 分，2 回目 60 分，以後 30 分	d1
2	L-OHP	130 mg/m²	点静 120 分	d1
3	カペシタビン	2,000 mg/m²	経口 分 2	d1〜14
or	S-1	80 mg/m²	経口 分 2	d1〜14

FOLFIRI + Bev 2週ごと

	抗がん薬	1日投与量	投与法，時間	投与日
1	Bev	5 mg/kg	点静 初回 90 分，2 回目 60 分，以後 30 分	d1
2	CPT-11	150 mg/m²	点静 120 分	d1
3	レボホリナート	200 mg/m²	点静 120 分	d1
4	5-FU	400 mg/m²	静 bolus	d1
5	5-FU	2,400 mg/m²	点静 46 時間	d1

カペシタビン + CPT-11 + Bev 3週ごと

	抗がん薬	1日投与量	投与法，時間	投与日
1	Bev	7.5 mg/kg	点静 初回 90 分，2 回目 60 分，以後 30 分	d1
2	CPT-11	200 mg/m²	点静 90 分	d1
3	カペシタビン	1,600 mg/m²	経口 分 2	d1〜14

C 消化器がん

S-1 + CPT-11 + Bev 4週ごと

	抗がん薬	1日投与量	投与法，時間	投与日
1	Bev	5 mg/kg	点静 初回90分，2回目60分，以後30分	d1，15
2	CPT-11	100 mg/m²	点静 90分	d1，15
3	S-1	80 mg/m²	経口 分2	d1〜14

FOLFOXIRI + Bev 2週ごと

	抗がん薬	1日投与量	投与法，時間	投与日
1	Bev	5 mg/kg	点静 初回90分，2回目60分，以後30分	d1
2	CPT-11	165 mg/m²	点静 60分	d1
3	レボホリナート	200 mg/m²	点静 120分	d1
4	L-OHP	85 mg/m²	点静 120分	d1
5	5-FU	3,200 mg/m²	点静 48時間	d1

FOLFOX + パニツムマブ 2週ごと （RAS野生型）

	抗がん薬	1日投与量	投与法，時間	投与日
1	パニツムマブ	6 mg/kg	点静 60分	d1
2	レボホリナート	200 mg/m²	点静 120分	d1
3	L-OHP	85 mg/m²	点静 120分	d1
4	5-FU	400 mg/m²	静 bolus	d1
5	5-FU	2,400 mg/m²	点静 46時間	d1

FOLFOX + セツキシマブ 2週ごと （RAS野生型）

	抗がん薬	1日投与量	投与法，時間	投与日
1	セツキシマブ	400 mg/m²（初回）250 mg/m²（2回目以降）	点静 初回120分 点静 2回目以降60分	d1，8
2	レボホリナート	200 mg/m²	点静 120分	d1
3	L-OHP	85 mg/m²	点静 120分	d1
4	5-FU	400 mg/m²	静 bolus	d1
5	5-FU	2,400 mg/m²	点静 46時間	d1

3 大腸がん

▨ FOLFIRI＋パニツムマブ 2週ごと （RAS 野生型）

	抗がん薬	1日投与量	投与法，時間	投与日
1	パニツムマブ	6 mg/kg	点静 60 分	d1
2	CPT-11	150 mg/m²	点静 120 分	d1
3	レボホリナート	200 mg/m²	点静 120 分	d1
4	5-FU	400 mg/m²	静 bolus	d1
5	5-FU	2,400 mg/m²	点静 46 時間	d1

▨ FOLFIRI＋セツキシマブ 2週ごと （RAS 野生型）

	抗がん薬	1日投与量	投与法，時間	投与日
1	セツキシマブ	400 mg/m²（初回） 250 mg/m²（2 回目以降）	点静 初回 120 分 点静 2 回目以降 60 分	d1，8
2	CPT-11	150 mg/m²	点静 120 分	d1
3	レボホリナート	200 mg/m²	点静 120 分	d1
4	5-FU	400 mg/m²	静 bolus	d1
5	5-FU	2,400 mg/m²	点静 46 時間	d1

▨ FOLFIRI＋ラムシルマブ or アフリベルセプト 2週ごと （二次治療以降）

	抗がん薬	1日投与量	投与法，時間	投与日
1	ラムシルマブ	8 mg/kg	点静 60 分（2 回目以降 30 分）	d1
or	アフリベルセプト	4 mg/kg	点静 60 分	d1
2	CPT-11	150 mg/m²	点静 120 分	d1
3	レボホリナート	200 mg/m²	点静 120 分	d1
4	5-FU	400 mg/m²	静 bolus	d1
5	5-FU	2,400 mg/m²	点静 46 時間	d1

▨ CPT-11＋セツキシマブ 2週ごと （RAS 野生型）

	抗がん薬	1日投与量	投与法，時間	投与日
1	セツキシマブ	400 mg/m²（初回） 250 mg/m²（2 回目以降）	点静 初回 120 分 点静 2 回目以降 60 分	d1，8
2	CPT-11	150 mg/m²	点静 120 分	d1

▨ セツキシマブ 毎週 （RAS 野生型）

	抗がん薬	1日投与量	投与法，時間	投与日
1	セツキシマブ	400 mg/m²（初回） 250 mg/m²（2 回目以降）	点静 初回 120 分 点静 2 回目以降 60 分	d1

587

C 消化器がん

■ CPT-11＋パニツムマブ 2週ごと （RAS 野生型）

	抗がん薬	1日投与量	投与法，時間	投与日
1	パニツムマブ	6 mg/kg	点静 60 分	d1
2	CPT-11	150 mg/m²	点静 120 分	d1

■ パニツムマブ 2週ごと （RAS 野生型）

	抗がん薬	1日投与量	投与法，時間	投与日
1	パニツムマブ	6 mg/kg	点静 60 分	d1

■ TAS-102（トリフルリジン・チピラシル配合錠）＋Bev 4週ごと （三次治療以降）

	抗がん薬	1日投与量	投与法，時間	投与日
1	Bev	5 mg/kg	点静 初回90 分，2 回目60 分，以後30 分	d1, 15
2	TAS-102	（トリフルリジンとして）70 mg/m²	経口 分2　朝夕食後	d1〜5, d8〜12

■ レゴラフェニブ 4週ごと （三次治療以降）

	抗がん薬	1日投与量	投与法，時間	投与日
1	レゴラフェニブ	160 mg/body	経口 分1（食後）	d1〜21

■ エンコラフェニブ＋ビニメチニブ＋セツキシマブ 毎週 （BRAF 遺伝子変異陽性，二次治療以降）

	抗がん薬	1日投与量	投与法，時間	投与日
1	セツキシマブ	400 mg/m²（初回）250 mg/m²（2 回目以降）	点静 初回 120 分 点静 2 回目以降 60 分	d1
2	エンコラフェニブ	300 mg/body	経口 分1	d1〜7
3	ビニメチニブ	90 mg/body	経口 分2	d1〜7

■ エンコラフェニブ＋セツキシマブ 毎週 （BRAF 遺伝子変異陽性，二次治療以降）

	抗がん薬	1日投与量	投与法，時間	投与日
1	セツキシマブ	400 mg/m²（初回）250 mg/m²（2 回目以降）	点静 初回 120 分 点静 2 回目以降 60 分	d1
2	エンコラフェニブ	300 mg/body	経口 分1	d1〜7

3 大腸がん

■ ペムブロリズマブ 3週ごと/6週ごと （MSI-high）

	抗がん薬	1日投与量	投与法, 時間	投与日
1	ペムブロリズマブ	200 mg/body （3週ごと） or 400 mg/body （6週ごと）	点静 30分	d1

■ イピリムマブ＋ニボルマブ 3週ごと （MSI-high）（フッ化ピリミジン，L-OHP，CPT-11 による治療歴）

	抗がん薬	1日投与量	投与法, 時間	投与日
1	ニボルマブ	240 mg/body	点静 30分	d1
2	イピリムマブ	1 mg/kg	点静 30分	d1

・4回まで．以後，ニボルマブ単独療法．

■ ニボルマブ 2週ごと/4週ごと （MSI-high）（フッ化ピリミジン，L-OHP，CPT-11 による治療歴）

	抗がん薬	1日投与量	投与法, 時間	投与日
1	ニボルマブ	240 mg/body （2週ごと） or 480 mg/body （4週ごと）	点静 30分	d1

■ ペルツズマブ＋トラスツズマブ 3週ごと （HER2 陽性，RAS 野生型，二次治療以降）

	抗がん薬	1日投与量	投与法, 時間	投与日
1	ペルツズマブ	840 mg/body （初回） 420 mg/body （2回目以降）	点静 初回 60分 点静 2回目以降 30分	d1
2	トラスツズマブ	8 mg/kg （初回） 6 mg/kg （2回目以降）	点静 初回 90分以上 点静 2回目以降 30分	d1

■ ペルツズマブ＋トラスツズマブ配合皮下注製剤 3週ごと （HER2 陽性，RAS 野生型，二次治療以降）

[初回用量]

	抗がん薬	1日投与量	投与法, 時間	投与日
1	ペルツズマブ トラスツズマブ	1,200 mg/body 600 mg/body	皮下注 8分	d1

[維持用量]

	抗がん薬	1日投与量	投与法, 時間	投与日
1	ペルツズマブ トラスツズマブ	600 mg/body 600 mg/body	皮下注 5分	d1

C 消化器がん

b. 術後補助療法
■ mFOLFOX6 2週ごと

	抗がん薬	1日投与量	投与法, 時間	投与日
1	L-OHP	85 mg/m²	点静 120 分	d1
2	レボホリナート	200 mg/m²	点静 120 分	d1
3	5-FU	400 mg/m²	静 bolus	d1
4	5-FU	2,400 mg/m²	点静 46 時間	d1

■ CapeOX 3週ごと

	抗がん薬	1日投与量	投与法, 時間	投与日
1	L-OHP	130 mg/m²	点静 120 分	d1
2	カペシタビン	2,000 mg/m²	経口 分 2	d1〜14

4 膵臓がん

a. 局所進行・転移再発症例
■ FOLFIRINOX 2週ごと

	抗がん薬	1日投与量	投与法, 時間	投与日
1	CPT-11	180 mg/m²	点静 90 分	d1
2	L-OHP	85 mg/m²	点静 120 分	d1
3	レボホリナート	200 mg/m²	点静 120 分	d1
4	5-FU	400 mg/m²	静 bolus	d1
5	5-FU	2,400 mg/m²	点静 46 時間	d1

■ GEM＋nab-PTX（アルブミン懸濁型 PTX） 4週ごと

	抗がん薬	1日投与量	投与法, 時間	投与日
1	nab-PTX	125 mg/m²	点静 30 分	d1, 8, 15
2	GEM	1,000 mg/m²	点静 30 分	d1, 8, 15

■ GEM 4週ごと

	抗がん薬	1日投与量	投与法, 時間	投与日
1	GEM	1,000 mg/m²	点静 30 分	d1, 8, 15

■ S-1 6週ごと

	抗がん薬	1日投与量	投与法, 時間	投与日
1	S-1	80 mg/m²	経口 分 2	d1〜28

4　膵臓がん

■ nal-IRI（リポソームイリノテカン）+ レボホリナート + 5-FU　2週ごと （二次治療以降）

	抗がん薬	1日投与量	投与法，時間	投与日
1	nal-IRI	70 mg/m² （下記参照）	点静 90 分	d1
2	レボホリナート	200 mg/m²	点静 120 分	d1
3	5-FU	2,400 mg/m²	点静 46 時間	d1

- UGT1A1*6 または*28 のホモ接合体，または*6 と*28 のヘテロ接合体では，nal-IRI 50 mg/m²で開始.
- 忍容性が認められる場合には 70 mg/m²に増量可.

■ オラパリブ（*BRCA* 遺伝子変異陽性，白金系抗悪性腫瘍薬を含む化学療法後の維持療法）

	抗がん薬	1日投与量	投与法，時間	投与日
1	オラパリブ	600 mg/body	経口 分 2	連日

■ ペムブロリズマブ　3週ごと/6週ごと （MSI-high，二次治療以降）

	抗がん薬	1日投与量	投与法，時間	投与日
1	ペムブロリズマブ	200 mg/body （3 週ごと） or 400 mg/body （6 週ごと）	点静 30 分	d1

b. 術前補助療法
■ GEM + S-1　3週ごと

	抗がん薬	1日投与量	投与法，時間	投与日
1	S-1	80 mg/m²	経口 分 2	d1～14
2	GEM	1,000 mg/m²	点静 30 分	d1, 8

c. 術後補助療法
■ S-1　6週ごと

	抗がん薬	1日投与量	投与法，時間	投与日
1	S-1	80 mg/m²	経口 分 2	d1～28

■ GEM　4週ごと

	抗がん薬	1日投与量	投与法，時間	投与日
1	GEM	1,000 mg/m²	点静 30 分	d1, 8, 15

591

C 消化器がん

5 胆道がん

a. 転移再発症例

GEM + CDDP 3週ごと

	抗がん薬	1日投与量	投与法，時間	投与日
1	CDDP	25 mg/m²	点静 60分	d1，7
2	GEM	1,000 mg/m²	点静 30分	d1，7

GEM + CDDP + デュルバルマブ 3週ごと

	抗がん薬	1日投与量	投与法，時間	投与日
1	デュルバルマブ	1,500 mg/body 20 mg/kg（体重30 kg以下）	点静 60分	d1
2	CDDP	25 mg/m²	点静 60分	d1，7
3	GEM	1,000 mg/m²	点静 30分	d1，7

・8サイクル終了後，増悪を認めなければデュルバルマブ単剤投与を4週ごとに継続する．

GEM + CDDP + S-1 2週ごと

	抗がん薬	1日投与量	投与法，時間	投与日
1	S-1	80 mg/m²	経口 分2	d1〜7
2	CDDP	25 mg/m²	点静 60分	d1
3	GEM	1,000 mg/m²	点静 30分	d1

GEM + S-1 3週ごと

	抗がん薬	1日投与量	投与法，時間	投与日
1	S-1	60 mg/m²	経口 分2	d1〜14
2	GEM	1,000 mg/m²	点静 30分	d1，8

ペミガチニブ 3週ごと （*FGFR2*融合遺伝子陽性，二次治療以降）

	抗がん薬	1日投与量	投与法，時間	投与日
1	ペミガチニブ	13.5 mg/body	経口 分1	d1〜14

フチバチニブ（*FGFR2* 融合遺伝子陽性，二次治療以降）

	抗がん薬	1日投与量	投与法，時間	投与日
1	フチバチニブ	20 mg/body	経口 分1 空腹時	連日

6　肝臓がん

ペムブロリズマブ　3週ごと/6週ごと　（MSI-high，二次治療以降）

	抗がん薬	1日投与量	投与法，時間	投与日
1	ペムブロリズマブ	200 mg/body（3週ごと） or 400 mg/body（6週ごと）	点静 30分	d1

b. 術後補助療法

S-1　6週ごと

	抗がん薬	1日投与量	投与法，時間	投与日
1	S-1	80 mg/m²	経口 分2	d1〜28

6　肝臓がん

a. 転移再発症例

アテゾリズマブ＋ベバシズマブ　3週ごと

	抗がん薬	1日投与量	投与法，時間	投与日
1	アテゾリズマブ	1,200 mg/body	点静 初回60分，2回目以降30分	d1
2	ベバシズマブ	15 mg/kg	点静 初回90分，2回目60分，以後30分	d1

トレメリムマブ（1回のみ）＋デュルバルマブ　4週ごと

	抗がん薬	1日投与量	投与法，時間	投与日
1	トレメリムマブ	300 mg/body 4 mg/kg（体重30 kg以下）	点静 60分	d1
2	デュルバルマブ	1,500 mg/body 20 mg/kg（体重30 kg以下）	点静 60分	d1

デュルバルマブ　4週ごと

	抗がん薬	1日投与量	投与法，時間	投与日
1	デュルバルマブ	1,500 mg/body 20 mg/kg（体重30 kg以下）	点静 60分	d1

ラムシルマブ　2週ごと　（AFP 400 ng/mL以上，二次治療以降）

	抗がん薬	1日投与量	投与法，時間	投与日
1	ラムシルマブ	8 mg/kg	点静 初回60分，2回目以降30分	d1

ソラフェニブ

	抗がん薬	1日投与量	投与法，時間	投与日
1	ソラフェニブ	800 mg/body	経口 分2	連日

593

C 消化器がん

■ レンバチニブ

	抗がん薬	1日投与量	投与法，時間	投与日
1	レンバチニブ	12 mg/body（体重 60 kg 以上） 8 mg/body（体重 60 kg 未満）	経口 分1	連日

■ カボザンチニブ（二次治療以降）

	抗がん薬	1日投与量	投与法，時間		投与日
1	カボザンチニブ	60 mg/body	経口 分1	空腹時	連日

D 乳がん

a. 転移性単剤レジメン

DXR 3週ごと

	抗がん薬	1日投与量	投与法, 時間	投与日
1	DXR	60〜75 mg/m²	静 bolus	d1

EPI 3週ごと

	抗がん薬	1日投与量	投与法, 時間	投与日
1	EPI	60〜90 mg/m²	静 bolus	d1

PTX 毎週 4週ごと

	抗がん薬	1日投与量	投与法, 時間	投与日
1	PTX	80 mg/m²	点静 60 分	d1, 8, 15

PTX 3週ごと

	抗がん薬	1日投与量	投与法, 時間	投与日
1	PTX	175 mg/m²	点静 180 分	d1

アルブミン結合 PTX 3週ごと

	抗がん薬	1日投与量	投与法, 時間	投与日
1	アルブミン結合 PTX	260 mg/m²	点静 30 分	d1

DOC 3週ごと

	抗がん薬	1日投与量	投与法, 時間	投与日
1	DOC	60〜100 mg/m²	点静 60 分	d1

エリブリン 3週ごと

	抗がん薬	1日投与量	投与法, 時間	投与日
1	エリブリン	1.4 mg/m²	点静 2〜5 分	d1, 8

カペシタビン 3週ごと

	抗がん薬	1回投与量	投与法, 時間	投与日
1	カペシタビン	1,000〜1,250 mg/m²/回	経口 1 日 2 回	d1〜14

D 乳がん

S-1　6週ごと

	抗がん薬	1日投与量	投与法，時間	投与日
1	S-1	40〜60 mg/回	経口 1日2回	d1〜28

VNR　3週ごと

	抗がん薬	1日投与量	投与法，時間	投与日
1	VNR	25 mg/m²	静 bolus	d1, 8

GEM　3週ごと

	抗がん薬	1日投与量	投与法，時間	投与日
1	GEM	1,250 mg/m²	点静 30分	d1, 8

T-DXd　3週ごと

	抗がん薬	1日投与量	投与法，時間	投与日
1	T-DXd	5.4 mg/kg	点静 90分*	d1

*初回投与の忍容性が良好な場合2回目以降の投与時間は30分間まで短縮可能．

T-DM1　3週ごと

	抗がん薬	1日投与量	投与法，時間	投与日
1	T-DM1	3.6 mg/kg	点静 90分*	d1

*初回投与の忍容性が良好な場合，2回目以降の投与時間は30分間まで短縮可能．

b. 転移性併用レジメン

DXR+CPA（AC）　3週ごと

	抗がん薬	1日投与量	投与法，時間	投与日
1	DXR	60 mg/m²	静 bolus	d1
2	CPA	600 mg/m²	点静 60分	d1

EPI+CPA（EC）　3週ごと

	抗がん薬	1日投与量	投与法，時間	投与日
1	EPI	75 mg/m²	静 bolus	d1
2	CPA	600 mg/m²	点静 60分	d1

PTX 毎週 ＋ Bev 4週ごと

	抗がん薬	1日投与量	投与法, 時間	投与日
1	Bev	10 mg/kg	点静 30 分	d1, 15
2	PTX	90 mg/m²	点静 60 分	d1, 8, 15

CMF 4週ごと

	抗がん薬	1日投与量	投与法, 時間	投与日
1	CPA	100 mg/m²	経口 分1	d1〜14
2	MTX	40 mg/m²	静 bolus	d1, 8
3	5-FU	600 mg/m²	静 bolus	d1, 8

GT 3週ごと

	抗がん薬	1日投与量	投与法, 時間	投与日
1	GEM	1,250 mg/m²	点静 30〜60 分*	d1
2	PTX	175 mg/m²	点静 60〜180 分	d1

*GEM は PTX のあとに投与.

DOC ＋ カペシタビン 3週ごと

	抗がん薬	1日投与量	投与法, 時間	投与日
1	DOC	75 mg/m²	点静 60 分	d1
2	カペシタビン	950 mg/m²	経口 分2	d1〜14

DOC ＋ トラスツズマブ ＋ ペルツズマブ 3週ごと

	抗がん薬	1日投与量	投与法, 時間	投与日
1	トラスツズマブ	8 mg/kg（初回） 6 mg/kg（2 回目〜）	点静 90 分 点静 30 分*	d1
2	ペルツズマブ	840 mg（初回） 420 mg（2 回目〜）	点静 90 分 点静 30 分*	d1
3	DOC	75 mg/m²	点静 60 分	d1

*初回投与の忍容性が良好な場合.

D 乳がん

■ PTX＋トラスツズマブ＋ペルツズマブ 3週ごと

	抗がん薬	1日投与量	投与法，時間	投与日
1	トラスツズマブ	8 mg/kg（初回） 6 mg/kg（2回目〜）	点静 90分 点静 30分*	d1
2	ペルツズマブ	840 mg（初回） 420 mg（2回目〜）	点静 90分 点静 30分*	d1
3	PTX	80 mg/m²	点静 60分	d1，8，15

*初回投与の忍容性が良好な場合.

■ VNR＋トラスツズマブ（＋ペルツズマブ） 3週ごと

	抗がん薬	1日投与量	投与法，時間	投与日
1	トラスツズマブ	8 mg/kg（初回） 6 mg/kg（2回目〜）	点静 90分 点静 30分*	d1
2	＋/− ペルツズマブ	840 mg（初回） 420 mg（2回目〜）	点静 90分 点静 30分*	d1
3	VNR	25 mg/m²	静 bolus	d1，8

*初回投与の忍容性が良好な場合.

■ カペシタビン＋トラスツズマブ（＋ペルツズマブ） 3週ごと

	抗がん薬	1日投与量	投与法，時間	投与日
1	カペシタビン	1,000〜1,250 mg/m²	経口 分2	d1〜14
2	トラスツズマブ	8 mg/kg（初回） 6 mg/kg（2回目〜）	点静 90分 点静 30分*	d1
3	＋/− ペルツズマブ	840 mg（初回） 420 mg（2回目〜）	点静 90分 点静 30分*	d1

*初回投与の忍容性が良好な場合.

■ ラパチニブ＋カペシタビン 3週ごと

	抗がん薬	1日投与量	投与法，時間	投与日
1	ラパチニブ	1,250 mg	経口 分1	d1〜21
2	カペシタビン	1,000 mg/m²	経口 分2	d1〜14

■ ラパチニブ＋トラスツズマブ 3週ごと

	抗がん薬	1日投与量	投与法，時間	投与日
1	ラパチニブ	1,250 mg	経口 分1	d1〜21
2	トラスツズマブ	8 mg/kg（初回） 6 mg/kg（2回目〜）	点静 90分 点静 30分*	d1

*初回投与の忍容性が良好な場合.

■ ペムブロリズマブ 3週ごと ＋ アルブミン結合PTX or PTX 4週ごと

	抗がん薬	1日投与量	投与法，時間	投与日
1	アルブミン結合PTX	100 mg/m²	点静 30分	d1, 8, 15（4週ごと）
or	PTX	90 mg/m²	点静 60分	d1, 8, 15（4週ごと）
2	ペムブロリズマブ	200 mg	点静 30分	d1（3週ごと）

■ ペムブロリズマブ＋CBDCA＋GEM 3週ごと

	抗がん薬	1日投与量	投与法，時間	投与日
1	ペムブロリズマブ	200 mg	点静 30分	d1
2	GEM	1,000 mg/m²	点静 30分	d1, 8
3	CBDCA	AUC 2 mg/mL×分	点静 60分	d1, 8

■ アテゾリズマブ＋アルブミン結合PTX 4週ごと

	抗がん薬	1日投与量	投与法，時間	投与日
1	アテゾリズマブ	840 mg	点静 60分*	d1
2	アルブミン結合PTX	100 mg/m²	点静 30分	d1, 8, 15

*初回投与の忍容性が良好な場合2回目以降の投与時間は30分間で可能.

c. 術後補助療法レジメン

● アントラサイクリンを含まないレジメン

■ CMF×6コース（「b. 転移性併用レジメン」参照）

■ T-DM1×14コース（「b. 転移性併用レジメン」参照）

● アントラサイクリンを含むレジメン

■ AC×4コース（「b. 転移性併用レジメン」参照）

● タキサンを含むレジメン

■ TC 3週ごと ×4〜6コース*

	抗がん薬	1日投与量	投与法，時間	投与日
1	DOC	75 mg/m²	点静 60分	d1
2	CPA	600 mg/m²	点静 60分	d1

*HER2陽性例でトラスツズマブ毎週または3週ごとを併用し総投与期間を1年とする.

D 乳がん

■ AC 3週ごと ×4コース→PTX 毎週 ×12コース[*1,2]

	抗がん薬	1日投与量	投与法，時間	投与日
1	DXR	60 mg/m²	静 bolus	d1
2	CPA	600 mg/m²	点静 60分	d1

↓4コース終了後

1	PTX	80 mg/m²	点静 60分	12週連続

[*1]HER2陽性例でPTX投与時からトラスツズマブ毎週または3週ごとの併用を開始し総投与期間を1年とする.
[*2]HER2陽性再発高リスク症例でPTX投与時からトラスツズマブ+ペルツズマブ3週ごとの併用を開始し総投与期間を1年とする.

■ dose dense（dd）AC 2週ごと ×4コース→PTX 2週ごと ×4コース[*1~3]

	抗がん薬	1日投与量	投与法，時間	投与日
1	DXR	60 mg/m²	静 bolus	d1
2	CPA	600 mg/m²	点静 60分	d1

↓4コース終了後

1	PTX	175 mg/m²	点静 180分	d1

[*1]毎コース G-CSF を予防投与する.
[*2]HER2陽性例でPTX投与時からトラスツズマブ毎週または3週ごとの併用を開始し総投与期間を1年とする.
[*3]HER2陽性再発高リスク症例でPTX投与時からトラスツズマブ+ペルツズマブ3週ごとの併用を開始し総投与期間を1年とする.

■ dd AC 2週ごと ×4コース→PTX 毎週 ×12コース[*1~3]

	抗がん薬	1日投与量	投与法，時間	投与日
1	DXR	60 mg/m²	静 bolus	d1
2	CPA	600 mg/m²	点静 60分	d1

↓4コース終了後

1	PTX	80 mg/m²	点静 60分	12週連続

[*1]dd AC 時には毎コース G-CSF を予防投与する.
[*2]HER2陽性例でPTX投与時からトラスツズマブ毎週または3週ごとの併用を開始し総投与期間を1年とする.
[*3]HER2陽性再発高リスク症例でPTX投与時からトラスツズマブ+ペルツズマブ3週ごとの併用を開始し総投与期間を1年とする.

■ AC 3週ごと ×4コース→DOC 3週ごと ×4コース*1,2

	抗がん薬	1日投与量	投与法，時間	投与日
1	DXR	60 mg/m²	静 bolus	d1
2	CPA	600 mg/m²	点静 60分	d1

↓4コース終了後

	抗がん薬	1日投与量	投与法，時間	投与日
1	DOC	75〜100 mg/m²	点静 60分	d1

*1HER2陽性例でDOC投与時からトラスツズマブ毎週または3週ごとの併用を開始し総投与期間を1年とする．
*2HER2陽性再発高リスク症例でDOC投与時からトラスツズマブ＋ペルツズマブ3週ごとの併用を開始し総投与期間を1年とする．

■ TAC 3週ごと ×6コース

	抗がん薬	1日投与量	投与法，時間	投与日
1	DOC	75 mg/m²	点静 60分	d1
2	DXR	50 mg/m²	静 bolus	d1
3	CPA	500 mg/m²	点静 60分	d1

■ TCH（P） 3週ごと ×6コース*1

	抗がん薬	1日投与量	投与法，時間	投与日
1	DOC	75 mg/m²	点静 60分	d1
2	カルボプラチン	AUC 6 mg/mL×分	点静 30〜60分	d1
3	トラスツズマブ	8 mg/kg（初回） 6 mg/kg（2回目〜）	点静 90分 点静 30分*2	d1
4	＋/－ ペルツズマブ	840 mg（初回） 420 mg（2回目〜）	点静 90分 点静 30分*2	d1

*1終了後トラスツズマブ単剤を毎週または3週ごとに投与し総投与期間を1年とする．ペルツズマブ併用（TCHP）の場合は終了後トラスツズマブ＋ペルツズマブを3週ごとに投与し総投与期間を1年とする．
*2初回投与の忍容性が良好な場合．

■ PTX＋トラスツズマブ 毎週 ×12*1

	抗がん薬	1日投与量	投与法，時間	投与日
1	PTX	80 mg/m²	点静 60分	12週連続
2	トラスツズマブ	2 mg/kg（初回） 4 mg/kg（2回目〜）	点静 90分 点静 30分*2	12週連続

*1終了後トラスツズマブ単剤を毎週または3週ごとに投与し総投与期間を1年とする．
*2初回投与の忍容性が良好な場合．

D 乳がん

■ トラスツズマブ単剤 3週ごと ×18 コース

	抗がん薬	1日投与量	投与法, 時間	投与日
1	トラスツズマブ	8 mg/kg（初回） 2 mg/kg（2回目～）	点静 90分 点静 30分*	d1

*初回投与の忍容性が良好な場合.

■ (術前) ペムブロリズマブ + PTX + カルボプラチン 3週ごと ×4 コース→ペムブロリズマブ + AC or EC 3週ごと ×4 コース→ (術後) ペムブロリズマブ 3週ごと ×9 コース

	抗がん薬	1日投与量	投与法, 時間	投与日
1	ペムブロリズマブ	200 mg	点静 30分	d1
2	PTX	80 mg/m^2	点静 60分	d1, 8, 15
3	カルボプラチン	AUC 5 mg/mL×分 or AUC 1.5 mg/mL×分	点静 60分 点静 60分	d1 d1, 8, 15

↓4コース終了後

	抗がん薬	1日投与量	投与法, 時間	投与日
1	ペムブロリズマブ	200 mg	点静 30分	d1
2	DXR or EPI	60 mg/m^2 90 mg/m^2	静 bolus 静 bolus	d1 d1
3	CPA	600 mg/m^2	点静 60分	d1

↓4コース終了後
根治手術
↓術後療法として

	抗がん薬	1日投与量	投与法, 時間	投与日
1	ペムブロリズマブ	200 mg	点静 30分	d1

E 造血器がん

1 白血病

a. 急性リンパ性白血病

JALSG Ph＋ALL213（未治療 Ph 陽性急性リンパ性白血病）

1）寛解導入療法[*1]

	抗がん薬	1日投与量	投与法，時間	投与日
1	PSL	60 mg/m²	経口 分3（毎食後）	d1〜21 tapering[*2]
2	ダサチニブ	140 mg/body	経口 分1（朝食後）	d8〜35

[*1] day 22 に MTX 15 mg＋デキサメタゾン 4 mg/body を髄注する．
[*2] PSL は day 22 から1週間で漸減・終了する．漸減方法は 30 mg/m²×2 日間，15 mg/m²×2 日間，5 mg/m²×2 日間とする．

2）強化地固め療法[*1]

	抗がん薬	1日投与量	投与法，時間	投与日
1	CPA	1,200（900）mg/m² （900 mg/m²[*2]）	点静 180分	d1
2	DNR	45 mg/m² （30 mg/m²[*2]）	点静 60分	d1〜3
3	VCR	1.3 mg/m² （最大 2 mg/body）	静 bolus	d1, 8, 15, 22
4	PSL	60 mg/m² （45 mg/m²[*2]）	経口 分3（毎食後）	d1〜21 tapering[*3]
5	ダサチニブ	100 mg/body	経口 分1（朝食後）	d4〜31

[*1] day 1 に MTX 15 mg＋デキサメタゾン 4 mg/body を髄注する．
[*2] 60 歳以上は CPA を 900 mg/m²に，DNR を 30 mg/m²，PSL は 45 mg/m²に減量する．
[*3] PSL は day 22 から1週間で漸減・終了する．漸減方法は 30 mg/m²×2 日間，15 mg/m²×2 日間，5 mg/m²×2 日間とする．

E 造血器がん

3）地固め療法

C1[*1] 1, 3, 5, 7 コース

	抗がん薬	1日投与量	投与法，時間	投与日
1	MTX	100 mg/m²	点静 60 分	d1
2	MTX[*2]	900 mg/m²	点静 23 時間	d1
3	mPSL	50 mg/body×2 回	点静 30 分以内	d1〜3（計 6 回）
4	Ara-C[*3]	2.0 g/m²×2 回 （1.0 g/m²[*4]×2 回）	点静 180 分 （12 時間ごと）	d2, 3（計 4 回）
5	ダサチニブ	100 mg/body	経口 分 1（朝食後）	d4〜24

[*1]day 1 に MTX 15 mg＋デキサメタゾン 4 mg/body を髄注する.
[*2]MTX 投与開始の 48 時間前までに ST 合剤を休薬する. MTX 投与終了 12 時間後よりホリナート 15 mg/body を 6 時間ごとに計 8 回投与する. その後，ST 合剤を再開する.
[*3]生食洗眼（数滴数回）した 5 分後にステロイド点眼（0.1%ベタメタゾン酸エステル）1 滴を 1 日 6 回 4 日間予防点眼する. その後，7 日間ステロイド点眼を 1 日 4 回実施する.
[*4]60 歳以上は Ara-C を 1.0 g/m²に減量する.

C2[*1] 2, 4, 6, 8 コース

	抗がん薬	1日投与量	投与法，時間	投与日
1	CPA	1,200 mg/m²	点静 180 分	d1
2	DNR	45 mg/m²	点静 60 分	d1
3	VCR	1.3 mg/m² （最大 2 mg/body）	静 bolus	d1
4	PSL	60 mg/m²	経口 分 3（毎食後）	d1〜7 tapering[*2]
5	ダサチニブ	100 mg/body	経口 分 1（朝食後）	d2〜22

[*1]day 1 に MTX 15 mg＋デキサメタゾン 4 mg/body を髄注する.
[*2]PSL は day 8 から 1 週間で漸減・終了する. 漸減方法は 30 mg/m²×2 日間，15 mg/m²×2 日間，5 mg/m²×2 日間とする.

4）維持療法[*1] 5 週ごと

	抗がん薬	1日投与量	投与法，時間	投与日
1	VCR	1.3 mg/m² （最大 2 mg/body）	静 bolus	d1
2	PSL	60 mg/m²	経口 分 3（毎食後）	d1〜7 tapering[*2]
3	ダサチニブ	100 mg/body	経口 分 1（朝食後）	d1〜28

[*1]寛解到達月より 2 年間を目途として，5 週間ごとに合計 12 コース実施する.
[*2]PSL は day 8 から 1 週間で漸減・終了する. 漸減方法は 30 mg/m²×2 日間，15 mg/m²×2 日間，5 mg/m²×2 日間とする.

1 白血病

■ JALSG ALL202-U（15歳以上25歳未満の急性リンパ性白血病：寛解導入療法[*1]）

	抗がん薬	1日投与量	投与法，時間	投与日
1	PSL[*2]	60 mg/m^2	経口または点静 分3（毎食後）	d1〜7
2	VCR	1.5 mg/m^2（最大2 mg/body）	静 bolus	d8, 15, 22, 29
3	THP-ADM	25 mg/m^2	点静 60分	d8, 9
4	デキサメタゾン	10 mg/m^2	点静 60分	d8〜14
5	CPA	1,200 mg/m^2	点静 60分	d10
6	L-ASP[*3]	6,000 U/m^2	点静（または筋）240分	d15, 17, 19, 21, 23, 25, 27, 29
7	PSL	40 mg/m^2	経口 分3（毎食後）	d15〜28 tapering

[*1]day 1 に MTX 12 mg/body を髄注する．初診時中枢神経浸潤のない場合には day 8, 22 に，中枢神経浸潤のある場合には day 8, 11, 15, 22 に MTX 12 mg/body＋Ara-C 30 mg/body＋ヒドロコルチゾン 25 mg/body を髄注する．
[*2]初診時白血球数 50,000/μL 以上や臓器浸潤が著明な場合，第1週の PSL は少量より開始し漸増してもよい．ただし，1週間の総投与量は 210 mg/m^{2}以上（最大 420 mg/m^2）となるようにする．
[*3]L-ASP は原則として 5%ブドウ糖液で希釈し，調製後8時間以内に投与する．VCR と併用する際は，毒性を軽減するため VCR を 12（〜24）時間前に先行して投与する．

■ JALSG ALL202-O（25歳以上65歳未満の急性リンパ性白血病：寛解導入療法）

	抗がん薬	1日投与量	投与法，時間	投与日
1	CPA	1,200 mg/m^2（800 mg/m^2[*1]）	点静 180分	d1
2	DNR	60 mg/m^2（30 mg/m^2[*1]）	点静 60分	d1〜3
3	VCR	1.3 mg/m^2（最大2 mg/body）	静 bolus	d1, 8, 15, 22
4	PSL	60 mg/m^2	経口 分3（毎食後）	d1〜21（7[*1]）tapered in 1 week
5	L-ASP[*2]	3,000 U/m^2	点静 120分	d9, 11, 13, 16, 18, 20

[*1]60歳以上は，CPA を 800 mg/m^{2}に，DNR を 30 mg/m^{2}に減量し，PSL の投与期間は d1〜7 に短縮する．
[*2]L-ASP は原則として 5%ブドウ糖液で希釈し，調製後8時間以内に投与する．

E 造血器がん

ブリナツモマブ*1　6〜12週ごと　（再発または難治性の B 細胞性急性リンパ性白血病）

	抗がん薬	1日投与量	投与法，時間	投与日
1	ブリナツモマブ	9 μg（5 μg/m²*²）	持静	d1〜7 （1 サイクル）
2	ブリナツモマブ	28 μg （15 μg/m²*³）*⁴	持静	d8〜28 （1 サイクル）
3	ブリナツモマブ	28 μg （15 μg/m²*³）*⁴	持静	d1〜28 （2〜9 サイクル）

*1 ブリナツモマブ投与前および増量前はデキサメタゾンを投与する．ブリナツモマブは 28 日間持続点滴静注したあと，14 日間休薬する．これを 1 サイクルとして 5 サイクル 繰り返す．6 サイクルからはブリナツモマブを 28 日間持続投与したあと，56 日間休薬 する．これを 1 サイクルとし，9 サイクルまで繰り返す．
*2 体重が 45 kg 未満の場合は，5 μg/m² とする．ただし 9 μg を超えない．
*3 体重が 45 kg 未満の場合は，15 μg/m² とする．ただし 28 μg を超えない．
*4 1 サイクルの d8 以降のブリナツモマブの投与量は 28 μg（45 kg 未満の場合は 15 μg/m²）とする．

イノツズマブ オゾガマイシン*1　4 週ごと*⁵　（再発または難治性の CD22 陽性急性リンパ性白血病）

	抗がん薬	1日投与量	投与法，時間	投与日
1	イノツズマブ オゾガマイシン	0.8 mg/m²	点静 60 分以上	d1（1 サイクル）
2	イノツズマブ オゾガマイシン	0.5 mg/m²	点静 60 分以上	d8, 15 （1 サイクル*²）
3	イノツズマブ オゾガマイシン	0.5 mg/m²*³	点静 60 分以上	d1, 8, 15 （2〜6 サイクル*⁴）

*1 HSCT 後の VOD/SOS のリスクが高まる可能性があるので，HSCT を予定している場合 は効果が得られる最小限のサイクル数とする．やむを得ない場合を除き，3 サイクル終 了までに投与を中止する．HSCT を予定していない場合は，6 サイクルまで繰り返すこ とができる．ただし，3 サイクルまでに効果が得られない場合には投与を中止する．
*2 1 サイクルの期間は原則 21 日間とする．寛解が得られた場合は 28 日間まで延長できる．
*3 寛解が得られなかった場合，2 サイクル目の day 1 の投与量は 0.8 mg/m² とする．
*4 寛解が得られた場合，2 サイクル目以降の day 1 の投与量は 0.5 mg/m² とする．28 日間 を 1 サイクルとし，6 サイクルまで繰り返すことができる．
*5 小児には，1 サイクル目は 21〜42 日間，2 サイクル目以降は 28〜42 日間を 1 サイクル とし，投与を繰り返す．

b. 急性骨髄性白血病

■ JALSG AML201（APL を除く 15 歳以上 65 歳未満の未治療急性骨髄性白血病）

1）寛解導入療法（A 群または B 群いずれかを選択）

A 群：IDR＋Ara-C

	抗がん薬	1 日投与量	投与法，時間	投与日
1	IDR	12 mg/m²	点静 30 分	d1〜3
2	Ara-C	100 mg/m²	持静 24 時間	d1〜7

B 群：DNR＋Ara-C

	抗がん薬	1 日投与量	投与法，時間	投与日
1	DNR	50 mg/m²	点静 30 分	d1〜5
2	Ara-C	100 mg/m²	持静 24 時間	d1〜7

2）寛解後療法（C 群または D 群のいずれかを選択）

C 群：high-dose Ara-C（3 サイクル）

	抗がん薬	1 日投与量	投与法，時間	投与日
1	Ara-C*¹	2.0 g/m²×2 回 (1.5 g/m²*²)	点静 180 分 (12 時間ごと)	d1〜5 (計 10 回)

*¹生食洗眼（数滴数回）した 5 分後にステロイド点眼（フルメトロンなど）1 滴を 1 日 6 回 4 日間予防点眼する．その後，7 日間ステロイド点眼を 1 日 4 回実施する．
*²60 歳以上は Ara-C の 1 回投与量を 1.5 g/m²に減量する．

D 群：地固め第 1 コース（MA）

	抗がん薬	1 日投与量	投与法，時間	投与日
1	Ara-C	200 mg/m²	持静 24 時間	d1〜5
2	MIT	7 mg/m²	点静 30 分	d1〜3

D 群：地固め第 2 コース（DA）*

	抗がん薬	1 日投与量	投与法，時間	投与日
1	Ara-C	200 mg/m²	持静 24 時間	d1〜5
2	DNR	50 mg/m²	点静 30 分	d1〜3

*第 2 コース終了後血小板数が 10 万/μL に回復したあとに，MTX 15 mg/body＋Ara-C 40 mg/body＋PSL 10 mg/body の髄注を行う．

D 群：地固め第 3 コース（AA）

	抗がん薬	1 日投与量	投与法，時間	投与日
1	Ara-C	200 mg/m²	持静 24 時間	d1〜5
2	ACR	20 mg/m²	点静 30 分	d1〜5

E 造血器がん

D 群：地固め第 4 コース（A triple V）

	抗がん薬	1 日投与量	投与法，時間	投与日
1	Ara-C	200 mg/m²	静 24 時間	d1〜5
2	ETP	100 mg/m²	点静 60 分	d1〜5
3	VCR	0.8 mg/m²	静 bolus	d8
4	VDS	2 mg/m²	静 bolus	d10

■ ベネトクラクス・アザシチジン併用療法*¹ 4週ごと

	抗がん薬	1 日投与量	投与法，時間	投与日
1	ベネトクラクス	100 mg/body	経口 分 1（食後）	d1
2	アザシチジン*²	75 mg/m²	皮下 または 点静	d1〜7
3	ベネトクラクス	200 mg/body	経口 分 1（食後）	d2
4	ベネトクラクス*³	400 mg/body	経口 分 1（食後）	d3〜28

*¹CYP3A 阻害薬と併用する場合は，ベネトクラクスの投与量を減量する．治療開始前に
白血球数が 25×10³/μL 未満となるように調整する．
*²アザシチジン投与期間中は 5-HT₃受容体拮抗薬を使用する．
*³2 コース以降のベネトクラクスの投与量は 400 mg/body d1〜28 とする．

■ ベネトクラクス・少量シタラビン併用療法*¹ 4週ごと

	抗がん薬	1 日投与量	投与法，時間	投与日
1	ベネトクラクス	100 mg/body	経口 分 1（食後）	d1
2	Ara-C	20 mg/m²	皮下	d1〜10
3	ベネトクラクス	200 mg/body	経口 分 1（食後）	d2
4	ベネトクラクス	400 mg/body	経口 分 1（食後）	d3
5	ベネトクラクス*²	600 mg/body	経口 分 1（食後）	d4〜28

*¹CYP3A 阻害薬と併用する場合は，ベネトクラクスの投与量を減量する．治療開始前に
白血球数が 25×10³/μL 未満となるように調整する．
*²2 コース以降のベネトクラクスの投与量は 600 mg/body d1〜28 とする．

■ QuANTUM-First（未治療 FLT3-ITD 変異陽性の急性骨髄性白血病）
1）寛解導入療法：IDR＋Ara-C＋キザルチニブ

	抗がん薬	1 日投与量	投与法，時間	投与日
1	IDR	12 mg/m²	点静 30 分	d1〜3
2	Ara-C	100 mg/m²	持静 24 時間	d1〜7
3	キザルチニブ*¹	35.4 mg/body	経口 分 1（朝食後）	d8〜21

*¹QTcF 値が 450 msec を超えている場合はキザルチニブは投与しない．

1 白血病

2）地固め療法[*1]：high-dose Ara-C＋キザルチニブ　3サイクル

	抗がん薬	1日投与量	投与法，時間	投与日
1	Ara-C	3.0 g/m²×2 回[*2] (1.5 g/m²×2 回[*3])	点静 180 分 （12 時間ごと）	d1，3，5
2	キザルチニブ[*4]	35.4 mg/body	経口 分 1（朝食後）	d6〜19

[*1]3 コース行う（最大 4 コース）.
[*2]生食洗眼（数滴数回）した 5 分後にステロイド点眼（フルメトロンなど）1 滴を 1 日 6 回 4 日間予防点眼する．その後，7 日間ステロイド点眼を 1 日 4 回実施する.
[*3]60 歳以上は Ara-C を 1.5 g/m²に減量する.
[*4]QTcF 値が 450 msec を超えている場合はキザルチニブは投与しない.

3）維持療法[*3]

	抗がん薬	1日投与量	投与法，時間	投与日
1	キザルチニブ[*1]	26.5 mg/body	経口 分 1（朝食後）	d1〜14
2	キザルチニブ[*2]	53.0 mg/body	経口 分 1（朝食後）	d15〜連日

[*1]QTcF 値が 450 msec を超えている場合はキザルチニブは投与しない.
[*2]維持療法期に，キザルチニブの投与開始から 2 週間後において QTcF 値が 450 msec を超えている場合はキザルチニブは増量しない.
[*3]28 日間を 1 サイクルとして 36 サイクル投与する.

■ キザルチニブ （再発または難治性の FLT3-ITD 変異陽性の急性骨髄性白血病）

	抗がん薬	1日投与量	投与法，時間	投与日
1	キザルチニブ[*1]	26.5 mg/body	経口 分 1（朝食後）	d1〜14
2	キザルチニブ[*2]	53.0 mg/body	経口 分 1（朝食後）	d15〜連日

[*1]QTcF 値が 450 msec を超えている場合はキザルチニブは投与しない.
[*2]キザルチニブの投与開始から 2 週間後において，QTcF 値が 450 msec を超えている場合はキザルチニブは増量しない.

■ ギルテリチニブ （再発または難治性の FLT3 遺伝子変異陽性の急性骨髄性白血病）

	抗がん薬	1日投与量	投与法，時間	投与日
1	ギルテリチニブ[*]	120 mg/body	経口 分 1（朝食後）	連日

[*]4 週間の投与により効果がみられない場合は，患者の状態を考慮した上で 1 日 1 回 200 mg に増量することができる．200 mg から減量する場合は 1 日 1 回 120 mg 以下の用量にする.

■ JALSG APL204 （未治療急性前骨髄球性白血病寛解導入療法）

A 群：白血球数＜3,000/μL かつ APL 細胞（芽球＋前骨髄球）＜1,000/μL のとき

	抗がん薬	1日投与量	投与法，時間	投与日
1	ATRA	45 mg/m²	経口 分 3（毎食後）	連日[*]

609

E 造血器がん

B 群：白血球数 3,000 以上 10,000/μL 未満あるいは APL 細胞（芽球＋前骨髄球）≧1,000/μL のとき

	抗がん薬	1 日投与量	投与法，時間	投与日
1	ATRA	45 mg/m²	経口 分 3（毎食後）	連日*
2	IDR	12 mg/m²	点静 30 分	d1，2
3	Ara-C	100 mg/m²	持静 24 時間	d1〜5

*ATRA は地固め第 1 コース開始連日まで継続する．途中，白血球数 50,000/μL 以上の増加時は一時休薬し，白血球数の低下を待って再開する．治療開始後 60 日で CR に達しない場合は続いて地固め 1 コース（MIT＋Ara-C）で寛解導入療法を行う．

C 群：白血球数 ≧10,000/μL のとき

	抗がん薬	1 日投与量	投与法，時間	投与日
1	ATRA	45 mg/m²	経口 分 3（毎食後）	連日*
2	IDR	12 mg/m²	点静 30 分	d1〜3
3	Ara-C	100 mg/m²	持静 24 時間	d1〜7

*B 群同様．

D 群：A，B，C 群において，途中 APL 細胞（芽球＋前骨髄球）≧1,000/μL のとき

A 群	抗がん薬	1 日投与量	投与法，時間	投与日*
1	IDR	12 mg/m²	点静 30 分	d1〜3
2	Ara-C	100 mg/m²	持静 24 時間	d1〜7

B 群	抗がん薬	1 日投与量	投与法，時間	投与日*
1	IDR	12 mg/m²	点静 30 分	d1
2	Ara-C	100 mg/m²	持静 24 時間	d1，2

C 群	抗がん薬	1 日投与量	投与法，時間	投与日*
1	IDR	12 mg/m²	点静 30 分	d1

*可能な限り，APL 細胞（芽球＋前骨髄球）≧1,000/μL の日より投与開始．

1　白血病

■ JALSG APL205R[*1]（再発急性前骨髄球性白血病寛解導入療法）

B群	抗がん薬	1日投与量	投与法，時間	投与日
1	ATO	0.15 mg/kg	点静 120 分	連日[*2]
2	IDR	12 mg/m²	点静 30 分	(d1，2)[*3,4]

[*1]寛解導入療法を行い血小板数が 50,000/μL 以上に回復したあと，MTX 15 mg/body＋Ara-C 40 mg/body＋PSL 10 mg/body（またはデキサメタゾン 4 mg/body）を髄注する.
[*2]骨髄芽球が 5％未満になったら投与を終了する．最大投与回数は 60 回までとする.
[*3]治療開始時白血球数>20,000/μL または APL 細胞（芽球＋前骨髄球）>5,000/μL のとき，またはブラストーマのある場合に IDR を投与する．ATO と IDR は同時に投与しないで時間をずらして併用する.
[*4]経過中（投与中），白血球数>20,000/μL または APL 細胞>5,000/μL に上昇してきた場合，IDR（12 mg/m²）を 2 日間投与する.

c.　慢性骨髄性白血病

■ チロシンキナーゼ阻害薬（未治療慢性骨髄性白血病）

	抗がん薬	1日投与量	投与法，時間	投与日
1	イマチニブ	400 mg/body	経口 分 1（朝食後または夕食後）	連日
	あるいはニロチニブ[*1]	800 mg/body	経口 分 2（食間 12 時間ごと）	連日
	あるいはダサチニブ[*1]	100 mg/body	経口 分 1（朝食後または夕食後）	連日
	あるいはボスチニブ[*2]	400 mg/body	経口 分 1（朝食後または夕食後）	連日

[*1]QTcF 間隔延長を認めることがあるので，適切な心電図モニタリングを実施する.
[*2]肝障害を認めることがあるので，投与開始後は患者の状態に応じて肝機能検査を行う.

■ チロシンキナーゼ阻害薬（前治療薬に抵抗性または不耐容の慢性骨髄性白血病）

	抗がん薬	1日投与量	投与法，時間	投与日
1	ポナチニブ[*1]	45 mg/body[*2]	経口 分 1（朝食後または夕食後）	連日
2	アシミニブ[*3]	80 mg/body	経口 分 2（食間 12 時間ごと）	連日

[*1]重篤な血管閉塞性事象が現れることがあるので，心血管系疾患の危険因子（高血圧，糖尿病，脂質異常症など）を管理し，患者の状態を十分に観察する.
[*2]患者の状態により適宜減量する.
[*3]2 つ以上のチロシンキナーゼ阻害薬に抵抗性または不耐容である慢性期の慢性骨髄性白血病に使用する.

611

E 造血器がん

2 悪性リンパ腫

a. 非 Hodgkin リンパ腫

R-CHOP 3週ごと6コース

	抗がん薬	1日投与量	投与法，時間	投与日
1	リツキシマブ	375 mg/m²	点静 1コース目 4～5 時間 2コース目～90 分	d1（または d2）
2	DXR	50 mg/m²	点静 15 分	d1
3	VCR	1.4 mg/m² （最大 2 mg/body）	点静 5 分	d1
4	CPA	750 mg/m²	点静 30 分	d1
5	PSL	100 mg/body （高齢者で 40 mg/m²）	経口 分2（朝・昼食後）	d1～5

・高齢者など FN リスクが高い患者では G-CSF 投与による一次予防を行う．

PV-R-CHP 3週ごと6コース

	抗がん薬	1日投与量	投与法，時間	投与日
1	リツキシマブ	375 mg/m²	点静 1コース目 4～5 時間 2コース目～90 分	d1（または d2）
2	ポラツズマブ ベドチン	1.8 mg/kg	点静 1コース目 90 分 2コース目～30 分	d1
3	DXR	50 mg/m²	点静 15 分	d1
4	CPA	750 mg/m²	点静 30 分	d1
5	PSL	100 mg/body	経口 分2（朝・昼食後）	d1～5

・7，8 コース目はリツキシマブのみ投与．
・G-CSF 投与による一次予防を行う．

BV-CHP 3週ごと6コース

	抗がん薬	1日投与量	投与法，時間	投与日
1	DXR	50 mg/m²	点静 15 分	d1
2	BV	1.8 mg/kg	点静 30 分	d1
3	CPA	750 mg/m²	点静 30 分	d1
4	PSL	100 mg/body	経口 分2（朝・昼食後）	d1～5

・G-CSF 投与による一次予防を行う．

2 悪性リンパ腫

■ DA-EPOCH-R 3週ごと6コース

	抗がん薬	1日投与量	投与法, 時間	投与日
1	リツキシマブ	375 mg/m^2	点静 1コース目 4〜5 時間 2コース目〜90 分	d1（または d6）
2	DXR	10 mg/m^2*	持静 24 時間	d1〜4
3	VCR	0.4 mg/m^2	持静 24 時間	d1〜4
4	ETP	50 mg/m^2*	持静 24 時間	d1〜4
5	PSL	120 mg/m^2	経口 分2（朝・昼食後）	d1〜5
6	CPA	750 mg/m^2*	点静 30 分	d5

・G-CSF 投与による一次予防を行う.
*DXR, ETP, CPA の用量は前コース後の好中球数・血小板数により調整する.

■ R-CVP 3週ごと6または8コース

	抗がん薬	1日投与量	投与法, 時間	投与日
1	リツキシマブ	375 mg/m^2	点静 1コース目 4〜5 時間 2コース目〜90 分	d1（d2）
2	VCR	1.4 mg/m^2 （最大 2 mg/body）	点静 5 分	d1
3	CPA	750 mg/m^2	点静 30 分	d1
4	PSL	100 mg/body （高齢者で 40 mg/m^2）	経口 分2（朝・昼食後）	d1〜5

■ BR 4週ごと6コース

	抗がん薬	1日投与量	投与法, 時間	投与日
1	リツキシマブ	375 mg/m^2	点静 1コース目 4〜5 時間 2コース目〜90 分	d1（d2）
2	ベンダムスチン	90 mg/m^2	点静 10 分	d1〜2

■ GB 4週ごと6コース

	抗がん薬	1日投与量	投与法, 時間	投与日
1	オビヌツズマブ	1,000 mg/body	点静 1コース目 4〜5 時間 2コース目〜100 分	1コース目 d1, 8, 15 2コース目〜d1
2	ベンダムスチン	90 mg/m^2	点静 10 分	d1〜2

E　造血器がん

リツキシマブ　`1週ごと4コース`

	抗がん薬	1日投与量	投与法，時間	投与日
1	リツキシマブ	375 mg/m²	点静 1コース目4〜5時間 2コース目〜90分	d1

R²　`4週ごと12コース`

	抗がん薬	1日投与量	投与法，時間	投与日
1	リツキシマブ	375 mg/m²	点静 1コース目4〜5時間 2コース目〜90分	1コース目d1， 8，15，22 2〜5コース目d1
2	レナリドミド	20 mg/body*	経口 分1 眠前	d1〜21

*腎機能により10 mg/body.

PV-BR　`4週ごと6コース`

	抗がん薬	1日投与量	投与法，時間	投与日
1	リツキシマブ	375 mg/m²	点静 1コース目4〜5時間 2コース目〜90分	1コース目d2 2コース目〜d1
2	ベンダムスチン	90 mg/m²	点静 10分	d1，2 2コース目〜d1
3	ポラツズマブ ベドチン	1.8 mg/kg	点静 1コース目90分 2コース目〜30分	d1

ESHAP　`3週ごと最大6コース`

	抗がん薬	1日投与量	投与法，時間	投与日
1	mPSL	500 mg/body	点静 30分	d1〜5
2	ETP	40 mg/m²	点静 1時間	d1〜4
3	CDDP	25 mg/m²	持静 24時間	d1〜4
4	Ara-C	2 g/m²	点静 3時間	d5

・B細胞性リンパ腫ではリツキシマブ併用.

CHASE

	抗がん薬	1日投与量	投与法，時間	投与日
1	CPA	1,200 mg/m²	点静 3時間	d1
2	ETP	100 mg/m²	点静 2時間	d1〜3
3	デキサメタゾン	33 mg/body	点静 15分	d1〜3
4	Ara-C	2 g/m²	点静 3時間	d2〜3

・B細胞性リンパ腫ではリツキシマブ併用.

2 悪性リンパ腫

■ ICE 3週ごと

	抗がん薬	1日投与量	投与法，時間	投与日
1	ETP	100 mg/m²	点静 2時間	d1〜3
2	CBDCA	AUC 5.0 mg/mL×分 （最大 800 mg/body）	点静 1時間	d2
3	IFM	5 g/m²	持静 24時間	d2
4	メスナ	5 g/m²	持静 24時間	d2

・B細胞性リンパ腫ではリツキシマブ併用.

■ DeVIC 3週ごと

	抗がん薬	1日投与量	投与法，時間	投与日
1	CBDCA	300 mg/m²	点静 1時間	d1
2	ETP	100 mg/m²	点静 2時間	d1〜3
3	IFM	1.5 g/m²	点静 2時間	d1〜3
4	メスナ	900 mg/m²*	点静 30分	d1〜3
5	デキサメタゾン	40 mg/body	経口	

・B細胞性リンパ腫ではリツキシマブ併用.
*IFM 1日用量の20%相当量である 300 mg/m² を IFM 投与 15分前，4時間後，8時間後の計3回投与.

■ GDP 3週ごと

	抗がん薬	1日投与量	投与法，時間	投与日
1	GEM	1,000 mg/m²	点静 30分	d1, 8
2	デキサメタゾン	40 mg/body	経口	d1〜4
3	CDDP	75 mg/m²	点静 1時間	d1

・B細胞性リンパ腫ではリツキシマブ併用.

b. Hodgkin リンパ腫
■ ABVD 4週ごと6コース

	抗がん薬	1日投与量	投与法，時間	投与日
1	DXR	25 mg/m²	点静 15分	d1, 15
2	VLB	6 mg/m² （最大 10 mg/body）	点静 5分	d1, 15
3	BLM	10 mg/m² （最大 15 mg/body）	点静 30分	d1, 15
4	DTIC	375 mg/m²	点静 10分	d1, 15

615

E　造血器がん

■ BV-AVD 療法　4週ごと6コース

	抗がん薬	1日投与量	投与法，時間	投与日
1	DXR	25 mg/m²	点静 15 分	d1，15
2	VLB	6 mg/m² （最大 10 mg/body）	点静 5 分	d1，15
3	BV	1.2 mg/kg	点静 30 分	d1，15
4	DTIC	375 mg/m²	点静 10 分	d1，15

・G-CSF 投与による一次予防を行う．

■ ブレンツキシマブ ベドチン　3週ごと16コース

	抗がん薬	1日投与量	投与法，時間	投与日
1	BV	1.8 mg/kg	点静 30 分	d1

■ ニボルマブ　2週ごと

	抗がん薬	1日投与量	投与法，時間	投与日
1	ニボルマブ	240 mg/body（2 週ごと） or 480 mg/body（4 週ごと）	点静 30 分	d1

■ ペムブロリズマブ　3週ごと

	抗がん薬	1日投与量	投与法，時間	投与日
1	ペムブロリズマブ	200 mg/body（3 週ごと） or 400 mg/body（6 週ごと）	点静 30 分	d1

c.　原発性中枢神経系リンパ腫

■ R-MPV 療法　2週ごと5〜7コース

	抗がん薬	1日投与量	投与法，時間	投与日
1	リツキシマブ	375 mg/m²	点静	d1 など
2	PCZ*[1]	100 mg/m²	経口	1，3，5 コース目 d2〜8
3	VCR	1.4 mg/m² （最大 2.8 mg/body）	点静 5 分	d2
4	MTX*[2]	3.5 g/m²	点静 2 時間	d2

*[1]PCZ を用いるコースでは G-CSF 投与による一次予防を行う．
*[2]MTX 投与終了 24 時間後よりホリナート救援療法（例：1 回 21 mg を 6 時間ごと，MTX 血中濃度＜0.1 μM が確認できるまで継続）．

2 悪性リンパ腫

■ チラブルチニブ

	抗がん薬	1日投与量	投与法，時間	投与日
1	チラブルチニブ	480 mg/body	経口 分1（空腹時）	連日

d. 慢性リンパ性白血病

■ FCR 4週ごと6コース

	抗がん薬	1日投与量	投与法，時間	投与日
1	FLU	25 mg/m²	点静 30分	d1～3
2	CPM	250 mg/m²	点静 30分	d1～3
3	リツキシマブ	1コース目 375 mg/m² 2コース目～500 mg/m²	点静 1コース目 4～5時間 2コース目～2～3時間	d1

■ イブルチニブ

	抗がん薬	1日投与量	投与法，時間	投与日
1	イブルチニブ	420 mg/body	経口 分1	連日

■ アカラブルチニブ＋オビヌツズマブ 28日ごと

	抗がん薬	1日投与量	投与法，時間	投与日
1	アカラブルチニブ	200 mg/body	経口 分2	連日
2	オビヌツズマブ*	2コース目 d1 100 mg/body, d2 900 mg/body 以後 1,000 mg/body	点静 2コース目d1 4時間，d2 4時間 3～7コース目 3時間	2コース目 d1, 2, 8, 15 3～7コース目 d1

*オビヌツズマブはアカラブルチニブを1コース（28日間）投与したあと，2コース目から開始.

■ ザヌブルチニブ

	抗がん薬	1日投与量	投与法，時間	投与日
1	ザヌブルチニブ	320 mg/body	経口 分2	連日

■ ベネトクラクス＋リツキシマブ

	抗がん薬	1日投与量	投与法，時間	投与日
1	ベネトクラクス*1	400 mg/body	経口 分1 食後	連日
2	リツキシマブ*2	1回目 375 mg/m² 2回目～500 mg/m²	点静 1回目 4～5時間 2回目～2～3時間	d1 28日毎に6回

*1ベネトクラクスは開始時に1週間ごとの用量漸増（20 mg/日，50 mg/日，100 mg/日，200 mg/日，400 mg/日），MURANO試験では最長2年間投与.
*2リツキシマブはベネトクラクスの用量漸増完了後に開始.

E　造血器がん

3　多発性骨髄腫

■ BLd（VRd）　21日ごと

	抗がん薬	1日投与量	投与法，時間	投与日
1	ボルテゾミブ	1.3 mg/m²	皮下 ワンショット	d1, 4, 8, 11
2	レナリドミド	25 mg/body （CCr 30〜50 mL/分 の場合 10 mg/body）	経口 分1　眠前	d1〜14
3	デキサメタゾン	20 mg/body	経口 朝	d1, 2, 4, 5, 8, 9, 11, 12

■ Dara-Ld　28日ごと

	抗がん薬	1日投与量	投与法，時間	投与日
1	ダラツムマブ	1,800 mg/body （ボルヒアルロニダーゼα 3,000 U を含む配合剤）	皮下 3〜5分	1, 2 コース目 d1, 8, 15, 22 3〜6 コース目 d1, 15 7 コース目〜d1
2	レナリドミド	25 mg/body （CCr 30〜50 mL/分の場 合 10 mg/body）	経口 分1　眠前	d1〜21
3	デキサメタゾン	40 mg （75 歳以上 or BMI＜18.5 kg/m²の場合 20 mg）	経口 分1　朝（ダ ラツムマブ投与日 は前投薬として）	d1, 8, 15, 22

■ Dara-MPB（Dara-MPV）　6週ごと最大9コース

	抗がん薬	1日投与量	投与法，時間	投与日
1	ダラツムマブ	1,800 mg/body （ボルヒアルロ ニダーゼα 3,000 U を含む配合剤）	皮下 3〜5分	1 コース目d1, 8, 15, 22, 29, 36 2〜9 コース目 d1, 22 10 コース目〜d1
2	デキサメタゾン	20 mg	経口 ダラツムマブ 前投薬として	1 コース目d1, 8, 15, 22, 29, 36 2〜9 コース目 d1, 22 10 コース目〜d1
3	ボルテゾミブ	1.3 mg/m²	皮下 ワンショット	1 コース目 d1, 4, 8, 11, 22, 25, 29, 32 2〜9 コース目 d1, 8, 22, 29
4	MEL	9 mg/m²	経口 分1　朝食前	1〜9 コース目 d1〜4
5	PSL	60 mg/m²	経口 分2　朝昼食後	1〜9 コース目 d1〜4*

*ダラツムマブ投与日は PSL 内服せずダラツムマブ前投薬としてのデキサメタゾンのみ．

618

■ DBd　1～8コース3週ごと9コース以降4週ごと

	抗がん薬	1日投与量	投与法，時間	投与日
1	ダラツムマブ	1,800 mg/body（ボルヒアルロニダーゼα 3,000 Uを含む配合剤）	皮下 3～5分	1～3コース目d1, 8, 15 4～8コース目d1 9コース目以降 d1
2	ボルテゾミブ	1.3 mg/m²	皮下 ワンショット	1～8コース目d1, 4, 8, 11
3	デキサメタゾン	20 mg	経口 朝（ダラツムマブ投与日は前投薬として）	1～8コース目d1, 2, 4, 5, 8, 9, 11, 12 (d1, 8, 15)* 9コース目d1

*>75歳，BMI<18.5 kg/m.

■ IsaPd　28日ごと

	抗がん薬	1日投与量	投与法，時間	投与日
1	イサツキシマブ	10 mg/kg	点静 3.5～4時間	1コース目d1, 8, 15, 22 2コース目以降 d1, 15
2	ポマリドミド	4 mg/body	経口 分1　眠前	d1～21
3	デキサメタゾン	40 mg/body*	経口 分1　朝食後（イサツキシマブ投与日はその15～60分前）	d1, 8, 15, 22

*>75歳の患者で20 mg/bodyに減量.

■ Cd（Kd）（ENDEVOR）　28日ごと

	抗がん薬	1日投与量	投与法，時間	投与日
1	カルフィルゾミブ	20 mg/m²（1コース目d1, 2）56 mg/m²（1コース目d8以降）	点静 30分	d1, 2, 8, 9, 15, 16
2	デキサメタゾン	20 mg	経口 分1 朝食後	d1, 2, 8, 9, 15, 16, 22, 23

E 造血器がん

Cd（Kd）（ARROW） 28日ごと

	抗がん薬	1日投与量	投与法，時間	投与日
1	カルフィルゾミブ	20 mg/m^2 （1コース目 d1） 70 mg/m^2 （1コース目 d8以降）	点静 30分	d1，8，15
2	デキサメタゾン	40 mg	経口 分1 朝食後	1〜9コース目 d1，8，15，22 10コース目以降 d1，8，15

CLd（KRd） 28日ごと

	抗がん薬	1日投与量	投与法，時間	投与日
1	カルフィルゾミブ	20 mg/m^2 （1コース目 d1，2） 27 mg/m^2 （1コース目 d8以降）	点静 10分	1〜12コース目d1，2，8，9，15，16 13〜18コース目d1，2，15，16
2	レナリドミド	25 mg/body	経口 分1 眠前	d1〜21
3	デキサメタゾン	40 mg	経口 分1 朝 （ダラツムマブ投与日は前投薬として）	d1，8，15，22

EPd（Elo-Pom/Dea） 28日ごと

	抗がん薬	1日投与量	投与法，時間	投与日
1	エロツズマブ	1〜2コース目 10 mg/kg 3コース目以降 20 mg/kg	点静 10分	1〜2コース目 d1，8，15，22 3コース目〜d1
2	ポマリドミド	4 mg/body	経口 分1 眠前	d1〜21
3	デキサメタゾン	28 mg/body（経口）* ＋8 mg/body（点静）	経口 分1 朝＋ 点静10分（エロツズマブ投与45分以上前）	1〜2コース目 d1，8，15，22 3コース目〜d1
		40 mg*	経口	3コース目 d8，15，22

*＞75歳の患者でデキサメタゾン（経口）28 mg/body→8 mg/bodyに減量，40 mg/body→20 mg/bodyに減量.

F 婦人科がん

1 卵巣がん

PTX + CBDCA 3週ごと

	抗がん薬	1日投与量	投与法，時間	投与日
1	PTX	175 mg/m²	点静 180 分	d1
2	CBDCA	AUC 5〜6 mg/mL×分	点静 60 分	d1

PTX + CBDCA + Bev 3週ごと

	抗がん薬	1日投与量	投与法，時間	投与日
1	PTX	175 mg/m²	点静 180 分	d1
2	CBDCA	AUC 5〜6 mg/mL×分	点静 60 分	d1
3	Bev	15 mg/kg	点静 30 分	d1

DOC + CBDCA 3週ごと

	抗がん薬	1日投与量	投与法，時間	投与日
1	DOC	60〜75 mg/m²	点静 120 分	d1
2	CBDCA	AUC 5 mg/mL×分	点静 60 分	d1

dose dense PTX + CBDCA 3週ごと

	抗がん薬	1日投与量	投与法，時間	投与日
1	PTX	80 mg/m²	点静 60 分	d1, 8, 15
2	CBDCA	AUC 5〜6 mg/mL×分	点静 60 分	d1

CDDP + CPT-11 4週ごと

	抗がん薬	1日投与量	投与法，時間	投与日
1	CPT-11	60 mg/m²	点静 90 分	d1, 8, 15
2	CDDP	60 mg/m²	点静 120 分	d1

liposomal DXR + CBDCA 4週ごと

	抗がん薬	1日投与量	投与法，時間	投与日
1	liposomal DXR	30 mg/m²	点静 60 分	d1
2	CBDCA	AUC 5 mg/mL×分	点静 60 分	d1

F 婦人科がん

■ GEM＋CBDCA 3週ごと

	抗がん薬	1日投与量	投与法，時間	投与日
1	GEM	1,000 mg/m²	点静 30分	d1，8
2	CBDCA	AUC 5 mg/mL×分	点静 60分	d1

■ CPT-11 4週ごと

	抗がん薬	1日投与量	投与法，時間	投与日
1	CPT-11	100 mg/m²	点静 90分	d1，8，15

■ NGT 3週ごと

	抗がん薬	1日投与量	投与法，時間	投与日
1	NGT	1.25～1.5 mg/m²	点静 30分	d1～5

■ ETP 4週ごと

	抗がん薬	1日投与量	投与法，時間	投与日
1	ETP	50 mg/m²	経口 分1	d1～21

■ liposomal DXR 4週ごと

	抗がん薬	1日投与量	投与法，時間	投与日
1	liposomal DXR	50 mg/m²	点静 90～120分	d1

■ オラパリブ 連日

	抗がん薬	1日投与量	投与法，時間	投与日
1	オラパリブ	600 mg/body	経口 分2	連日

■ ニラパリブ 連日

	抗がん薬	1日投与量	投与法，時間	投与日
1	ニラパリブ	200 mg/body	経口 分1	連日

・患者の開始前の体重が77 kg以上かつ血小板数 150,000/μL以上なら300 mg/body.

■ GEM 4週ごと

	抗がん薬	1日投与量	投与法，時間	投与日
1	GEM	1,000 mg/m²	点静 30分	d1，8，15

2 子宮体がん

DXR + CDDP 3週ごと

	抗がん薬	1日投与量	投与法，時間	投与日
1	DXR	60 mg/m²	点静 15 分	d1
2	CDDP	50 mg/m²	点静 120 分	d1

PTX + CBDCA （p621，「1. 卵巣がん」参照）

DOC + CDDP 3週ごと

	抗がん薬	1日投与量	投与法，時間	投与日
1	DOC	60 mg/m²	点静 60 分	d1
2	CDDP	70 mg/m²	点静 120 分	d1

ペムブロリズマブ + レンバチニブ 3週ごと

	抗がん薬	1日投与量	投与法，時間	投与日
1	ペムブロリズマブ	200 mg/body	点静 30 分	d1
2	レンバチニブ	20 mg/body	経口 分 1	d1〜21

DTX 3週ごと

	抗がん薬	1日投与量	投与法，時間	投与日
1	DTX	70 mg/m²	点静 60 分	d1

3 子宮頸がん

PTX + CDDP 3週ごと

	抗がん薬	1日投与量	投与法，時間	投与日
1	PTX	135 mg/m²	点静 24 時間	d1
2	CDDP	50 mg/m²	点静 120 分	d2

PTX + CBDCA （p621，「1. 卵巣がん」参照）

CDDP + CPT-11 （p621，「1. 卵巣がん」参照）

F 婦人科がん

CDDP + RT（化学放射線療法）

	抗がん薬	1日投与量	投与法, 時間	投与日
1	CDDP	40 mg/m^2	点静 120 分	d1, 8, 15, 22, 29, 36

CPT-11　6週ごと

	抗がん薬	1日投与量	投与法, 時間	投与日
1	CPT-11	125 mg/m^2	点静 90 分	d1, 8, 15, 22

セミプリマブ　3週ごと

	抗がん薬	1日投与量	投与法, 時間	投与日
1	セミプリマブ	350 mg/body	点静 30 分	d1

PTX + CBDCA + Bev + ペムブロリズマブ　3週ごと

	抗がん薬	1日投与量	投与法, 時間	投与日
1	ペムブロリズマブ	200 mg/body	点静 30 分	d1
2	PTX	175 mg/m^2	点静 180 分	d1
3	CBDCA	AUC 5〜6 mg/mL×分	点静 60 分	d1
4	Bev	15 mg/kg	点静 30 分	d1

G 腎がん

■ ペムブロリズマブ* 3週ごと/6週ごと

	抗がん薬	1日投与量	投与法，時間	投与日
1	ペムブロリズマブ	200 mg/body（3週ごと） or 400 mg/body（6週ごと）	点静 30分	d1

*術後のみ保険適用あり．

■ イピリムマブ＋ニボルマブ 3週ごと

	抗がん薬	1日投与量	投与法，時間	投与日
1	ニボルマブ	240 mg/body	点静 30分，4回*	d1
2	イピリムマブ	1 mg/kg	点静 30分，4回	d1

*以後，ニボルマブ 240 mg（2週間ごと），あるいは 480 mg（4週間ごと）で継続する．

■ ペムブロリズマブ＋レンバチニブ 3週ごと

	抗がん薬	1日投与量	投与法，時間	投与日
1	ペムブロリズマブ	200 mg/body*	点静 30分	d1
2	レンバチニブ	20 mg/body	経口 分1	d1〜21

*ペムブロリズマブ 400 mg（6週ごと）も適用可．

■ ニボルマブ＋カボザンチニブ 2週ごと

	抗がん薬	1日投与量	投与法，時間	投与日
1	ニボルマブ	240 mg/body*	点静 30分	d1
2	カボザンチニブ	40 mg/body	経口 分1，空腹時	d1〜14

*ニボルマブ 480 mg（4週ごと）も適用可．

■ ペムブロリズマブ＋アキシチニブ 3週ごと

	抗がん薬	1日投与量	投与法，時間	投与日
1	ペムブロリズマブ	200 mg/body*[1]	点静 30分	d1
2	アキシチニブ	10 mg/body*[2]	経口 分2	d1〜21

*[1] ペムブロリズマブ 400 mg（6週ごと）も適用可．
*[2] 忍容性に問題なければ 14 mg 分2，20 mg 分2 に増量可．

Ⓖ 腎がん

■ アベルマブ＋アキシチニブ 2週ごと

	抗がん薬	1日投与量	投与法，時間	投与日
1	アベルマブ	10 mg/kg	点静 1 時間	d1
2	アキシチニブ	10 mg/body*	経口 分 2	d1〜21

*忍容性が問題なければ 14 mg 分 2，20 mg 分 2 に増量可.

■ カボザンチニブ

	抗がん薬	1日投与量	投与法，時間	投与日
1	カボザンチニブ	60 mg/body	経口 分 1	連日

■ アキシチニブ

	抗がん薬	1日投与量	投与法，時間	投与日
1	アキシチニブ	10 mg/body*	経口 分 2	連日

*忍容性が問題なければ 14 mg 分 2，20 mg 分 2 に増量可.

■ エベロリムス

	抗がん薬	1日投与量	投与法，時間	投与日
1	エベロリムス	10 mg/body	経口 分 1，空腹時	連日

■ ニボルマブ 2週ごと/4週ごと

	抗がん薬	1日投与量	投与法，時間	投与日
1	ニボルマブ	240 mg/body（2 週ごと） or 480 mg/body（4 週ごと）	点静 30 分	d1

■ スニチニブ 6週ごと

	抗がん薬	1日投与量	投与法，時間	投与日
1	スニチニブ	50 mg/body	経口 分 1	d1〜28 内服， d29〜42 休薬

■ パゾパニブ

	抗がん薬	1日投与量	投与法，時間	投与日
1	パゾパニブ	800 mg/body	経口 分 1，空腹時	連日

■ ソラフェニブ

	抗がん薬	1日投与量	投与法，時間	投与日
1	ソラフェニブ	800 mg/body	経口 分 2，空腹時	連日

■ テムシロリムス 毎週

	抗がん薬	1日投与量	投与法，時間	投与日
1	テムシロリムス	25 mg/body	点静 30〜60 分	d1

H 泌尿器がん

1 膀胱がん・上部尿路がん

■ EV＋ペムブロリズマブ 3週ごと

	抗がん薬	1日投与量	投与法，時間	投与日
1	EV	1.25 mg/kg	点静 30分	d1, 8
2	ペムブロリズマブ	200 mg/body（3週ごと）	点静 30分	d1

■ GC＋ニボルマブ 3週ごと

	抗がん薬	1日投与量	投与法，時間	投与日
1	ニボルマブ	360 mg/body（3週ごと）	点静 30分	d1
2	GEM	1,000 mg/m^2	点静 30分	d1, 8
3	CDDP	70 mg/m^2	点静 60分	d1

■ CDDP＋GEM 4週ごと

	抗がん薬	1日投与量	投与法，時間	投与日
1	GEM	1,000 mg/m^2	点静 30分	d1, 8, 15
2	CDDP	70 mg/m^2	点静 60分	d1

■ CDDP＋GEM 3週ごと

	抗がん薬	1日投与量	投与法，時間	投与日
1	GEM	1,000 mg/m^2	点静 30分	d1, 8
2	CDDP	70 mg/m^2	点静 60分	d1

■ CBDCA＋GEM 3週ごと

	抗がん薬	1日投与量	投与法，時間	投与日
1	GEM	1,000 mg/m^2	点静 30分	d1, 8
2	CBDCA	AUC 4.5〜5.0	点静 60分	d1

H 泌尿器がん

dose-dense MVAC 2週ごと

	抗がん薬	1日投与量	投与法，時間	投与日
1	MTX	30 mg/m^2	静 bolus	d1
2	VLB	3 mg/m^2	点静 30分	d2
3	DXR	30 mg/m^2	静 bolus	d2
4	CDDP	70 mg/m^2	点静 60分	d2
5	ペグフィルグラスチム	3.6 mg/body	皮下 bolus	d4

MVAC 4週ごと

	抗がん薬	1日投与量	投与法，時間	投与日
1	MTX	30 mg/m^2	静 bolus	d1，15，22
2	VLB	3 mg/m^2	点静 30分	d2，15，22
3	DXR	30 mg/m^2	静 bolus	d2
4	CDDP	70 mg/m^2	点静 60分	d2

ニボルマブ 2週ごと/4週ごと

	抗がん薬	1日投与量	投与法，時間	投与日
1	ニボルマブ	240 mg/body（2週ごと） or 480 mg/body（4週ごと）	点静 30分	d1

ペムブロリズマブ 3週ごと/6週ごと

	抗がん薬	1日投与量	投与法，時間	投与日
1	ペムブロリズマブ	200 mg/body（3週ごと） or 400 mg/body（6週ごと）	点静 30分	d1

アベルマブ 2週ごと

	抗がん薬	1日投与量	投与法，時間	投与日
1	アベルマブ	10 mg/kg	点静 60分	d1

EV 4週ごと

	抗がん薬	1日投与量	投与法，時間	投与日
1	EV	1.25 mg/kg	点静 30分	d1，8，15

2　前立腺がん

2 前立腺がん

デガレリクス 1ヵ月

	抗がん薬	1日投与量	投与法，時間	投与日
1	デガレリクス	240 mg/body（初回）80 mg/body（維持）*	皮下 bolus	d1

*忍容性に問題なければ，480 mg（維持）3ヵ月ごとも使用可.

リュープロレリン 3ヵ月

	抗がん薬	1日投与量	投与法，時間	投与日
1	リュープロレリン	11.25 mg/body*	皮下 bolus	d1

*忍容性に問題なければ，22.5 mg/body 6ヵ月ごとも使用可.

ゴセレリン 3ヵ月

	抗がん薬	1日投与量	投与法，時間	投与日
1	ゴセレリン	10.8 mg/body	皮下 bolus	d1

ビカルタミド

	抗がん薬	1日投与量	投与法，時間	投与日
1	ビカルタミド	80 mg/body	経口 分1	連日

フルタミド

	抗がん薬	1日投与量	投与法，時間	投与日
1	フルタミド	375 mg/body	経口 分3	連日

エンザルタミド

	抗がん薬	1日投与量	投与法，時間	投与日
1	エンザルタミド	160 mg/body	経口 分1	連日

アビラテロン＋プレドニゾロン

	抗がん薬	1日投与量	投与法，時間	投与日
1	アビラテロン	1,000 mg/body	経口 分1，空腹時	連日
2	プレドニゾロン	5～10 mg/body	経口 分1～2	連日

アパルタミド

	抗がん薬	1日投与量	投与法，時間	投与日
1	アパルタミド	240 mg/body	経口 分1	連日

629

H 泌尿器がん

■ ダロルタミド

	抗がん薬	1日投与量	投与法，時間	投与日
1	ダロルタミド	1,200 mg/body	経口 分2	連日

■ DOC＋ダロルタミド＋ADT 3週ごと

	抗がん薬	1日投与量	投与法，時間	投与日
1	DOC	75 mg/m²	点静 60分，6回*¹	d1
2	ダロルタミド	1,200 mg/body	経口 分2	連日
3	デガレリクス	240 mg/body（初回） 80 mg/body（維持）*²	皮下 bolus	d1

*¹DOCは6回までで終了．
*²ADTは4週ごとあるいは12週ごとに投与（デガレリクス，リュープロレリン，ゴセレリンいずれも使用可）．

■ オラパリブ

	抗がん薬	1日投与量	投与法，時間	投与日
1	オラパリブ	600 mg/body	経口 分2	連日

■ オラパリブ＋アビラテロン＋プレドニゾロン

	抗がん薬	1日投与量	投与法，時間	投与日
1	オラパリブ	600 mg/body	経口 分2	連日
2	アビラテロン	1,000 mg/body	経口 分1，空腹時	連日
3	プレドニゾロン	10 mg/body	経口 分1	連日

■ タラゾパリブ＋エンザルタミド

	抗がん薬	1日投与量	投与法，時間	投与日
1	タラゾパリブ	0.5 mg/body	経口 分1	連日
2	エンザルタミド	160 mg/body	経口 分1	連日

■ DOC＋プレドニゾロン

	抗がん薬	1日投与量	投与法，時間	投与日
1	DOC	75 mg/m²	点静 60分	d1
2	プレドニゾロン	10 mg/body	経口 分1	連日

■ カバジタキセル＋プレドニゾロン＋ペグフィルグラスチム

	抗がん薬	1日投与量	投与法，時間	投与日
1	カバジタキセル	25 mg/m²	点滴 60分	d1
2	プレドニゾロン	10 mg/body	経口 分1	連日
3	ペグフィルグラスチム	3.6 mg/body	皮下 bolus	d4

■ 塩化ラジウム 223 **4週ごと**

	抗がん薬	1日投与量	投与法，時間	投与日
1	塩化ラジウム 223	55 kBq/kg	静 bolus，6回	d1

3 精巣腫瘍（胚細胞腫瘍）

■ BLM＋ETP＋CDDP（BEP） **3週ごと**

	抗がん薬	1日投与量	投与法，時間	投与日
1	ETP	100 mg/m²	点静 120分	d1〜5
2	CDDP	20 mg/m²	点静 120分	d1〜5
3	BLM	30 mg/body	点静 15分	d2，9，16

■ CDDP＋ETP **3週ごと**

	抗がん薬	1日投与量	投与法，時間	投与日
1	ETP	100 mg/m²	点静 120分	d1〜5
2	CDDP	20 mg/m²	点静 120分	d1〜5

■ ETP＋IFM＋CDDP（VIP） **3週ごと**

	抗がん薬	1日投与量	投与法，時間	投与日
1	ETP	75 mg/m²	点静 120分	d1〜5
2	IFM	1.2/m²	点静 120分	d1〜5
3	CDDP	20 mg/m²	点静 120分	d1〜5

■ VLB＋IFM＋CDDP（VeIP） **3週ごと**

	抗がん薬	1日投与量	投与法，時間	投与日
1	VLB	0.11 mg/kg	静 bolus	d1〜2
2	IFM	1.2 g/m²	点静 120分	d1〜5
3	CDDP	20 mg/m²	点静 120分	d1〜5

H 泌尿器がん

PTX＋IFM＋CDDP（TIP） 3週ごと

	抗がん薬	1日投与量	投与法，時間	投与日
1	PTX	250 mg/m²	点静 24 時間	d1
2	IFM	1.5 g/m²	点静 120 分	d2〜5
3	CDDP	25 mg/m²	点静 120 分	d2〜5

GEM＋L-OHP（GEMOX） 3週ごと

	抗がん薬	1日投与量	投与法，時間	投与日
1	GEM	1,000 mg/m²	点静 30 分	d1, 8
2	L-OHP	130 mg/m²	点静 120 分	d1

GEM＋PTX（GP） 4週ごと

	抗がん薬	1日投与量	投与法，時間	投与日
1	GEM	1,000 mg/m²	点静 30 分	d1, 8, 15
2	PTX	110 mg/m²	点静 60 分	d1, 8, 15

I 悪性黒色腫

a. 術後補助療法
■ ニボルマブ 2週ごと/4週ごと

	抗がん薬	1日投与量	投与法，時間	投与日
1	ニボルマブ	240 mg/body（2 週ごと） or 480 mg/body（4 週ごと）	点静 30 分	d1

・投与期間は 12 ヵ月間まで.

■ ペムブロリズマブ 3週ごと/6週ごと

	抗がん薬	1日投与量	投与法，時間	投与日
1	ペムブロリズマブ	200 mg/body（3 週ごと） or 400 mg/body（6 週ごと）	点静 30 分	d1

・投与期間は 12 ヵ月間まで.

■ ダブラフェニブ＋トラメチニブ

	抗がん薬	1日投与量	投与法，時間	投与日
1	ダブラフェニブ	300 mg	経口 分 2	連日
2	トラメチニブ	2 mg	経口 分 1	連日

・*BRAF* 遺伝子変異を有する悪性黒色腫に用いる.
・投与期間は 12 ヵ月間まで.

b. 根治切除不能
■ ニボルマブ 2週ごと/4週ごと

	抗がん薬	1日投与量	投与法，時間	投与日
1	ニボルマブ	240 mg/body（2 週ごと） or 480 mg/body（4 週ごと）	点静 30 分	d1

■ ペムブロリズマブ 3週ごと/6週ごと

	抗がん薬	1日投与量	投与法，時間	投与日
1	ペムブロリズマブ	200 mg/body（3 週ごと） or 400 mg/body（6 週ごと）	点静 30 分	d1

① 悪性黒色腫

■ イピリムマブ `3週ごと` ×4回

	抗がん薬	1日投与量	投与法，時間	投与日
1	イピリムマブ	3 mg/kg	点静 30分	d1

■ ニボルマブ＋イピリムマブ `3週ごと` ×4回

	抗がん薬	1日投与量	投与法，時間	投与日
1	ニボルマブ	80 mg/body	点静 30分	d1
2	イピリムマブ	3 mg/kg	点静 30分	d1

・4回投与後はニボルマブ単剤を継続する.

■ ダブラフェニブ＋トラメチニブ

	抗がん薬	1日投与量	投与法，時間	投与日
1	ダブラフェニブ	300 mg	経口 分2	連日
2	トラメチニブ	2 mg	経口 分1	連日

・*BRAF*遺伝子変異を有する悪性黒色腫に用いる.

■ エンコラフェニブ＋ビニメチニブ

	抗がん薬	1日投与量	投与法，時間	投与日
1	エンコラフェニブ	450 mg	経口 分1	連日
2	ビニメチニブ	90 mg	経口 分2	連日

・*BRAF*遺伝子変異を有する根治切除不能な悪性黒色腫に用いる.

■ DTIC

	抗がん薬	1日投与量	投与法，時間	投与日
1	DTIC	100〜200 mg/m^2	点静 120分	d1〜5

J 原発不明がん

*特定の治療を有するサブグループ（favorable subsets）を除いた．それ以外のサブグループ（unfavorable subsets）に対して用いる．

ニボルマブ　2週ごと/4週ごと

	抗がん薬	1日投与量	投与法，時間	投与日
1	ニボルマブ	240 mg/body（2週ごと） or 480 mg/body（4週ごと）	点静 30分	d1

PTX/CBDCA　3週ごと

	抗がん薬	1日投与量	投与法，時間	投与日
1	PTX	200 mg/m^2	点静 180分	d1
2	CBDCA	AUC 6 mg/mL x 分	点静 60分	d1

CDDP + GEM　3週ごと

	抗がん薬	1日投与量	投与法，時間	投与日
1	GEM	1,250 mg/m^2	点静 30分	d1, d8
2	CDDP	100 mg/m^2	点静 60分	d1

CDDP + DTX　3週ごと

	抗がん薬	1日投与量	投与法，時間	投与日
1	DTX	60 mg/m^2	点静 60分	d1
2	CDDP	80 mg/m^2	点静 60分	d1

CDDP + S-1　5週ごと

	抗がん薬	1日投与量	投与法，時間	投与日
1	S-1	80 mg/m^2	経口 分2	d1〜21
2	CDDP	60 mg/m^2	点静 60分	d8

K 骨・軟部肉腫

■ DXR 3週ごと

	抗がん薬	1日投与量	投与法, 時間	投与日
1	DXR	60〜75 mg/m²	点静 5分	d1

■ DXR/IFM 3週ごと

	抗がん薬	1日投与量	投与法, 時間	投与日
1	DXR	30 mg/m²	点静 60分	d1, 2
2	IFM	2,000 mg/m²	点静 240分	d1〜5

■ パゾパニブ（二次治療以降）

	抗がん薬	1日投与量	投与法, 時間	投与日
1	パゾパニブ	800 mg	経口 分1	連日

■ エリブリン（二次治療以降） 3週ごと

	抗がん薬	1日投与量	投与法, 時間	投与日
1	エリブリン	1.4 mg/m²	点静 5分	d1, 8

■ トラベクテジン（二次治療以降） 3週ごと

	抗がん薬	1日投与量	投与法, 時間	投与日
1	トラベクテジン	1.2 mg/m²	持静 24時間	d1

・visicant drug のため，中心静脈から投与する．

■ PTX（血管肉腫） 7週ごと

	抗がん薬	1日投与量	投与法, 時間	投与日
1	PTX	100 mg/m²	点静 60分	d1, 8, 15, 22, 29, 36

■ CDDP + DXR（骨肉腫） 3週ごと

	抗がん薬	1日投与量	投与法, 時間	投与日
1	CDDP	100 mg/m²	点静 24時間	d1
2	DXR	75 mg/m²	点静 72時間	d1

VCR＋ACT-D＋CPA （横紋筋肉腫）　3週ごと

	抗がん薬	1日投与量	投与法，時間	投与日
1	VCR	1.5 mg/m^2	点静 5分	d1, 8, 15
2	ACT-D	0.045 mg/kg	点静 30分	d1
3	CPA	2,200 mg/m^2	点静 4時間	d1

VCR＋DXR＋CPA-IFM＋ETP （Ewing 肉腫）
6週ごと（3週ごとの交代療法）

	抗がん薬	1日投与量	投与法，時間	投与日
1	VCR	2 mg/m^2	点静 5分	d1
2	DXR	75 mg/m^2	点静 48時間	d1
3	CPA	1,200 mg/m^2	点静 60分	d1
4	ETP	100 mg/m^2	点静 120分	d22〜26
5	IFM	1,800 mg/m^2	点静 60分	d22〜26

・DXR は 375 mg/m^2 までで中止し，以後は ACT-D 1.25 mg/m^2，d1 へ変更する．

脳腫瘍

■ テモゾロミド + RT（化学放射線療法）

	抗がん薬	1日投与量	投与法, 時間	投与日
1	テモゾロミド*	75 mg/m²	経口 分1	d1～42, d43～70 休薬

*内服困難時は点滴静注用テモゾロミドを用いる（点静 90分）.

■ テモゾロミド（維持療法あるいは再発時） 4週ごと

	抗がん薬	1日投与量	投与法, 時間	投与日
1	テモゾロミド*	150 mg/m² 2クール目以降： 200 mg/m²に増量可	経口 分1	d1～5

*内服困難時は，点滴静注用テモゾロミドを用いる（点静 90分）.

■ ベバシズマブ 2週ごと/3週ごと

	抗がん薬	1日投与量	投与法, 時間	投与日
1	ベバシズマブ	10 mg/kg（2週ごと） or 15 mg/kg（3週ごと）	点静 90～30分	d1

索　引

薬剤は，商品名を色文字，一般名を太字で示す．
ページ数の太字は，項目タイトルのページを示す．

和　文

あ

アービタックス　231
アーリーダ　535
アイエーコール　474
アイクルシグ　71
アカラブルチニブ　44，46，**81**
アキシチニブ　36，38，**92**
悪性胸膜中皮腫　270
悪性黒色腫　157，162，256，259，
　270，346，633
悪性神経膠腫　240，352
悪性星細胞腫　349
悪性中皮腫　257，578
悪性リンパ腫　343，355，612
アクチノマイシン D　**440**
アクプラ　481
アザシチジン　210，**389**
アシミニブ　44，46，**74**
アテゾリズマブ　263
アドセトリス　310
アドリアシン　419
アナストロゾール　520
アバスチン　239
アパルタミド　535
アビラテロン　540
アファチニブ　40，42，**111**
アフィニトール　172
アブラキサン　460
アフリベルセプト ベータ　247
アベマシクリブ　48，50，**192**
アベルマブ　267
アムルビシン　432
アラノンジー　406
アリミデックス　520
アリムタ　357

アルキル化薬　7
アルケラン　335
アルコール飲用　349
アルンブリグ　140
アレクチニブ　36，38，**132**
アレセンサ　132
アレムツズマブ　287
アロプリノール　394
アロマシン　526
アントラサイクリン　227

い

胃がん　256，259，486，582
イキサゾミブ　44，46，**201**
イクスタンジ　532
イサツキシマブ　285
イジュド　271
移植片対宿主病（GVHD）　223，292，
　397，508
イストダックス　215
イダマイシン　429
イダルビシン　**429**
遺伝子多型　18
遺伝子変異　18
遺伝的要因　17
イノツズマブ オゾガマイシン　316
イピリムマブ　269
イブランス　189
イブルチニブ　40，42，**76**
イホスファミド　328
イホマイド　328
イマチニブ　36，38，**58**
イミフィンジ　265
イムブルビカ　76
イリノテカン　18，20，**488**
イレッサ　105
インスリン　327，331
インライタ　92

639

索　引

う，え

ヴァイトラックビ　169
ヴァンフリタ　206
ヴォトリエント　96
エキセメスタン　526
エクザール　449
エザルミア　213
エストラサイト　545
エストラジオール　545
エストラムスチンリン酸エステルナ
　トリウム水和物　545
エストロゲン　512
エチニルエストラジオール　548
エトポシド　499
エヌトレクチニブ　48, 50, 166
エピルビシン　426
エプキンリ　297
エプコリタマブ　297
エベロリムス　36, 38, 172
エボルトラ　402
エムプリシティ　289
エリブリン　470
エルプラット　484
エルラナタマブ　299
エルレフィオ　299
エルロチニブ　40, 42, 108
エロツズマブ　289
エンコラフェニブ　48, 50, 156
エンザルタミド　532
塩酸プロカルバジン　348
エンドキサン　324
エンハーツ　304
エンホルツマブ ベドチン　307

お

横紋筋肉腫　441, 448
オキサリプラチン　484
オシメルチニブ　40, 42, 113
オダイン　528
オニバイド　493
オビヌツズマブ　277
オプジーボ　254
オラパリブ　48, 50, 182
オンキャスパー　412
オンコビン　446

か

カイプロリス　198
ガザイバ　277
カソデックス　530
褐色細胞腫　346
カドサイラ　301
カバジタキセル　468
カピバセルチブ　176
過敏性反応　422
カプマチニブ　48, 50, 145
カペシタビン　365
カルケンス　81
カルセド　432
カルフィルゾミブ　198
カルボプラチン　478
　　――，計算式　480
環境応答性デリバリーシステム　15
肝細胞がん　104, 240, 264, 272
間質性肺疾患　190, 193
肝臓がん　593
肝代謝型薬物　28, 35
肝中心静脈閉塞症　332
カンプト　488
肝類洞閉塞症候群　332

き

キイトルーダ　258
キザルチニブ　44, 46, 206
急性骨髄性白血病　210, 397, 425,
　430, 436, 607
急性白血病　355
急性リンパ性白血病　425, 603
胸腺がん　104, 579
胸腺腫　579
胸腺腫瘍　579
ギルテリチニブ　44, 46, 203
キロサイド　381
キロサイド N　381

く

クラドリビン　399
クリゾチニブ　36, 38, 128
グリベック　58
クロファラビン　402
クロラムフェニコール　327

640

索　引

け

ゲートキーパー変異　32, 63, 68, 74
血管新生阻害薬　9
血管内皮成長因子受容体（VEGFR）阻
　害薬　4
血球減少　287, 313
結合型薬物　11
結節性硬化症　174
結腸がん　157, 162, 239, 257, 270,
　486
ゲノムワイド関連解析（GWAS）　22
ゲフィチニブ　40, 42, **105**
ゲムシタビン　**385**
ゲムツズマブ オゾガマイシン　**319**
下痢　192
原発性中枢神経系リンパ腫　616
原発性マクログロブリン血症　77,
　79, 197
原発不明がん　257, 635

こ

抗 CD20 モノクローナル抗体　277
抗 EGFR 抗体薬　9
抗 HER2 抗体薬　9
抗血管新生抗体薬　9
高血糖　176
好酸球増多症候群　62
抗腫瘍性抗生物質　7
甲状腺がん　104, 157, 162
合成致死性　182
抗体依存性細胞傷害（ADCC）　4, 52
抗体薬　4, 9, 52
　——，pharmacodynamics　55
　——，耐性機序　54
　——，標的　53
　——，薬物動態　54
抗体薬物複合体（ADC）　5, 10, 15,
　55
好中球減少　189
肛門がん　438
高齢者　25
コスメゲン　440
ゴセレリン　**550**
骨髄性腫瘍　122, 124
骨髄線維症　222
骨髄異形成症候群　509

骨肉腫　636
古典的 Hodgkin リンパ腫　257
ゴナックス　555

さ

サークリサ　285
ザーコリ　128
催奇形性　505, 508, 511
最大耐用量（MTD）　33
ザイティガ　540
サイトカイン放出症候群（CRS）　294,
　298, 300
細胞傷害性 T 細胞抗原 4（CTLA-4）
　269
サイラムザ　244
殺細胞性抗がん薬　5, 7
サリドマイド　44, 46, **503**
ザルトラップ　247
サレド　503

し

ジェセリ　179
ジェブタナ　468
ジェムザール　385
ジオトリフ　111
自家造血幹細胞移植の前治療　343
ジカディア　135
子宮頸がん　240, 259, 498, 623
子宮体がん　104, 259, 544, 623
シクロホスファミド　**324**
シスプラチン　456, **474**
　——，補液　477
次世代シークエンサー　22
シタラビン（Ara-C）　210, **381**,
　398, 430
　——症候群　382
ジヌツキシマブ　252
ジャカビ　221
絨毛がん　441
出血性膀胱炎　324, 328
腫瘍特異的 T 細胞輸注療法　340
腫瘍崩壊症候群　208, 274, 277
消化管間質腫瘍（GIST）　62, 179
小細胞肺がん　265, 498, 564
小腸がん　487
小児悪性固形腫瘍　498
上部尿路がん　627

641

索　引

小分子化合物　3，4，8
小リンパ球性リンパ腫（SLL）　77，
　81，278
食道がん　257，259，270，487，580
食道扁平上皮がん　259
白金製剤　7
腎がん　625
神経膠腫　349
神経内分泌腫瘍　174
腎細胞がん　104，174，257，259，
　268，270
真性多血症　222
心毒性　224，419，426
　急性——　325
腎尿細管性アシドーシス　389
腎排泄型薬物　28

す

膵臓がん　184，486，590
スーテント　87
スチバーガ　100
スニチニブ　36，38，87
スプリセル　66
スルホニル尿素　331

せ

成人 T 細胞性白血病（リンパ腫）（ATL）
　292，509
精巣腫瘍　631
生体内利用率（バイオアベイラビリ
　ティ）　16
ゼジューラ　186
セツキシマブ　231
セミプリマブ　261
セムブリックス　74
セリチニブ　40，42，135
セルペルカチニブ　48，50，163
ゼルボラフ　150
セレコキシブ　365
ゼローダ　365
全身性免疫グロブリン軽鎖（AL）アミ
　ロイドーシス　197，283
前立腺がん　184，531，629

そ

造血幹細胞移植（HSCT）　318，332
ゾスパタ　203

ソトラシブ　44，46，147
ゾラデックス　550
ソラフェニブ　36，38，83
ソリブジン　363
ゾルベツキシマブ　249

た

タイケルブ　119
胎児性 Fc 受容体　54
代謝拮抗薬　7
大腸がん　585
ダウノマイシン　424
ダウノルビシン　424
唾液腺がん　561，562
ダカルバジン　345
タキソール　455
タキソテール　463
タグリッソ　113
ダコミチニブ　44，46，116
ダサチニブ　36，38，66
タシグナ　63
タズベリク　211
タゼメトスタット　44，46，211
多発性骨髄腫　197，284，509，618
タフィンラー　153
ダブラフェニブ　40，42，153
タブレクタ　145
タモキシフェン　512
ダラキューロ　283
ダラザレックス　280
ダラツムマブ・ボルヒアルロニダー
　ゼアルファ配合　283
ダラツムマブ　280
タルセバ　108
ダロルタミド　538
胆道がん　122，124，125，127，260，
　265，592
蛋白結合　11
　——，腎不全患者　12
　——率　11，12

ち

チオテパ　342
チトクロム P450　17
遅発性好中球減少　274
中枢神経系原発リンパ腫　79
中枢神経障害　328

索引

直腸がん　157, 162, 239, 257, 270, 486
チラブルチニブ　44, 46, **79**
チロシンキナーゼ　58

つ，て

ツシジノスタット　48, 50, **218**
手足症候群　366, 422
低アルブミン血症　12
ティーエスワン　370
テガフール・ウラシル（UFT）　375
テガフール・ギメラシル・オテラシル（S-1）　369, **370**
デガレリクス　555
デキサメタゾン　294, 295
デクスラゾキサン　426
テセロイキン　252, 253
テセントリク　263
デニロイキン ジフチトクス　322
テプミトコ　143
テポチニブ　48, 50, **143**
テムシロリムス　40, 42
テモゾロミド　350
テモダール　350
デュルバルマブ　265

と

頭頸部がん　257, 560
同種造血幹細胞移植の前治療　288, 398
ドキシル　422
ドキソルビシン　419, 456
ドセタキセル　331, **463**
トポイソメラーゼ　499
　──阻害薬　8
トポテシン　488
ドライバー遺伝子　32
トラスツズマブ　224
トラスツズマブ エムタンシン（T-DM1）　301
トラスツズマブ デルクステカン（T-DXd）　304
トラメチニブ　40, 42, **158**
トリフルリジン・チピラシル（TAS-102）　378
トルカプ　176
トレアキシン　338

トレミフェン　515
トレメリムマブ　271
ナイトロジェンマスタード　545

な

内分泌療法薬　10
ナベルビン　452
軟部肉腫　636

に

肉腫　355
ニボルマブ　254
乳がん　174, 184, 240, 259, 264, 306, 388, 454, 513, 544, **595**
　閉経後──　520, 523, 526
ニュベクオ　538
尿路上皮がん　257, 268, 450
ニラパリブ　48, 50, **186**
ニロチニブ　36, 38, **63**
ニンラーロ　201

ね

ネクサバール　83
ネシツムマブ　237
ネダプラチン　481
ネララビン　406

の

脳腫瘍　638
ノギテカン　496
ノバントロン　435
ノルバデックス　512

は

パージェタ　228
ハーセプチン　224
ハイカムチン　496
肺がん　306, 564
胚細胞腫瘍　450, 631
肺毒性　225, 443
ハイドレア　414
ハイヤスタ　218
パクリタキセル　421, 455, 477
パゾパニブ　36, 38, **96**
白血病　448, 603
パドセブ　307
パニツムマブ　234

643

索 引

バベンチオ　267
ハラヴェン　470
パラプラチン　478
パルボシクリブ　48, 50, **189**
バレメトスタット　44, 46, **213**
バンデタニブ　40, 42

ひ

非 Hodgkin リンパ腫　340, 397, 448, 612
ビーリンサイト　294
ビカルタミド　**530**
微小管阻害薬　8
非小細胞肺がん　134, 239, 256, 264, 265, 270, 272, 454, 566, 569
ビジンプロ　116
ヒスロン　543
ビダーザ　389
ビタミン B_{12}　359
ヒドロキシカルバミド　**414**
ビニメチニブ　48, 50, **161**
ビノレルビン　452
皮膚 T 細胞（性）リンパ腫　292, 312
皮膚悪性腫瘍　257
非扁平上皮がん　570, 573, 575
びまん性大細胞型 B 細胞性リンパ腫　340
ピミテスミブ　44, 46, **179**
ビラフトビ　156
ビロイ　249
ビンクリスチン　411, **446**
ビンブラスチン　**449**

ふ

ファルモルビシン　426
ファルモルビシン RTU　426
フィラデルフィア染色体（Ph）陽性急性リンパ性白血病　62, 67, 71
フィルグラスチム　252, 253
フェアストン　515
フェソロデックス　517
フェニトイン　364
フェノバルビタール　327, 331
フェマーラ　523
フォロデシン　417
ブスルファン　**332**
ブスルフェクス　332

フチバチニブ　44, 46, **125**
ブリグチニブ　44, 46, **140**
ブリナツモマブ　**294**
プリンヌクレオシドホスホリラーゼ（PNP）　417
フルオロウラシル　**360**
フルタミド　**528**
フルダラ　395
フルダラビン　384, **395**
ブルトン型チロシンキナーゼ（BTK）　76, 79, 81
フルベストラント　177, **517**
ブレオ　443
ブレオマイシン　**443**
ブレンツキシマブ ベドチン　310
プロカルバジン　348
プロセキソール　548
分子標的治療薬　4, 8, 32
　——，臓器障害時　35
　——，薬物相互作用　34
　——，薬物動態　33

へ

ベイロード　56
ベージニオ　192
ペグアスパルガーゼ　**412**
ベクティビックス　234
ベスポンサ　316
ベネクレクスタ　208
ベネトクラクス　44, 46, **208**, 389
ベバシズマブ　**239**
ベプシド　499
ペマジール　122
ペミガチニブ　44, 46, **122**
ペムブロリズマブ　**258**
ベムラフェニブ　40, 42, **150**
ペメトレキセド　**357**
ベルケイド　195
ペルツズマブ　**228**
ベレキシブル　79
辺縁帯リンパ腫　509
ベンダムスチン　**338**
ペントスタチン　398, 408
扁平上皮がん　566, 569, 570, 574

ほ

膀胱がん　439, 627

644

索 引

ポートラーザ 237
ボシュリフ 68
ボスチニブ 36, 38, **68**
補体依存性細胞傷害（CDC） 52
ボテリジオ 291
ボナチニブ 36, 38, **71**
ポマリスト 510
ポマリドミド 44, 46, **510**
ポライビー 313
ポラツズマブ ベドチン 313
ポリアデノシン5'二リン酸リボースポ
　リメラーゼ（PARP） 183
ポリジェニックモデル 23
ホリナート 361
ボルテゾミブ **195**

ま

マイトマイシン 437
マイトマイシンC **437**
マイロターグ 319
末梢性T細胞リンパ腫 292, 311, 312
末梢性ニューロパチー 314
末梢性浮腫 146
マブキャンパス 287
マブリン 332
慢性好酸球性白血病 62
慢性骨髄性白血病（CML） 62, 64,
　67, 69, 71, 74, **611**
慢性リンパ性白血病（CLL） 77, 81,
　209, 278, 288, 340, 397, **617**
マントル細胞リンパ腫 77, 197,
　340, 397

み, む

ミトキサントロン **435**
未分化大細胞リンパ腫 134
ムンデシン **417**

め, も

メキニスト 158
メクトビ 161
メスナ 324
メソトレキセート 353
メトトレキサート **353**, 411
　——, 髄腔内注入 355
　——・ロイコボリン救援療法 355
メドロキシプロゲステロン **543**

メルカプトプリン（6-MP） 392
メルファラン 335
免疫エフェクター細胞関連神経毒性症
　候群 298, 300
免疫関連有害事象（irAE） 254
免疫チェックポイント阻害薬 6, 9,
　52
免疫チェックポイント分子 254
免疫療法 14
モガムリズマブ 291

や

ヤーボイ 269
薬剤性間質性肺障害 305
薬物動態（学）（PK） 16
　——, 肝障害時 29
　——, 腎障害時 29
薬理遺伝学 17, 20
薬力学（PD） 16
　——, 臓器障害時 30
薬理ゲノム学 20, 21

ゆ, よ

ユーエフティ 375
ユーエフティE 375
遊離型薬物 11
ユニツキシン 252
葉酸 359

ら

ラステット 500
ラパチニブ 40, 42, **119**
ラムシルマブ **244**
ラロトレクチニブ 48, 50, **169**
卵巣がん 184, 239, 498, 621
ランダ 474

り

リサイオ 342
リツキサン 273
リツキシマブ 210, **273**
リツキシマブBS 273
リトゴビ 125
リブタヨ 261
リムパーザ 182
リュープリン 553
リュープロレリン **553**

645

索　引

リンカー　56
リンパ形質細胞リンパ腫　77, 79, 197
リンパ性腫瘍　122, 124

る, れ

ルキソリチニブ　40, 42, **221**
ルマケラス　147
レゴラフェニブ　40, 42, **100**
レットヴィモ　163
レトロゾール　**523**
レナリドミド　44, 46, **506**
レブラミド　506
レミトロ　322
レンバチニブ　36, 38, **102**
レンビマ　102

ろ

ロイケリン　392
ロイコボリン　353
ロイスタチン　399
ロイナーゼ　409
ローブレナ　137
ロズリートレク　166
濾胞性リンパ腫（FL）　278, 509
ロミデプシン　**215**
ロルラチニブ　44, 46, **137**
ロンサーフ　378

わ

ワルファリン　364, 394
ワンタキソテール　463

欧　文

A

ABVD 療法　345, 346, 443, 450
ALK 融合遺伝子　128
antibody-drug conjugate（ADC）　5, 10, 15, 55
autoinduction　325, 329
AVD 療法　310, 311

B

BCL-2 蛋白　208

B

BCMA　299
BCR-ABL 阻害薬　9
BEP 療法　443, 476
Bispecific T-cell Engager（BiTE）　14
BRAF　8, 150, 158
BRAF V600E 遺伝子変異　150, 151
BRAF 遺伝子変異　233
BRAF 阻害薬　8
B 細胞腫瘍　275

C

Calvert の式　479, 480
CapeOX 療法　486
CAR-T（細胞）療法　14, 384
CD19　294
CD20　273, 297
CD3　294, 297, 299
CD30　310
CD33　320
CD38　280
CD52　287
CDK 阻害薬　9
Child-Pugh 分類　35
CHP 療法　310, 311
CVD 療法　345, 346
CYP　34
CYP17　540
CYP3A4　17
　──活性　25

D

DNA マイクロアレイ　22
dose dense therapy　6
drug delivery system（DDS）　14, 422

E

early onset pulmonary events（EOPE）　140, 141
EGFR 遺伝子変異　105, 108, 111, 113, 116
EGFR（HER1）阻害薬　8
EMA/CO 療法　440, 441
EML4-ALK　128
EP 療法　476
Ewing 肉腫　352
EZH2　211

索 引

F

FGFR 融合蛋白　123
5-FU　360
FLT3　203
FOLFIRINOX 療法　486
FOLFOX 療法　486, 487

G

genome wide association study（GWAS）
　22
Goldie-Coldman の仮説　5
Gompertzian モデル　6
GVHD　223, 292, 397, 508

H, I

HBV 再活性化　275, 397, 509
heat shock protein 90（HSP90）　179
HER2　225, 301, 304
　——阻害薬　8
Hodgkin リンパ腫　311, 312, 450,
　615
immune related adverse events（irAE）
　254
infusion reaction　224, 228, 233, 236,
　249, 273, 277, 280, 285

K

KRAS　147
KRAS 遺伝子変異　233

L

LH-RH アゴニスト　550
liposomal doxorubicin　422
L-アスパラギナーゼ　409

M

MEK 阻害薬　8
Merkel 細胞がん　268
monomethyl auristatin E（MMAE）　307

mTOR

mTOR　172, 173
MVAC 療法　450

N

nab-パクリタキセル　460
nal-イリノテカン　493
Nectin-4　307

P

PARP 阻害薬　9
PD-L1　260, 263
performance status（PS）　3
pharmacodynamics（PD）　16
pharmacogenetics　17, 20
pharmacogenomics　20, 21
pharmacokinetics（PK）　16
Pola-BR 療法　313, 315
Pola-R-CHP 療法　313, 315
programmed cell death protein 1（PD-1）
　255, 258

R, S

RAS 遺伝子変異　233
Skipper 仮説　6
SLAMF7　289
SN-38　489
SOX 療法　486

U, V

UGT1A1　18, 20, 491
VA（C）療法　440, 441
VA 療法　440
VDA 療法　440
VEGF　240
　——抗体薬　9
VEGFR 抗体薬　9
VeIP 療法　450
vesicant drug　419, 426, 428, 440,
　449, 452

647

抗悪性腫瘍薬コンサルトブック（改訂第3版）
—薬理学的特性に基づく治療

2010 年 4 月 1 日	第 1 版第 1 刷発行	
2014 年 11 月 15 日	第 1 版第 3 刷発行	
2017 年 8 月 5 日	第 2 版第 1 刷発行	
2017 年 11 月 30 日	第 2 版第 2 刷発行	
2025 年 4 月 25 日	第 3 版第 1 刷発行	

編集者　南　　博信
発行者　小立健太
発行所　株式会社　南　江　堂
〒113-8410　東京都文京区本郷三丁目 42 番 6 号
☎（出版）03-3811-7198　（営業）03-3811-7239
ホームページ　https://www.nankodo.co.jp/

印刷・製本　三報社印刷
装丁　土屋みづほ

Anticancer Drug Reference Book, 3rd Edition
© Nankodo Co., Ltd., 2025

Printed and Bound in Japan
ISBN978-4-524-21083-1

定価は表紙に表示してあります.
落丁・乱丁の場合はお取り替えいたします.
ご意見・お問い合わせはホームページまでお寄せください.

本書の無断複製を禁じます.

JCOPY 〈出版者著作権管理機構 委託出版物〉

本書の無断複製は，著作権法上での例外を除き禁じられていま
す．複製される場合は，そのつど事前に，出版者著作権
管理機構（TEL 03-5244-5088，FAX 03-5244-5089，e-mail:
info@jcopy.or.jp）の許諾を得てください.

本書の複製（複写，スキャン，デジタルデータ化等）を無許
諾で行う行為は，著作権法上での限られた例外（「私的使用の
ための複製」等）を除き禁じられています．大学，病院,
企業等の内部において，業務上使用する目的で上記の行為を
行うことは私的使用には該当せず違法です．また私的使用で
あっても，代行業者等の第三者に依頼して上記の行為を行う
ことは違法です.